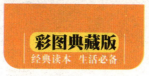

彩图典藏版
经典读本 生活必备

精解精析 图文并茂

《黄帝内经》全解

用好《黄帝内经》 全家健康无忧

常学辉◎编著

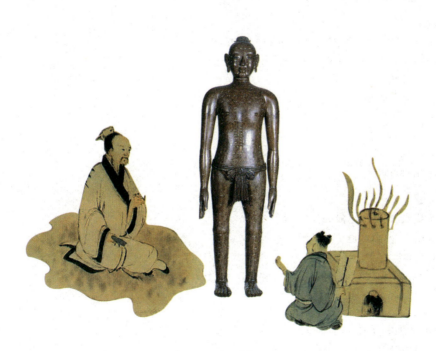

天津出版传媒集团
天津科学技术出版社

图书在版编目（CIP）数据

《黄帝内经》全解 / 常学辉编著. -- 天津 : 天津科学技术出版社, 2018.6
ISBN 978-7-5576-4969-2

Ⅰ.①黄… Ⅱ.①常… Ⅲ.①《内经》—研究 Ⅳ.①R221.09

中国版本图书馆CIP数据核字（2018）第074800号

策划编辑：刘丽燕　张　萍
责任编辑：张　跃
责任印制：兰　毅

天津出版传媒集团　出版
天津科学技术出版社

出版人：蔡　颢
天津市西康路35号　　邮编：300051
电话：（022）23332490
网址：www.tjkjcbs.com.cn
新华书店经销
三河市万龙印装有限公司印刷

开本 720×1 040　1/16　印张 26　字数 608 000
2018年6月第1版第1次印刷
定价：68.00元

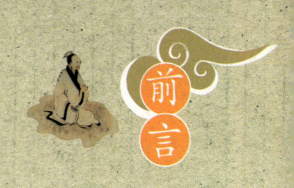

前言

在林林总总的历代养生著作中,价值最大、影响最深的当数《黄帝内经》,这部书有"医学之宗"的美誉,亦被后人奉为养生圭臬。《黄帝内经》成书于春秋战国时期,是我国现存最早的中医理论专著,总结了春秋至战国时期的医疗经验和学术理论,并吸收了秦汉以前有关天文、历算学、生物学、地理学、人类学、心理学,运用阴阳、五行、天人合一的理论,对人体的解剖、生理、病理以及疾病的诊断、治疗与预防,进行全面的阐释。《黄帝内经》之所以在中华养生文化中占据无可替代的至高地位,是因为它所包含的养生之道、养生原则和方法蕴藏着深刻的大智慧,而且无论时光如何变迁,它永不过时,常用常新。《黄帝内经》是中国人寻求健康养生祛病之道的宝藏,我们应该珍视这座养生智慧的宝藏,读懂老祖宗留给我们的养生启示,并将之运用到日常生活中去。

"天人相应"的顺时养生法:《黄帝内经》的核心思想便在于"天人相应",书中认为"人以天地之气生,四时之法成"。这是说人和宇宙万物一样,是禀受天地之气而生、按照四时的法则而生长的。人只有"顺四时而适寒暑",才能"尽终其天年,度百岁乃去",换句话说就要按照自然界的变化规律来起居生活,才能健康长寿。

女七男八节律养生法:《黄帝内经》里有一个很重要的定律,叫作"女七男八",意思就是女子的生命节律跟七有关,而男子的生命节律跟八有关。女子每隔七年,生理上会发生一次很明显的改变;而男子是每隔八年会出现一次生理上的变化。所以在这些节律点上,男女都要注意养生以应对身体上所发生的变化。

体质养生法:《黄帝内经》中提出养生应"因人施养",并将人体体质分为平和体质、湿热体质、阴虚体质、阳虚体质、痰湿体质等九种,不同体质的人有各自的特点,易患不同的疾病,因而应根据不同的体质特点采用相应的养生方法和措施,这样才能达到防病延年的目的。

经络养生法:经络是中医的灵魂,《黄帝内经》中说经络可以"决生死、治百病"。按摩、针灸、推拿、拔罐等养生祛病技术之所以神奇,就是通过经络和穴位网络周身气血来实现的。平时利用这些技术对人体经络施以刺激,便可收获养生保健的功效。

饮食养生法：《黄帝内经》中提出"不时不食""饮食遵地道"，即平时吃东西要遵照节气规律去吃，尽量吃应季食品，不吃不合时令的食物，这才是正确的饮食观念。而现代人的暴饮暴食、去吃反季果蔬等生活方式也常常成为疾病的根源，要避免各类疾病，不妨按照《黄帝内经》中的食养之道进行调整。

《黄帝内经》是中医文化史上最神奇也是最伟大的著作，文字古奥，博大精深，为使读者深入领会到其中的养生智慧，掌握各种养生方法和原则，以指导现代生活条件下的日常养生，并达到健康长寿的目标，我们编写了这部图文《黄帝内经》全解。本书深入挖掘了《黄帝内经》中的养生智慧，对成为后代中医养生最基本理论的"法于阴阳，和于术数""形神合一""因人施养"等养生原则进行了深刻、透彻的解读。同时，结合当今中国人的生活特点，介绍了大量具有可操作性的中医养生实用方法，以帮助读者切实掌握二十四节气顺时养生、对症养五脏六腑、十二经络的养生法则、九种体质的养生法、饮食养生法、胎育养生智慧、呼吸调气法、调节阴阳及女七男八节律养生的方法等。此外，本书还几乎囊括了所有从《黄帝内经》衍生出来的养生方法及理念，以及众多当代国医大师的养生绝学，因为"万变不离其宗"，一切中医养生都是从《黄帝内经》中来的。

我们衷心希望通过这种新的解读方式，有更多的读者参悟《黄帝内经》中的养生智慧，也希望更多的人能灵活运用其中的养生方法，轻松实现健康、长寿的目标。

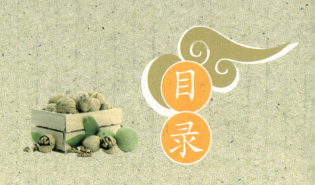

第一章　发现《黄帝内经》

第一节　《黄帝内经》，一部千古中医奇书 ········ 2
《黄帝内经》是中国"三大奇书"之一 ········ 2
"黄帝"与"岐伯"——《黄帝内经》的两大主角 ········ 3
《黄帝内经》为何以"经"命名 ········ 5

第二节　《黄帝内经》对于生命的探索 ········ 6
生命三要素：精、气、神 ········ 6
生长壮老已——人的生命历程 ········ 7
女七男八——人的生长周期 ········ 9
人的寿命到底有多长 ········ 10
《黄帝内经》解读影响寿命的因素 ········ 12
揭秘《黄帝内经》中四种长寿之人 ········ 14
五脏五行相对应，相生相克有规律 ········ 15

第三节　《黄帝内经》与中医养生观 ········ 16
不治已病治未病——养生胜于治病 ········ 16
正气存内，邪不可干——养生先固本 ········ 17
"同病异治"的道理也适于养生 ········ 20
要想寿命长，避开五劳和七伤 ········ 22
《黄帝内经》中的因人施养法则 ········ 23
人身小宇宙：顺应自然的"生物钟"养生 ········ 25

第二章 《黄帝内经》二十四节气顺时养生

第一节 天人相应之道：顺节气，养天年 …… 28
人法天地而生，养生就是顺应天时 …… 28
天气变化，与我们的健康息息相关 …… 29
四季养生总宗旨：内养正气，外慎邪气 …… 31
春夏养阳，秋冬养阴 …… 32
四时有变化，脏腑养生也有偏重 …… 33

第二节 春季"发陈"：向大自然要勃勃生气 …… 35
立春助阳生发 …… 35
雨水谨防湿邪 …… 38
惊蛰顺时养阳 …… 41
春分要防旧疾发 …… 45
清明当防高血压 …… 47
谷雨适时调情志 …… 50

第三节 夏季"蕃秀"：用天地之气强壮身体 …… 52
立夏养心正当时 …… 52
小满除湿正当时 …… 55
芒种谨防梅雨伤 …… 58
夏至养生应护阳 …… 62
小暑避暑湿 …… 65
大暑防中暑 …… 67

第四节 秋季"容平"：金秋最宜调和精气神 …… 69
立秋养脾胃 …… 69
处暑防温燥 …… 70
白露当养阴 …… 72
秋分防燥凉 …… 74
寒露防寒凉 …… 76
霜降宜进补 …… 78

第五节　冬季"闭藏"：天寒地冻最好是养阳 …… 80
- 立冬养阳补肾精 …… 80
- 小雪温肾阳 …… 82
- 大雪要温补避寒 …… 84
- 冬至护阳气 …… 86
- 小寒宜养胃 …… 87
- 大寒润肺除恶燥 …… 89

第三章　《黄帝内经》对症养五脏六腑

第一节　善调五脏六腑，抓住养生的重点 …… 92
- 脏腑平衡，激发人体自我修复潜能 …… 92
- 五脏养护绝招——五音应五脏 …… 93
- 五脏护养第一功法——五行掌 …… 97

第二节　心脏养生：心平病不欺，养心则寿长 …… 99
- 心为五脏之首，养护君主之官 …… 99
- 望面部，知心脏 …… 100
- 防止心脏早衰，太渊是个好帮手 …… 101

第三节　肾脏养生：固精补气，养护先天之本 …… 103
- 藏精纳气都靠肾，给生命提供原动力 …… 103
- 要养肾先护腰，委中穴解除腰背痛 …… 104
- 肾虚不是男人病，女人也要补肾 …… 106

第四节　肺脏养生：防病养正气，必先养肺气 …… 107
- 肺为"相傅之官"，负责一切大小事物 …… 107
- 疏通肺气，中医有绝招 …… 108
- 肺脏功能弱，小心呼吸系统疾病 …… 109

第五节　肝脏养生：调理全身气机，总领健康全局 ……………… 111

　　肝是大将军，调理全身气机 ………………………………………… 111
　　女人以肝为天，养肝最当先 ………………………………………… 112
　　肝开窍于目，久视伤肝血 …………………………………………… 113

第六节　脾脏养生：气血生化方，脾健底气足 …………………… 114

　　脾为"谏议之官"，主管统血和肌肉 ……………………………… 114
　　脾虚五更泻，摩腹法轻松补虚 ……………………………………… 115
　　补中益气汤——调理脾胃的名方 …………………………………… 116

第七节　胆腑养生：阳气好生发，外邪不入侵 …………………… 117

　　养胆，保护人体阳气生发的起点和动力 …………………………… 117
　　胆气顺畅，情志养生必不可少 ……………………………………… 118
　　找对反射区，帮助胆囊排石 ………………………………………… 119
　　按摩胆经，远离颈部囊肿 …………………………………………… 120

第八节　胃腑养生：吸收食物能量，补足后天之本 ……………… 121

　　胃是人体能量的发源地 ……………………………………………… 121
　　养好胃，给身体"加油" …………………………………………… 122
　　刺激背部，解决食欲不振 …………………………………………… 124

第九节　肠道养生：辨糟粕精华，神清也气爽 …………………… 125

　　大肠健康才能顺利排出糟粕 ………………………………………… 125
　　小肠负责泌别清浊，照顾好小肠很重要 …………………………… 126
　　自做揉腹功，保养大小肠 …………………………………………… 127
　　得了痔疮不再愁，长强穴来解决 …………………………………… 127

第十节　膀胱养生：藏津液司气化，驱除体内之毒 ……………… 128

　　小便排出全靠膀胱气化的功劳 ……………………………………… 128
　　膀胱经畅通无阻，才能驱除体内之毒 ……………………………… 129

第十一节　三焦养生：调气血养精津，当好健康的总指挥…………　131

　　三焦为"决渎之官"，管理水道和主气 ……………………………… 131
　　三焦经当令，性爱的黄金时刻 ……………………………………… 132
　　协调任督二脉，让三焦气血畅通 …………………………………… 133

第四章　《黄帝内经》十二经络养生

第一节　经络穴位，治病养生的根本大法……………………　136

　　藏在《黄帝内经》中的经络养生秘密 ……………………………… 136
　　十二正经——挺进健康的主干要道 ………………………………… 137
　　人体经络运营时刻表 ………………………………………………… 138
　　找对穴位的技巧：人人都有把自己的尺子 ………………………… 141
　　经络养生的常用办法 ………………………………………………… 142

第二节　手太阴肺经：抵御外邪的第一道防线………………　144

　　脆弱的肺经，更需要加倍呵护 ……………………………………… 144
　　咳嗽、打嗝，就找少商 ……………………………………………… 145
　　补肺益肺，太渊穴是最佳选择 ……………………………………… 146
　　揉揉鱼际穴，止咳又平喘 …………………………………………… 147

第三节　手阳明大肠经——延年益寿的良药…………………　148

　　大肠经助阳气，泻火气 ……………………………………………… 148
　　按压迎香穴治疗鼻炎 ………………………………………………… 149
　　曲池是神奇的降压药 ………………………………………………… 149
　　阳溪——手肩综合征的克星 ………………………………………… 150

第四节　足阳明胃经——生成气血的后天之本………………　151

　　打通胃经，拥有气血生成的勇士 …………………………………… 151
　　天枢穴——止泻通便的腹腔枢纽 …………………………………… 152
　　常按足三里，健康又长寿 …………………………………………… 153
　　按压四白穴，美白养颜防眼病 ……………………………………… 154

第五节　足太阴脾经——女性健康的守护神 …………………… 155

脾经运行正常，化解慢性病 ……………………………………… 155
调血脉，找血海 …………………………………………………… 156
常揉三阴交，女人美丽不显老 …………………………………… 157
阴陵泉——可以祛湿的大穴 ……………………………………… 158

第六节　手少阴心经——通调神智的养心大脉 …………………… 159

心经攸关生死，主治心血管和神志疾病 ………………………… 159
神门——补心气、养气血 ………………………………………… 160

第七节　手太阳小肠经——宁心安神，舒经活络 ………………… 162

呵护小肠经，就是在呵护全身健康 ……………………………… 162
小肠经是心脏健康的晴雨表 ……………………………………… 163
刺激后溪，调治颈椎病 …………………………………………… 164
耳聋耳鸣，当找听宫来帮忙 ……………………………………… 165

第八节　足太阳膀胱经——通调五脏六腑 ………………………… 166

足太阳膀胱经，让身体固若金汤的根本 ………………………… 166
睛明穴是让眼睛明亮的穴位 ……………………………………… 167
梳梳玉枕，防治谢顶 ……………………………………………… 168
护好风门，防治呼吸系统疾病 …………………………………… 168

第九节　足少阴肾经——人生的先天之本 ………………………… 169

肾经：关乎你一生幸福的经络 …………………………………… 169
经常刺激涌泉穴，让你的生命之水如"涌泉" ………………… 170
太溪——滋阴养肾之元气 ………………………………………… 171
消除胸腹胀满，俞府来解救 ……………………………………… 172

第十节　手厥阴心包经——护卫心脏的宫城 ……………………… 173

心包经：为心脑血管保驾护航 …………………………………… 173
内关——守卫心脏的重要关口 …………………………………… 174
郄门——突发心血管疾病的急救穴 ……………………………… 175

第十一节　手少阳三焦经——人体水液运行的通道 176

三焦经：人体健康的总指挥 176
支沟穴——轻松防便秘 177
艾灸阳池穴，消除睾丸肿痛 178

第十二节　足少阳胆经——一切为了消化系统 179

胆经：排解积虑的先锋官 179
右腿常痛，疏胆经才是根本解决之道 180
风池——治头疼助降压 181
消除亚健康状态，足临泣让你意想不到 182

第十三节　足厥阴肝经——消解压力，护身卫体 183

肝经：护卫身体的大将军 183
大敦——缓解疲劳的舒心大穴 185
头部的保健要穴：百会穴 186

第五章　《黄帝内经》解密九种体质

第一节　平和质：养生要采取"中庸之道" 188

《内经》谈平和质：平人者不病也 188
养生先养心，平和体质要"心气平和" 189
平和体质者，平衡饮食是关键 190
戒烟限酒，别让烟酒毁了你优秀的体质 191

第二节　阳虚质：护补阳气，让身体不再寒冷 192

《内经》谈阳虚质：阳虚则外寒，容易体凉畏寒 192
补阳祛寒——阳虚体质养生法则 193
晒太阳，采阳气——最自然的养阳法 194
改善手脚冰凉，就做"足桑拿" 195

第三节　阴虚质：补足津液，告别生命干涸 …… 196

《内经》谈阴虚质：阴虚则内热，则喘而渴 …… 196
阴虚质先补阴，清淡饮食来灭火 …… 197
阴虚体质养生法则：保养以补阴精为重点 …… 199

第四节　气虚质：益气健脾，从此活得有底气 …… 200

《内经》谈气虚质：邪之所凑，其气必虚 …… 200
气虚体质的养生法则：补气避寒 …… 201
睡个好觉，补补气 …… 202
越细碎的食物越补气血 …… 203

第五节　痰湿质：祛痰除湿，令身体运化畅通 …… 204

《内经》谈痰湿质：肥者令人内热，出现痰湿瘀滞 …… 204
中医里的"痰"究竟是什么 …… 205
痰湿体质养生法则：祛痰祛湿是首要任务 …… 206

第六节　湿热质：疏肝利胆，祛除湿邪和热邪 …… 207

《内经》谈湿热质：湿胜则濡泄，容易大便溏稀 …… 207
湿热体质养生法则：祛湿热 …… 208
湿热易生痤疮粉刺，外洗方可防可治 …… 210

第七节　血瘀质：活血散瘀，身体就会通畅起来 …… 211

《内经》谈血瘀质：寒则血凝，疏通是关键 …… 211
血瘀体质养生法则：活血行气，让血脉畅通 …… 212
青筋暴突正是气血瘀滞的结果 …… 213
玫瑰散郁，让瘀痛随香而去 …… 214

第八节　气郁质：疏肝理气，气机顺畅解郁闷 …… 216

《内经》谈气郁质：愁忧者，气闭塞而不行 …… 216
气郁体质养生法则：理气、行气 …… 216
药补不如食物，食补不如神补 …… 217

第九节　过敏质：益气固表，缓解过敏现象……………………… 219
　《内经》谈过敏质：正气不足，卫气不固 ………………………… 219
　过敏体质者的养生法则：培本固表防过敏 ………………………… 219
　皮肤过敏者的注意事项 ……………………………………………… 220

第六章　《黄帝内经》饮食与养生

第一节　《内经》里的饮食经：饮食有节是最好的良方………… 222
　聪明人懂得向食物讨要生命力 ……………………………………… 222
　药食一家，吃饭好比吃"中药" …………………………………… 223
　求医不如求己，健康长寿吃出来 …………………………………… 224
　病从口入，养生先把住自己的嘴 …………………………………… 225

第二节　五味调和：熟悉的食物，不熟悉的性用………………… 227
　五味入五脏，均衡进食最养生 ……………………………………… 227
　"辛"味是把双刃剑，掌握好度是关键 …………………………… 229
　"酸"味入肝养肝，肝旺则开胃消食 ……………………………… 230
　过食"咸"味损寿命 ………………………………………………… 231
　"苦"味的妙用：良药为何多苦口 ………………………………… 232
　百味之王——"甘"味 ……………………………………………… 232

第三节　五色食养：解读五色养五脏，补养精气………………… 234
　人体与五色：颜色中的健康密码 …………………………………… 234
　心脏喜欢红色食物，耐苦味 ………………………………………… 235
　肝脏喜欢绿色食物，耐酸味 ………………………………………… 236
　肺脏喜欢白色食物，耐辣味 ………………………………………… 237
　肾脏喜欢黑色食物，耐咸味 ………………………………………… 238
　脾脏喜欢黄色食物，耐甜味 ………………………………………… 239

第四节　饮食进补：滋补膳食，增强体质………………………… 240
　药膳需对症，补益分时节 …………………………………………… 240

进补要适度，不能越多越好 …………………………………………… 242
　　当归：补血活血的"有情之药" ……………………………………… 243

第五节　食之有道：遵守饮食法则，健康不请自来 …………… 244
　　饮食自倍，肠胃乃伤 …………………………………………………… 244
　　食养冷热原则：热无灼灼，寒无沧沧 ………………………………… 245
　　拒绝肥甘厚味，远离"膏粱之疾" …………………………………… 246
　　若要身体壮，饭菜嚼成浆 ……………………………………………… 247
　　要想活到老，不能吃太"好" ………………………………………… 248

第七章　《黄帝内经》胎育智慧

第一节　怀孕玄机——把握最佳"孕"势 ………………………… 250
　　父精母血——怀孕的基本条件 ………………………………………… 250
　　何时才是孕育宝宝的最佳年龄 ………………………………………… 251
　　排卵日行房，生出的宝宝更健康 ……………………………………… 252
　　房事养生——高质量传宗接代法门 …………………………………… 253

第二节　养胎保胎——精心孕育小生命 …………………………… 254
　　妊娠一月，肝经主养 …………………………………………………… 254
　　妊娠二月，胆经主养 …………………………………………………… 255
　　妊娠三月，心包经主养 ………………………………………………… 256
　　妊娠四月，三焦经主养 ………………………………………………… 257
　　妊娠五月，脾经主养 …………………………………………………… 258
　　妊娠六月，胃经主养 …………………………………………………… 258
　　妊娠七月，肺经主养 …………………………………………………… 259
　　妊娠八月，大肠经主养 ………………………………………………… 259
　　妊娠九月，肾经主养 …………………………………………………… 260
　　妊娠十月，膀胱经主养 ………………………………………………… 261

第三节　坐月子——产妇身心灵需要全面调护 …………………… 262
　　一方水土养一方人，中国产妇一定要坐月子 ………………………… 262

健康坐月子，不得月子病 ·· 263
产后缺乳，刺激膻中和少泽两大穴 ································· 264

第四节　婴幼儿护理——全面打好孩子的根基 ············ 266

天然母乳是孩子最理想的食品 ··· 266
管好嘴，告别小胖墩的生活 ··· 267
摩腹和捏脊可以大大改善孩子的体质 ······························ 268

第八章　《黄帝内经》呼吸调气法

第一节　人活一口气，一呼一吸谓之道 ························ 270

气是我们身体的"主宰" ·· 270
万变不离其宗，详解气的家族成员 ································· 272
一呼一吸中蕴涵的张弛养生之道 ····································· 273
"气沉丹田"——平衡身体才能健康 ··································· 274
呼吸也有"忌口"——不正确的呼吸方法危害健康 ············· 275
从免费的空气里呼吸出无价的生命 ································· 276

第二节　最好的医生是自己，最简单的良方是呼吸 ········ 277

一呼一吸谓之气——最有效的5种呼吸补气法 ················· 277
三级呼吸法——用呼吸补养先天真气 ······························ 279
胸式呼吸——培养良好的呼吸习惯 ································· 280
鼻吸鼻呼——最正确的气息出入方式 ······························ 282
胸腹联合式呼吸——大肺活量的秘密 ······························ 283
停闭呼吸——掌控生命的节奏 ··· 284

第三节　气功调息法，长命绝学随身带——中国气功与呼吸养生 ······ 286

"先天之气"和"后天之气" ··· 286
气功调息有四相：风相、喘相、气相、息相 ··················· 287
上下相随——呼吸与动作的配合 ····································· 288
动作舒缓，呼吸深长——五禽戏的调息法 ······················ 289
身心放松，呼吸自然——易筋经的呼吸法 ······················ 291

呼吸吐纳，自然为好——八段锦的呼吸法 …………………………………… 294
常打太极拳，松活筋骨又延年 …………………………………………… 297
老年人练气功可减少疾病的发生 …………………………………………… 298

第九章 《黄帝内经》阴阳一调百病消

第一节 万病只有一个原因：阴阳不调 …………………………………… 300
阴阳为万物生存法则 ……………………………………………………… 300
要想寿命长，阴阳平衡是关键 …………………………………………… 301
亚健康是轻度阴阳失衡 …………………………………………………… 302
疾病分阴阳，防治各有方 ………………………………………………… 303

第二节 阴阳是个总纲，寒热左右健康 …………………………………… 305
阳胜则热，阴胜则寒 ……………………………………………………… 305
祛除寒湿，不让湿热伤了阳气 …………………………………………… 306
内热也有虚实之分，调治需辩证 ………………………………………… 307
寒气重不重，从手脚上判断 ……………………………………………… 308

第三节 只有阴阳平衡，气血才会畅通 …………………………………… 309
气血像夫妻，和睦是关键 ………………………………………………… 309
简单方法判断气血情况 …………………………………………………… 310
遵循四季的阴阳规律，调养气血 ………………………………………… 311
储存气血，奠定健康基础 ………………………………………………… 312

第四节 判断身体阴阳的简单方法 ………………………………………… 313
阴不足，身体会及时提醒 ………………………………………………… 313
上火了，说明你阴阳失调了 ……………………………………………… 316
鼻红脾胃有热，额红肺上有火 …………………………………………… 317

第五节 身体阴阳有不均，调理各有绝招 ………………………………… 318
养阳要跟着太阳走 ………………………………………………………… 318
阴阳要平衡，阻断寒气入侵的通道 ……………………………………… 319

第十章 《黄帝内经》女七男八节律养生

第一节 女一七时：肾气盛，开始换牙，速长头发 ………… 322
"一七"女孩肾气不足，就会发育不良 …………………… 322
吃得好，小丫头才会茁壮成长 …………………………… 323
小女孩得了厌食症，分阶段来调理 ……………………… 324
换牙护理不到位小心影响女孩容貌 ……………………… 325

第二节 女二七时：任脉通，太冲脉盛，迎接月经的到来 …… 327
"二七"天癸至，女孩就迎来了月经 ……………………… 327
14~21岁，畅通任脉和冲脉，有助于青春期发育 ……… 328
太冲脉盛，"二七"女孩儿乳房发育 ……………………… 329
善用玫瑰花，让女孩儿顺利度过经期 …………………… 331
食用生姜可以调经止痛 …………………………………… 333

第三节 女三七时：肾气平均，身体发育基本完成 …………… 334
21~28岁，是女人一生中最美好的时光 ………………… 334
带脉是女人的幸福脉，可以防治带下病 ………………… 335
补血是女人一生的必修课 ………………………………… 337
温暖当女人，血液才能流得顺畅 ………………………… 338
四物汤——女人补血养血经典方 ………………………… 339
善补女人血，家常食物大比拼 …………………………… 340

第四节 女四七时：身体达到 顶峰，最宜结婚生子 ………… 342
28岁养肾保肝，把握优生优育好时期 …………………… 342
养好骨盆，"四七"女人好生育 …………………………… 343
艾灸补肾亏，病痛得缓解 ………………………………… 344
母亲身体不好，孩子也会先天不足 ……………………… 345

第五节 女五七时：阳明脉衰，面容开始憔悴 ………………… 347
35~49岁，增强阳明脉，远离憔悴面容 ………………… 347
刮痧排毒，助你逃脱"黄脸婆"的厄运 ………………… 348

快乐甩手功，轻松甩走亚健康 ·· 349
保持肠道健康，给美丽增加筹码 ·· 350
关注胃健康，"五七"女人更美丽 ··· 352

第六节　女六七时：三阳脉衰，发白、面黑显衰老·················· 353

42~49岁，调养三阳脉，拯救衰老面容 ······································ 353
"六七"女子爱脱发，多吃黑豆来养发 ·· 354
学会"补"，中年女人更美丽 ··· 355

第七节　女七七时：任、冲二脉衰退，女人进入绝经期·············· 357

49岁时，调理任冲二脉，做朵永不凋零的"女人花" ························ 357
身体好好调养，更年期也会变春天 ·· 359
女人也要防肾虚，守护好自己的健康 ·· 361

第八节　男一八时：肾气实，头发茂盛，牙齿更换····················· 362

生命初始肾气旺，男孩的一生都旺 ·· 362
若要小儿安，常带三分饥和寒 ··· 363
八岁了还尿床，多是肾气不足 ··· 364
食疗配方，不让孩子再当"小胖墩" ··· 365

第九节　男二八时：肾气盛，有了生殖力································ 367

男子"二八始有精"，要教育孩子慎行事 ···································· 367
青春期，男孩子的喉结突出来 ··· 368
"精气溢泻"是男子成熟的表现 ·· 369
枇杷饮，让男孩儿只要青春不要"痘" ······································ 370

第十节　男三八时：肾气平均，身高达到极限························· 371

24~32岁，男子年轻气盛，生活要适度 ······································ 371
精神性阳痿，试试指压肩外俞 ··· 373
"三八"男人要自强，从心理上剔除自卑 ····································· 374

第十一节　男四八时：精气充实，生命力达到全盛状态·············· 375

"四八"是男人肾精最充足的时候，宜生育 ·································· 375

精子太少无法生育，蒸碗蛋羹更助孕 ·· 376
十全大补汤，让男人全身气血畅行无阻 ·· 377

第十二节　男五八时：肾气开始衰落，头发脱落·················· 378

40～48岁，男人肾气衰，头发开始脱落 ·· 378
肾虚让男子"更年期"过早现身 ·· 379
"五八"男人巧用药，远离前列腺炎症 ·· 381

第十三节　男六八时："三阳"经气衰微，面焦、发斑白·········· 382

调理好三阳经，"六八"男人不惧衰老 ·· 382
"慢"生活是"六八"男人的大补药 ·· 384
48～56岁，男人养肾补肝，调理耳聋眼花 ·· 385
甘麦大枣汤，让更年期的男人心情变好 ·· 386

第十四节　男七八时：肝气衰，身形衰弱，行动不便············· 387

男人"七八"天癸竭，身体进入了多事之秋 ·· 387
腿脚无力练下蹲，利于气血下行 ·· 388
练练逍遥步——最智慧的壮阳法 ·· 389

第十五节　男八八时：齿发去，五脏皆衰，没有了生殖能力······ 390

男人"八八"进入老年期，养肾活血防衰老 ·· 390
"八八"男人变成了小老头，防治骨质疏松 ·· 391
疾病有先兆，就医须及时 ·· 392

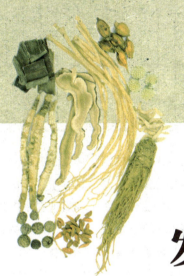
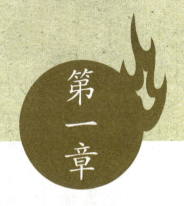

第一章

发现《黄帝内经》

● 《黄帝内经》是我国医学宝库中现存成书最早的一部医学典籍，几千年来一直是炎黄子孙寻求健康养生祛病之道的宝藏。它运用朴素的唯物论和辩证法思想，对人体的解剖、生理、病理及疾病的诊断、治疗与预防，做了比较全面的阐述，确立了中医学独特的理论体系，成为中国医药学发展的理论基础。

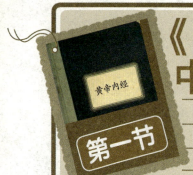

《黄帝内经》，一部千古中医奇书

《黄帝内经》确立了中医学的理论体系，是公认的中医学奠基之作，为中国数千年来的医学发展奠定了坚实的基础。

《黄帝内经》是中国"三大奇书"之一

在中国古代，有三大以"经"命名的奇书。第一部是《易经》，代表了易家；第二部是《道德经》，代表了道家；第三部就是《黄帝内经》，代表的是医家。这三本书并称为我国传统文化的"三大奇书"。再加上《论语》和《六祖坛经》，共五部经典，称为'国学五经'。

《黄帝内经》作为一本医书，虽然字数不多，但其中蕴含的道理却是取之不尽、用之不竭的。现在就让我们揭去面纱，重新发现这部千古中医奇书。

首先，《黄帝内经》是目前中国流传到今天最早的医学典籍，它确立了中医学的理论体系，是公认的中医学的奠基之作。书中主要以黄帝和岐伯对话的形式，围绕着生理、病理、解剖及疾病的诊断与治疗，做了比较全面的阐述。

其次，《黄帝内经》不仅是第一部中医理论经典，还是第一部养生宝典。也就是说，书中不仅告诉了医者应该怎样诊病治病，更为重要的是它还传递了一种不生病的养生智慧——"治未病"，这是《黄帝内经》中非常重要的思想。书中认为，一等的医生不是等到

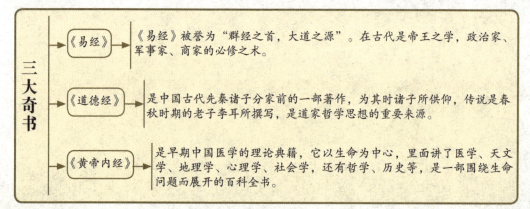

三大奇书

《易经》 → 《易经》被誉为"群经之首，大道之源"。在古代是帝王之学，政治家、军事家、商家的必修之术。

《道德经》 → 是中国古代先秦诸子分家前的一部著作，为其时诸子所供仰，传说是春秋时期的老子李耳所撰写，是道家哲学思想的重要来源。

《黄帝内经》 → 是早期中国医学的理论典籍，它以生命为中心，里面讲了医学、天文学、地理学、心理学、社会学，还有哲学、历史等，是一部围绕生命问题而展开的百科全书。

疾病发生再去治疗，而是在疾病发生之前就通过一些养生方法加以阻止。很多人就是由于不注意预防导致疾病缠身，疲于奔命，因此，这种"治未病"的思想具有非常重要的意义。

最后，《黄帝内经》还是一部关于生命科学的百科全书。《黄帝内经》成书的年代虽然距今很久远，但是书中所涉及的内容，大则天地，小则动植飞禽，特别是对人体生命的起源、本质，生命的生长、繁殖、发育、运动形式、思维等生命现象发生的机理及其与自然环境变化的关系等，都有着极为丰富的论述。所以，我们也可以将它看作一部古代生命科学的巨作。

总之，《黄帝内经》是一本非常了不起的书，作为祖国传统医学的理论思想基础及精髓，在中华民族近两千年繁衍生息的漫漫历史长河中，它的医学主导作用及贡献功不可没。另外，它还奠定了我国养生学的理论基础。

"黄帝"与"岐伯"——《黄帝内经》的两大主角

读过《黄帝内经》的人，对黄帝和岐伯二人肯定不陌生，整本书的主要内容就是以二人问答的体裁形式写成的。在黄帝和岐伯二人的一问一答中，将古人养生的方法和道理一一道了出来。《黄帝内经》是中医学的奠基之作，因此后人也常以"岐黄"代替中医学。那么，历史上的黄帝和岐伯究竟是谁呢？

❶ 黄帝其人

司马迁在《史记·五帝本纪》中记录的第一个帝就是黄帝。《史记·五帝本纪》说黄帝"姓公孙，名曰轩辕"，其国号为"有熊"。可以说，黄帝是中国古史传说时期最早的祖宗神，华夏族形成后被公认为全族的始祖。上古时期约在姬水一带形成的较为先进的黄帝族，即因这位杰出的始祖而得名。黄帝族和住在姜水（今陕西宝鸡市清姜河）一带的姜姓炎帝族世代互通婚姻。后来，在黄帝族后裔中的一支进入今山西南部，创造了夏文化，遂称夏族。于是，黄帝也就成了华夏民族的始祖。

在《黄帝内经》中，对黄帝是这样描述的："昔在黄帝，生而神灵，弱而能言，幼而徇齐，长而敦敏，成而登天。"意思是说，黄帝一生下来就很神灵，跟一

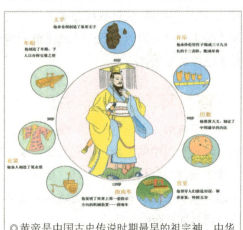

◎黄帝是中国古史传说时期最早的祖宗神，中华文明在他的统治下得到很大的发展和进步。

般人不一样。在他刚生下来的时候就能够说话，在他幼小的时候做事情就非常迅速、果断；长大成人了，二十几岁，非常厚道而且绝对地聪明；等到他活到100岁，"成而登天"，变成神仙骑上一条龙就飞上天了。当然，有人对这句还有另外一番解释，认为是将黄帝的一生分成了五个阶段，分别对应人生的各个阶段。但无论如何，这句话让我们对这位远古的祖先有了一个笼统的认识，尽管这种认识可能带有夸张的成分。

事实上，黄帝不只是中国人的祖先，也是东方黄色民族的共同祖先。中国的一切文化，科学、宗教、哲学，都是从这里开始的。《易传·系辞》《世本·作篇》等各种文献都声称黄帝时期有许多发明创造。属于生产技术方面的，有穿井、作杵臼、做弓矢、服牛乘马、作驾、作舟等；属于物质生活方面的，有制衣裳、旃冕等；精神文化方面则有作甲子、占日月、算数、造律吕、笙竽、医药、文字等。当然，其中有不少是黄帝以后的发明创造，但也反映了黄帝族获得的辉煌成就。可能也正是由于这个原因，后人才把《黄帝内经》冠以黄帝之名。

❷ 岐伯其人

关于岐伯，史家有不同的说法。有人将其看作传说中的人物；也有人认为他和黄帝不是同一时代的人。不过，从可查阅的诸多资料来看，多数人认为岐伯确有其人，而且同黄帝的关系密切。

一般认为，岐伯家居岐山（今陕西省岐山）一带。而新近有资料表明，岐伯为甘肃省庆阳市人。如清·乾隆年间《庆阳县志·人物》记载："岐伯，北地人，生而精明，精医术脉理，黄帝以师事之，著《内经》行于世，为医书之祖。"据说，岐伯曾随中南子学医。黄帝在崆峒山问道于广成子时，中南子在场，他向黄帝推举了岐伯。后来黄帝前去拜访岐伯，不管是论医还是问政，岐伯都能对答如流，于是便被黄帝封为重臣。

后来，黄帝让岐伯主方药，并且同他谈医论道。黄帝提出疑问，岐伯进行回答，两年的时间，岐伯回答了黄帝提出来的1080个问题，黄帝便封他为"天师"。"天师"的名号，说明岐伯能够修养天真，先知先觉，精通道。上古之人对于道是非常重视的，岐伯因为传道而设教，故有此尊称。

另外，在史籍《晋书·皇甫谧传》中记载了皇甫谧一句话，他说："黄帝创制于九经，岐伯剖腹以蠲肠。"司马迁在《资治通鉴》也记载："黄帝命岐伯作镯铙、鼓角、灵髀、神钲以扬德而建武。"根据这些史载说明，上古时期确有岐伯这个人，他是黄帝的大臣，也是一名著名的医学家。岐伯尝味百草，主管医药，掌握经方，擅长外科，能做剖腹手术。还有传说认为，岐伯用医理辅助黄帝，打败了炎帝，消灭了蚩尤。由于岐伯和黄帝的智慧与合作，对整个华夏文明的形成有着巨大的贡献。

《黄帝内经》为何以"经"命名

在中国数千年的浩瀚文明中，冠以"经"字的不在少数，比如我们上文提到过的《易经》《道德经》，此外还有《金刚经》《三字经》等，生活中人们也常会从嘴里蹦出"钱经""财经""生意经"等词汇。面对这些纷呈的"经"，人们不禁要问，究竟什么才可以称为"经"，《黄帝内经》又为何以"经"命名？

"经"在古代是指丝线，丝线的原始意象是脐带，而脐带是人在成为独立的个体后对于母体的一种留恋，连接着人的先天和后天。所以"经"因为"丝"的这一意象，有了"根本"之意。看过织布的人，都会知道南北为经的概念。织布时先拉过来的那条线叫经，经线有个特性，就是一旦被拉过来，就不许再动。在地球仪上，经线是连接两极的线，所有的经线长度一致，它们与垂直于自己的纬线共同构成了一个基准位置。因此，很多时候，"经"就取其引申之意：不变、本质。

正是基于这样的认识，人们后来逐渐将那些讲述原则的著述称为"经书"，并且"经书"都有亘古不变的特性。从这里，我们也可以对《黄帝内经》有一个轮廓性的认识，即《黄帝内经》讲述的是一种带有生命根本性的问题，至少是会阐述身体如何进行固本守元等原则和意义的书，而不像《伤寒论》那样关注的是人们日常生活中疾病的治疗问题。

那为什么又叫"内经"，而不叫"外经"呢？有人说内经就是讲内科的，讲内在人体规律的，其实"内经"更多的是"内观"和"内求"。我们知道，西医可以通过现代仪器检测身体脏器的运行情况，或者通过解剖来做到。而《黄帝内经》在不依赖仪器，不解剖身体的情况下，是如何观察气血的运行、脏腑的活动呢？这凭借的是"象"的运用。《黄帝内经》认为，人体和天体之间有"象"这一纽带，在天人相应的养生观念之下，通过对"象"所涵盖的内外、表里相互关系的规律性认识，从而内观我们的五脏六腑、气血流动；进而倡导一种气血畅通、经络与脏腑和谐相处的一个格局来达到养生目的。人想要健康长寿，重要的不是求医问药，而是要往里求、内炼，通过调整气血、经络、脏腑来达到健康，达到长寿。

◎因为"经"寓意"不变、本质"，而《黄帝内经》讲述的是一种带有生命根本性的问题，故以"经"来命名。

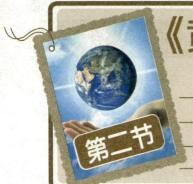

《黄帝内经》对于生命的探索

第二节

《黄帝内经》认为，人体本身便是最完美、最和谐的，同时也具有最好的功能。因此，养生一定要先读懂人体本身的秘密。

❤ 生命三要素：精、气、神

我们的生命及地球上其他丰富多彩的生物是怎样形成的？为什么地球上会出现生命？关于这些生命起源的问题一直是人们思索和关注的焦点。历史上，不管是史学家、哲学家或者科学家都对这一问题存在着多种臆测和猜想。《黄帝内经》中也对生命的起源问题做了相关的论述。

首先，从哲学的角度来看。《黄帝内经》中有这样一句话："阴阳者，万物之能始也。"意思是说，阴阳之气合和的形式不同，可以造就出不同的物质形态。《黄帝内经》指出："在天为气，在地成形，形气相感而化生万物矣。"书中认为，我们的生命起源于天地日月，其中主要依赖于太阳和地球，特别是太阳的火和地球的水。万物的生长需要太阳的光能和热能，还需要地球上碳、氧、氮等多种元素的支持。所以，天地也就成了人类繁衍生息的空间基础。

其次，从医学的角度来看。《黄帝内经》认为"精"是构成生命体的基本物质，也是生命的原动力，父母精气相交产生新的生命活动。如《灵枢·天年》所说："人之始生……以母为基，以父为根。"在《灵枢·经脉》中还描绘了胚胎生命的发展过程："人始生，先成精，精成而脑髓生。骨为干，脉为营，筋为刚，肉为墙，皮肤坚而毛发长。"这就明确指出构成人体的各种器官，如脑髓、骨、脉、筋、肉、皮肤、毛发等都是由父母的生殖之精化育而成。

人体生命活动的根本除了"精"之外，还有"气"和"神"两个重要元素。古语曰"天有三宝日、月、星；地有三宝水、火、风；人有三宝神、气、精。"

那什么是气呢？《黄帝内经》将"气"看作宇宙万物的本源。天地形成之前，气就出现了，充满太虚而运行不止，此后才出现了宇宙万物。如《素问·天元纪大论篇》中说："臣积考《太始天元册》文曰：'太虚寥廓，肇基化元，万物资始。五运终天，布气真灵，总统坤元，九星悬朗，七曜周旋。曰阴曰阳，曰柔曰刚，幽显既位，寒暑弛张，生生化化，品物咸章。'"这段话所揭示的其实就是天体演化和生物发生的自然法则。宇宙形成之前称为太虚，本元之气充满其中，它们是万物产生的根本。因为气的运动，出现了星河、七曜，也有了寒暑之分，出现了万物。

什么是神呢？《黄帝内经》认为"神"是先天之精（生殖细胞精）与后天之精（营养物质）相互作用的产物，神包括魂、魄、意、志、思、虑、智等活动，通过这些活动能够体现人的健康情况。《素问·移精变气论》说："得神者昌，失神者亡。"因为神充则身强，神衰则身弱，神存则能生，神去则会死。所以，中医治病时，用观察病人的"神"，来判断

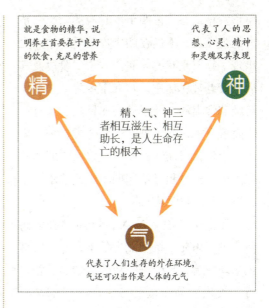

病人的预后，有神气的，预后良好；没有神气的，预后不良。

所以，保养精、气、神是健身、保持生命活力的主要原则。

生长壮老已——人的生命历程

《黄帝内经》中一直强调"天人合一"的思想，既然自然界有春生、夏长、秋收、冬藏的规律，人类的生命同样也有"生、长、壮、老、已"的自然规律，并且每个阶段都有着各自的特点。《黄帝内经·灵枢·天年》中以10岁为一阶段，详细论述了人在各阶段的表现及生理特点。划分的依据是先天精气的变化，人之生命本源于先天精气，它制约着机体脏腑、经脉、气血的盛衰变化，从而使人的生命活动表现出由幼稚到成熟、由盛壮到衰竭的生长壮老的过程。

"人生十岁，五脏始定，血气已通，其气在下，故好走；二十岁，血气始盛，肌肉方长，故好趋；三十岁，五脏大定，肌肉坚固，血脉盛满，故好步；四十岁，五脏六腑十二经脉，皆大盛以平定，腠理始疏，荣华颓落，发颇斑白，平盛不摇，故好坐；五十岁，肝气始衰，肝叶始薄，胆汁始灭，自始不明；六十岁，心气始衰，苦忧悲，血气懈惰，故好卧；七十岁，脾气虚，皮肤枯；八十岁，肺气衰，魂魄离散，故言善误；九十岁，肾气焦，四脏经脉空虚；百岁，五脏皆虚，神气皆去，形骸独居而终矣。"

一般说来，十岁、二十岁时机体处于

生长发育状态，三四十岁时人的功能和精力最为旺盛，不过在四十岁前后，功能也出现了趋于衰减的先兆。五十岁阶段及其后，衰老过程加速，八九十岁之后，机体已经非常虚弱，处于老态龙钟状态，进一步发展下去，便可见"五脏皆虚，神气皆去，形骸独居而终矣"。总之，不同的阶段人的生命过程是不同的，因此要求养生方案也要因时而异。

儿童生长发育迅速，但同时脏腑娇嫩、形气未充，抗病能力低下，心理发育也未臻完善，易受惊吓致病，情志不稳，可塑性大，易于接受各方面的影响和教育。因此，这一时期养生的特点是养教并重，以保养元真，教子成才为目标。除了合理喂养，注意寒温调护，培养良好的生活习惯外，还要重视早期教育，促进孩子智力发展。

处在青春发育期的人，这时候机体精气充实，气血调和。随着生理方面的迅速发育，心理行为也出现了许多变化。此时期的养生保健工作一方面要提高身体素质，进行全面合理的饮食调摄，满足青少年生长发育迅速，代谢旺盛的生理需求。另一方面要培养他们健康的心理。家长和教师要以身作则，给青少年以良好影响，同时又要尊重他们独立意向的发展和自尊心，采用说服教育、积极诱导的方法，与他们交友谈心，关心他们的学习与生活。

中年时期是生命历程的转折点，生命活动开始由盛转衰，这时候的养生保健至关重要。如果调理得当，就可以保持旺盛的精力而防止早衰、预防老年病，可望延年益寿。中年是承上启下的关键时期，肩负社会、家庭的重担，加上现实生活中的诸多矛盾，易使思想情绪陷入抑郁、焦虑、紧张的状态，长此以往，必然耗伤精气，损害心神，引起早衰多病。此时就要求中年人静神少虑，精神畅达乐观，不要为琐事过分劳神，不要强求名利、患得患失。同时要注意避免长期"超负荷运转"，科学合理地安排工作休息，节制房事，防止过度劳累，积劳成疾。

人到老年，脏腑、气血、精神等生理功能自然衰退，机体调控阴阳协和的稳定性降低。再加上社会角色、社会地位的改变，退休和体弱多病势必限制老人的社会活动。狭小的生活圈子带来心理上的变

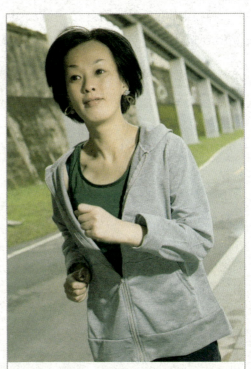

◎中年人负担重，身体开始由盛转衰，因此中年人更应该加强养生保健，做到饮食有节，起居有常，坚持运动，不妄作劳。

化，常产生孤独垂暮、忧郁多疑等心理状态，其适应环境及自我调控能力低下，若遇不良环境等刺激因素，易于诱发多种疾病。老年人养生保健时应注意做到知足谦和，老而不怠，树立乐观主义精神，多参加一些有意义的活动和锻炼，分散注意力，促进气血运行。审慎饮食起居，老年人食宜多样，食宜清淡，食宜少缓，食宜温热熟软，谨慎调摄生活起居，防止外邪侵袭。同时还要合理用药，药宜平和，药量宜小，只有这样，方能收到补偏救弊、防病延年之效。

女七男八——人的生长周期

年纪相同的男女，三十岁之前看不出什么差异，但之后差别就变得很明显了：女的明显比男的显老。而一些调查数据也显示，女人比男人衰老得更快。这是为什么呢？

《黄帝内经》中提出：女子代表阴，女子的生命节律以七为一个阶段；男子代表阳，其生命节律以八为一个阶段。原文是：

女子七岁，肾气盛，齿更发长；二七而天癸至，任脉通，太冲脉盛，月事以时下，故有子；三七肾气平均，故真牙生而长极；四七，筋骨坚，发长极，身体盛壮；五七，阳明脉衰，面始焦，发始堕；六七，三阳脉衰于上，面皆焦，发始白；七七，任脉虚，太冲脉衰少，天癸竭，地道不通，故形坏而无子也。

丈夫八岁，肾气实，发长齿更；二八，肾气盛，天癸至，阴阳和，故能有子；三八，肾气平均，筋骨劲强，故真牙生而长极；四八，筋骨隆盛，肌肉满壮；五八，肾气衰，发堕齿槁；六八，阳气衰竭于上，面焦，发鬓斑白；七八，肝气衰，筋不能动，天癸竭，精少，肾藏衰，形体皆极；八八，则齿发去。

"女子七岁，肾气盛，齿更发长"，"齿"是牙齿，为骨之余，是肾的表现，代表收藏。"发"是头发，是肝气的表现，代表生发之机。所以头发的长短和生

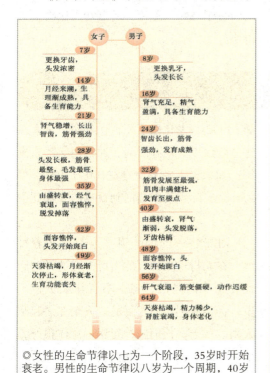

◎女性的生命节律以七为一个阶段，35岁时开始衰老。男性的生命节律以八岁为一个周期，40岁时才开始衰老。故女人比男人老得快。

机是有关的。

"二七而天癸至，任脉通，太冲脉盛，月事以时下，故有子"，二七就是女子十四岁的时候，开始有月经，太冲脉盛，乳房开始发育，这个时候就有了怀孕生子的能力。到三七二十一岁的时候，女子的肾气已经长足了，生发之机也到了顶点，应该嫁人了。到四七二十八岁的时候，女子的各方面身体要素都达到了一个顶点，所以古人提倡女子在20岁左右结婚生育。我们现在经常讲最佳生育年龄是在23~28岁，也是这个道理。

"五七，阳明脉衰，面始焦，发始堕"，就是从35岁开始，女人开始长皱纹了。到六七四十二的时候，就开始有白头发了，七七四十九就闭经了，生育功能也丧失了。从这段论述我们可以看出，女人从35岁就开始衰老了。

而男人呢，他的生命节律是以八岁为一个周期，从八岁才开始发育，到十六岁的时候青春期才开始，"能有子"。到三八二十四岁的时候，是男子弱冠的年龄，就是刚成年，这个时候身体还比较弱，不适合结婚行房。男子最适合结婚的年纪是在四八三十二岁的时候，这时他的身体达到一个顶点，才真正成熟，所以古人提倡男人三十而娶。四八三十二这个生命节奏过了，就是五八四十岁，这时男人的身体开始走下坡路，到六八四十八岁时才开始真正衰老，到八八六十四岁的时候才真正进入老年。

通过这样的对比我们可以明显看出，男人的身体开始走下坡路比女人晚了5年，到正式进入老年时，男人和女人之间已经有了15年的差距，所以女人比男人老得快。

人的寿命到底有多长

生命是一个发展变化的过程，这一过程我们知道可粗略地分为生、长、壮、老、已几大阶段，这五个阶段说明生命是有限的。在《素问·上古天真论》中有"尽终其天年，度百岁乃去"的记载，《灵素·天年篇》也指出"人之寿百岁而死"。另外《老子》中还曾记述"人之大限，以百二十为限"，这些文字记载都说明古时的人们认为寿命的限度在100~120岁，就现实情况来看这一寿限也是比较符合的。

人的生命需要经历出生、发育、成长、成熟、老化以至死亡，寿命正是人在这些阶段中的生存时间，通常用年龄来衡量。如果说人的寿命是在100~120岁，可为什么实际生活中能活到百岁的人如此少见？

对于这一问题，很多人都存在着疑惑。在农村里生活过的人可能有这样的回忆，在小的时候，似乎不管在哪个村子里，都会看到年逾古稀的老人聚在一起晒太阳、聊天，他们精神矍铄，身体很好，尽管当时的医疗卫生和饮食条件并不好。反观现在，医疗卫生和饮食条件早已今非昔比，可是村中却很少出现那么多健康老人村头"聚会"的情形了，而且老年人得病的概率也越来越高。这是怎么一回事呢？如果按照这样的分析来看，似乎人类寿命长短，并不取决于饮食、医疗、卫生等条件，那么到底是什么决定了人寿命的长短？

《素问·生气通天论》中指出："阳气者，若天与日，失其所，则折寿而不彰。"意思是说，人身上的阳气，就好像天上的太阳一样，决定着人的寿命。我们体内的五脏也有自己不同的阳气，其中，肾的阳气起着决定性的作用。每个人的肾阳都是有限的，一般情况下，肾阳可供人体使用一百年左右，这也是人的自然寿命。

肾阳是逐渐发育的，是一个从弱到强，又从盛到衰的演变过程。对于这一过程，《黄帝内经》中有相关的论述，《灵枢·天年》中说："人生十岁，五脏始定，血气已通，其气在下，故好走……百岁，五脏皆虚，神气皆去，形骸独居而终矣。"这部分内容我们在前面已经做了相关解释，在这里值得注意的是，文中所说的五脏之气，实际上就是不同的阳气。肾的阳气是五脏之气工作的动力，所以，五脏之气的盛衰规律，其实也反映了体内肾阳的变化规律。在《素问·上古通天论》中，还有关于肾阳的较为详细的描述，也就是女七男八的规律，在这里我们不再做过多的解释。

当人处于儿童时期时，身体的发育最快，肾阳在此时也是逐渐变强的时候。等到了成年，人体发育完全后，肾阳也达到了一生中最强盛的时期。成年之后，肾阳就会逐渐变弱，人也会步入老年，最后，肾阳衰竭，人的生命也就结束了。所以，在中医理论中，肾阳决定着寿命的长短。

既然肾阳的有无，主宰着人的寿命，决定了人的生死，那么，我们怎样才能避免肾阳的减少，或者说让肾阳衰减得慢一些，从而达到延长寿命的目的？令人失望的是，目前我们并没有办法让肾阳永远保持强盛，原因在于肾阳是能量的聚集，当

人的寿命长短，由肾调节

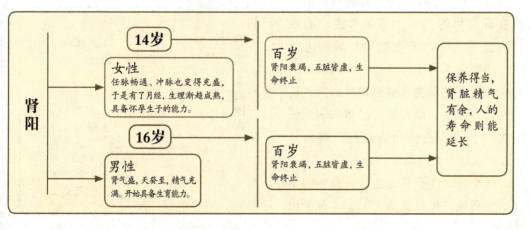

它达到最大值之后，自然会逐渐衰减。这就好比太阳在早晨升起，地面上的温度开始上升，到了中午，热量达到最大值，然后过了中午，热量逐渐降低，最后太阳落山了，温度也随之到了最低值。不过，尽管我们无法让肾阳永远保持在"年轻"的姿态，但是却可以减缓它衰减的速度，从而实现延年益寿。

大家知道，僧侣中高寿者有很多，他们为何能如此高寿呢？僧侣大多不娶妻室，根据中医的理论，"肾精"少泄能够防止早衰。《黄帝内经·素问》中认为，肾为五脏之本，养生之道须重养肾。肾阳足，则纳气大，才能健身益寿。所以，僧侣的寿命相对较长。另外，僧侣平时都会坐禅、念经，这也是他们一天中的主要工作，这样的生活可以让人达到清心寡欲、与世无争的境界，静而不动的生活方式，本身就会让阳气消耗得慢，再加上僧侣的心态较好，寿命自然也就长了。

当然，僧侣长寿的原因还有很多，比如饮食、居住环境等，在此，我们主要针对的是肾阳衰减来进行讨论。通过僧侣长寿的例子可以看出，清心寡欲者往往更长寿。

《黄帝内经》解读影响寿命的因素

为什么人与人之间的寿命长短并不相同？究竟是什么影响到了寿命的长短？每个人对此都曾抱有疑问。在《黄帝内经》中，影响人的寿命的因素从大的方面来讲，主要有内因和外因两方面。

从外因上来看，首先是情志因素，即七情太过影响人的寿命。七情，指喜、怒、忧、思、悲、恐、惊7种情志。这7种情志的变化与脏腑的功能活动有着密切的关系，简单来说"心在志为喜""肝在志为怒""脾在志为思""肺在志为忧""肾在志为恐"。假如一个人长期受到精神刺激或突然遭受到精神创伤，很容易引起体内阴阳气血失调，进而脏腑功能紊乱，疾病丛生，早衰也会提前而至。

另外，饮食不节也会造成身体的早衰。俗话说"民以食为天"，《黄帝内经》中关于饮食对健康的影响有详细的介绍。比如《素问·腹中论》中说："此饮食不节，故时有病也。"《素问·痹论》也指出："饮食自倍，肠胃乃伤。"在《素问·奇病论》等内容中也有相关的记载。

情志和饮食是导致人身体早衰比较重要的外因因素，当然除了这两点之外，

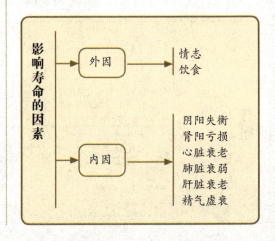

还包括缺少锻炼、过度劳累等。下面我们再来看一下影响到寿命的内因。我们可以将其归为六个因素：

（1）阴阳失衡。《黄帝内经》说："人生有形，不离阴阳。"从生理病理的角度来看，人体正常的生理活动，全依赖于体内"阳气"和"阴精"的协调一致，如果阴阳失衡，出现阴阳偏盛偏衰的现象，就会导致疾病，引起衰老。从另一方面来说，调节阴阳也能有效地抵抗衰老。

（2）肾阳亏损。《黄帝内经》将肾看作是人的"先天之本"，肾阳更是人体强弱寿夭的关键因素，它的盛衰决定着我们的身体是强壮还是衰弱，寿命是长还是短。如果肾阳亏损，身体衰弱，自然人的寿命期限也会相应地缩短。

（3）心脏衰老。《黄帝内经》认为"心主血脉"，也就是说心主血，血行脉中，脉是血液运行的通道，心具有推动血液在脉管中运行以营养全身的功能。如果一个人的心气不足，心血亏少，就会影响到血脉的运行，进而影响到神志功能，从

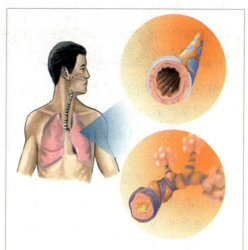

◎现代医学研究表明，肺在20岁就开始衰老，因此，日常生活中我们一定要养好肺脏，对抗衰老。

而加速衰老。

（4）肺脏衰弱。肺主气，而且是全身之气，它不仅是我们主要的呼吸器官，还可以将这种呼吸之气转化成全身的正气、清气，从而将气输送到全身。另外，《黄帝内经》还提到"肺朝百脉，主治节"，既然百脉都朝向于肺，假如肺气衰，全身的功能必然就会受到影响，衰老也就成了不可避免的事。

（5）肝脏衰老。人体的早衰还与肝脏有着密切的关系。肝有两个重要作用：一是肝藏血，具有贮存和调节血量的作用；二是肝主疏泄，关系到人体气机的调畅。而气机的升降出入如果失常，人则会衰老，甚至死亡。

（6）精气虚衰。精是构成人体和促进生长发育的基本物质基础，气是生命活动的根本和动力，为生化之根。所以，任何损伤精气的内外因素，都会加速身体衰老、缩短寿命。

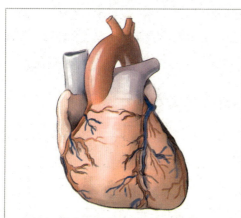

◎心主血，如果心脏衰老了，供血不足，就会影响其他器官的功能，加速衰老。

揭秘《黄帝内经》中四种长寿之人

黄帝曰："余闻上古有真人者，提挈天地，把握阴阳，呼吸精气，独立守神，肌肉若一，故能寿敝天地，无有终时，此其道生。

"中古之时，有至人者，淳德全道，和于阴阳，调于四时，去世离俗，积精全神，游行天地之间，视听八达之外，此盖益其寿命而强者也，亦归于真人。

"其次有圣人者，处天地之和，从八风之理，适嗜欲于世俗之间，无恚嗔之心，行不欲离于世，举不欲观于俗，外不劳形于事，内无思想之患，以恬愉为务，以自得为功，形体不敝，精神不散，亦可以百数。

"其次有贤人者，法则天地，象似日月，辩列星辰，逆从阴阳，分别四时，将从上古，合同于道，亦可使益寿而有极时。"

黄帝说，有一种称为真人的人，能够把握天地阴阳的变化，呼吸清净之气，保持心神内守，肌肉如同刚出生时一样丰满，所以他们的寿命能同天地一样长久，而没有终了，这是养生的结果。

中古的时候，有一种称为至人的人，能和调于四时的变化，远离世俗的干扰，积蓄精气，保全神气，潇洒自如地生活，所以也能强壮身体、延长寿命，他们也属于远古时候的真人一类。

其次，有一种称为圣人的人，能安然地生活，顺从八方的变化，生活在世俗之间，没有恼怒怨恨之心，行动不离开世俗，但不为事务所累，没有过多的忧虑，能安静愉快地生活，精神不随意外散，所以寿命也可以达到100多岁。

另外，还有一种称为贤人的人，能够顺应天地、日月、星辰与四时阴阳变化的规律来调养身体，与远古时候的真人相类似，所以也能延长寿命到最长年岁。

总而言之，古代真人、至人、圣人和贤人的健康长寿之道无外乎顺应自然、天人合一、怡养性情。我国古代著名的思想家、哲学家老子之所以能活到100多岁，原因就在于他以自然为本，在正常的生活中遵循自然本性，永远保持质朴、厚道和纯真，从而达到天人合一的境界。

真人、至人、圣人和贤人的养生观

顺应自然	即人的生活要适应天地自然界的变化，主张寓养生于日常生活之中。养生长寿当顺应自然，以自然平常之心，而不可刻意求之
天人相应	《黄帝内经》的养生基础是天人相应，"真人""至人""圣人"和"贤人"等讨论的是崇尚自然天然之真，揭示了天、地、人三者和谐统一关系是生命之本
怡养性情	体现的是对自然无为的道德精神境界的追求，《黄帝内经》重视精神调摄，其核心是道德修养，要调五志以养五脏才能调养五脏之气"怡悦情志"

五脏五行相对应，相生相克有规律

在古人的观念里，金、木、水、火、土是构成世界的基本物质，宇宙间的一切事物，都是由这些物质的运动变化构成的。正如《河洛原理》中记载："太极一气产阴阳，阴阳化合生五行，五行既萌，随含万物。"五行学说就是在"阴阳说"的基础上，以五行生克的规律进一步地解释人体脏腑的阴阳，说明它们之间所存在的复杂关系。人体的五脏同样也可以分为五行，即肝为木、心为火、脾为土、肺为金、肾为水。按照五行相生的逻辑，肝藏血可以济心，这就是木生火；心的阳热可以温暖脾气，是火生土；脾透过运化功能产生的精微可以滋养肺部，是土生金；肺气的下行有助于肾水，是金生水；肾精又可以补肝，为水生木。

五脏之间既有相互滋生的关系，又相互制约，并以此来维持机体的稳定和平衡。在五行的相克关系中：木克土，所以可以用肝木的条达，来疏泄脾土的壅滞；土克水，所以可以用脾土的运化水湿，来防治肾水的过渡泛滥；水克火，故可以用肾水的滋润上行，来平和制约心火的狂躁；火克金，故可以用心火的温煦来促进肺气的宣发，制约肺气的过于肃降；金克木，故可以用肺气的倾诉下降，抑制肝气的过分生发。

总之，五脏之间的相生相克是密切不可分的两个方面。如果了解了这些规律，在养生保健中就不会只见树木，不见森林，更不会头痛医头，脚痛医脚了。一旦我们知道了疾病在脏腑间的相互影响及传变规律就可以提前介入，防患于未然。中医常说的"虚者补其母，实者泻其子"，其实，这里的母和子就是五行相生中的母子关系。因此，清代名医王清任说"著书不明脏腑生克，岂不是痴人说梦，治病不明脏腑五行，何异于盲子夜行。"

◎五脏与五行相合，肝为木、心为火、脾为土、肺为金、肾为水，呈现出图上五脏相生的规律。

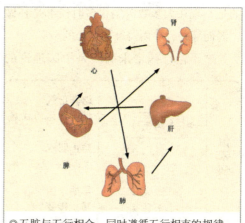

◎五脏与五行相合，同时遵循五行相克的规律，呈现出图上五脏相克的规律。

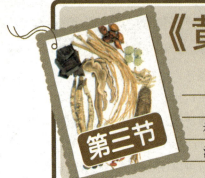

《黄帝内经》与中医养生观

第三节

养生理论是《黄帝内经》最重要的学说之一，其"形神共养""天人合一"等养生观点对后世中医养生观影响深远。

不治已病治未病——养生胜于治病

中医学认为，能够及早消除疾病的隐患，使身体免受疾病的侵害，才称得上是"上医"。这种思想也就是中医所倡导的"治未病"。在《黄帝内经》中有这样一段话："是故圣人不治已病治未病，不治已乱治未乱。病已成而后药之，乱已成而后治之，譬犹渴而穿井，斗而铸锥，不亦晚乎？"疾病已经产生才去用药治疗，就像是口渴了才去掘井、战斗已经开始了才去铸造武器一样，不是太晚了吗？遗憾的是，现在大多数医生很多时候都是在做"渴而穿井，斗而铸锥"这样的事。

"不治已病治未病"是中医理论的精髓，就是不治已经生病的这个脏器，而是要治还没有生病的这个脏器。举个例子，如果得了肝病，就暂时把肝放在一边不治。首先我们要弄清楚，肝病是由什么造成的。中医学认为，水生木，水是肾，木是肝，肝病在很大程度上是由肾精不足造成的，所以我们要先把肾水固摄住，让肾精充足了，肝病自然就好了。还有一点就是木克土，如果患有肝病，可能还会伤及脾脏，因为脾是土。公司管理也是一样，这里出现问题了，就要查明到底是什么造成现在的糟糕状况，同时还得要能管得住下面的一个环节，不要让它去影响其他方面，这就是"不治已病治未病"的真正内涵。

"治未病"往往要在疾病的潜伏期时发现，并扼杀它的滋长，使人体恢复真正的健康。而如今的医疗现状，无论财力物力都仅仅只够应付"已病"的人群！对疾病的治疗就像等洪水泛滥的时候再去堵窟窿一样，按下葫芦浮起瓢，根本没有更

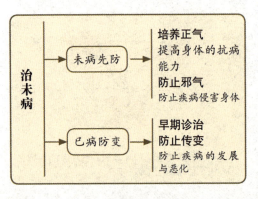

多精力谈及预防！很多人因此疾病缠身，疲于奔命，这样的人生还有何乐趣可言？因此，只有我们自己防微杜渐，防患于未然，把健康掌握在自己手中，我们的人生才会充满自信与快乐。

可以说，"治未病"就像消防办公室，工作人员的工作就是四处检查，防患于未然；而"治已病"就像消防队员，哪里失火就哪里忙，最后难免损失惨重。所以，我们要提倡治未病而不是治已病。

正气存内，邪不可干——养生先固本

大自然对所有的生命都是一视同仁的，不论是细菌还是病毒，抑或是人和动物，都给予生存的权利。这就是说人类是生活在细菌中的，那么既然有细菌和病毒，人为什么不得病？这很好解释，就是《黄帝内经》所说的"正气存内，邪不可干"。当人体处于平和状态的时候，是可以和所有的细菌、病毒和平共处的。而如果身体状况变差，那么细菌、病毒这些邪气就有了可乘之机，会压过身体里的正气，正气不如邪气，那人就会得病了。

人体就像一个国家一样，如果政治、经济、社会发展都是均衡、稳定、强盛的，外敌是不会侵略你的，人体也是这样，如果各方面系统功能正常，致病因素是不可能侵犯你的。中国有句俗话"黄鼠狼子专咬小病鸡"，意思就是说身体虚弱的小鸡容易遭到黄鼠狼的攻击。身体强壮就是正气，黄鼠狼就好比外来的邪气，身体强壮才是逃脱劫难的基本条件。

这种邪气包括风、燥、寒、暑、湿等邪气，它们从肌表侵入腠理后发展为各种疾病。比如有的人形成风邪病，有的形成消渴病，有的形成寒热病，有的形成痹症，有的形成积聚病。为什么同时得病的人，有的患这种病，有的患那种病呢？难道这是自然界特别产生不同性质的邪气吗？否则怎么会有这些差别呢？

《黄帝内经》中以工人伐木为例，解释了这个问题。工人用斧头去砍木材，由于木材的阴阳面有坚脆的差别，坚硬的不容易砍，脆弱的容易碎裂，而遇到树枝有节的部位，甚至还会损伤斧头。同一棵树木，每个部分都有坚脆的不同，不同的树木，彼此的差异就会更大。如果是花叶生长较早的，遇到风霜，就容易凋落；如果是质脆而皮薄的，就容易干枯；如果皮薄而含水多，遇到长期的阴雨，就容易溃烂；如果是刚生长的树木，遇到狂风就容易折断，树根就容易动摇，树叶就会零落。不同的树木受气候变化的影响，还会产生不同的损伤，更何况人呢？所以说，即使有些人患病的原因是相同的，但是患的病却有可能不同。

总而言之，我们要健康无疾，就要内养正气、外避邪气。那么养正气，究竟怎样养呢？其实很简单，《黄帝内经》告诉我们，只要注意以下三点就可以了。

❶ 重视精神调养

人的精神情志活动与脏腑功能、气血

运行等有着密切的关系。突然、强烈或持久的精神刺激,可导致脏腑气机紊乱,气血阴阳失调而发生疾病。因此平时要重视精神调养,做到心情舒畅,精神安定,少私而不贪欲,喜怒而不妄发,修德养性,保持良好的心理状态。同时要尽量避免外界环境对人体的不良刺激,如营造优美的自然环境,和睦的人际关系,幸福的家庭氛围等。这样则人体的气机调畅,气血平和,正气充沛,可预防疾病的发生。

② 注意饮食起居

保持身体健康,就要做到饮食有节、起居有常、劳逸适度等,如在饮食方面要注意饥饱适宜,五味调和,切忌偏嗜,讲究卫生,并控制肥甘厚味的摄入,以免损伤脾胃,导致气血生化乏源,抗病能力下降。在起居方面要顺应四时气候的变化来安排作息时间,培养有规律的起居习惯,如定时睡觉、定时起床、定时工作学习、定时锻炼身体等,提高对自然环境的适应能力。在劳逸方面,既要注意体力劳动与脑力劳动相交替,又要注意劳作与休息相结合,做到量力而行,劳逸适度。

③ 加强身体锻炼

运动是健康之本,经常锻炼身体,能够促使经脉通利,血液畅行,增强体质,从而防病祛病、延年益寿。

另外,规避邪气的措施也很多,如顺四时而适寒暑,避免六淫邪气的侵袭。六淫邪气各有主时,春风、夏热(暑)、长夏湿、秋燥、冬寒,应做到因时养生以避邪养正,正所谓《黄帝内经》所说"虚邪贼风,避之有时"。此外,外避邪气还要戒除一些不良的生活习惯,比如熬夜、洗头时做按摩、有病就吃药、光脚走路,等等。

总之,通过采取内养和外防两方面的措施,人就可以达到预防疾病,保持身体健康的目的。

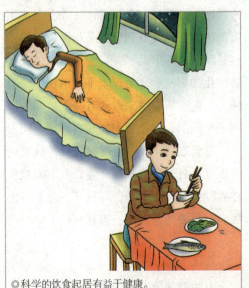

◎科学的饮食起居有益于健康。

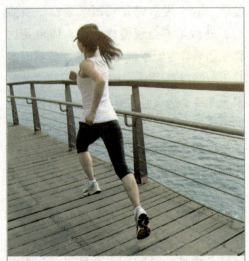

◎坚持适量运动,可以促进血液循环、加快新陈代谢,达到增强体质、延长寿命、延缓衰老的目的。

正气与邪气

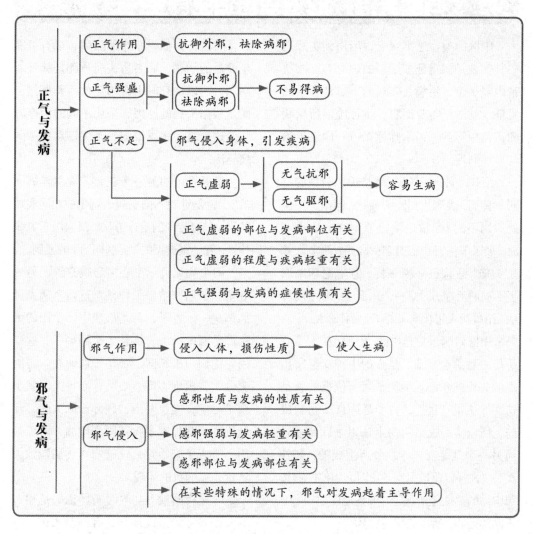

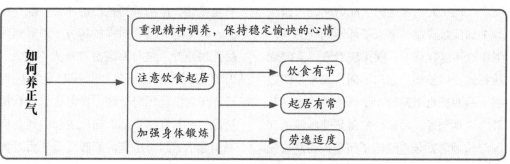

"同病异治"的道理也适于养生

中医的整体思维观念，运用到实际当中其实就是"辩证施治"的理念。在《黄帝内经》中，治病其实治的不是病，治的是证。就医学本身而言，辩证施治所反映的正是中医的一条治疗原则——同病异治与异病同治。

所谓"同病异治"，就是说患者患的是同一种病，表现出相同的症状，但由于产生的原因不同，采取的治疗原则和方法也不同。名医华佗有个很有名的故事：两个人都是头痛，症状也一模一样，但华佗却采取了不同的治疗方法，一个用泄法，一个用汗法，结果两人很快就康复了。为什么呢？

中医治病讲的是"证"，所谓"证"，是指一种综合状态，是人的生理状况所出现的失衡的状态。华佗治病所依据的就是这两个人的"证"，一个是饮食所伤造成的，属内实，应该用泻下法以去除食积。而另一个是感受寒冷之邪所造成的，属外实，应发汗以驱散风寒。正因为华佗能够按照中医的辩证施治理论，准确地使用不同的药物，所以能快速除病。

以现在人们常见的头痛为例，西医认为头痛就是头痛，谁来了都开同样的药，但中医不这样认为，在中医看来，头痛症状相同，但发病的原因不同，如果是两边痛，是胆经出了问题。里面的中空痛，是肝经出现问题；后脑勺痛就是膀胱经的问题。前额痛就是胃经出了问题；而左边偏头痛和右边偏头痛也是不同的，因为左主肝，右主肺；如果左边偏头痛，很有可能是肝血的问题，而右边头痛可能是肺气的问题。所以治疗时中医不会像西医那样，而是根据头痛的原因，采用不同的治疗方法。这就是中医思维的一个关键点："同病异治"。

中医思维的另一个关键点是"异病同治"，就是针对不同疾病表现出的相同病理结果，采取相同的治疗方法。汉末医学家张仲景，有个很典型的"异病同治"的案例。

两个病人，一个心慌心跳心烦，另外一个肚子痛，结果张仲景对这两个病人开的都是一个方子，都是小建中汤，用的治法都是温中补虚，这是怎么回事呢？这是因为他们病机相同，都是气血两虚。心脏失养，就出现心慌、心跳；心神失养就出现了心烦；气血两虚，腹部经脉失养，经脉拘挛，就出现了腹部剧烈疼痛，所以都用一个方子来治疗，这就叫作异病同治，这也是抓病机的体现。

"异病同治"与"同病异治"是相对的，比如有的是高血压，有的是失眠、有的是发烧，但是只要他们的"证"是一样的，就完全可以开同样的药方，采取相同的方法治疗。这与西医是有很大不同的，因为在西医看来，只要是感冒就用感冒药，高血压就用降压药，肯定能把症状给消除，而不管感冒是由伤风引起的还是病毒引起的，高血压是由肥胖还是压力过大导致的。

可以说,"同病异治,异病同治"是中医辩证施治的体现,是治疗疾病的关键。之所以向普通读者讲解这些知识,是因为不仅医生治病需要坚持这一原则,我们平时保健也需要,养生就要根据自己的年龄、性别、所处环境、地域,因时、因地、因人而异,不可一成不变。

中医的辩证施治原则

所谓"辩证施治",就是将四诊(望、闻、问、切)所收集的资料,症状和体征,通过分析综合、辨清疾病的原因、性质、部位及邪正之间的关系,从而概括、判断为某种性质证候。再根据分析的结果来确定相应的治疗原则和治疗方法。所以辩证论治的过程,实质上是中医学认识疾病和治疗疾病的过程。从医学应用来说,反映辩证施治这一理念的主要包括同病异治与异病同治两种原则。

1. 同病异治

同病异治,同一病症,因时、因地、因人不同,或由于病情进展程度、病机变化,以及用药过程中正邪消长等差异,治疗上应相应采取不同治法。《素问·五常政大论》:"西北之气,散而寒之,东南之气,收而温之,所谓同病异治也。"

例如同为头痛,但由于发病原因不同,华佗就采取了不同的治疗方法,这就是辩证施治的同病异治原则。

2. 异病同治

异病同治指不同的疾病,在其发展过程中,由于出现了相同的病机,因而采用同一方法治疗的法则。例如,两个病人,一个表现为心慌心烦,一个表现为肚子痛,但因为都是因为气血两虚引起的,故张仲景对这两个病人开的都是一个方子,都是小建中汤,以温中补虚,予以解决。

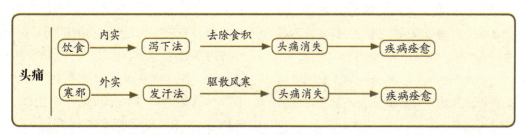

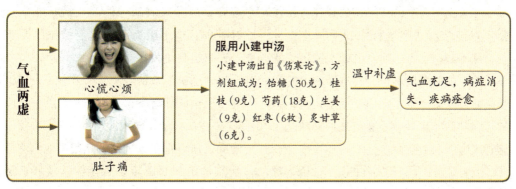

要想寿命长，避开五劳和七伤

在中医学里，有"五劳七伤"之说，用来形容人身体虚弱多病。那么，究竟什么是"五劳七伤"呢？《黄帝内经·素问·宣明五气篇》中认为"五劳"是指久视伤血，久卧伤气，久坐伤肉，久立伤骨，久行伤筋；"七伤"是忧愁思虑伤心，大怒气逆伤肝，寒冷伤肺，大饱伤脾，房劳过度、久坐湿地伤肾，恐惧不节伤志，风雨寒暑伤形。总的说来，这些均为诸虚百损之症。

❶ 五劳

"久视伤血"，是指如果一个人长时间用眼视物，不但会使其视力下降，还会导致人体"血"的损伤。因为肝主血，人的视力有赖于肝气疏泄和肝血滋养，故有"肝开窍于目"的说法，所以眼睛过度劳累会损伤肝脏，进而影响血的调节。因此，如果盯着电视或电脑太长时间，不但会损伤肝脏，还会消耗体内的血。

"久卧伤气"，是指人如果只躺卧不运动，人体内的气脉就运行不起来，就会伤及人的肺气。

"久坐伤肉"，其实伤的是脾。在办公室里经常会遇到这种人，他就喜欢坐着，从不起来走走，非常的懒，能坐着就不站着，能躺着就不坐着，这样的人其实脾湿已经非常严重了，由于不爱运动，脾的运化功能非常差，才会出现这种状况。这种人吃饭也不会香。

"久立伤骨"，其实伤的是肾，因为肾主骨，如果老站着的话，就会伤及肾，腰部、腿部就会出现问题。

"久行伤筋"，其实伤的是肝，因为肝主筋，过分劳累和运动就会伤及肝脏，肝脏就会出现问题。

❷ 七伤

"忧愁思虑伤心"，一个人如果过于忧愁思虑，就会伤心神。

"大怒气逆伤肝"，一个人在大怒的时候对肝脏损伤很大，而大怒时憋着、忍着也会伤肝，所以最好不要生气。

"寒冷伤肺"，现在许多人不顾及自己的身体而大量喝冷饮，这样对肺气的伤害是很大的，而且也伤胃。有一些孩子脸上有痤疮，就是因为过度喝冷饮造成的。

"大饱伤脾"，一个人如果吃得过饱就容易伤脾，脾的运化功能不好了，就会伤及身体。

"房劳过度、久坐湿地伤肾"，如果行房事频繁或者久坐湿地就会伤肾。所以在办公室感觉疲惫的时候可以伸懒腰，这样对调动身体的气机是非常有好处的，这是因为双臂向上伸拉的是胆经，胆经是生发之机。

"恐惧不节伤志"，如果一个人整天处于恐惧的状态下，就会伤及肾脏，从而影响一个人的志气。因为肾主志，小孩子志向之所以都很远大，就是因为他们的肾精非常足，而成年以后肾精就没那么足

第一章 发现《黄帝内经》

了，所以，志气也大不如从前了。

"风雨寒暑伤形"，如果一个人不根据气候变化来改变穿衣，那么对他的形体的伤害是非常大的。有些女孩子有时候觉得小腿肚比以前粗了，其实就是因为经常不保护好腿部，让其受寒，为了抵御寒冷，更多的脂肪就会积聚在腿部。

造成"五劳七伤"的原因很多，有的还与食品的"五味"、节令的"四时"，甚至风向的方位有着密切的关系。所以，中医养生学认为：在养生时，要注意酸、甜、苦、辣、咸的适量，切不可偏食；在生活起居上，要按季节的交替、冷暖，适时增减衣服，适当锻炼，顺乎自然。这些都是强身健体，预防"五劳七伤"的必要措施。欧阳修曾云："以自然之道，养自然之身。"讲的就是这个道理。

传说，苏东坡给自己的饮食立下一条规矩：每顿酒量不过一盏，肉不过一碟。即使是款待贵宾，肉菜也不超过三种。如果赴宴，他也先把饮食规矩言明在前。有人问苏东坡何必对自己的饮食限制这般苛刻，东坡云："守分以养福，宽胃以养气，省费以养财。"如能长期坚持苏东坡的养生之道，

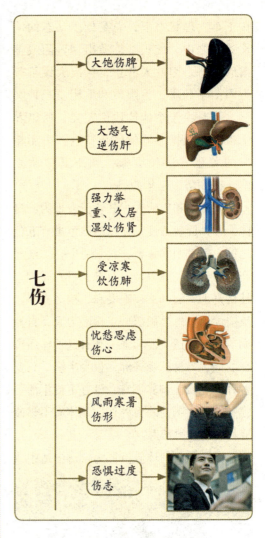

又何惧"五劳七伤"呢？

《黄帝内经》中的因人施养法则

日常生活中，我们可能见过这样的事情：有时候，两个人吃了同样的东西，一个人没事，而另一个人可能就会出现问题。为什么呢？这是因为人与人之间的体质、年龄、性别等不同，所以对同一个事情会有不同的反应。而这就要求我们在养生的过程中，应当以辩证思想为指导，因人施养，这其实也是《黄帝内经》所主张的。

《黄帝内经·素问·调经论》中说"阴阳匀平……命曰平人"。《黄帝内经·素问·生气通天论》中说"阴平阳秘，精神乃治"。但是机体的精气阴阳

23

在正常生理状态下，总是处于动态的消长变化之中，使正常体质出现偏阴或偏阳的状态。因此人的正常体质大致可分为阴阳平和质、偏阳质和偏阴质三种类型。正是由于个体体质的差异，所以养生也必须根据不同的体质特点，采用相应的养生方法和措施，纠正其体质之偏，达到防病延年的目的。

阴阳平和质的人，其特征表现为：身体强壮，胖瘦适度；面色与肤色虽有五色之偏，但都明润含蓄；食量适中，二便通调；舌红润，脉象缓匀有神；目光有神，性格开朗、随和；夜眠安和，精力充沛，反应灵活，思维敏捷，工作潜力大；自身调节和对外适应能力强。具有这种体质特征的人，不易感受外邪，很少生病。只要各种养生方法调养得宜，没有不良生活习惯和嗜好，不受暴力外伤，其体质不易改变，容易获得长寿。

偏阴质人的体质特征为：形体适中或偏胖，但较弱，容易疲劳；面色偏白而欠华；食量较小，消化吸收功能一般；平时畏寒喜热，或体温偏低；唇舌偏白偏淡，脉多迟缓；性格内向，喜静少动，或胆小易惊；精力偏弱，动作迟缓，反应较慢，性欲偏弱。具有这种体质特征的人，对寒、湿之邪的易感性较强，受邪发病后多表现为寒证、虚证；表证不发热或发热不高，并易传里或直中内脏；冬天易生冻疮；内伤杂病多见阴盛、阳虚之证；容易发生湿滞、水肿、痰饮、瘀血等病症。由于本类体质者阳气偏弱，长期发展，易致阳气不足，脏腑功能偏衰，水湿内生，从而形成临床常见的阳虚、痰湿、痰饮等病理性体质。所以此类体质的人在精神调养上，要善于调节自己的感情，消除或减少不良情绪的影响，保持乐观豁达的心境。"动则生阳"，平时加强体育锻炼并长期坚持，注意"避寒就温"，培补阳气。可多食羊肉、狗肉等壮阳之品，或选用鹿

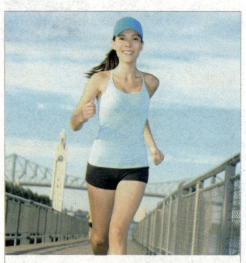

◎"动则生阳"，偏阴质人平时应加强体育锻炼，注意"避寒就温"，以培补阳气。

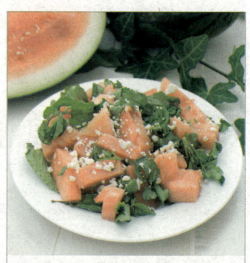

◎偏阳质的人，应注意避暑，饮食宜清淡，多食西瓜、苦瓜等清凉之品。

茸、蛤蚧、冬虫夏草等补阳祛寒、温养肝肾的药品调养。

偏阳质人的体质特征为：形体适中或偏瘦，但较结实；面色多略偏红或微苍黑，或呈油性皮肤；食量较大，消化吸收功能健旺，大便易干燥，小便易黄赤；平时畏热喜冷，或体温略偏高，动则易出汗，喜饮水；唇、舌偏红，苔薄易黄，脉多滑数；性格外向，喜动好强，易急躁，自制力较差；精力旺盛，动作敏捷，反应灵敏，性欲较强。具有这种体质特征的人，对风、暑、热邪的易感性较强，受邪发病后多表现为热证、实证，并易化燥伤阴；皮肤易生疖疮；内伤杂病多见火旺、阳亢或兼阴虚之证；易发生眩晕、头痛、心悸、失眠及出血等病症。由于此类体质的人阳气偏亢，多动少静，故日久必有耗阴之势。若调养不当，操劳过度，思虑不节，纵欲失精，嗜食烟酒、辛辣，则必将加速阴伤，发展演化为临床常见的阳亢、阴虚、痰火等病理性体质。所以此类体质的人在精神调养上，一定要遵循《黄帝内经》里所说的"恬恢虚无""精神内守"养生之道，平日要有意识控制自己，遇到可怒之事，用理性克服情感上的冲动，自觉地养成冷静、沉着的习惯。饮食起居方面，应注意避暑，保持居室环境安静，饮食宜清淡，多食西瓜、苦瓜等清凉之品，忌食辣椒、姜、葱等辛辣燥烈食物，少食羊肉、牛肉等温阳食物。此外，要积极参加锻炼，比如跑步、游泳等，以散发多余阳气。

人身小宇宙：顺应自然的"生物钟"养生

中国传统文化认为，人类的生命过程是遵循着一定的自然规律而发生发展的，大自然是人类活动的场所，自然界存在着人类赖以生存的必要条件，自然界的变化直接或间接地影响着人体，使之发生相应的生理和病理变化。换句话说，人与自然具有相通、相应的关系，不论四时气候，昼夜晨昏，还是日月运行，地理环境，各种变化都会对人体产生影响。因此，中国文化中所说的"天人合一"应用到养生领域也是有一定道理的。

中医养生学认为，一天之内随昼夜阴阳消长进退，人的新陈代谢也发生相应的改变。《黄帝内经·灵枢·顺气一日分十四时》说："以一日分为四时，朝则为春、日中为夏、日入为秋、夜半为冬"。虽然昼夜寒温变化的幅度并未像四季那样明显，但对人体仍有一定的影响。所以《黄帝内经·素问·生气通天论》说："故阳气者，一日而主外，平旦人气生，日中而阳气隆，日西而阳气已虚，气门乃闭"。说明人体阳气白天多趋向于表，夜晚多趋向于里。由于人体阳气有昼夜的周期变化，所以对人体病理变化亦有直接影响。正如《黄帝内经·灵枢·顺气一日分为四时》说："夫百病者，多以旦慧、昼安、夕加、夜甚……朝则人气始生，病气衰，故旦慧；日中人气长，长则胜邪，故安；夕则人气始衰，邪气始生，故加；夜半人气入脏，邪气独居于身，故甚也"。

事实上，人体的生物节律不仅受太阳的影响，而且还受月亮盈亏的影响。《黄帝内经·素问·八正神明论》说："月始生，则血气始精，卫气始行；月郭满，则血气实，肌肉坚；月郭空，则肌肉减，经络虚，卫气去，形独居"，这说明人体生理的气血盛衰与月亮盈亏直接相关，故《黄帝内经·素问·八正神明论》又指出："月生无泻，月满无补，月郭空无治"的原则。这是因为人体的大部分是由液体组成，月球吸引力就像引起海洋潮汐那样对人体中的体液发生作用，这就叫作生物潮。它随着月相的盈亏，对人体产生不同影响。满月时，人头部气血最充实，内分泌最旺盛，容易激动。现代医学研究证实，妇女的月经周期变化、体温、激素、（禁止）状态、免疫功能和心理状态等都以一月为周期。正如《妇人良方》中指出的："经血盈亏，应时而下，常以三旬一见，以象月则盈亏也"。婴儿的出生也受月相影响，月圆出生率最高，新月前后最低。月相变化为何对人体产生影响呢？美国精神病学家利伯解释为：人体的每个细胞就像微型的太阳系，具有微弱的电磁场，月亮产生的强大的电磁力能影响人的激素、体液和兴奋神经的电解质的复杂平衡，这就引起了人的情绪和生理相应变化。

以上所说只是"天时"对人体的影

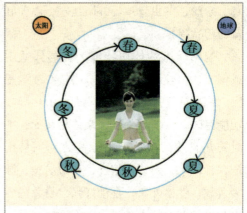

◎人是天地的产物，养生要随着四时的气候变化，寒热温凉，做适当的调整。

响，事实上"天人合一"还应包括"地利"与"人合"。何谓地利？简单说就是顺应地理的变化，顺天应地。比如北方人口重，四川人喜欢吃辣，南方人饮食味淡，各地有各地的地方特色。我们应该顺应这种地方特色去生活，而不能逆之违之。这几年北方年轻人的肠胃突然比以前差了很多，许多年轻人得了肠胃病。为什么呢？现在很多人都偏爱川菜麻辣鲜香的味道，且不加节制，殊不知，川菜的麻辣味与其地域有关。四川地区地势低洼，湿气重，那里的人体湿气大，需要辛辣的食物来排湿毒。但土生土长的北方人，本来就是燥多湿少，吃太多的辛辣食物，必然会上火，长痘痘。时间久了，还会吃坏肠胃。所以吃东西不要只图味道美，要注意和自己的生活环境相结合。

天时地利，还需人和。如何人和？在于心。你会保养，懂养生，但整日和人钩心斗角，话说得再好，事做得再棒也是白搭。总之，心要静，气才能匀，气匀神才能聚，神聚精才能充盈，精充人就能长寿。

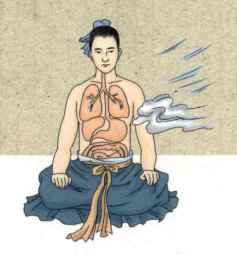
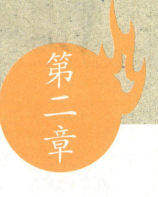

第二章

《黄帝内经》二十四节气顺时养生

●一年有四时变化，有二十四节气的更替，不同的节气有不同的气候，这些气候变化与人体健康息息相关，影响着人类脏腑功能的活动、气血的运行、机体的变化、疾病的发生等。中医养生强调顺应天时，根据二十四节气的变化规律，调整人体节律，平衡阴阳，与自然界的阴阳变化相应，从而达到健康长寿的目的。

第一节 天人相应之道：顺节气，养天年

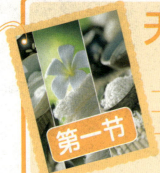

养生要"顺其自然之理"，不能违背客观规律。因为节气直接影响人体脏腑，顺乎自然方能颐养天年。

人法天地而生，养生就是顺应天时

人生在天地之间，宇宙之中，所有的生命活动都与大自然息息相关，紧密相连，自然界的种种变化都会影响人体的生命活动。《黄帝内经》的各种论述都把人与自然看成一个统一的整体，即"天有所变，人有所应。"

中医最推崇的是"生物钟"养生法，将人比作浓缩了的大自然，随着昼夜交替、四季变化，人的生理活动也进行着周期性的变化。这种周期节律早在《内经》中就有明确的阐述，《素问·六节藏象论》曰："五日谓之候，三候谓之气，六气谓之时，四时谓之岁。"从中我们可以看到年周期的确立是基于四时的。经文所说的"六气谓之时"，正好是我们说的一个季节，以此类推出一年四时（二十四节气）。

《黄帝内经》认为生命与自然界息息相关，指出："天地合气，命之曰人。"就是说自然界的阴阳精气是生命之源。所以《灵枢·本神》才会强调人的养生应"顺四时而适寒暑"。也就是说我们每一个人的起居生活都应该随着四时的气候变化，温热寒凉，做适当的调整。春天是万物生发的季节，气温升高，人体的气血也从内脏向外走，毛孔由闭合到开放，那么这个时候我们就不要过早地脱掉棉衣，否则，正准备张开的毛孔，会被你这一冻而闭合回去，不利于气血的生发。

夏天，温度是最高的，这时候人体

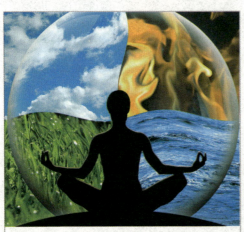

◎养生要符合四季的气候变化，顺应生理节律和天地变化养生治病，便可避开病邪，人也可气血充足，五脏安康，延年益寿。

阳气外发，伏阴在内，气血运行旺盛，并且活跃于机体表面。空调的问世，让我们可以在夏天享受春秋的凉爽，但我们的身体仍然按时进入夏季，并且按照夏季的规则运行。所以在夏季不要因为贪凉，伤害了体内的阳气。另外，夏天也不应吃得太过油腻，要以清淡为主，因为气血这时候全在外面，体内没有能量来消耗这些食物。

到了秋天，气温开始降低，气血回收，这时候我们就不能像夏天那样，这时候要注意进补，开始储备过冬的能量。

冬天气温达到最低，这时候要注意保暖，女性不要为了美只穿裙子。

总之，希望大家在生活中，一定要符合天地四时的运行规律，该热的时候热着过，该冷的时候冷着过，不要违背天地自然运行的基本规律。

天气变化，与我们的健康息息相关

《黄帝内经》中说，春季邪气伤人，多病在头部；夏季邪气伤人，多病在心；秋季邪气伤人，多病在肩背；冬季邪气伤人，多病在四肢。所以，我们要知道如何根据四季的天气变化调整养生重心，如何在春季做好头部保养，秋季保护好肩背等。

❶ 春季的头部保养

春天是万物复苏的季节，天气一暖和，许多危害人体的病虫害都出来了，这时候邪气最容易从头部入侵人体。所以我们要保养好头部，防止疾病入侵人体。下面介绍一种简单有效的方法：

先将双手自然屈指并拢；用指端自前向后、自中绕至两侧，对整个发际较有力地划摩数次；再用十指依前顺序较有力地一点儿一点儿地按压数遍；再用十指依前顺序做短距离往返搔抓数遍；最后用十指依前顺序轻缓按摩数遍。

❷ 夏季保养好心

夏季对应的是心，养心是关键。夏天的时候，人容易烦躁，动不动就发脾气。这是因为夏天气血都到外面来了，里面的气血相对不足，所以容易生气发火。因此，我们一定要记住，夏天要忌怒，别发脾气，或者尽量少发脾气。

❸ 秋季做好肩背部的保养

一到秋天，有些人就开始出现肩背部疾

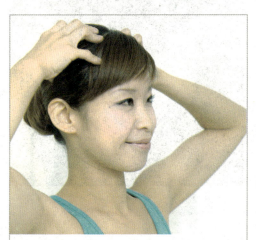

◎黄帝内经总论：春天邪气伤人，最容易从头部入侵，所以要保养好头部。

病，这就是邪气入侵的缘故。所以，我们要学会应对之道。这里教大家一个简单的方法：把手心贴在缺盆处（人吸气时两肩的锁骨处会形成一个窝，这个窝的中间就是缺盆穴），轻轻地蠕动，慢慢地提捏。没事的时候多做做就可缓解肩膀疼痛。

中医非常强调后背的养生。因为后背为阳，太阳寒水主之，所以很容易受寒。古语有"背者胸中之腑"的说法，这里的腑就是指阳。所以，我们在生活中要注意对后背的保养，晚上睡觉的时候，一定要盖好肩膀。很多年轻的妈妈为了照顾孩子，跟孩子一起睡，盖一床被子，这就容易出现一个问题，就是因为孩子身体小，被子压不实，导致孩子肩部的缺盆处受风，引起肩背痛。所以做家长的要注意这个问题。

❹ 冬季做好四肢的保养

冬季疾病容易从四肢，尤其是双腿入侵人体，这点上了岁数的人可能体会更深。天气冷了，腿就觉得不舒服，伸展不开，遇到潮湿的天气时，腿还痛。所以，冬季我们除了要给双腿保暖外，还要经常拍打活动双腿。

此外，古时候的女人都是盘腿坐，这样可以把下焦气堵住、锁住，使气不外泄，这就是女人的藏。古时候男人的坐一定是要"虎背熊腰"，两手撑膝，两只手的手心劳宫穴正好护在膝盖上，男人这样可以固摄胃气。我们可以学学古人的坐法，这样就能给自己养护胃气，人体也会感到非常舒服。

气候的变化对身体健康的人影响也很大，最突出的是不良的气候条件很容易使人着凉感冒。感冒虽然一年四季都会发生，而发病较多的是冬春两季，在这期间又以寒潮袭来时发病最多。寒潮袭来时，气温大幅度下降，如保暖不及，机体容易着凉感冒，特别是老年人及体弱多病者，由于身体的抵抗力差，更容易发病。另外，如果冬季气候该冷不冷，空气中的多种细菌、病毒就趁机大量繁殖，从而增加传染病的感染机会。气候阴晴冷热的变化往往对人的情绪产生一定的影响。这是因气候的突然变化影响人体的生理功能，生理功能的变化又能影响人的精神状态。每当秋高气爽或风和日丽的时候，人们往往乐观通达、心情舒畅；在寒风阴雨天气、干燥闷热的日子，人们的心情就会变得烦躁易怒或抑郁低沉。

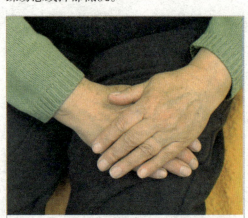

◎黄帝内经总论：冬季邪气伤人，多病在四肢，所以要给双腿保暖，经常拍打活动双腿。

四季养生总宗旨：内养正气，外慎邪气

自然界分布着五行（即木、火、土、金、水）之常气，以运化万物。人体秉承着五行运化的正常规律，因此才有五脏生理功能。不仅如此，人们必须依赖于自然界所提供的物质而生存。所以，人与自然环境存在着不可分割的联系，自然和人的关系好比"水能浮舟，亦能覆舟"一样，既有有利的方面，也有不利的方面。

可是，人对自然不是无能为力的，疾病是可以预防的，只要五脏元真（真气）充实，营卫通畅（指人的周身内外气血流畅），抗病力强，则正气存内，邪不可干，人即安和健康。

所以四季养生保健的根本宗旨在于"内养正气，外慎邪气"。

"内养正气"是养生的根本，任何一种养生方法的最终目的都是保养正气。保养正气就是保养人体的精、气、神。人体诸气得保，精和神自然得到充养，人体脏腑气血的功能也得到保障，即"五脏元真通畅，人即安和"。

黄帝有一次问养生专家岐伯：为什么先人们能活上百岁身体还很健康，现在的人不到六十就过早衰老了？岐伯说：古时候的人懂得对于四时不正之气的避让，以便使思想闲静，排除杂念。这样调和好了自身的正气，就不会得病了。黄帝听了，觉得很有道理，便照岐伯的方法修炼了起来。

黄帝注意在日常生活中处处约束自己，消除不切实际的欲望，使心情尽可能地安定。由于精神专注，他劳动虽很辛苦，但并不觉得疲劳。由于在物质上没有奢望，所以他心情一直很舒畅。吃饭时，不管是什么他都不嫌弃。衣服不管是质地好的还是差的，他都很开心。他喜欢与民同乐。虽然他是国家的领袖，但他尽职尽责，为百姓造福，从不自以为尊贵。

因为黄帝心静如水，加上他长期坚持，从不懈怠，所以他不受外界的干扰，常保有"天真之气"，这应该是他长寿的秘诀了。

"外慎邪气"则是警惕外界一切可以致病的因子，主要是从有病要早治、生活要节制等方面来调摄养生。

中医学认为，邪气刚入于人体之表，应当即时治之，"勿使九窍闭塞，如此则营卫调和"，病邪就不会由表入里，病势也就不会由轻变重而损害正气，是养生祛病益寿

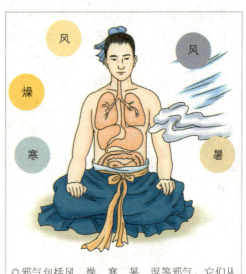

◎邪气包括风、燥、寒、暑、湿等邪气。它们从肌表侵入腠理后发展为各种疾病。

之妙法。

外慎邪气的另一个方面是指对自己的生活注重节制，忌"贪"字。比如：起居有常，起卧有时，从不贪睡，每天坚持锻炼身体，并做一些力所能及的体力劳动；衣着打扮应当以舒适为宜，根据气候的变化而适当增减着装，但不要因为天气寒冷就穿着过暖，也不要因为天热贪凉而过少穿衣；饮食方面则要讲究五味适中，五谷相配，饮食随四时变化而调节，忌贪饮暴食偏食；在心理健康方面，应当注重陶冶情操，坦然怡然地待人接物，不以物喜，不以己悲，良好的心态自然能够改善身体状况，减轻乃至避免机体发生病患的可能。

春夏养阳，秋冬养阴

《素问·四气调神大论》中说："夫四时阴阳者，万物之根本也。所以圣人春夏养阳，秋冬养阴，以从其根，故与万物沉浮于生长之门。逆其根，则伐其本，坏其真矣。"这就是讲，一年里，春夏秋冬四时（四季）阴阳的变化，是天地自然界万物生命演变过程中生、长、收、藏的根本所需，所以懂养生之道的人，也就是能够掌握自然界变化规律并能顺应这个变化规律的人，会适时地在春、夏季节保养阳气，以顺应生长的需要，在秋、冬季节保养阴气，以适应收藏的需要，这样顺从了天地自然生命发展的根本规律，就能与万物一样，在生、长、收、藏的生命过程中正常地运动发展。如果违逆了这个规律，就会戕害生命力，破坏人身真元之气，损害身体健康。

大家可能会有疑问：春夏季节天气逐渐热了，为什么还要养阳？那不更热了？秋冬季节天气逐渐转冷，为什么还要养阴？不就更冷了吗？

春夏的时节气候转暖而渐热，自然界温热了，会影响人体，人感到暑热难耐时，一则人体的自身调节机制会利用自身功能大量消耗阳气，来调低自身温度抗暑热以适应外界环境的变化；二则天热汗出也会大量消耗阳气，汗虽为津液所化，其性质为阴，但中医学认为，汗为心之液，所以汗的生成，也有阳气的参与。

秋冬的时节气候转冷而渐寒，自然界寒冷了，也会影响人体，人感到寒冷时，一

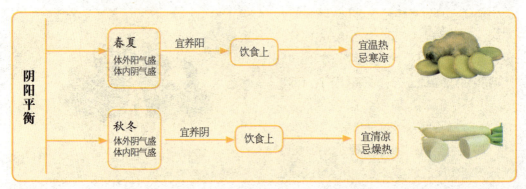

则人体的自身调节机制会利用自身功能大量调动阳气,来调高自身温度抵御严寒以适应外界环境的变化;二则秋冬季节阳气入里收藏,中焦脾胃烦热,阴液易损。

所以说,春夏之时阳虚于内,秋冬之时阴虚于内。在养生保健上就要做到"春夏养阳、秋冬养阴"。正如清代著名医家张志聪所谓"春夏之时,阳盛于外而虚于内,所以养阳;秋冬之时,阴盛于外而虚于内,所以养阴"。总之,主要还是阳气易于亏耗。

但是,这并不代表,秋冬养阴就不用养阳了。因为对于人体来说,阳代表能动的力量,即机体生命功能的原动力。阳化气,人们把阳和气连起来叫阳气;阴代表精、血、津液等营养物质,即机体生命功能的基本物质。阳气是人体生存的重要因素,由阳气生成的生命之火,是生命的动力,是生命的所在;阴成形,通常又把它叫作阴液。阴液是有形物质,濡养了人体形态的正常发育及功用。阴所代表的精、血、津液等物质的化生皆有赖于阳气的摄纳、运化、输布和固守,只有阳气旺盛,精血津液等物质的化生及摄纳、运化、输布和固守才有依赖。只有阳气的能动作用,才能维持人体生命的正常功能。这就是阳气在人体的能动作用,它不仅主宰了人的生命时限,而且还确定了人体五脏六腑的功能状态。所以,不论哪个季节,"养阳"都是非常重要的。

四时有变化,脏腑养生也有偏重

在古人看来,春夏秋冬是各有其对应的脏器。具体来说就是春天属木,与肝相应;夏天属火与心相应;秋天与肺相应;冬季与肾相应。养生,就要懂得在不同的季节保护相对应的脏器。

❶ 春天养肝

春季与肝脏相对应,肝属木喜条达,与春令升发之阳气相应。所以春季养生宜顺应阳气自然升发舒畅的特点,以养肝为要务。

那么该怎么养呢?

首先,应注重精神调摄,保持心情舒畅,切忌愤然恼怒。其次,注意运动锻炼,多到户外呼吸新鲜空气。在饮食保养方面,宜多吃一些温补阳气的食物,例如葱、蒜、韭菜是益肝养阳的佳品,菠菜疏肝养血,宜常吃。红枣性平味甘,可养肝健脾,春天可常吃多吃。春季除养肝外,还要注意补充微量元素硒,多吃富含硒的动、植物,如海鱼、海虾、牛肉、鹌鹑蛋、芝麻、杏仁、枸杞子、豇豆等,以提高人体的免疫功能,有利于保健养生。

有些人在春季容易抽筋、腹泻,这叫"肝旺脾虚"。五行中肝属木,脾属土,二者是相克的关系。肝气过旺,气血过多地流注于肝经,脾经就会相对显得虚弱,脾主血,负责运送血液灌溉周身,脾虚必生血不足,运血无力,造成以上诸般症状。这时,可服用红枣、山药、薏米粥等

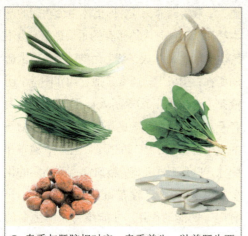

◎ 春季与肝脏相对应，春季养生，以养肝为要务，宜多吃一些养肝益气的食物。

以健脾养血，脾血一足，肝脾之间便平和无偏了。

❷ 夏季养心

《黄帝内经》里说："心者生命之本……为阳中之太阳，应于夏气。"一年四季中，夏天属火，火气通于心，火性为阳，阳主动。加之心为火脏，两火相逢，所以心神易受扰而不安，引起心烦；心烦就会使心跳加快，心跳加快就会加重心的负担，那就不利于养心。所以，夏天首先要心静，"心静自然凉"，静则生阴，阴阳协调，才能保养心脏。

❸ 秋季养肺

五行之中，肺脏属金，旺于秋季。因肺喜清肃濡润，主呼吸，与大气相通，外合皮毛，与大肠相表里，故燥邪最易伤肺，引起干咳无痰、便秘等症。因此，秋季养生应注意护阴润燥，以养肺为先。

怎么养呢？在饮食上要少辛增酸，即少吃一些辛辣的食物，多吃一些酸味食品及新鲜蔬菜等。辛辣的食物会消耗人体大量的体液，相反，一些酸味的水果和蔬菜中所含的鞣酸、纤维素等物质，可起到刺激消化液分泌、加速胃肠道蠕动的作用，可促使人体内的各种体液分泌正常，从而使各组织器官功能正常。秋天常见的酸味食物有葡萄、苹果、柚子、石榴等。

❹ 冬季养肾

冬季是自然界万物闭藏的季节，人体的阳气也要潜藏于内，由于阳气的闭藏，人体新陈代谢水平相应降低。因而需要生命的原动力"肾"来发挥作用，以保证生命活动适应自然界的变化。人体能量和热量来源于肾，也就是人们常说的"火力"，"火力"旺说明肾脏功能强，生命力也强。反之，生命力就弱。冬天，肾脏功能正常则可调节机体适应严冬的变化，否则将会导致心颤代谢失调而发病。综上，冬季养生的重点是"防寒养肾"。

该怎么养呢？早睡晚起，穿贴身而暖和的衣物，多呼吸新鲜空气，多晒晒太阳，多吃羊肉、鸡汤等能够温肾、补肾的热食，以补充机体的能量和营养。

第二节 春季"发陈":向大自然要勃勃生气

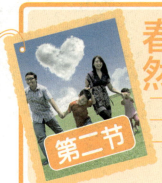

春天阳气生发,万物始生,要注意养阳。中医学认为,春属木,与肝相应。所以,春季养生还要注意护肝。

❤ 立春助阳生发

❶ 立春养肝,百病不生不粘

立春是一年中的第一个节气,"立"为开始之意,立春就是春天的开始,表明严冬已经过去,万物复苏的春季来临。立春过后,气温开始回升,白天渐长,降水也逐渐增多。

立春时节的养生,要着眼于"生"字,

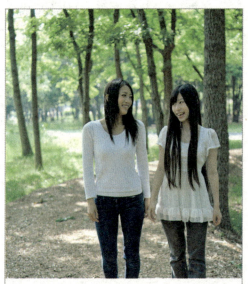

◎立春要注意养肝护肝,要做到开朗乐观,心境平和,使肝气得以生发。

春季是一个万物复苏、充满生机和活力的季节,其实人的身体与大自然是相通的,春季也是人体阳气生发的季节,此时的养生重点就是养好人体的阳气,让它生发起来,使新陈代谢从冬天恢复过来,尽快适应春天的气候,得以正常运行。

按自然界的属性,春属木,与肝相应。肝主疏泄,在志为怒,恶抑郁而喜调达。因此,在春季养生方面就要注意养肝,戒暴怒,忌忧郁,做到开朗乐观,心境平和,使肝气得以生发,达到养肝护肝之目的。另外,俗话说"肝胆相照",养肝自然也离不开壮胆。《黄帝内经》讲"凡十一脏取决于胆",胆阳就像一部电梯,能带动五脏六腑之阳气上升。如果赶在春天阳气升发之时,胆阳这部"电梯"出了故障,阳气不能顺畅升降,就会表现出萎靡之状。

❷ 立春二月爱"上火",养阳生发来"消火"

许多人发现每年春天二月都很容易

"上火"，不知不觉间就会出现头晕、口腔溃疡、牙龈肿痛、咽喉疼痛等症状，而且还会影响消化系统，出现小便发黄、便秘的症状。同时，体内的火可以引来外感，使患感冒、肺炎、流脑的概率增加。那么，为什么人在二月容易"上火"呢？

从立春起，冬季结束，春季开始，但从气象学而论，冬天的寒气并没有完全消散，倒春寒时常来袭。这个时候我们的身体就像是刚刚发芽的幼苗，气血已经开始从内脏向外流动了，毛孔也处于从闭合到逐渐开放的过程。假如此时穿得少了，一旦遭遇到寒凉的侵袭，毛孔就会自动闭合，体内的阳气也就无法发散，以至于体内"阳气郁"。外在表现就是各种"上火"症状。

中医学认为，人体内有一种看不见的"火"，它能产生温暖和力量，维持器官的功能，但如果失去制约，火性就会上升，导致病症。因此，在二月，为避免"上火"，我们可以借助于一些发性食物来帮助体内的阳气进行发散，防止内热的产生。

芽菜是春季较常见的发性蔬菜，常见的有豆芽、香椿芽、姜芽等。芽菜在古代的文人墨客中很受称赞。唐朝的苏颂写道："椿木，皮细肌实，嫩叶甘香可茹。"赞美香椿的甘甜可口。苏东坡的诗句"春社姜芽肥胜肉"，说的是春天的姜芽肥硕鲜嫩，可与肉媲美。

《黄帝内经》中讲："春三月，此谓发陈。"如何理解呢？"发"是发散的意思，

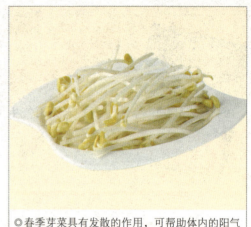

◎春季芽菜具有发散的作用，可帮助体内的阳气进行发散，防止"上火"。

"陈"我们可以理解为陈旧。我们知道春天，万物复苏，幼苗都开始发芽，《黄帝内经》之所以将发芽称为"发陈"，是因为这些嫩芽具有将植物沉积物质发散出去的作用。因此，我们身体内的阳气如果发散不出去，也可以借助于芽菜的这一功效。

❸ 立春多食平性食物

立春时节的气候多变，易使人形成肝火内郁。在这种情况下，养生的重点可在饮食上。比如温补可能会使人内热上行心肺，脸红口渴，引起感冒发热。因为食物有寒、热、温、凉、平五种食性。建议此时多吃平性食物，比如萝卜、白菜、莲藕、银耳、百合和其他绿色蔬菜及水果，有利于清内热。慎吃温性食物，比如木瓜、南瓜、大枣、鸡肉、辣椒、山楂、茴香、海虾、羊肉、牛骨、海参、鹿肉、鲢鱼、白酒等都是温热食物。

立春

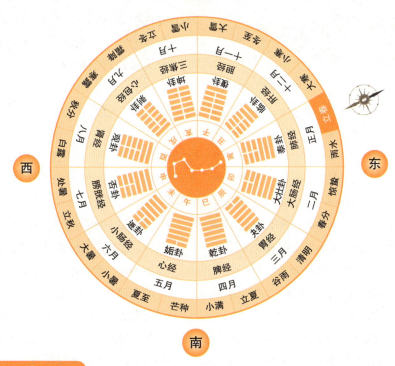

立春季节特征

立春节气的十五天分为三候，"初候东风解冻，二候蛰虫始振，三候鱼陟负冰"。由这三候的名称我们就可以非常清楚地看到立春的季节变化特征——刚刚告别了寒冷的冬天。

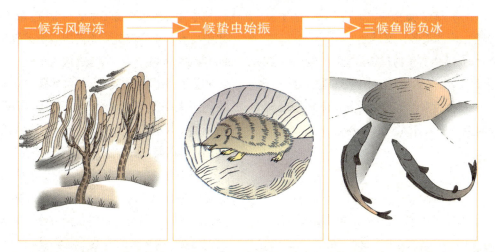

一候东风解冻　　二候蛰虫始振　　三候鱼陟负冰

雨水谨防湿邪

❶ 雨水湿寒重,锻炼肺经抵御风寒入侵

雨水是一年的第二个节气,从雨水这一天开始,雨量会逐渐增加,湿邪之气也会随之而来。春寒料峭,湿气一般夹"寒"而来。

在这个时候,重要一点要把肺经锻炼好。因为肺主皮毛,肺经功能好,皮毛抵御风寒的能力就强,人就不容易染上伤寒之病。在此向大家推荐推拿或按摩的方式,具体操作如下:

(1)左手四指微并拢,以掌根放于胸中上端,左拇指放于右锁骨上,自左横线来回擦动,直擦至乳头上水平线。

(2)往返数次后,换右手仿效上法擦左胸,坚持揉按膻中(前正中线,平第四肋间)、鸠尾(剑突下,脐上7寸)、巨阙(脐上6寸)穴。

(3)用多指揉、擦胸胁部位。

(4)拇指点按内关(腕横纹上2寸)、鸠尾、巨阙穴各1~2分钟。

(5)以右手拇指紧贴左胸外侧,其余四指紧贴腋下,做相对用力提拿;配合呼吸,吸气时用力提拿,呼气时慢慢放松。重复5~10次。换左手拿右侧胸肌,以酸胀为宜。

❷ 薏苡仁党参粥——雨水时节的祛湿佳品

万物的生长都离不开雨水的滋润,不过人体如果在雨水的长期"滋润"下,很容易就将湿气和寒气郁结在体内。同时,冬天吃了不少丰脂食物,也在体内积存。很多人往往会出现食欲不振、消化不良、腹泻等症状。《黄帝内经》指出:"湿气通于脾",人的脾胃受到了寒湿之气的困扰,所以才会出现以上症状。唯有将这些湿气和毒素都泻出去,让我们的身体重新温暖起来,才是健康生活之道。

那么如何健脾祛湿呢?

在这里推荐大家一款"薏苡仁党参粥",这款粥的食材只有三种:薏苡仁、党参和粳米,而且做起来也比较简单。

薏苡仁又称薏仁,它既是常用的中药,又是我们常吃的食物。《神农本草经》将其列为上品,它可以治湿痹,利肠胃,消水肿,健脾益胃,久服轻身益气。党参是我们比较常用的传统补益药物,对于脾胃虚弱、食欲不振、大便稀溏等有较好疗效。

下面来看一下这款粥的做法:

取30克薏苡仁洗净后滤去杂质,放入凉水中浸泡2小时;15克党参洗净后切成薄片,200克粳米淘洗干净。将三者放入锅中,加水1000毫升。先用大火煮沸,锅开后撇去浮沫,再用小火慢慢熬30~40分钟。等到粥熟后,可依据个人口味放入冰糖调味。每天早餐时食用,不仅能祛湿健脾,还能补气补血。

值得注意的是,尽管雨水时节服用薏苡仁党参粥可以帮助人们更好地祛湿健脾,但是并非所有人都适合这种祛湿方法。比如,大便干燥、火气大的人就不宜食用。

雨水

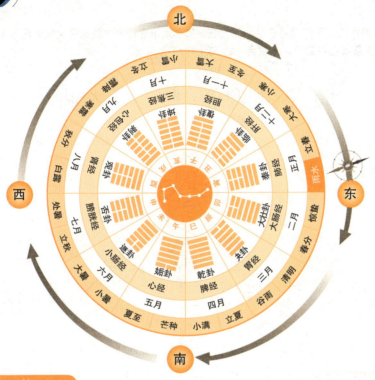

雨水季节特征

　　雨水节正是数九天"七九河开，八九雁来"的阶段，这时的冰河由南向北逐渐开化，我国大部分地区的气温回升到了0℃以上，河水解冻，河里的鱼浮出水面活动，于是相应产生了"初候獭祭鱼"的说法；"二候候雁北"，大雁因气候的变暖而成群结队飞回北方的栖息地了；"三候草木萌动"，春雨滋润大地，各种草木开始萌发新芽了，形成生机勃勃之势。这三候的说法将雨水节的各方面形象地表现了出来。

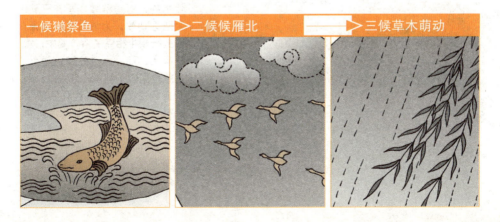

一候獭祭鱼　　二候候雁北　　三候草木萌动

雨水宜养脾胃

人体要靠五脏之气营养全身，但五脏之气必须依靠胃气才能运营。如果胃气不能与脏气一并运行，呈现出真脏脉，人就会死亡。

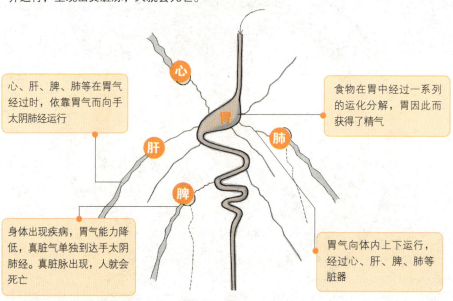

心、肝、脾、肺等在胃气经过时，依靠胃气而向手太阴肺经运行

食物在胃中经过一系列的运化分解，胃因此而获得了精气

身体出现疾病，胃气能力降低，真脏气单独到达手太阴肺经。真脏脉出现，人就会死亡

胃气向体内上下运行，经过心、肝、脾、肺等脏器

雨水需养脾胃

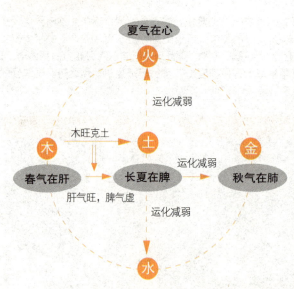

从五行和人体五脏的关系看，肝属木，木性可曲可直，条顺畅达，有生发的特性，有疏泄的功能。脾属土，土性敦厚，有生化万物的特性，脾又有消化水谷，运送精微，营养五脏、六腑之功效，为气血生化之源。在五行相生相克关系传变中，木旺乘土，即肝木过旺克伐脾土，也就是说由于肝木疏泄太过，则脾胃因之而气虚，若肝气郁结太甚，则脾胃因之而气滞，两者皆肝木克脾土也。所以，雨水养生中既要注意春季阳气生发的特点，又要避免伤及脾胃。

惊蛰顺时养阳

❶ 惊蛰到，防虫扰

惊蛰是一年中的第三个节气，"蛰"在汉语里的解释就是藏的意思，此时天气回暖，春雷开始震响，惊蛰的意思就是，春雷响起，蛰伏的动物感受到了春天的温暖，就开始出来活动了，蛇虫鼠蚁、病菌等害人虫也会结束冬眠，所以这个时候我们除了注意增强体质驱邪气之外，还要注意防虫扰。惊蛰前后，很多人会发现家中蟑螂会明显变多。

寒冷的冬季，蟑螂大多躲在排水管中产卵。因为排水管中有许多固体脂肪和饭渣，不但有好吃的东西，还不时有温水流入"保暖"。所以，冬季的排水管便成了蟑螂的天国，一旦春暖花开、气温升高，大大小小的蟑螂就会从排水管再次进入厨房，对人体健康造成威胁。

有的地方把蟑螂称为"偷油婆"，因为它们常常生活在厨房里。白天难以见到它们的影子，往往晚上成群结队地出来活动。不仅"偷油"，还吃剩菜剩饭，甚至垃圾。最令人讨厌的是，蟑螂会传播许多疾病给人类，特别是肠道传染病，比如肠炎、痢疾、肝炎、伤寒、霍乱等。而最新研究发现，某些癌症的发生也与蟑螂有关。下面，为大家介绍7种可以轻松杀蟑螂的好办法。

杀灭蟑螂的方法

（1）洋葱驱蟑螂，蟑螂怕切开的洋葱浓烈的刺激味，放一盘切好的洋葱片在蟑螂出没处，蟑螂会立即逃走。

（2）药品灭蟑螂，注意安全使用药品。

（3）糖水瓶子捕蟑螂，用罐头瓶1~2个，放3匙糖水加开水化开，将瓶放在蟑螂活动的地方，蟑螂闻到香甜味，就会陷入罐头"陷阱"。此法用于蟑螂少时。

（4）桐油灭蟑螂，买150克桐油，熬成黏性胶体，涂在木板或纸板上，中间放上带油香味的食物作诱饵，其他食物加盖，蟑螂一上来觅食，立即粘住。

（5）配毒饵杀蟑螂，取硼砂、面粉各一份，糖少许，调匀做成米粒大的诱饵，蟑螂吃后即毒死。注意别让幼儿或宠物吃到。

（6）蟑螂怕鲜黄瓜和鲜桃叶，若是食品柜中有蟑螂，可放鲜黄瓜片或鲜桃叶，蟑螂闻到气味便避而远之。

（7）蟑螂喜暗怕光，打开电灯会立即将其惊跑。如果用红布包住电筒寻之，就能用蝇拍打个痛快。

（8）蟑螂喜欢在蜂窝煤里做窝产卵，因此可以买几块蜂窝煤放在一个地方，以便诱杀蟑螂。

❷ 春练要从惊蛰始，缓和运动最健康

从惊蛰开始，气温开始了真正的回升，跟随季节的变化，人在此时也比在冬季更容易早醒。《黄帝内经》中提到，春天的三个月，是推陈出新的季节，万物俱荣。此

时，人们应根据气候和身体特点进行运动锻炼，以升发阳气，恢复人体功能。

一提到运动，很多人都认为出汗越多，运动的效果就越好。其实不然，虽然惊蛰时的气温已经不像冬日那么寒冷，但是与夏季相比还比较凉，出汗过多会让毛孔张开，一旦凉湿之气入侵，身体很容易因为风寒而感冒发热。所以，春季的运动要柔和，毕竟人的四肢关节、肌肉还都处于"苏醒前期"，运动量过大对身体反倒会造成伤害。

在这里给大家推荐一种非常适合用于春季的运动方式——慢跑。依据中医理论，春天一到，阳气生发，人体气血也会生发出往外诱发的趋势，在户外慢跑，不仅能够让自己融入春光，还可以促进人体新陈代谢，顺应了阳气生发这一自然规律。而且，从现代医学角度来看，慢跑也有非常重要的健身作用。第一，它能增强我们的心肺功能，保证对心脏的血液、营养物质和氧的充分供给，使心脏的功能得以保持和提高。第二，跑步锻炼既可促进新陈代谢，又消耗大量能量，减少脂肪存积。对于那些消化吸收功能较差而体重不足的体弱者，适量的跑步就能活跃新陈代谢功能，改善消化吸收，增进食欲，起到适当增加体重的作用。第三，跑步对增强神经系统的功能有良好的作用，尤其是消除脑力劳动的疲劳，预防神经衰弱。所以，在这个春意盎然的时节，没事出去慢跑两圈，对我们的身心可是大有裨益。

惊蛰时的运动，我们还可以用放风筝的方式，享受春日之乐。不过，不管是慢跑还是放风筝，都是一种陶冶情操、催人奋

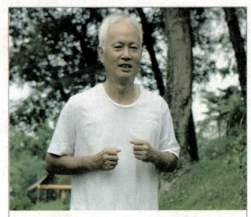

◎养生重在长期坚持，散步、慢跑等活动，可疏肝活血，有益身心。

发向上的养生运动。当一年一度的春风吹来之时，大家不妨从中选择一种自己喜好的运动，不但能够将心中的郁闷之气随着运动排解出去，还可以有效地锻炼身体。

自然节气是变化的，养生也要因其而及时调整，惊蛰时节，养好三焦护肝胆，此时节气温升温快、雷雨天气增多、自身体质差异等特点，可参考以下方面的养生说明。

阴虚体质的人容易阴虚火旺，着重在调养肝肾，可进行食补，选择清淡的食品食用，参加一些舒缓的运动锻炼。

阳虚体质的人对气候适应能力较弱，建议加强饮食调节和体育锻炼，多食用补阳食品，多晒太阳提升阳气，以提高身体免疫能力。

痰湿体质的人，随着雨水惊蛰后阴雨天气增多，应特别防止湿邪侵袭，多吃一些化痰祛湿、健脾利湿的食物。

血瘀体质的人要注意精神调节，保持乐观心境，最好食用舒血化瘀的食物。

惊蛰

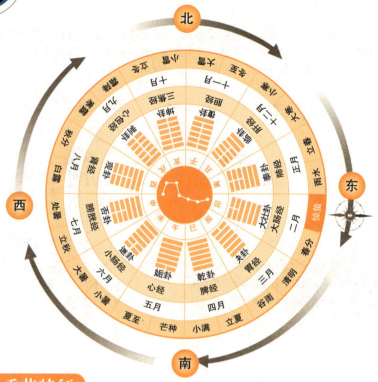

惊蛰季节特征

惊蛰节分为三候。"初候桃始华，二候仓庚鸣，三候鹰化为鸠"，惊蛰的初候应满园桃树开花，如霞似锦，让人沉浸在无尽的美景之中；二候是指黄鹂鸟（又叫仓庚），这时它在开满鲜花的树枝间跳来跳去，鸟儿啼叫好像美妙的歌声；三候时天空中已经看不到雄鹰的踪迹，我们只能看见斑鸠在鸣叫。

| 一候桃始华 | 二候仓庚鸣 | 三候鹰化为鸠 |

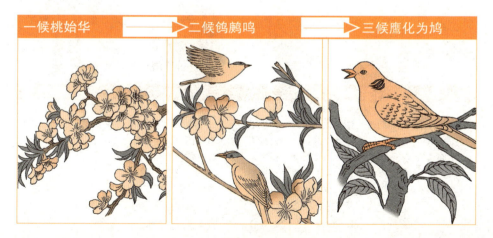

惊蛰重在养肝

惊蛰过后万物复苏，是春暖花开的季节，同时也是各种病毒和细菌活跃的季节。惊蛰时节人体的肝阳之气渐升，阴血相对不足，养生应顺乎阳气的生发、万物始生的特点，使自身的精神、情志、气血也如春日一样舒展畅达，生机盎然。

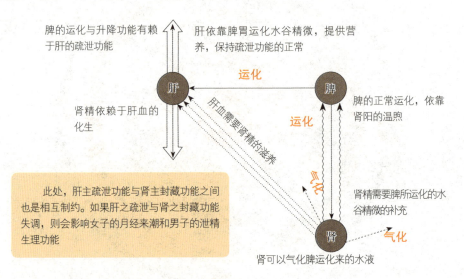

此处，肝主疏泄功能与肾主封藏功能之间也是相互制约。如果肝之疏泄与肾之封藏功能失调，则会影响女子的月经来潮和男子的泄精生理功能

惊蛰要注重四种体质的养生

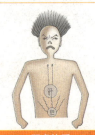

阴虚体质

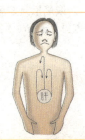

阳虚体质

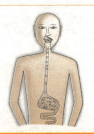

痰湿体质

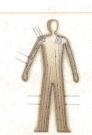

血瘀体质

阴虚体质	阳虚体质	痰湿体质	血瘀体质
阴虚体质的人容易阴虚火旺，着重在调养肝肾，可进行食补，选择清淡的食品食用，参加一些舒缓的运动锻炼。	阳虚体质的人对气候适应能力较弱，建议加强饮食调节和体育锻炼，多食用补阳食品，多晒太阳提升阳气，以提高身体免疫能力。	痰湿体质的人，随着雨水惊蛰后阴雨天气增多，应特别防止湿邪侵袭，多吃一些化痰祛湿、健脾利湿的食物。	血瘀体质的人要注意精神调节，保持乐观心境，最好食用舒血化瘀的食物。

春分要防旧疾发

❶ 暖意融融到春分，调和阴阳第一桩

春分之后，随着时间的推进，人会明显感觉到天气越来越热，不过因春分属于天气渐暖的第一个节气，气温还不稳定，正是寒暖交替，冷一阵、暖一阵的时候。此时，人体内的阴阳也因为天气的变化而上下浮动。体质虚弱又不注重保养的朋友很容易出现阴阳失衡的情况，所以在这一阴阳交接点上，养生要做好调衡阴阳的功课。

对于中医来讲，人体健康的基础无外乎一个阴阳平衡。阴平阳秘，人就会气血通顺、脏腑调和，情绪也顺畅。如果阴阳失衡，健康就会出现偏差，轻一些的出现亚健康，发展到一定程度就成疾病了。关于保持人体阴阳平衡的方法，《黄帝内经·素问》中谈道："调其阴阳，不足则补，有余则泻。"也就是说：虚则补，实则泻。如益气、养血、滋阴、助阳、填精、生津为补虚；解表、清热、利水、泻下、祛寒、去风、燥湿等则可视为泻实。总之，无论补或泻，都应坚持调整阴阳，获得机体平衡的原则，以科学方法进行养生保健，才能有效地强身健体，防止疾病。

❷ 春分防旧疾复发，夜卧早起来养肝

春分这个节气的最大特点就是阴阳平衡，过了这个节气，阴阳的平衡将可能被打破，旧疾很容易在这个时候复发。

这与春日的阳气生发有关。简单而言，从立春开始，人的阳气开始由内向外走，到了春分时节，人的气血一半在人体外部，另一半则在里面，跟随自然的昼夜平均现象，人的气血也呈平均状态。过了立春，阳气越来越盛，大量的气血向外走的时候很容易出现"拥堵"的情况，这就好比上下班路上容易发生堵车现象一样，气血运行受到阻碍，从而引发旧疾。

《黄帝内经》认为肝主疏泄，如果能保证肝脏的各项功能正常，就等于是疏导了气血"拥堵"现象，遏制了旧疾发生的概率。春季如何去养肝呢？《黄帝内经》提到了春季养生要"夜卧早起"。为什么春季需要"夜卧早起"？

其实，这样做恰好是为了顺应春季的生发之气。因为春天的昼夜时中，白天长，晚上短，所以我们可以将白天的工作时间适度延长，而将晚上的睡觉时间适度缩短。

当然，我们强调春季养生要夜卧早起，但并非晚上睡觉越晚越好，早上起床越早越好。对于睡眠，要有一个时间上的充分保证和睡眠规律的基本遵从。晚上再晚睡也不要超过子时，也就是晚上11点钟，因为这个时候正好是胆经排毒的时刻。最好在10点半的时候就上床睡觉。

春分养阳补阴重平衡

在人的身体中，阳主外，开发肌肤腠理；阴主内，游走于六腑，归藏于五脏，帮助身体吸收营养，排出糟粕。

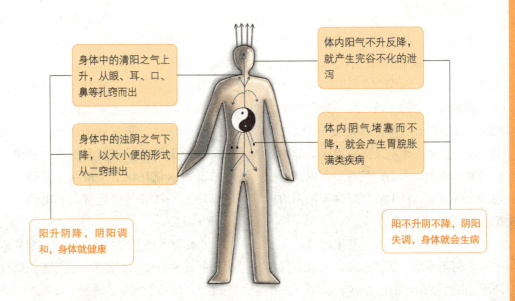

- 身体中的清阳之气上升，从眼、耳、口、鼻等孔窍而出
- 身体中的浊阴之气下降，以大小便的形式从二窍排出
- 阳升阴降，阴阳调和，身体就健康
- 体内阳气不升反降，就产生完谷不化的泄泻
- 体内阴气堵塞而不降，就会产生胃脘胀满类疾病
- 阳不升阴不降，阴阳失调，身体就会生病

雨水需养脾胃

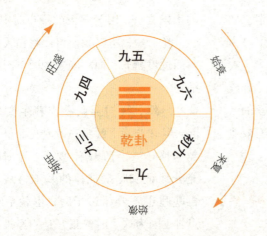

阴阳不是一成不变的，无论是阴还是阳，都是按照"始微—渐盛—旺盛—盛极—始衰—来复"这样一种模式不断地变化。当阳发展到极点必然会向阴的一面转化；同样，当阴发展到极点，也必然会向阳的一面转化。所以，养生必须善于调节自己的七情六欲，并根据寒暑变化调节自己的养生方式，以维持体内的阴阳调和。

清明当防高血压

❶ 清明需防高血压复发，吃荠菜养肝降血压

清明前后正是肝阳升发最旺的时候，我们知道肝脏的主要功能是调节全身的气血运行，如果肝气郁结无法向外舒发，人体的气血运行就会出现紊乱的现象，诱发高血压等疾病。即便没有高血压类疾病，不少人也会出现上火的症状。"肝火大"还会导致口干舌燥、口苦、口臭、头痛、头晕、眼睛干涩等症状。在大自然中无处不存在着平衡的道理，既然清明时节阳气升发太旺，就自会有灭火的方法存在，荠菜正是大自然派来的"灭火员"。

荠菜是最早报春的时鲜野菜，古诗云："城中桃李愁风雨，春到溪头荠菜花。"荠菜清香可口，可炒食、凉拌、做菜馅、菜羹，食用方法多样，风味特殊。在我国，吃荠菜的历史可谓是源远流长，《诗经》里有"甘之如荠"之句，可见大约在春秋战国时期，古人就知道荠菜味道之美了。

荠菜不仅是美味可口的蔬菜，它的药用价值也很广泛，有"菜中甘草"之称。中医学认为，荠菜味甘性凉，归肝、脾、肺经，有凉肝明目、利湿通淋、降压止血的功效。因为荠菜性温补，能养阳气，又是在春季生长，所以春天多吃荠菜也符合顺时养生的基本原则。

荠菜虽然对于清明时节"上火"和高血压复发有食疗作用，但荠菜因有宽畅通便的作用，所以，便溏泄泻者慎食。另因荠菜有止血作用，不宜与抗凝血药物一起食用，它还含有草酸，所以吃的时候用热水焯一下对身体比较有益。

❷ 阳春三月好踏青，"森林浴"提高你的免疫力

阳春三月，气温逐渐回升，城郊的各种花卉在这时也竞相开放了，此时若能约上三五好友或是携上亲友一起去踏青，既能愉悦心情，又能强壮体魄。在这里推荐大家可以去类似植物园等绿色植物较多的地方，做做"森林浴"。

据有关专家测试，经常处于鸟语花香、赏心悦目的花木丛中，人的皮肤温度能降低1~2℃，脉搏平均每分钟减少4~8次，耐力提高15%。鸟鸣、松涛、泉响、肢体触摸以及人的全部感官的积极活动能提高人的思维活动灵敏度，维持、增进人的身心健康。

"绿色视率"理论认为，人的视野中绿色达25%时，绿荫对人的神经系统有镇静作用，让人感到心情愉悦。森林又是座天然氧吧，一公顷阔叶林每天可吸收1吨二氧化碳，放出730千克氧气，净化1800立方米空气。森林放出的氧气中相当部分是离子态氧，这种被誉为"空气维生素"的负离子氧，对人的呼吸、循环系统十分有益。

春天万物复苏，森林中树木散发出来芳香空气，泡一泡"森林浴"，能培养人体的正气，达到祛病抗邪的目的。

清明

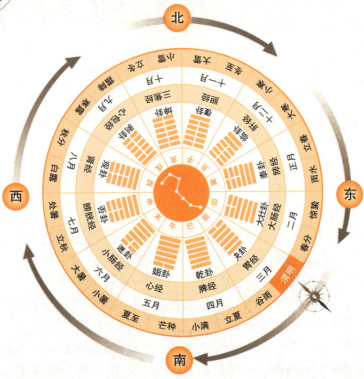

清明节习俗

清明节的习俗是丰富有趣的，除了讲究禁火、扫墓，还有放风筝、荡秋千、蹴鞠、植树等一系列风俗体育活动。

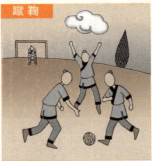
蹴鞠

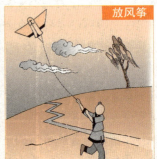
放风筝

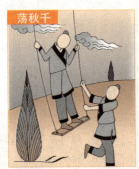
荡秋千

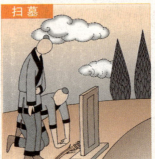
扫墓

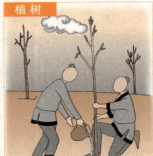
植树

清明养五脏

五脏中的任何一脏感受了邪气都可能会传给其他脏，根据传播的距离长短可以表现出五种疾病。除此之外，忧、恐、悲、喜、怒五种情志因素也会引起五脏气虚，其中一个脏器因为情志影响而气虚，相克的脏气会乘其虚。所以疾病的转变一共有五五二十五种变化。

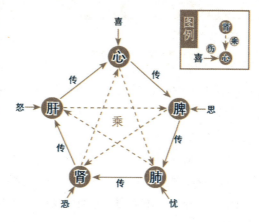

阴阳平衡是养生的根本

阴阳是自然界存在的基础，阴阳平衡是确保自然万物不受损害的根本，人类养生也必须以调和阴阳为基础。

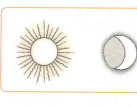

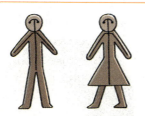

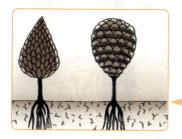

生命之气与自然界阴阳变化规律相通。只有顺应阴阳变化调养精神，才能保证体内阴阳之气调和，确保身体不受邪气所伤

阴阳平衡
自然界就会和谐；对于人来说就会身体健康，百病不侵

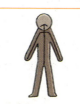

阴阳失衡
自然界就会发生灾变，如海啸、地震等；对于人来说就会生病

谷雨适时调情志

❶ 谷雨时节吃吃补补，不怕胖

谷雨，有"雨水生百谷"之意，是春季的最后一个节气。谷雨以后，气温回升速度加快，雨量开始增多，空气湿度逐渐增大。待空气潮湿到一定程度就会引起人体的不适反应。此时的养生重点要放在调节人体内部环境以适应外部环境方面，从而保持人体各脏腑功能的正常。

此时，人体内的阳气比较旺盛，之前脾胃功能不是很好的人，现在大多已经开始好转，故会觉得胃口逐渐打开。这时候，很多减肥心切的女性便开始有所顾虑，生怕因为多吃了一点儿而增加体重，于是克制食欲，减少进食量。其实减肥的关键在于肠胃运化的功能。脾胃吃饱了，能量足了，才有力气去运化食物。你总饿着它，脾胃功能下降了，吃进来的食物不能很好地转化成营养运送到全身，全都堆积下来形成了脂肪，这才是问题的所在。

因此，您要在脾胃吸收能量的时候去顺应它。在谷雨时节，如果你想要减肥，在饮食上应该多吃一些有滋阴养胃、降压降脂、温补养血等功效的食物。

❷ 春日神经衰弱，拉拉耳垂最有效

每到春天，我们总能听到类似这样的唠叨："一到春天我怎么就睡不好，记忆力也不好，真是奇怪。""春天，我没干什么累活儿，反而很容易就感到累。"想解开这些唠叨背后的谜团，我们就要从"神经衰弱"谈起了。

神经衰弱的人经常表现出焦虑不安、恐惧和烦恼等多种情绪障碍，而且因为久治难愈，所以整天忧虑重重，闷闷不乐。神经衰弱的人在工作中也常常感到苦恼，看着别人工作起来那么有活力，自己却心有余而力不足，更为焦急、恐惧和苦恼。

要治疗神经衰弱，中医常用拉耳垂的方法：先将双手掌相互摩擦发热，再用两手同时轻轻揉搓对侧耳郭2～3分钟，然后用两手的拇指和示指屈曲分别揉压对侧耳垂2～3分钟，最后开始向下有节奏地反复牵拉耳垂30～50次，直至耳郭有热胀感为止。照此法每天锻炼3～5次。

用拉耳垂的方法治疗神经衰弱非常有效，但预防神经衰弱更重要，注意保持良好情绪，才是防治神经衰弱的根本之法。

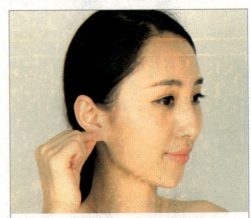

◎坚持每天拉耳垂30～50次，有助治疗神经衰弱，祛病延年。

谷雨

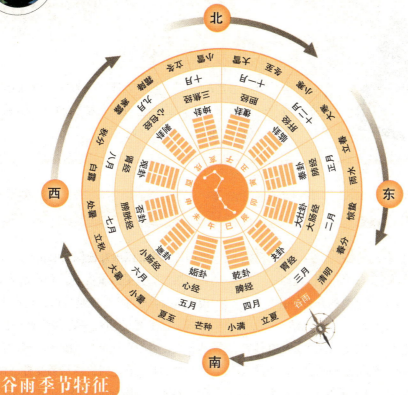

谷雨季节特征

谷雨分三候，谚语说："初候萍始生，二候鸣鸠拂其羽，三候戴胜降于桑"，初候说浮萍开始生长，这时候水温升高，浮萍开始在水面上生长；二候斑鸠就出现了，因为斑鸠也是迁徙性动物，寒冷的冬天一到它就会迁徙到相对温暖的地方，斑鸠出而拂其羽毛是说明斑鸠鸟适应这样温暖的气候；三候到戴胜鸟降落到生长茂盛的桑树上。

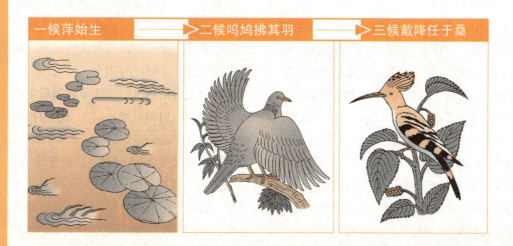

一候萍始生 ➡ 二候鸣鸠拂其羽 ➡ 三候戴胜降于桑

第三节 夏季"蕃秀"：用天地之气强壮身体

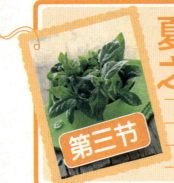

夏季是阳气最盛的季节，此时人体阳气外发，气血运行亦相应地旺盛起来。此时的养生重点是精神调摄，切忌大悲大喜，以免以热助热，扰乱气血运行。

❤ 立夏养心正当时

❶ 夏季"心火旺"，养心的重点在败火

立夏之后，随着气温的升高，很多人会出现口干舌燥、口腔溃疡、大便燥结、失眠多梦等症状。而且，人在夏天往往会比其他三个季节更加易怒，哪怕是平时温文儒雅的人在夏季有时也会变得烦躁不安，爱发脾气。其实，这些都是心火旺的表现。所以，在夏季这种暑气当道的气候条件下，我们一定要好好养心，防止因"心火旺"而受到伤害。养心的时候，可以从以下几个方面入手。

第一，是保持平和的心态。夏季养生的关键是使人"无怒"，"气旺"可充分地、正常地"宣泄"，但不能"乱"。心情烦躁就是"乱"，就是"逆"，就会使神志受伤，如秋天生疟疾即由此而来。夏季天气炎热，人们很容易产生烦躁情绪，因此心理养生不可忽视，保持平和心态和愉悦心情，有利于降低交感神经的兴奋性、减缓新陈代谢、减轻燥热感。郁闷烦躁时，不妨听听舒缓音乐、看看优美画册，室内的窗帘和装饰也宜采用冷色系，以更好地保持心情愉悦。

第二，莫要因暑贪凉。《黄帝内经》里说"防因暑取凉"，这是告诫人们在炎热的夏天，在解暑的同时一定要注意保护体内的阳气，因为天气炎热，出汗较多，毛孔处于开放的状态，这时机体最易受外邪侵袭。所以不能只顾眼前的舒服，过于避热趋凉，如吃冷饮、穿露脐装、露天乘凉过夜、用凉水洗脚，这些都能导致中气内虚，暑热和风寒等外邪乘虚而入。

第三，注意饮食起居。由于夏季昼长夜短，人们顺应自然，应晚睡早起，睡眠时间会略显不足。同时白天天气炎热，体力消耗较大。午睡格外重要，让身体和心理都得到充分的休息。午睡要在餐后半小时开始，睡眠时间以半小时为宜，但夜间失眠者不宜午睡。

饮食宜温和、苦而清淡、饮食有节。根据"春夏养阳"的原则，夏季饮食宜温。过于辛热，助阳生热，耗伤气津。过于寒凉，助湿生痰，困脾伤阳。苦味入心，清解暑热降心

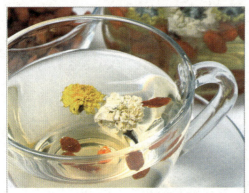

◎对于肝火偏盛而烦躁、口苦口干者,可服用菊花茶,有清肝明目之功。

火。清淡饮食可促进食欲,利于消化。

第四,药茶宁心。结合夏季气候特点与个人体质情况,可适当选用中药泡服,调整阴阳平衡。对素体虚弱、热伤气津而神疲乏力、头晕、口渴、汗多者,可选用西洋参6片、麦冬10粒,开水浸泡代茶饮,有益气、养阴生津之功。对于肝火偏盛而烦躁、目红、眼花、头痛、头昏、口苦口干者,可用菊花10朵、决明子6克,开水浸泡代茶饮,有清肝明目之功。对于心火上炎而出现心烦、口渴、睡眠不实、口腔溃疡等症者,可用莲子6克、栀子6克、酸枣仁6克,开水浸泡代茶饮,有清心除烦安神的作用。

第五,遵循少汗养心的原则。夏季天气炎热,微微出汗能够调节体温,调和营卫,利于气血调畅。如不顾养护,因天气炎热,经常大汗淋漓,不利于身体健康。中医有"汗血同源"之说。汗由津液所化生,津液与血均为水谷精微。汗为心之液,"阳加于阴谓之汗"。出汗过多,不仅容易耗津伤血,而且也能伤及阳气,导致气血两伤、心失所养,出现心慌、气短、失眠、神疲乏力、烦渴、尿少等症状。

第二章 《黄帝内经》二十四节气顺时养生

❷ 立夏推摩两经,轻松养心

立夏天气渐热,植物繁盛,此季节有利于心脏的生理活动,人在与节气相交之时应顺时而为。心在人体各脏器中起主导作用,夏天炎热易使人心烦易怒,心绪不宁,而心烦就会加速心跳频率从而加重心脏负担,特别是原有心脑血管疾病者,更容易发病,因而夏季养心特别重要。

在夏季养心的时候,我们可以借助中医经络的方法——推摩二经,以通经活血养护心脏。具体方法如下:

方法一:推擦心经

心经循行于手臂掌面的内侧缘。取坐位或站立位,左手稍稍抬起,手心朝前上方,以右手手掌自然弯曲,拇指在手臂内侧,其余四指在手臂外侧,从左手手臂的内侧推擦至左手臂腋窝。然后沿心经从左手臂推擦至左手指尖,顺势返回后再行推擦,重复5~10遍,使手臂产生温热感。再以同样方式,以左手推右手臂上的心经。

方法二:推擦心包经

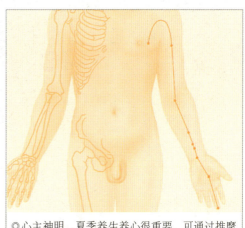

◎心主神明,夏季养生养心很重要,可通过推摩心经和心包经的方法来养护心脏。

立夏养生要护心

人体心脏与各脏腑器官的关系就像国君与臣子的关系一样，它们互相协调，各有分工，共同维持着人体的阴阳调和。

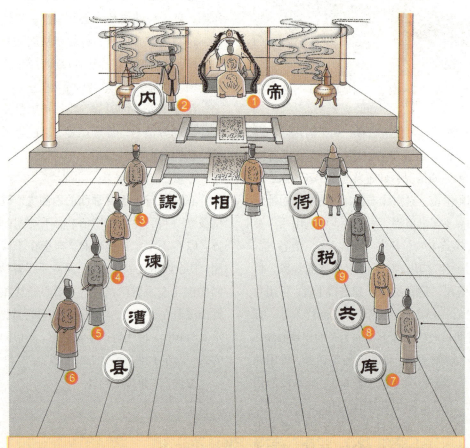

① 国君相当于人体的心脏，统帅全身

② 内臣相当于人的膻中，传达心的指令

③ 谋士相当于人的肾，藏精壮骨

④ 谏臣相当于人的胆，分辨营养与糟粕

⑤ 漕官相当于人的大肠，传导运输

⑥ 县官相当于人的膀胱，气化水液

⑦ 仓库之官相当于人的脾胃，接收和消化食物

⑧ 共工相当于人的三焦，疏通全身水道

⑨ 税官相当于人的小肠，接收胃中的食物后进行消化和吸收

⑩ 将军相当于人的肝，主管疏泄，维持脏腑平衡

心包经行于上臂掌侧面中间。取坐位，左手放在左腿上或桌上，手心向上，以右手掌根或大鱼际，推擦左手臂的心包经，往返5～10次，以左手臂产生温热感为度。再依此法，以左手掌根或大鱼际擦右手臂的心包经，往返5～10次。

对于那些已经上火的人而言，则可以在夏季多拍打拍打身体各处的"窝"帮助去火。

腋窝：俗称"胳肢窝"，极泉穴就在这里，它位于腋窝顶点有脉搏的地方。拍打的时候，可先将左手上举，手掌向上，用右手手掌拍打左腋下；再上提右手，用左手这样拍打，每次拍打30～50遍。

腘窝：位于膝关节的后方，屈膝时呈菱形。如果有中暑迹象，拍打腘窝，取坐位或俯卧位，自己或请家人用两手虚掌着力，连续不断地拍打两侧腿弯部（即窝处），反复拍打100～200次。此外，人们还可以拍打肘窝、肚脐、腰骶窝等。

小满除湿正当时

❶ 小满不生病，先要祛除湿和热

人们常说"小满小满，麦粒渐满"，也就是说，从小满开始，大麦、冬小麦等夏收作物已经结果，籽粒渐见饱满，但尚未成熟，所以叫小满，还不是大满。小满时节，我国大部分地区已经进入夏季，南方地区平均气温一般高于22℃以上，雨量可开始增加。农谚有"小满小满，江满河满"的说法，也就是说过了小满，降水增多，江河湖泊的水逐渐多了起来，温高湿大，如起居不当很容易引发风疹、汗斑、风湿症、脚气等病症。

为避免湿热，我们在生活中应该从下面三个方面着手小满的养生：

首先，居住环境上要避免潮湿。《黄帝内经》提出："伤于湿者，下先受之。"意思是湿邪伤人，最容易伤人下部。这是因为湿的形成往往与地的湿气上蒸有关，故其伤人也多从下部开始，如常见的下肢溃疡、湿性脚气、妇女带下、下肢关节疼痛等，往往都与湿邪有关。因此，在小满时，居室一定要避免潮湿，尽可能做到空气流通，清爽、干燥。

其次，在饮食上宜食清淡、易于消化的食物。中医学认为，湿为阴邪，易伤阳气。因为人体后天之本——脾喜燥而恶湿，所以，小满时节湿邪最易伤脾，一旦脾阳为湿邪所遏，则可导致脾气不能正常运化而气机不畅，可见脘腹胀满、食欲不振、大便稀溏、四肢不温、口甜苔腻脉濡

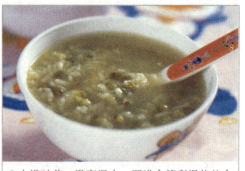

◎小满时节，温高湿大，要进食清利湿热的食物，如绿豆粥、荷叶粥等。

等症。若影响到脾气升降失司，还能出现水液滞留，常见水肿形成、目下呈卧蚕状，也可见到下肢肿胀。因此，长夏季节最好少吃油腻食物，多吃清淡易于消化的食物。当然饮食也不应过凉，因为寒凉饮食最能伤脾的阳气，造成脾阳不足。此外，由于消化功能减弱，一定要把好"病从口入"这一关，不吃腐烂变质食物，不喝生水，生吃瓜果蔬菜一定要洗净，应多食清热利湿的食物，使体内湿热之邪从小便排出。常用清热利湿食物以绿豆粥、荷叶粥、红小豆粥最为理想。

最后，还要避免外感湿邪。由于小满阴雨连绵，人们极易感受外来湿邪的侵袭，出现倦怠、身重、嗜睡等症，严重者还能伤及脾阳，造成呕吐腹泻、脘腹冷痛、大便稀薄。因此，小满一定要避免湿邪侵袭，做到外出带伞、及时避雨。若涉水淋雨，回家后要立即服用姜糖水。有头重头晕等症状者，可服藿香正气水等。此外，由于天气闷热，阴雨连绵，空气潮湿，衣物极易发霉，人也会感到不适。穿着发霉的衣物，容易感冒或诱发关节疼痛，因此，衣服要经常晒一晒。

总之，根据《黄帝内经》"春夏养阳"的原则，小满防湿的关键在于保养人体阳气，从生活起居入手保证阳气充足，湿邪才不易侵犯。

❷ 天气闷热，肌肤需要全面保养

夏天闷热的天气让人总是感觉脸上汗涔涔、油腻腻的，尤其是对于油性皮肤的人而言，肌肤的不适感更明显一些。夏天，人体的血液流通比较畅快，新陈代谢较为旺盛。油脂分泌增加，这对油性皮肤的人很不利，容易长粉刺，严重的还会产生化脓的情况。其实，那些干性、中性等其他肤质的朋友，在夏季也会存在这样或那样的肌肤烦恼。

所以，我们在小满这个闷热的时节，一定要注意肌肤护理，做到全面保养。

1. 做好皮肤清洁工作

夏季，天气炎热，容易出汗、出油，粉刺也会悄然而至，所以每天要清洗干净汗垢及油脂等脸部分泌物，出汗后要马上洗脸以保持皮肤清洁。如果长了粉刺，千万不要用手去挤，因为手上总是带菌，用手挤很容易导致化脓发炎，弄不好还会留下瘢痕，甚至会像麻子脸那样有个洞洞。为了预防粉刺，我们在饮食上要注意少吃甜的东西、脂肪多的东西及有刺激性的东西。

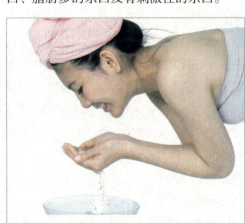

◎夏季肌肤容易出汗冒油，一定要做好肌肤的清洁保养工作。

2. 吹吹自然风

夏天的时候，人体阳气外发，而伏阴在内，气血的运行旺盛，并且活跃在机体

小满

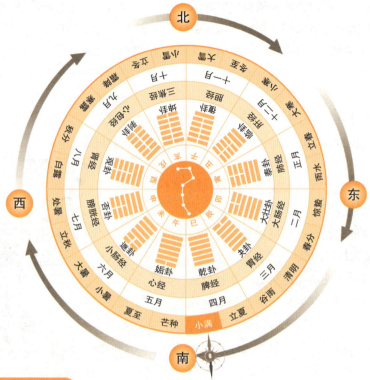

小满季节特征

小满和其他节气一样，可以分为三候。"初候苦菜秀，二候靡草死，三候麦秋至"，这个季节的候应分别说明初候苦菜花开呈现出一种秀丽的景色；二候时蔓草开始枯死；三候是指麦子快要到收获的季节，在记载中又叫作麦秋。

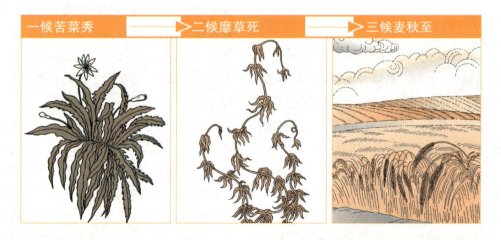

一候苦菜秀　　二候靡草死　　三候麦秋至

的表面。空调的问世，虽然可以让我们假装不问四季，我们的身体却依旧按时进入夏季，并且遵照夏季的规律运行。所以夏季要注意保护体内的阳气，不要因为贪凉，伤害了体内的阳气。尽量少吹空调，可以准备个扇子，太热的时候就扇一扇。

3. 特别呵护颈部肌肤

颈部肌肤的厚度只有脸部的2/3，而且胶原蛋白含量也较少，如果缺乏适当的护理，25岁以后很容易出现缺水、粗糙、黯黑、松弛和细纹。尤其是夏天空调房里空气干燥，颈部的保湿护理更加关键，否则便会产生横向伸展的颈纹，提前老化。

如果不想让美颈加速衰老，那就赶快来一场夏季美颈"保卫战"吧！颈部保养并不是什么难事，只要平时呵护脸部的时候顺便做就可以了。如果想要用脸部保养品擦颈部，可先用美白保养品，再用保湿、抗皱保养品。涂护肤霜的同时，最好再做3分钟按摩。

按摩方法是：先将右手四指并拢放在左侧耳后方，然后由上往下轻推，一直推到肩部，共8次，然后再换另一侧。大部分人只注意颈前的护理，却忘记颈后的护理。殊不知，颈后如果产生皱纹，皱纹便会向前延伸，因此，颈前和颈后的皮肤护理要同时进行。

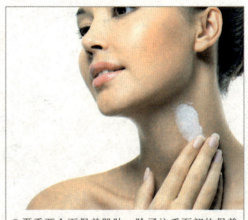

◎夏季要全面保养肌肤，除了注重面部的保养外，还要注意对颈部的保养。

芒种谨防梅雨伤

❶ 芒种时要振奋精神，防疲劳

芒种的"芒"指小麦等有芒的农作物，顾名思义，芒种时最适合播种有芒的谷类作物，如晚谷、黍、稷等。这一节气已经进入典型的夏季，气温也升高了不少。我们的端午节多在芒种前后，民间有"未食端午粽，破裘不可送"的说法，意思是：端午节前，御寒的衣服不要脱去，以免受寒。所以芒种前后，虽然气温升高，但还是要注意保暖。一般中午的时候天气会比较热，人比较容易出汗，为保持身体清爽，应该勤洗换衣服、常洗澡。但应该注意的是：不要在出汗的时候立即洗澡，民间有"汗出见湿，乃生痤疮"的说法，就是在讲这个道理。

我国江西省还有句谚语说："芒种夏至天，走路要人牵；牵的要人拉，拉的要人推。"这是在讲芒种夏至时节人们都非常懒散，甚至走路都没精神。这是因为入夏气温升高，降雨增多，空气中的湿度增加，湿热弥漫空气，致使人体内的汗液无

第二章 《黄帝内经》二十四节气顺时养生

② 芒种不挨蚊子咬，驱蚊植物环保又安全

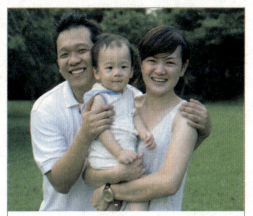

◎多到户外呼吸自然清新的空气，可改变芒种时节人们感觉困倦、萎靡不振的情况。

法通畅地排出，所以人们多会感觉困倦、萎靡不振。

要改变这种懒散的情况，首先应该保持轻松、愉快的状态，这样才能使气机得以宣畅，通泄得以自如。另外，要晚睡早起，多多呼吸自然清气，适当接受阳光照射，以顺应阳气的充盛，利于气血的运行，振奋精神。中午还可以小憩一会儿以消除疲劳。

在饮食方面，养生家普遍认为此时的饮食应以清淡为主。大医家孙思邈认为"常宜轻清甜淡之物，大小麦曲，粳米为佳"，就是说应该多吃清淡的食物。

另外，在强调饮食清补的同时，人们还应食勿过咸、过甜。饮食过咸，体内钠离子过剩，年龄大者，活动量小，会使血压升高，甚者可造成脑血管功能障碍。吃甜食过多，对人体的健康也不利，尤其是老年人体内碳水化合物的代谢能力逐渐降低，易引起中间产物如蔗糖的积累，而蔗糖可导致高脂血症和高胆固醇血症，严重者还可诱发糖尿病。

随着气温的升高，蚊子也逐渐活跃起来。在夏季，被蚊虫叮咬可谓是最令人头痛的事情。对此，人们可谓是绞尽脑汁，喷花露水、点蚊香、喷洒杀虫剂，等等。可是，这些方法虽然使蚊子减少了，但这些化学制品却或多或少会对人体健康造成影响。

与上述驱蚊方式相比，植物驱蚊因其安全、环保、绿化而广受青睐。有些植物会散发出一些气味或者化学物质，以驱赶靠近自己的昆虫，达到驱蚊的目的，即我们常说的驱蚊植物。

接下来，就向大家介绍一些比较常见的驱蚊植物。把它们摆放在你的居室里，不仅可以远离蚊虫叮咬的烦恼，还有美化居室、净化生活空间的作用！

（1）驱蚊草。驱蚊草也叫蚊净香草，是遗传结构被改变的芳香类天竺葵科植物。常年散发柠檬香味，不仅有驱蚊效果，还能净化空气。气温越高，香味越浓，驱蚊效果越好。可盆景栽培，一般半年内便可生长成熟，存活期长，养护得当可以存活10年以上。

（2）薰衣草。薰衣草原产为地中海地区，是一种淡紫色的古老植物。它喜欢干燥，花形如小麦穗。在家中，可以盆栽观赏，又有良好的驱虫效果。建议放置在卧室内，淡淡的香气可以驱虫，兼具安神功效。

（3）罗勒。如果真的想用罗勒的香味刺激蚊虫，吃罗勒是最好的。它堪称"香料之王"，其嫩茎、叶散发出强烈的特殊芳香，常见于西式食谱及泰国菜，更可以作为中药

芒种

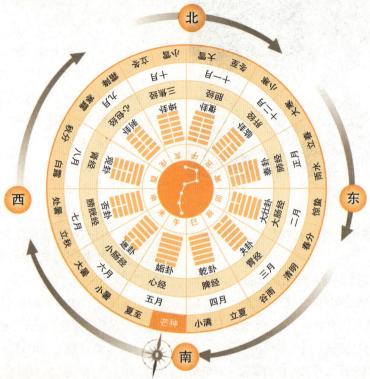

芒种季节特征

芒种和其他的节气一样也分为三候，初候主要以螳螂为主，螳螂出现在田间地头的庄稼中间为自己寻找可口的食物；二候伯劳鸟开始鸣叫，三候的时候能够学习其他鸟鸣叫的反舌鸟，却因感应到了阴气的出现而停止了鸣叫。

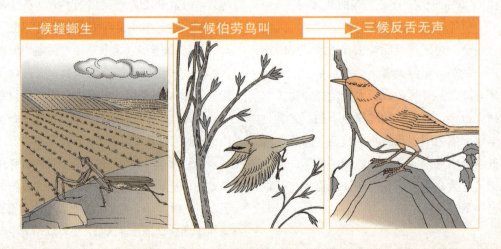

芒种重在调气血

食物在胃里消化后被运化至全身，是机体活力的源泉。人体内的血、气都从此而来，它们实际都是同一种物质。

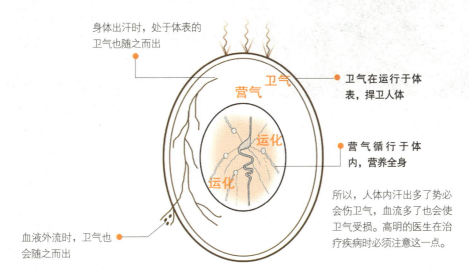

所以，人体内汗出多了势必会伤卫气，血流多了也会使卫气受损。高明的医生在治疗疾病时必须注意这一点。

人打哈欠的原因

阴阳之气的运行决定了人精力是否充沛。一般情况下，卫气在阳则人精力充沛，卫气在阴则人没精神。如果睡眠充足仍哈欠不断，则说明体内阴气太重。对于此病的治疗，可泻足少阴经以抑制其阴气，补足太阳经以充盛其阳气。黎明时，阳气尽而阴气盛，人就会醒来。

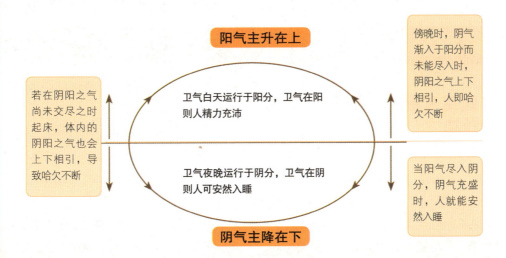

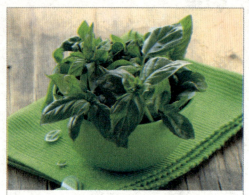

◎罗勒的香味能刺激蚊虫，将其摆放在室内，或佐菜食用，可有效驱虫。

使用，治疗跌打损伤和蛇虫咬伤。在家里的厨房养点儿罗勒，随时入菜，还可防蚊虫。

（4）茉莉花。茉莉花是人们非常熟悉的一种植物，花香浓郁，惬意绵绵。夏季将其置于室内，可以杀死结核、痢疾、白喉杆菌，使蚊虫避而远之。市场上有些电热驱蚊片，使用的就是茉莉花的香气。

（5）除虫菊。除虫菊是盆栽和切花的好材料，也是有名的药用植物，花叶干后制成粉末或蚊香，可消灭虫害和除臭。蚊虫闻到除虫菊的味道，也会溜走。

（6）天竺葵。天竺葵花团锦簇，丰满成球，这种植物适合各地生长。高温时节，摆放在疏荫的环境里，天竺葵会散发出特有的气味，蚊蝇感觉到，便会跑掉。

（7）猪笼草。猪笼草是典型的食虫植物。它长有奇特的叶子，顶端挂着一个长圆形的"捕虫瓶"，瓶口有盖，能开能关，可以活捉蚊子。猪笼草有几十个种类，不同种类的捕虫瓶形状、大小和颜色也不一样。

（8）夜来香。夜来香白天小花闭合，夜间吐露芬芳，可谓名副其实。当它夜间怒放时，恰是居室内飞舞张狂的蚊虫吸血觅食之际，蚊子会在满室"香雾"弥漫中变得"晕头转向"。

室内植物对水分的要求没有我们想象的多，不需要天天浇水。最简单的方法，就是看植物盆内土壤表面的干湿程度，发现干了，要马上浇水。家里没有阳光直晒的植物，应该四至五天浇一次水。对有阳光房间的植物适当缩短浇水间隔，一至两天即可。

此外，水生植物应该定期换水，夏天蚊虫容易滋生，加入水培营养液可以让水生植物有个健康有营养的生存环境。

夏至养生应护阳

❶ 夏至气温高，避开暑邪得长生

"夏至"顾名思义是暑夏到来的意思，从阴阳二气来看，就是阳气达到极致。夏至这天太阳直射北回归线，是北半球一年中白昼最长的一天。从这一天起，我国进入炎夏季节，气候越来越热，最高温度能达到40℃左右，植物也在此时进入最旺盛的生长期。

从中医理论讲，夏至是阳气最旺的时节，因此养生也要顺应夏季阳盛于外的特点，注意保护阳气，中医有"春夏养阳"的说法。民间还有"夏至一阴生"的说法，就是说在夏至日虽然天气炎热，阳气达到极致，但阴气在这个时候已经开始滋长，此

第二章 《黄帝内经》二十四节气顺时养生

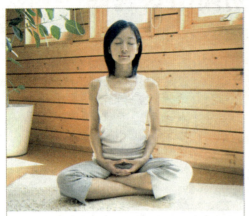

◎夏季气温高，容易使人烦躁，因此要学会调整呼吸，保持神清气和。

时人体极为脆弱，很容易患上各种疾病。关于这一时节的养生，古人认为：应当调整呼吸，运用养生功，使心神安静，想象心中存有冰雪，这样便不会感到天气炎热了。

另外，在盛夏，由于气温过高，很多人会出现体倦乏力及头痛头晕的症状，严重者甚至会晕厥。发生这些病症的原因是：第一，夏季天气炎热，人体大量出汗导致水分流失过多，如果得不到及时补充，就会使人体血容量减少，继而大脑供血不足，引发头痛。第二，人体在排汗时，更多的血液流向体表，使得原本就血压偏低的人血压更低，发生头痛。第三，有些人是因为睡眠不足，脾胃虚弱、食欲不振导致头痛。要避免这些情况就要注意多喝水，保证体内的充足水分，另外就是应选择适合自己的降温方式避免中暑，不要一味地吃冷饮，冷饮吃多了也会引发所谓的"冷饮性头痛"，而且容易导致肠胃疾病，损害健康。

夏至以后天气炎热，很多人就减少运动，每天躲在空调屋里，很少出汗，其实这样对身体是没有益处的。有条件的话，夏季应该经常游泳或者到山清水秀比较凉爽的地方游玩，这样既防暑又健身，还可舒缓心情，是非常好的健康养生之道。

❷ 炎热夏至，以热防热

众所周知，以毒攻毒是一种治病的办法，可是，您知道吗？在炎热的夏天，以热防热也是一种不错的养生方法，要想身体好，不妨来凑凑"热"闹。

1.用热茶降温

饮一杯热茶可以在9分钟后使体温下降1~2℃，所以盛夏每天喝2~3杯（约2000毫升）温度在40~50℃的热茶（最好是绿茶），不仅能够刺激皮肤毛细血管扩张，促进散热，还能帮助食物的消化吸收。此外，茶叶中的茶碱成分有利尿作用，排尿也可带走一部分热量，使人感到凉爽。

2.三餐要加热

在夏季，吃面条是许多人的所爱。但老年人要注意以下几点：一是面条煮熟后最好不要过凉水；二是面汤温度要适宜，不能过热以防烫伤食道。另外，夏天还可适量用些大葱、生姜、花椒之类的调味品，这些性味辛温的调料，可以助阳气，除湿邪。

3.常洗热水澡

夏天洗热水澡虽然会出很多汗，但热水会使毛细血管扩张，有利于人体的散热。老年人1~2天可沐浴一次，最好不要泡浴，体质较差的可以坐在椅子上洗浴。水温控制在40℃左右，每次10~15分钟即可。少用或不用香皂，可用带润肤成分的沐浴露来清洁皮肤。还可以用柔软的毛巾轻擦胸背

夏至养生注重阴阳消长规律

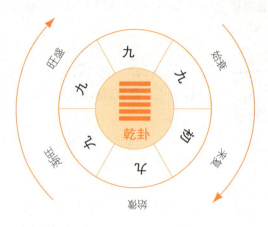

阴阳不是一成不变的，无论是阴还是阳，都是按照"始微—渐盛—旺盛—盛极—始衰—来复"这样一种模式不断地变化。当阳发展到极点必然会向阴的一面转化；同样，当阴发展到极点，也必然会向阳的一面转化。所以，养生必须善于调节自己的七情六欲，并根据寒暑变化调节自己的养生方式，以维持体内的阴阳调和。

心理暗示与中医结合治疗肺气微虚

人们很早就注意到了心理暗示的重要作用，并将其应用到医学治疗当中。图中所示为医生利用心理暗示会使患者身体发生反应的原理对其进行针刺治疗的情景。

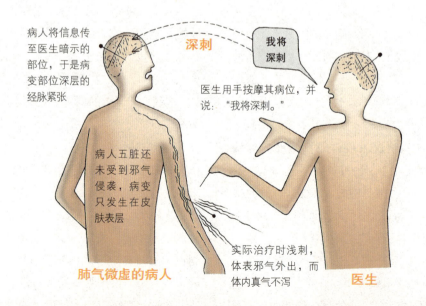

热水泡脚、按摩等良性刺激，对于神经系统功能失调引起的头昏头痛、失眠，消化系统的腹泻、腹胀、食欲低下等病症，以及泌尿生殖系统的尿频、尿痛、遗精、痛经等疾病，能起到良好的治疗作用。

到了夏季，为了顺应季节特点，我们还可以进行一些耐热锻炼。具体办法为：每天抽出1小时左右的时间进行跑步、打拳、跳健身舞、散步等体育锻炼，每次锻炼都要达到出汗的目的，以提高机体的散热功能。但要注意，锻炼不可过分，尤其当气温高于28℃、湿度大于75%时，要减少运动量，以防中暑。

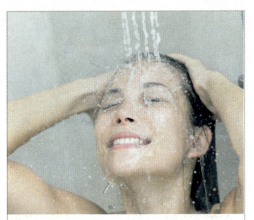
◎夏天洗热水澡可促使毛细血管扩张，有利于人体的散热。

部，这样能刺激、活化处于"休眠"状态的人体免疫细胞，提高抗病能力。

4.用热水泡脚

小暑避暑湿

❶ 小暑静心更要小心

小暑时，天气已经很热，但还不到最热的时候，所以叫小暑，还不是大暑。时至小暑，很多地区的平均气温已接近30℃，时有热浪袭人之感，常有暴雨倾盆而下，所以防洪防涝显得尤为重要。农谚就有"大暑小暑，灌死老鼠"之说。

小暑以后，天气更加炎热，人常会感到心烦气躁，倦怠无力。所以这段时间的养生重点在于"心静"二字，以舒缓紧张情绪，保持心情舒畅。常言道"心静自然凉"就是这个道理。

在饮食方面，尤其要提醒大家注意的是：夏季是消化道疾病多发季节，在饮食上一定要讲究卫生，注意饮食有节，不过饱过饥，还要注意饮食丰富，以保证人体对各种营养成分的需求。

天气炎热，吃冷饮的人也越来越多，这里要提醒大家，从冰箱拿出来的冷饮和水果等，要在室温下放一会儿再吃，以免太凉刺激肠胃。其实，最好的消暑食物就是一碗清凉的绿豆汤，既健康又排毒。

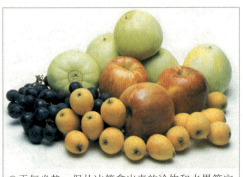
◎天气炎热，但从冰箱拿出来的冷饮和水果等宜在室温下放一会儿再吃，以免太凉刺激肠胃。

关于夏季养生，中国还有句俗话，叫"冬不坐石，夏不坐木"。就是说冬天不在石头上久坐，夏天不在木头上久坐，为什么这么说呢？因为夏季温高湿重，在露天久放的木头，露打雨淋含水分较多，表面看上去是干的，其实经太阳一晒，温度升高，便会向外散发潮气，在上面坐久了就会有害健康。所以，夏季在室外乘凉散步的时候，最好不要在木椅子和树桩上久坐，以免寒湿侵入体内。

❷ 喝碗绿豆汤，巧妙避暑邪

民间广为流传"夏天一碗绿豆汤，解毒去暑赛仙方"这一健康谚语。在酷热难耐的夏天，人们都知道喝绿豆汤可以清热解毒。

中国人很早开始就认识到绿豆粥有清热解毒功效。唐朝医家说绿豆"补益元气，和调五味，安精神，行十二经脉，去浮风，益气力，润皮肉，可长食之。"

而《本草纲目》是这样记载绿豆的：用绿豆煮食，可消肿下气、清热解毒、消暑解渴、调和五脏、安精神、补元气。绿豆性味甘寒，入心、胃经，具有清热解毒、消暑利尿之功效，是夏季补心安神、清热解毒的佳品。

服食绿豆，最好的方法当然是用绿豆熬汤。制绿豆汤时，有时会因煮的时间过久，而使汤色发红发浑，失去了应有的特色风味。这里列举两种熬制绿豆的方法，让你轻松熬出美味又解暑的绿豆汤。

方一：将绿豆洗净，控干水分倒入锅中，加入开水，开水的用量以没过绿豆2

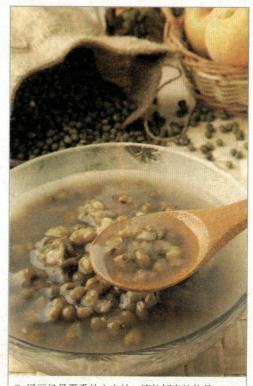

◎ 绿豆汤是夏季补心安神、清热解毒的佳品。

厘米为好，煮开后改用中火。当水分要煮干时（注意防止粘锅），加入大量的开水，盖上锅盖，继续煮20分钟，绿豆已酥烂，汤色碧绿。

方二：将绿豆洗净，用沸水浸泡20分钟，捞出后放到锅里，再加入足量的凉水，旺火煮40分钟。

夏季饮用绿豆汤虽有消暑益气等功效，但有四种人不适合饮用：寒凉体质的人（如四肢冰凉乏力、腰腿冷痛、腹泻便稀），老人、儿童等体质虚弱的人，正在服药的人，月经期妇女。这些人饮用绿豆汤不仅起不到保健的作用，还很容易引发疾病。

大暑防中暑

❶ 大暑季节特征时

我国古代将大暑分为三候："一候腐草为萤；二候土润溽暑；三候大雨时行。"萤火虫分水生与陆生两种，陆生的萤火虫产卵于枯草上，大暑时，萤火虫卵化而出，所以古人认为萤火虫是腐草变成的；二候是说天气开始变得闷热，土地也很潮湿；第三候是说时常有大的雷雨会出现，这大雨使暑湿减弱，天气开始向立秋过渡。

❷ 大暑万物荣华，治冬病正当时

大暑是一年中最热的时候，在我国很多地区，经常会出现40℃的高温，这个节气里雨水也非常多，气候湿热难耐。这个节气的养生要强调预防中暑，当出现持续6天以上最高温度高于37℃时，应尽量避开中午以及午后的最高气温时间段外出。此节气也是心血管疾病、泌尿系统疾病患者的一大危险关头，因此这些病症患者更要格外小心。

值得注意的是，大暑将以它至盛的阳热之气来温通我们身体的每一条经络，驱除长久以来困扰我们的寒湿邪气。因此，此时正是"冬病夏治"的最好时机，有关患者需抓紧时间治疗。

在治疗方法上，冬病夏治包括针灸、擦浴、拔火罐、按摩、理疗、食疗、穴位贴敷、中药内服等多种疗法，其中穴位贴敷最为常用。下面就为大家推荐几种贴敷验方：

1.哮喘患者

用白芥子、苏子、元胡各20克，甘遂、细辛各10克，研成细末。每次用1/3的药粉，加生姜汁调成膏状，分别摊在6块直径5厘米的塑料布上，贴在背部的肺俞、心俞、膈俞（即第3、5、7胸椎棘突下旁外开1.5寸），用胶布固定，3~6小时去掉。在头伏、二伏、三伏，共贴3次。

2."老寒腿"患者

用川乌50克，吴茱萸30克，艾叶、透

大暑季节特征

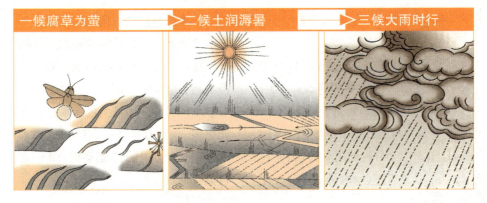

骨草各9克，细辛6克，研为细末。把药末用纸包好后，外用纱布重包，用线缝好，垫在脚心上。从初伏开始使用，二伏换一料药，三伏再换一料。

3.风湿性关节患者

用肉桂、干姜各50克，白胡椒、细辛各50克，公丁香20克，乳香30克，黑老虎50克，共研为细末，再将200克蜜熬成膏，将药末纳入蜜膏内拌匀，摊在白布上，在初伏第10日开始贴患处，每天贴6~8个小时，到三伏末日为止。

4.肩周炎患者

可取桂枝10克，透骨草20克，清风藤、豆豉姜各30克，伸筋草、片姜黄、川芎、威灵仙各15克，羌活12克煮成药汁，再用麦麸皮300~400克放锅中炒黄，趁热加入药汁和一匙陈醋，拌后盛入纱袋内热敷肩关节痛处，每袋可用1周。从初伏起，每日1次，每次6~8小时，一直敷到三伏末。

5.易发冻疮者

可用桂枝25克，红花、紫苏叶、附子、荆芥各10克，生姜30克，加水适量浓煎，取药液熏洗冻疮好发部位，每天1剂，连用10天为1疗程。

❸ 酷暑也要动一动，守住阳气得健康

进入夏季，人们往往在酷热的侵袭下一动都不想动，即使那些喜欢运动的朋友，也会突然不知道该如何健身了。对此，养生专家指出，夏季更适合"轻运动"，而且运动量最好控制在半个小时左右为宜。此外，运动后还必须注重科学补水。

《黄帝内经》中说："生病起于过用"，如何不"过用"呢？就是要有节制。所谓"轻运动"，就是体能消耗少、技术要求低、时间要求松的运动养生方式。选择适合自己的"轻运动"方式，我们可以避免因为过度运动对身体造成伤害。

例如，上下班的时候，大家可以不乘坐交通工具，而是采取步行的方式。只要时间控制在1小时内，没有让身体感觉过度疲惫就可以了。除此之外，练瑜伽、健美操等也是不错的选择。

你可能会问，那么"轻"，能达到运动量吗？能起到锻炼的作用吗？要知道，在夏季的高温天气中，人体本身的热量消耗就很大，一旦健身时过量，很容易使人体的血糖偏低、抵抗力下降，严重的则会导致昏厥，对健康反而不利。具体来讲，我们在夏季，应尽量避开在阳光下进行户外运动。对一般的普通人而言，每天坚持30~45分钟的运动就可以，30分钟的运动时间最佳。

再者，由于夏季气温高，人体消耗大，大量运动会加速体内水分流失，因此一定要注意对身体消耗的水分进行及时的补充，所以在运动前的半个小时，至少要喝两杯水。

如果户外运动时间超过半个小时，一定要带瓶水，最好是能够补充盐分的生理盐水或淡盐水。但是运动后大量饮水，不但不利于血液循环系统、消化系统，还会给心脏增加负担。而且大量饮水还会导致出汗更多，而盐分也会进一步流失，并容易引发痉挛、抽筋。因此，运动后补水一定不可过量。

第四节 秋季"容平"：金秋最宜调和精气神

秋季阳气渐收，阴气生长，故保养体内阴气成为首要任务，此时进补十分合适。养阴的同时还要注意防燥。

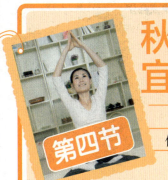

❤ 立秋养脾胃

❶ 立秋养收，以顺应天地之气

立秋发生在每年的8月8日前后，预示着炎热的夏天即将过去，秋天即将来临。秋季到了，万物就开始有所收敛了。当然，这种转变并非一百八十度的大转弯。虽然，立秋后，暑气退尽了，不过这个时候往往还会有"秋老虎"的余威。这时候从气候的角度来看，多会有一个暑气渐消的过渡期，呈现出继续热，到早晚冷，到整天都寒凉的情况。

狭义来讲，不同的季节，有不同的养生之道。比如，春季养生，夏天养长，秋天养收，冬天养藏。立秋后的秋天要养收，意思是说我们应该顺应天地的变化来收敛自己的精气神，为即将到来的冬天做准备。《黄帝内经》中关于秋季养生是这样论述的："秋三月，此谓容平，天气以急，地气以明。早卧早起，与鸡俱兴，使志安宁，以缓秋刑，收敛神气，使秋气平，无外其志，使肺气清。此秋气之应，养收之道也。"

秋三月是指农历七八九三个月，这个季节表现在天地之气上，特点是降大于升，收敛大于生发，天气下降，地气内敛，外现清明，所谓秋高气爽就是指的这个气象。秋季属金，在人体是属肺经，肺脏娇贵，十分怕燥，因此，秋季要滋养肺阴。人在秋季也要由夏季的散发状态转入收敛，应该早睡早起，与鸡同步，使肾之志安宁稳定，以缓和秋气的肃杀；令心之神气收敛内藏，使秋气得以平和。

那么，在现实生活中我们具体应该如何进行"养收"呢？

秋季养收的方法

首先，在起居上要早睡早起。秋季，自然界的阳气由疏泄趋向收敛、闭藏，在起居方面要合理安排睡眠时间，早卧早起。晚上10点就睡觉，11点就能养肝胆之气，不然你的肝胆是养不起来的。

其次，精神上要使志安宁。肾藏志，顺应了秋收之气，就能使肾经不妄动。所以在秋季的时候人们的性生活要有所收敛。

从饮食调养上来看，秋天秋高气爽，

气候干燥，应防"秋燥"，秋季的膳食应贯彻"少辛增酸"原则，尽可能少食葱、姜、蒜、韭菜等辛味之品，多食酸味果蔬。如雪梨、鸭梨，生食可清火，煮熟可滋阴、润肺而防燥。

❷ 立秋贴秋膘，先喝粥温补一下

立秋那天，一些地方有"贴秋膘"的习俗，有的人认为，"贴秋膘"就是吃补药、补品，所以这类人不管自己的身体是什么情况，就把许多补药补品，如人参、鹿茸等集中起来突击食用，称之为"大补"；有的人则认为，夏天天气热，人们不思饮食，所以现在应该好好地吃几顿，把夏天的损失补回来。其实，这些补法都是不科学的，不但浪费财力物力，还对健康无益，甚至可能有损脾胃。

因为夏天气温高，所以人们胃肠功能普遍不好，多不思饮食，因此，日常中吃的大多是瓜果、粥类、汤类等清淡和易消化食品，脾胃活动功能亦减弱，秋凉后如果马上吃进大量猪、牛、羊、鸡等炖品，或其他一些难以消化的补品，就会加重脾胃的负担，甚至损害其正常消化功能。这就好像跑步一样，我们必须要先经过慢跑后才能逐渐加快，如果一下吃进大量难以消化的补品，胃肠势必马上加紧工作，才能赶上这突然的需

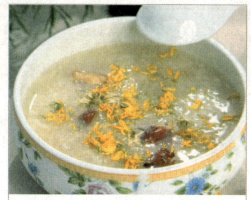

◎菊花粥有清肝明目的功效，适合秋季上火时食用。

要，势必会造成胃肠功能紊乱，无法消化，营养物质不但不能被人体所吸收利用，甚至还会引起疾病。

下面这两种滋补粥，正是健脾和胃的良方，大家可以根据自己的身体状况进行选择：

方一：菊花粥

菊花60克、枸杞子5克、米100克。先将菊花煎汤，再同米、枸杞子煮成粥。具有散风热、清肝火、明目等功效，对秋季风热型感冒、心烦口燥、目赤肿痛等有较好的治疗功效。同时对治疗心血管疾病也有较好防治作用。

方二：梨粥

梨2个，洗净后带核切碎加粳米100克，和水煮粥。梨具有良好的润燥作用，可作为秋令时节常食的保健食品。

🍋 处暑防温燥

❶ 科学调养解"秋乏"

每年的8月23日左右是处暑节气，"处"有躲藏、终止的意思，处暑的意思就是暑天将近结束，民间也有"处暑寒来"的谚语。但此时天气还没有明显的转凉，晴天午后的炎热亦不亚于暑夏之季，但早晚比

较凉爽。处暑以后，气温会逐渐下降，这时候人体容易出现的情况就是"秋乏"。也就是说，尽管睡眠不少，可人们在白天还是哈欠连天、昏昏欲睡，人也显得倦怠无力，毫无神采。这是怎么回事呢？

《黄帝内经》认为，秋乏的产生，与夏季气候环境对人的影响有关。盛夏季节，天气炎热，持续的高温使机体产生了一系列的生理变化。如大量出汗导致体内水盐代谢失调；胃液分泌减少，胃肠功能减弱，食欲不振；神经系统兴奋性增高，新陈代谢加速。人们在夏天由于缺乏充足的睡眠和足够的营养，过度消耗的能量没能得到及时补偿。

秋天到来后，随着天气转凉，日照时间逐日缩短，人体各系统也相应发生了变化。如出汗减少，水盐代谢恢复平衡，消化功能恢复常态，心血管系统的负担得到减轻，人体能量代谢相对恒定。这时机体进入了一个生理性的休整阶段。因为秋日气候凉爽，适宜睡眠，所以人们总有睡不够的感觉。

秋乏是机体在秋季的气候环境中得以恢复体力的保护性措施。补偿盛夏带给人体的超常消耗。所以这个节气的养生首先是要保证睡眠充足。晚上尽量在10点以前就上床睡觉，并要早睡早起，中午最好要有一定的午休时间，以减轻困顿感。特别是老人一定要午休，因为老年人的气血阴阳俱亏，睡眠时间减少，睡眠质量下降，因此古代养生家认为老年人宜"遇有睡意则就枕"，就是只要感觉到困意就应该睡一会儿。

在饮食方面，处暑时依然应该保持饮食清淡，少吃油腻、辛辣及烧烤类食物，如

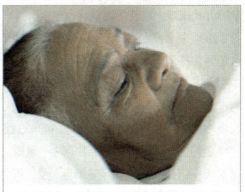

◎处暑时节，做好养生要保证睡眠充足，以补偿盛夏带给人体的超常消耗。

辣椒、生姜、花椒、葱、桂皮等，多吃蔬菜水果，多喝水，多吃鸡蛋、瘦肉、鱼、乳制品和豆制品等。另外，"秋乏"与体液偏酸有关，多吃碱性食物能中和肌肉疲倦时产生的酸性物质，有助于消除疲劳。处暑后多吃些含维生素的碱性食物，如西红柿、茄子、马铃薯、葡萄和梨等，这些食物都能帮助人体克服疲倦。

为缓解秋乏，处暑时除了养成良好的生活习惯，还要加强锻炼，如登山、散步、做操等，以强健身心，减轻季节交替时身体的不适感。经常伸伸懒腰也可缓解秋乏，伸懒腰时人体的胸腔器官会对心、肺形成挤压，可以促进心脏的充分运动，使其提供更多的氧气供给各个组织器官。所以，即使在不疲劳的时候，有意识地伸几个懒腰，也会觉得舒服。

❷ "少辛增酸"防秋燥

《黄帝内经》认为："春夏养阳，秋冬养阴。"秋天是养阴的时节，具体到处暑时节，该如何养阴呢？秋季有个非常重要的养阴原则，叫作"少辛增酸"，意思是用增酸的方式来收敛过旺的肺气，用少

辛的方式来减少肺气的耗散。

所谓少辛,就要少吃一些辛味的食物,这是因为肺属金,通气于秋,肺气盛于秋。少吃辛味,是以防肺气太盛。中医学认为,金克木,即肺气大盛可损伤肝的功能,故在秋天要"增酸",以增加肝脏的功能,抵御过盛肺气之侵入。根据中医营养学的这一原则,在秋天一定要少吃一些辛味的葱、姜、蒜、韭、椒等辛味之品,而要多吃一些酸味的水果和蔬菜。

秋季常见的酸味水果主要有苹果、石榴、葡萄、杧果、阳桃等。在众多水果之中,苹果是最普遍又最平和的一种,但它的营养价值却不容小觑。中医学认为它可生津润肺、健脾开胃,苹果富含果糖,并含有多种有机酸、果胶及微量元素。苹果果胶属于可溶性纤维,不但能促进胆固醇代谢,有效降低胆固醇水平,而且可以促进脂肪排出体外。生吃苹果,除了能获得以上效益,还能调理肠胃,因为它的纤维质丰富,有助排泄。

相对于其他水果,葡萄也是较为常见的酸味水果。它的性味甘、酸,鲜食酸甜

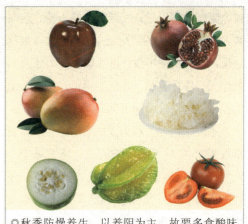

◎秋季防燥养生,以养阴为主,故要多食酸味的水果和蔬菜。

适口,生津止渴,开胃消食。不过,因为葡萄性寒,所以一次不宜食用太多,成人每天不要超过200克,小儿则别超过50克。当然,葡萄并非人人皆宜,脾胃虚弱者不宜多食,食多令人泻泄。

上面这些仅是以水果为例,来说明秋天常吃些酸味的食品大为有益,当然还有些蔬菜常吃也大有好处,比如西红柿、冬瓜、荸荠、大枣、银耳、百合等。总之,在秋天要适当多食些酸的,这样就能增加肝脏的功能,以防肺气太过而伤肝脏。

白露当养阴

1 白露身不露,保暖防腹泻

白露,顾名思义,是气温渐凉,夜来草木上可见到露水的意思。白露是华北地区秋季到来的主要标志。俗话说:"白露秋分夜,一夜冷一夜。"由于天气已凉,空气中的水汽每到夜晚常在树木花草上凝结成白色的露珠,鸟类也开始做过冬准备。然而在南方,尤其广州和珠三角一带此时仍是争秋夺暑之际。

对比起来看,前面我们说的处暑,尽管已经立秋,进入了秋季时节,但仍然可以"潇洒"地露胳膊露腿的,一般而言也不会有什么大碍,但到了白露的时候,就要当心了,说不定一时疏忽就可能让你饱受感冒之苦,也因此,有俗话说"处暑十八盆,白露勿露身"。意思是说,处暑仍热,每天须

第二章 《黄帝内经》二十四节气顺时养生

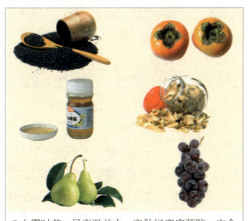

◎白露时节，昼夜温差大，应做好疾病预防，宜食葡萄、柿子、梨、芝麻、蜂蜜等养阴润燥的食物。

用一盆水洗澡，过了十八天，到了白露，就不要赤膊裸体了，以免着凉。

白露季节一个重要的养生原则，就是不要穿过于暴露的衣服，不管是露背装还是露脐装都已经不合时宜了。通常情况下，白露是全年昼夜温差最大的一个节气。大家在出门的时候，最好也先看看天气预报，以便根据气温的变化，调整穿衣的厚薄。尤其是老年人，在早晨、夜间凉意甚浓时，更要多穿些衣服。防止白露着凉腹泻，不仅仅是因为此时较凉，更因此时昼夜温差增大，白天温度还比较高，夜间温度却已较低。白露时节，地面的寒气也比较重，因此脚心也是比较容易被寒气侵犯的地方，所以这个时节还应当穿袜子防寒。

另外，白露时也要少吃生、凉食物，多吃熟食和暖食，尤其不要在早上就吃水果和喝凉水，避免肠胃受到过度刺激。不管是因为着凉引起的腹泻还是因为吃生凉食物引起的，急性腹泻在发展到一定程度后大部分都会自动停止，并逐渐恢复健康。一般而言，急性腹泻患者将肠道里的寒气排出后，

大概持续两天，身体就会痊愈。不过，在这段时间内，患者应注意补水，可在水中或者粥中加入少许盐，以补充津液的耗损。

❷ 天气变凉，"秋冻"有讲究

白露过后，昼夜温差较大，气温也日趋下降。人们常说"春捂秋冻"，"秋冻"用在这一节气的穿衣而言是再合适不过了。讲究"秋冻"的原因是白露之后，人的毛孔就应该闭起来预防着凉，可如果过早就将厚衣服穿到身上，毛孔就会因为受热而开放，一旦降温寒气就很容易透过毛孔袭入。而适宜的凉爽刺激，有助于锻炼耐寒能力，在逐渐降低温度的环境中，经过一定时间的锻炼，能促进身体的物质代谢，增加产热，提高对低温的适应力。

从字面上来看，"秋冻"的意思并不难理解，但是究竟如何"冻"才合理，才健康，也是有很多学问的。

首先，秋冻要因人而异。年轻人血气方刚，对外界寒冷的适应及抵御能力都比较强，可以冻一冻；而老年人大多肾阳衰微，禁不起太冷的刺激；还有一部分慢性病患者，如心血管和哮喘病人，他们对寒凉的刺激更加敏感，稍不注意就会引起疾病发作。因此，这些人不仅不能"秋冻"，还应采取一些保暖措施。

其次，对身体的不同部位要区别对待。人体有4个部位无论哪个时节一定要注意保暖。第一个是腹部，上腹受凉容易引起胃部不适，甚至疼痛，特别是有胃病史的人更要加以注意；下腹受凉对女性伤害大，容易诱发痛经和月经不调等，经期妇女尤其要重

视。有些女孩爱穿露肚皮的时装，建议秋冬季节最好不穿。第二个是脚部，脚是人体各部位中离心脏最远的地方，血液流经的路程最长，而脚部又汇集了全身的经脉，所以人们常说"脚冷，则冷全身"。全身若受寒，机体抵抗力就会下降，病邪就有可能乘虚而入。第三个是颈部，这个部位受凉，向下容易引起肺部症状的感冒；向上则会导致颈部血管收缩，不利于脑部供血。第四个是肩部，肩关节及其周围组织相对比较脆弱，容易受伤。

再次，三秋之冻各有不同。初秋，暑热未消，还时不时地有几场"秋老虎"光临，虽然气温开始下降，却并不寒冷。这时是开始秋冻的最佳时期，最适合耐寒锻炼，以增强机体适应寒冷气候的能力。仲秋，当是长衣衫上身时，所谓"农历二八月乱穿衣"，一定要注意加减衣服。晚秋，昼夜温差变化较大，切勿盲目受冻，不但对健康无益还有害，容易引发呼吸道和心血管疾病。

最后，要领悟"秋冻"内涵。对于"秋冻"的理解，不应只局限于未寒不忙添衣，还应从广义上去理解，诸如运动锻炼，也要讲求耐寒锻炼，增强机体适应寒冷气候的能力。不同年龄可选择不同的锻炼项目。无论何种活动，都应注意一个冻字，切勿锻炼至大汗淋漓的程度，当周身微热，尚未出汗，即可停止，以保证阴精的内敛，不使阳气外耗。

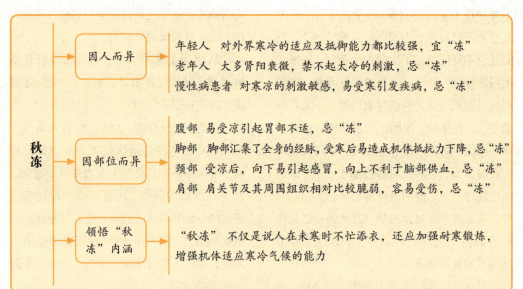

秋分防燥凉

❶ 秋燥分温凉，疗法大不同

秋分之后，人会觉得空气很干爽，产生秋高气爽的感觉。不过，如果秋爽过头，就会出现新的问题——秋燥。秋燥会使人体感觉不适，出现鼻咽干燥、干咳少痰、皮肤干燥等症状，很多人的头发也会因为干燥出现分叉、脱落现象。值得注意的是，秋燥还有"凉燥""温燥"之分，不能一概而论。

一般而言，凉燥是感受秋凉燥气而发病，即秋燥之偏于寒者。外在表现为，初起头痛、身热、恶寒无汗、鼻鸣鼻塞，类似感受风寒，但本病有津气干燥的现象，如唇燥溢干、干咳连声、胸闷气逆、两肋窜痛、皮肤干痛、舌苔薄白而干等症，是肺受寒燥之邪、津液耗损而出现的寒燥症状。

凉燥多发生在秋分之后，此时可以多食用萝卜对付燥邪。中医学认为，白萝卜性温，微辣，具有行气的功效，而且它还多汁，汁液因为它本身的行气作用四处游动，可以很好地"润"身体的"燥"。萝卜有很多吃法，可以煲汤，做菜。但是，脾胃虚弱者，大便稀者应减少食用。

温燥是感受秋季亢旱燥气而发病，是秋燥之偏于热者。临床上的表现初起为头痛身热、干咳无痰、咳痰多稀而黏、气逆而喘、咽喉干痛、鼻干唇燥、胸闷胁痛、心烦口渴、舌苔白薄而燥、舌边尖俱红等症，是肺受温燥之邪，肺津受灼而出现的燥热症状。

温燥多在秋分之前，对付这种秋燥，我们可以用梨预防燥邪对肺的伤害。梨可以清热解毒、润肺生津、止咳化痰。我们可以把梨洗净去核切片，加水煮沸30分钟，然后加少许冰糖煮成梨汤喝，酸酸甜甜，既过嘴瘾又可除秋燥。当然，也可以把梨、苹果、香蕉混在一起榨成果汁。

❷ 喝水缓解秋燥有讲究

干燥是秋分后最主要的气候特点，空气中缺少水分，人体同样缺少水分。为了适应秋天这种干燥的特点，我们必须经常给自己的身体补充水分，以缓解干燥气候对于人体的伤害。

如果想快速将水变成人的津液就要喝热水，减轻胃肠的负担，"效率"自会提高。除了热水这一原则外，对付秋燥不能只喝白开水，最佳饮食良方是："朝盐水，晚蜜汤。"换言之，喝白开水，水易流失，若在白开水中加入少许食盐，就能有效减少水分流失。白天喝点儿盐水，晚上则喝点儿蜂蜜水，这既是补充人体水分的好方法，同时也可以防止因秋燥而引起的便秘，是秋天保养身体的饮食良方。

蜂蜜具有强健体魄、提高智力、增加血红蛋白、改善心肌等作用，久服可延年益寿，对神经衰弱、高血压病、冠状动脉硬化、肺病等均有疗效。秋天经常服用蜂蜜，不仅有利于这些疾病的康复，还可以防止秋燥对于人体的伤害，起到润肺、养肺的作用，从而使人健康长寿。

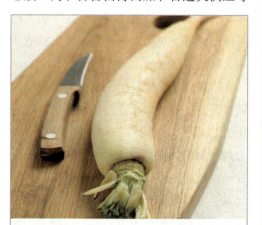
◎对于因秋凉燥气而发病的秋燥患者，宜通过食用白萝卜的方法来治疗。

秋燥时节，还应不吃或少吃辛辣烧烤之类的食品，这些食品包括辣椒、花椒、桂皮、生姜、葱及酒等，特别是生姜。这些食品属于热性，又在烹饪中失去不少水分，食后容易上火，加重秋燥对我们人体的危害。当然，将少量的葱、姜、辣椒作为调味品，问题并不大，但不要常吃、多吃。比如生姜，它可加速血液循环，同时具有刺激胃液分泌、兴奋肠道、促使消化的功能，还可减少胆结石的发生。所以它既有利亦有弊，不可多吃。尤其是在秋天最好少吃，因为秋天气候干燥、燥气伤肺，再吃辛辣的生姜，更容易伤害肺部，加剧人体失水、干燥。古代医书有记载："一年之内，秋不食姜；一日之内，夜不食姜。"

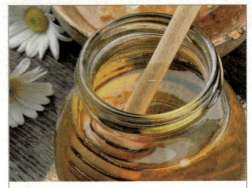

◎蜂蜜有润肺、养肺的作用，秋天经常服用蜂蜜有助预防秋燥。

总之，秋分之际防秋燥，最好喝热水，并且遵循"晨饮淡盐水，晚喝蜂蜜水"的原则，如此便可安然度过"多事之秋"。

寒露防寒凉

1. 秋季燥气旺，莫让"秀发去无踪"

入秋之后，天气逐渐变冷，飞禽走兽的身上都会新长出纤细的绒毛。寒露之时，天气越发的寒凉，这些绒毛也会逐渐长粗变长，覆盖全身，起到御寒保暖的作用。古人在观察到这一现象后，将这种初生时纤细的绒毛称为秋毫，成语"明察秋毫""秋毫之末"等成语皆来源于此。人和动物一样，秋天阳气收敛，腠理闭合时，身体上也会慢慢长出新的体毛和头发。

头发的作用不容忽视，它是人体精血是否充盈的重要表现。中药中还有味叫作"血余炭"的药，其中的"血余"就是人的头发，"血余炭"是用人的头发烧灰碳化后制成的。所以说，头发也是观察人体健康的窗口，在秋季更要注意养护自己的秀发。

养护头发有个简单的方法，那就是每天按摩头皮。头皮上有很多经络、穴位和神经末梢，按摩头皮有利于头发的生长，防止头发变白、脱落。此外，按摩头皮能够通经活络，刺激末梢神经，增强脑的功能，提高工作效率。

梳发也是按摩，但一定要有个限度。调查研究证明，如果连续梳刷50次，甚至100次以上，很容易因梳头过度增加头发负担，而使头发受损，不但不能达到按摩效果，反而更加刺激油脂腺，使发根过于油腻，发尾易于干枯、断裂。这里我们不妨也学学孙思邈的"发常梳"：将手掌互搓36下令掌心发热，然后从前额开始扫上

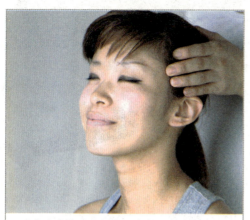

◎头皮上有许多的经络、穴位,按摩头皮可有效激活经络,养护发丝。

去,经过后再扫回颈部。早晚做10次。

另外,平时洗发的时候也要注意,千万不要像搓衣服一样洗头发。正确的洗发步骤是,洗发前先用宽齿梳将头发梳开、理顺,用温水从头皮往下冲洗头发,洗发水挤在手心中,揉出泡沫后均匀抹在头发上,然后用十指指肚轻柔地按摩头皮几分钟,再用手指轻轻捋发丝,不要将头发盘起来或搓成一团,保持发丝垂顺。涂抹护发素时,不要在发根处重点"施肥",不然,头发很容易出现油腻、头屑多等"消化不良"症状。发梢才是最易受损,需加强保护的部位,使用护发素时,应先涂抹在发梢处,然后逐渐向上均匀涂抹。

这些都是很简单的头发护理方法,也是最基本的头发护理要点。每一个渴望拥有美丽秀发的人都不能忽略,只有从最基础的做起,长期坚持下来,头发才会健康靓丽。

❷ 谨防心情燥凉,秋分远离"悲秋"情志

秋末冬初是一年中诱发精神疾病最多的时期,也是抑郁症的好发期。这个时节很容易心绪低落。这就是我们通常所说的"悲秋"。

为什么此时容易悲伤呢?原来这和生理因素是相关的。秋天内应于肺,悲忧最易伤肺;肺气脾气一虚,机体对外界病邪的抵抗力就下降,使秋天多变的气象诸要素更易入侵人体,从而致病。深秋至冬季是一年中诱发精神疾病最多的时期。工作压力大的青年人要引起注意。

其次,"悲秋"与人体内激素变化导致的情绪感受密切相关。在大脑中有一个似豌豆大小的腺体——松果体,被称为人体的"生物钟",它分泌的褪黑激素会使人情绪低落、悲哀伤感或昏昏欲睡。其分泌受昼夜自然规律的控制,秋天若光照不足,会使松果体分泌的褪黑激素明显增多。于是人体细胞极不活跃,新陈代谢相对减慢,人的情绪也就抑郁消沉、郁郁寡欢,科学家称之为"季节性情感障碍症"。

此外,秋燥会使得一些人上火,遇事容易急躁发火,影响心境和情绪。"悲秋"的初期表现是睡眠开始不太好,神经衰弱;经常烦躁不安,觉得生活有点儿无聊,每天无所事事,对什么都提不起兴趣;往往早晨起来觉得这一天很难过,下午则会好一些,晚上反而会平静下来。如果三个星期以内出现这种情况,还不至于导致疾病。若持续两三个月,则要找心理咨询师进行疏导。若超过三个月,则属于抑郁症,需要药物治疗。

为消除生理和心理上出现的问题,首

先必须进行心理上的自我调节。此外，还要适当补充些碳水化合物，少吃些高脂类的食品，如蛋糕、奶酪等。肝气郁结者，可以服用些疏肝理气的药。要保持良好的睡眠习惯，做到静心。尽量多晒太阳，以抑制松果体分泌过多的褪黑激素。注意平衡饮食也可以避免"悲秋"。民间常通过吃南瓜子消火，这也有一定的道理。南瓜子助消化，可以泻火。多食芝麻、核桃、糯米、蜂蜜、乳品、梨、甘蔗等食物，可以起到滋阴、润肺、养血的作用。

其次，多进行户外体育锻炼，从初秋起即进行耐寒锻炼，以加强对季节变换、气候变化的适应能力。运动项目宜选择慢跑、户外散步、太极拳、跳舞等。

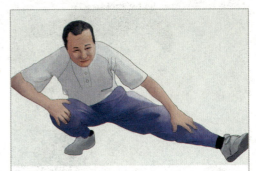
◎除了注意身体的局部保暖外，常做健身小运动对防治各种慢性病有着重要的辅助作用。但运动要循序渐进，持之以恒。

经常放松，让身心保持舒坦平和的状态。放松可以降低交感神经的冲动，平抚情绪、安定心神，更能有效帮助睡眠。打哈欠、伸懒腰、深呼吸等都是人体自动的放松机制，差别在于程度不同。

霜降宜进补

1 丰收的季节身体也要跟着"收获"

秋天，是收获的季节，人也要跟着"收获"。什么意思呢？人们忙活大半年，到了秋天终于有了成果，这时人该闲下来享受享受，补补身体，好好犒劳一下自己。

以前北方有个传统：秋风起就吃涮羊肉。为什么呢？因为羊肉是温性的，具有很好的滋补作用。到了秋冬时节，由于人的气血都到里面去了，吃一点儿羊肉、牛肉这些滋补的东西，就能够充分调动运化，转化成你需要的气血，为冬天的收藏做准备。所以在秋天的时候，如果你吃一点儿滋补性强的东西，是有益的。

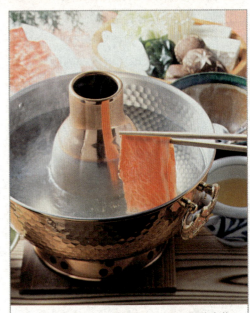
◎秋冬季节适当吃点儿羊肉、牛肉可滋补身体，有益健康。

❷ 对付痔疮，冷敷是个好方法

痔疮是发生在人体排泄口——肛门的一种疾病，痔疮是人类特有的常见病、多发病，它的生长、发展与人们的生活习惯、工作学习环境、行走劳累、饮食睡眠有很大关系。俗话说"十人九痔"，实际上严格来说，当为"十人十痔"。人的一生中，只要正常生活，在肛门部不可能不产生一丝一毫的静脉淤积以及曲张，除非排泄物不经过肛门。

尤其到了秋季，天气干燥，这时如果再饮食不当，比如进食较多的辣椒等热性食物、过多饮酒，都容易引起便秘和痔疮的发作，出现肛周疼痛、肛裂、便血的症状。因此，金秋季节，我们每个人都要学一点儿防治痔疮的知识。

痔疮最主要的症状是便血和脱出，大便时反复多次地出血，会使体内丢失大量的铁，引起缺铁性贫血。而用脚尖走路可以减轻痔疮的困扰，让身体进入健康的"良性轨道"。具体做法如下：走路时，双脚后跟抬起，只用两脚尖走路。在家中早晚2次，每次各走100米左右。长期坚持下去有利于提肛收气，又能让肛门静脉瘀血难以形成痔疮。

对付痔疮，冷敷是个不错的方法。具体操作方法是：每天大便后，用毛巾或手指，蘸冷水敷或清洗肛门。因为冷水洗不

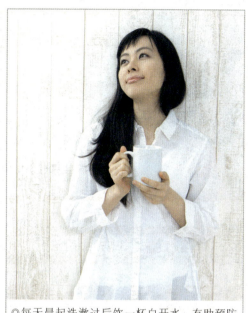

◎每天晨起洗漱过后饮一杯白开水，有助预防痔疮。

但能清洁肛门，还能使肛门收缩，防止由于大便引起的肛门发胀和下垂。只要坚持这一简单的方法，就能不得痔疮，得了痔疮的人坚持用这个方法也能减轻痛苦。

防治痔疮，妊娠后的妇女及生活起居没有规律的人，如经常暴饮暴食、喜欢吃辛辣刺激的东西、长期酗酒等，应格外注意。这类人每天应饮水2000~2500毫升，最好晨起洗漱过后就饮一杯白开水，这样可弥补一夜水分的消耗；或用少量蜂蜜兑水喝，这样既可润肠又可补水。平时还要多吃含膳食纤维的食物，如土豆、菠菜、芹菜、山药、莲藕、麦麸等，以预防或改善便秘。

第五节 冬季"闭藏":天寒地冻最好是养阳

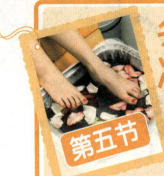

冬季,由于自然界阴盛阳衰,寒气袭人,极易损伤人体的阳气,所以冬季养生应从敛阴护阳出发。可适当进补,以提高人体的免疫功能,保存体内阳气。

立冬养阳补肾精

❶ 立冬要闭藏,老年人更要养阳护阳

立冬如何养生,首先来分析下这两个字的意思。"立"是建立、开始的意思,24节气中,四季的开始都被称为"立"。再来看"冬"这个字,《说文解字》上指出:"冬,终也。"一年生的本草到了冬天可能会枯死,而动物们则会选择冬眠或者是迁徙来躲避严寒。人是万物之灵,不会像动物那样应对寒冷的冬季,而是通过主动地改善起居环境,来达到御寒、保温的目的。我们会在冬天穿上厚厚的羽绒服,烧上暖气,同时也会有意识地减少外出活动。

中医顺应自然界万物生长的规律,认为冬季是一年中闭藏的季节。《黄帝内经》中说:"冬三月,此谓闭藏,水冰地坼,无扰乎阳。早卧晚起,必待日光。使志若伏若匿,若有私意,若已有得,去寒就温,无泄皮肤,使气亟夺。此冬气之应,养藏之道也。"这就是说,冬季天气寒冷,人体新陈代谢相对缓慢,阴精阳气均处于藏伏之中,

此时应注意保存阳气,养精蓄锐。

尤其是老年人一般气血虚衰,冬季的起居更应早睡晚起,避寒就暖,绝不提倡"闻鸡起舞",而应该和太阳一起起床。同时,由于寒冷,冬季需要歇冬、猫冬,有意识地减少外出。别看这个事情很简单,但却很关键。

人们常说"春困秋乏夏打盹,睡不醒的冬三月",有些人一到冬天就一副无精打采的样子,这主要是因为冬天天气寒冷,自

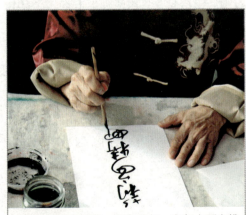

◎立冬养生要闭藏,保存阳气,老年人可安排一些安静闲逸的活动,如书法,以保持体力。

然界阳气不足，而人与自然界之间相对有一个平衡，人体内随之也会出现阳气不足。阳气不足人就会感到没有精神。所以为了守卫住身体的阳气，睡眠充足很重要。一般而言，成人每天不应少于8小时，青少年不少于10小时。不要熬夜，同样是睡8小时，但晚上11点前入睡和夜里3点睡效果肯定不同，后者更易感到疲劳。

除了以上几点，老年人还可根据自己的体质、爱好，安排一些安静闲逸的活动，如养鸟、养鱼、养花，或练习书法、绘画、棋艺等。如果进行室外锻炼，运动量应由小到大，逐渐增加，以感到身体热量外泄微汗为宜。恰当的运动会让人感到全身轻松舒畅，精力旺盛，体力和脑力功能增强，食欲、睡眠良好。

❷ 初冬防冻疮，让手、脚、耳朵安全过冬

冻疮，是冬天困扰很多人的疾病，它往往是在不知不觉中发生的。一开始，局部皮肤发红或发紫有肿块，触之冰凉、发痒或刺痛，随后可出现水疱，最后破皮、糜烂或结痂。冻疮好像不能去"根"，往往会复发，年复一年。

在人们的想象中，发生冻疮的高峰，应该出现在冬季的严寒期内，而实际情况并非如此。手、脚受到冻伤，特别是脚冻伤的病人则多发生在秋末冬初天气还不太冷的时段。故此时被称为全年中第一冻伤高峰期。原因在于，抗寒能力较差或寒冷过敏型体质者，在气温骤降的情况下，血液要比一般人以更快的速度集中于内脏器官，以保证机体正常工作，但手、脚、耳等边缘部位的血液却因急剧减少，供血不足，致使手、脚、耳等部位的皮肤和表层肌肉温度下降，这样就极容易导致冻疮的发生。所以，初冬是预防冻疮的最佳时机。

从秋末冬初开始就用冷水浸泡往年常长冻疮的部位，如手和脚。开始每天浸泡半小时，以后浸泡一小时。外出时，还要注意局部保暖，如天气寒冷时外出要使用口罩、手套、防风耳套、围巾等。鞋子也应穿得暖暖的，但不宜过紧。另外，到了秋末冬初的季节，可适当吃些牛肉、羊肉等温补食品以增强身体的耐寒能力。如果是中医诊断为阳虚内寒的人，可及早内服六味地黄丸之类的中成药物以做预防。

减轻冻疮者的措施
一是用按摩法。

按摩能促进手脚的血液循环，特别是微细血管的血液循环。使血不瘀滞，从而加速痊愈。具体做法是：①手按摩：两手合掌、反复搓摩，使其发热，然后左手紧握右手手背用力摩擦一下，接着右手紧握左手手背摩擦一下，这样反复相互共摩擦15～20次（一左一右为一次）。②脚心按摩：坐床上，屈膝，脚心相对，左手按右脚心，右手按左脚心，两手同时用力，反复按摩15～20次。③腿按摩：坐床上，腿伸直，两手紧抱左大腿根，用力向下擦到足踝，然后擦回大腿根，一下一上为一次，共擦15～20次，然后右腿同样做15～20次。

二是用食物外敷法。

生姜15克，辣椒15克，白萝卜30克，

水煎洗患处；鲜山药捣烂，涂擦于患处，干即更换，或加蓖麻子仁数粒，一同捣烂外敷更好；用醋煮热，趁热湿敷患处，每日3次。

三是热洗患处。

把3~4克黑胡椒研成粉末后，加水适量煎煮，然后趁热洗患处。

这三种办法是用于冻疮初起时。若是冻疮溃烂；可用鸡蛋、黄油外涂，每日2~3次；蜂蜜60克，加入猪油15克，调匀成膏，涂敷患处，每日2~3次。

小雪温肾阳

① 小雪养好肾，来年阳气长

小雪时，已呈初冬景象，《黄帝内经》云："冬者，天地闭藏，天冰地坼。"冬日寒冷，而寒与肾相应，冬日最易耗伤肾的阳气。所以此时的保养宜以抗寒为中心，重在补肾，以闭藏为主导，以温补为大法。

俗话说："民以食为天。"那么，首先我们就来看看，在饮食方面，小雪之后应该怎么吃才有利于肾阳的保护。中医学认为，小雪可适当食用如羊肉、狗肉等滋肾壮阳的食物，这对素体虚寒、阳气不振者尤其有益。对于肾之阴精亏少、阴阳渐衰的中老年人来讲，还可配食乌龟、甲鱼等护阴之品，以求阴阳平衡。另外，不少干果和坚果具有补肾养肾功效，如核桃、板栗、松子、榛子等，冬天食用正合时宜。

保护肾脏要多吃黑色食物，少吃刺激性食品及甜食。黑色食品能入肾强肾，冬宜食"黑"，可择食黑米、黑豆、黑芝麻、黑木耳、黑枣、蘑菇、海带、紫菜等食物。需要注意的是，咸味入肾，可致肾水更寒，寒凉之品则易损元阳，所以冬令饮食不能过咸，并忌寒凉。

在食补的同时，如果我们能改掉那些有损肾脏的坏习惯，那么就能产生事半功倍的效果。

首先，应停止暴饮暴食。暴饮暴食会加重肾脏负担，经常如此，有损肾脏，已有肾病者更应注意。其次要注意扁桃腺炎，扁桃体链球菌感染会导致急性肾炎，因此，扁桃体炎反复发作者，要考虑尽早手术根治。年纪大的人要注意不要经常憋尿，冬夜憋尿的习惯很不利于肾脏，因为尿液长时间滞留在膀胱，易造成细菌繁殖，使细菌通过膀胱、输尿管感染肾脏，造成肾盂肾炎。

此外，冬天还要经常叩齿。因为肾主骨，齿为骨之余，经常叩齿有益肾、坚肾的功效。肾在液为唾，所以平时不要随便

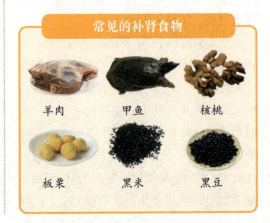

常见的补肾食物

| 羊肉 | 甲鱼 | 核桃 |
| 板栗 | 黑米 | 黑豆 |

吐唾液，特别在冬日要养成以舌抵上腭，待唾液满口后，慢慢咽下的习惯，这样是滋养肾精很好的方法。由于肾与膀胱互为表里，肾中精气有助于膀胱尿液的蒸腾汽化，老年人冬日养肾，具有缩尿之功，可减少夜尿频多的现象。而膀胱经脉行于背部，寒邪入侵，首当其冲，故冬天应注意背部保暖，以护肾阳。

❷ 冬食萝卜，保暖防寒又健胃

都说"冬吃萝卜夏吃姜，不劳医生开药方。"说的就是萝卜的养生妙用。为什么提倡冬天多吃萝卜呢？冬季气温低，所以人们经常待在室内，饮食上还常进补。进补加上运动少，人的体内易生热生痰，尤其是中老年人，症状就更明显。

《本草纲目》中记载，萝卜可消积滞、化痰、下气宽中、解毒，所以萝卜可以用来消解油腻、去除火气，又利脾胃、益中气。多吃一些萝卜，温中健脾，对健康大有裨益。

这里的萝卜是指大白萝卜。中医学认为，冬天阳气向里向内，人的机体容易出现"阳气在里，胃中烦热"的情况，易生痰热，出现咳嗽、哮喘、胃部不适等症状。而白萝卜生吃具有止渴、清内热作用，熟食可消食健脾。随着气温的下降，人们的户外活动减少，热性食物进食较多，比如羊肉等，容易让人体产生内热而引起消化不良。此时多吃白萝卜，也有助于消化。此外，冬吃白萝卜还可保暖防寒，温中健胃。

如果每晚睡觉前吃30克白萝卜，不但

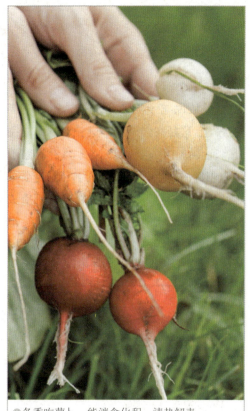

◎冬季吃萝卜，能消食化积，清热解毒。

能消食化积、清热解毒，还可延年益寿。一般情况下，儿童在冬季也应该多吃一些白萝卜。因为多数幼儿感冒时会出现喉干咽痛、反复咳嗽、有痰难吐等上呼吸道感染症状，多吃点儿白萝卜可滋养咽喉、化痰顺气。

不过需要注意的是，吃萝卜也有一些禁忌。现代医学研究证明，萝卜不能与橘子、柿子、梨、苹果、葡萄等水果同食，因为萝卜与这些水果一同摄入后，产生的一些成分作用相加形成硫氰酸，会抑制甲状腺，从而诱发或导致甲状腺肿。此外，萝卜性凉，脾胃虚寒者不宜多食。

大雪要温补避寒

① 大雪滋补得当，一年不受寒

俗话说"今年冬令进补，明年三春打虎"，这是在强调冬季进补对健康的益处，而传统中医也认为，冬季进补有助于体内阳气的发生，能为下一年开春直至全年的身体健康打下基础。整个冬季都应该提倡进补，大雪时更应该进补。不过，进补也是要讲原则的，如果胡乱进补，不但不能强身健体，还会损害健康。

凡生病用药，必须辩证施治。不管是药补还是食补，都必须有所选择。因为任何一种药物和食物都有其特定的适应证，这是由药食本身所具有的性能、作用所决定的。即使是补药，在身体虚弱或者其他情况下，也可能变成毒药。那么，在大雪天食补的时候，到底有什么注意事项呢？

第一，大雪滋补不要随意服用，无须滥补。一个人如果身体很好，对寒冷有良好的适应能力，在冬季就不要刻意进补，过多进补不但对健康无益，反而会产生一系列不良反应。如服用过多的人参，会出现烦躁、激动、失眠等"人参滥用综合征"。

第二，平素胃肠虚弱的人，在进补时应特别注意。药物入胃全靠胃肠的消化吸收，只有胃肠功能正常，才能发挥补药的应有作用。对于这类病人，可先服用些党参、白术、茯苓、陈皮之类调理胃肠的药物，使胃肠功能正常，再由少至多地进服补药，这样机体才能较好地消化吸收。

第三，在感冒或其患有其他急性病期间，应停服补品。尤其是有些体质虚弱的人，应该等急性病治愈后再继续进补，否则会使病症迁延难愈。

在滋补的同时，应坚持参加适当的体育运动，这样可以促进新陈代谢，加快全身血液循环，增强胃肠道对滋补品的消化吸收，使补药中的有效成分能够被机体很好地吸收。

另外，值得注意的是，选择补品一定不要觉得越贵的就越好，事实上，补品的价值和价格根本不成正比。只要合理搭配，对症进补，食物就能起到"贵重药"的效果。

◎ 大雪宜适当进补，但对于肠胃虚弱的人，则应先服用调理肠胃的药材，再开始进服补药。

② 大雪防风寒，重点部位进行重点呵护

大雪节气，气候寒冷，机体新陈代谢相对缓慢，体温调节能力与耐寒能力下降，人体易受寒发病，尤其是老年人与体

质虚弱者更要注意防风避寒。因此，若想平安地度过寒冬，必须重视保暖，而头部、背部、足部则是保暖的重点。

《黄帝内经》认为，"头是诸阳之会"。体内阳气最容易从头部散发掉，所以，冬季如不重视头部保暖，很容易引发感冒、头痛、鼻炎、牙痛、三叉神经痛等，甚至引发严重的脑血管疾病。人的头部是大脑神经中枢的所在地，头为诸阳之会，因为头部的皮肤很薄，但血管粗、汗毛多，所以体内热能的散发量也很大。静止状态下不戴帽子的人，在环境温度为15℃时，从头部散失的热量约占人体总产热量的30%，4℃时约占50%，零下15℃时可高达75%，所以在寒冬季节如果一个人只是穿了保暖的衣服，却不戴帽子，那就好比热水瓶里灌满了热水，但不塞住瓶口一样，热气会源源不断地向外散发。体热从头部散发出去后，就会损害人的阳气，消耗机体的能量。如果头部长期暴露在外面接受寒冷的刺激，还会使头部血管收缩，头部肌肉紧张，引起高血压、脑出血、伤风感冒、面神经麻痹等病症。

脖子在冬日保暖中也很重要，寒风很容易透过脖子将冬日的寒冷气流带给身体，从而易引起嗓子痛、发炎等症。而且，颈部还是气管的所在之地，很多发生在冬日的呼吸道疾病都是从嗓子不适开始的。因此，冬季尽量穿高领的衣服，出门带围巾。

除了头和脖子之外，后背也要注意保暖。祖国医学称"背为阳"，又是"阳脉之海"，是督脉经络循行的主干，总督人

体一身的阳气。冬季里如背部保暖不好，则风寒极易从背部经络上的诸穴位侵入人体，损伤阳气，使阴阳平衡受到破坏，人体免疫能力下降，抗病能力减弱，诱发多种疾病或使原有病情加重及旧病复发。因此，在冬季里给自己加穿一件贴身的棉背心或毛背心以增强背部保暖，是必不可少的。

最后要说的保暖部位是脚，俗语说"寒从脚起"。现代医学认为，双脚远离心脏，血液供应不足，长时间下垂，血液循环不畅，保温能力弱，容易发冷。脚部一旦受凉，便通过神经的反射作用，引起上呼吸道黏膜的血管收缩，血流量减少，抗病能力下降，以致隐藏在鼻咽部的病毒、细菌乘机大量繁殖，引发人体感冒、哮喘、关节炎、痛经、腰腿痛等旧病复发。因此，冬季要注意保持自己的鞋袜温暖干燥，并经常洗晒。平时要多走动以促进脚部血液循环。临睡前用热水洗脚后以手掌按摩脚心涌泉穴5分钟。

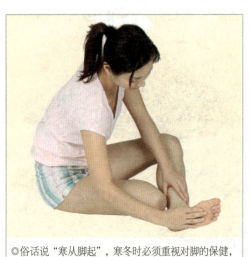

◎俗话说"寒从脚起"，寒冬时必须重视对脚的保健，冬季洗完脚后宜用手掌摩擦脚底的涌泉穴5分钟。

冬至护阳气

❶ 冬至吃狗肉，摆脱畏寒怕冷

在民间有"寒冬至，狗肉肥""狗肉滚三滚，神仙站不稳""吃了狗肉暖烘烘，不用棉被可过冬""喝了狗肉汤，冬天能把棉被当"等俗语。由于狗肉味道醇厚，芳香四溢，有的地方又叫香肉，它与羊肉都是冬至进补的佳品。

冬至吃狗肉的习俗据说是从汉代开始的。相传，汉高祖刘邦在冬至这一天吃了樊哙煮的狗肉，觉得味道特别鲜美，赞不绝口。从此在民间形成了冬至吃狗肉的习俗。现在的人们纷纷在冬至这一天吃狗肉、羊肉及各种滋补食品，以求来年有一个好兆头。

狗肉不仅味道鲜美、营养丰富，而且具有入药疗疾的效用。狗肉味甘、咸、酸，性温，具有补中益气、温肾助阳之功效，非常符合冬季进补之要义。《本草纲目》说狗肉："安五脏，补绝伤，轻身益气，宜肾，补胃气，壮阳道，暖腰膝，益气力。补五劳七伤，益阳事，补血脉，厚肠胃，实下焦，填精髓。"故此，中医历来认为狗肉是一味良好的中药，有补肾、益精、温补、壮阳等功用。现代医学研究证明，狗肉中含有少量稀有元素，对治疗心脑缺血性疾病，调整高血压有一定益处。狗肉还可用于虚弱症，如尿溺不尽、四肢厥冷、精神不振等。不仅如此，狗肉还对人体的内分泌、消化、神经、生殖系统疾病等有一定的治疗作用，它可以强壮人体，提高人体的免疫力和消化功能，增强性能力等。用狗肉加辣椒红烧，冬天常食，可增强抗寒能力。

值得注意的是，狗肉虽好，但因其性温热，多食易生热助火，故凡发热病、阴虚火旺炎症、湿疹、痈疽、疮疡等患者忌食；狗肉因含嘌呤类物质，故痛风患者忌食，孕妇亦忌食。另外，狗肉与鲤鱼相克，不宜共食，更不宜同烹。而且，吃完狗肉后千万不要再喝茶。狗肉也不能与大蒜同食，否则易助火损人，火热阳盛体质的人更应忌食。

❷ 足疗并不难，中药泡脚效果佳

现在洗脚城越来越多，可见人们已经对"热水泡脚，加点儿中药"的好处都不陌生了。但是，每天都去洗脚城专程做足疗，不仅麻烦而且花费也大。那怎么办呢？其实，自己在家也能做足疗。自己做足疗一点儿也不难，只要把足疗液配好就行了。所谓的配足疗液，就是根据自己的情况，在洗脚水里加点儿中药。

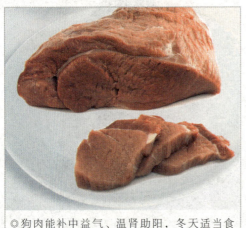

◎狗肉能补中益气、温肾助阳，冬天适当食用，可增强抗寒能力。

在这里，为大家推荐几种简单易做的足疗液。当归、桃仁、苏木、川椒、泽兰叶制成足疗液，能让你的脚上皮肤变得柔嫩美丽。脚上皮肤干燥的人，可以试试用桃仁、杏仁、冬瓜仁、薏苡仁熬制的药水兑入热水里洗脚。脚累脚痛者，可以用透骨草、伸筋草、苏木、当归、川椒熬制的药水。冬天里，人容易脚冷，特别是女性，经常整夜都睡不热乎。可以在洗脚时，在水中放干姜或樟脑，樟脑会很快在热水中融化，泡后脚会发热，对改善脚凉很有效。

以上提到的这些材料在中药房很容易买到，而且便宜，熬制时先用大火煮开，然后小火煮5~10分钟，取汁即可。这些药水不用每次现熬现用，可以一次多熬制一些，用容器装好，每天洗脚时兑在水中即可。

另外，如果在泡脚的热水里加入鹅卵石，泡脚的同时用鹅卵石磨脚，则能起到类似于针灸的效果，可治疗长期失眠。热水泡脚，如同用艾条"温灸"脚上的穴位，而在泡脚盆里加入鹅卵石，高低不平的石头表面可以刺激脚底的穴位（涌泉、然谷、太溪

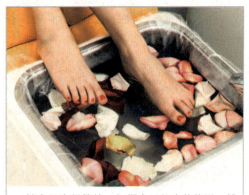

◎ 健康足疗很简单，根据自己的身体状况，挑选合适的中药材，在家也能做足疗。

等）或脚底反应区，起到类似足底按摩和针刺穴位的作用，从而促进人体脉络贯通，达到交通心肾、疏肝理气、健脾益气、宁心安神的功效，更好地改善睡眠。

泡脚用的鹅卵石并没有什么特别的要求，选择圆滑、大小相近的为佳。泡脚用的水应该保持在45℃左右，水深至少要高过踝关节，脚在鹅卵石上均衡地踩踏，浸泡20~30分钟。有心脑血管病和糖尿病的患者用热水泡脚时，要特别注意水温和时间的控制，以免出现头晕、头痛、乏力、心慌等情况。

小寒宜养胃

① 寒冷冬季，腊八粥打响"保胃"攻坚战

在民间，小寒时节素有吃腊八粥的习俗。其实，这是古人针对小寒时节人们滋补过多的情况而采取的养脾胃的措施，可称为小寒时节的保胃方略。《燕京岁时记》中记载"腊八粥者，用黄米、白米、江米、小米、菱角米、栗子、豇豆、去皮枣泥等，合水煮熟，外用染红桃仁、杏仁、瓜子、花生、榛穰、松子及白糖、红糖、琐琐葡萄，以作点染。"上述食物均为甘温之品，有调脾胃、补中益气、补气养血、驱寒强身、生津止渴的功效。我国古人称"粥为世间第一补人之物"，认为吃粥可以延年益寿。李时珍在《本草纲目》中也说粥能"益气、生津、养脾胃、治虚寒"。

腊八粥的原料没有规定，所有的五谷杂粮都可以入粥。冬天喝腊八粥可畅胃气、生津液，温暖滋补，可以祛寒。所以，腊八粥不应该仅仅成为腊八节的节日食品，而应该成为老百姓冬季餐桌上的一道常用的美食。最早的腊八粥是用红小豆和糯米来煮，后经演变，加之地方特色，逐渐丰富多彩起来。现在可以根据各人的口味和身体状况不同而做成各种各样的腊八粥。

方一：补脾健胃的薏米腊八粥

主要原料为粳米、糯米和薏米等。粳米含蛋白质、脂肪、碳水化合物、钙、磷、铁等成分，具有补中益气、养脾胃、和五脏、除烦止渴、益精等功用。糯米具有温脾益气的作用，适于脾胃功能低下者食用，对于虚寒泻痢、虚烦口渴、小便不利等有一定的辅助治疗作用。薏米具有健脾、补肺、清热、渗湿的功能，经常食用对慢性肠炎、消化不良等症也有良效。

方二：养心补肾的果仁腊八粥

主要原料为花生、核桃仁、莲子、枸杞子、红枣、松子、栗子、粳米等。花生有"长生果"的美称，具有润肺、和胃、止咳、利尿、下乳等多种功效。核桃仁具有补肾纳气、益智健脑、强筋壮骨的作用，还能够增进食欲、乌须生发，核桃仁中所含的维生素E更是医药学界公认的抗衰老药物。对于经常失眠的患者，如果在粥里加点儿龙眼肉、酸枣仁，将会起到很好的养心安神作用。莲子可补气健脾；枸杞子具有延年益寿的作用，对血脂也有辅助的调节作用，是老年人的食疗佳品；红枣也是一种益气养血、健脾的食疗佳品。对脾胃虚弱、血虚萎黄和肺虚咳嗽等症有一定疗效；松子仁能滋润心肺、通调大肠；栗子能补肾益气、治腰酸腿软。

方三：滋阴益肾的黑米腊八粥

主要原料是黑米、枸杞子、红枣、黑豆、糯米、葡萄干等。许多黑色食品都是绝好的美容食品。比如黑米，含有多种维生素和锌、铁、硒等营养物质。黑米能滋阴益肾、明目活血。黑豆蛋白质含量高、质量好，还含有丰富的不饱和脂肪酸和钙、铁、胡萝卜素及B族维生素。

❷ 冬练三九，小寒更要合理锻炼

小寒表示寒冷的程度，从字面上理解，大寒冷于小寒，但在气象记录中，小寒却比大寒冷，可以说是全年二十四节气中最冷的节气。俗话说"冬练三九"，小寒正处于三九天，是一年中天气最冷的时候，所以此时正是人们加强锻炼、提高身体素质的大好时节。但此时的锻炼也要讲究方式、方法。

首先，冬季晨练宜迟不宜早。冬天的寒气比较重，早上的时候更是如此，因为每天的最低气温一般出现在早上5时左右，而人体的阳气还没旺盛。此时外出锻炼，易受"风邪"侵害。"虚邪贼风，避之有时。"根据《黄帝内经》的养生法则，冬天人体需要吸收阳光补充自己的阳气。在太阳出来之前运动会损伤阳气，容易患伤风感冒，也易引发关节疼痛、胃痛等病症。所以说，冬季晨练宜迟不宜早。一般太阳出来半个小时后，晨寒才开始缓解，此时才应该开始锻炼。

其次，锻炼之前应做好充分的准备活动。因为冬天气温低，体表血管遇冷收缩，血流缓慢，肌肉的黏滞性增高，韧带的弹性和关节的灵活性降低，如准备活动不充分易发生运动损伤。准备活动可采用慢跑、拍打全身肌肉、活动上肢和下蹲等。尤其是冬泳下水前，预备活动更要充分，通过慢跑、全身按摩等方法，调动机体各部分的功能活动，提高中枢神经系统的兴奋性和反应能力。

第三，不要过于剧烈运动，避免大汗淋漓。《黄帝内经》认为冬季养生应"无泄皮肤"，否则就会使阳气走失，不利于气闭藏，这就是说冬天里不宜剧烈运动，锻炼时运动量应由小到大，逐渐增加，尤其是跑步，不宜骤然间剧烈长跑，必须有一段时间小跑，活动肢体和关节，待机体适应后再加大运动量。通过锻炼，如果感到全身有劲，轻松舒畅，精神旺盛，体力和脑力功能增强，食欲、睡眠良好，就说明这段时间运动是恰当的。

最后，若遇到大风、大雾等天气，则不适宜进行露天锻炼。而且，老年人在冬天不应起得过早，最好在日出后出门锻炼。锻炼时的衣着，既要保暖防冻，又要轻便舒适，有利于活动。最初活动时由于气温较低，应多穿些衣服，待做些准备活动，身体暖和后，再脱掉厚重的衣物进行锻炼。锻炼后要及时加穿衣服，避免寒邪入侵。

总之，运动需要循序渐进、持之以恒，即使在寒冷的冬天也不应该忽略，否则一冬天积攒下来的身体方面的问题就会在来年春天凸显出来，而长期待在温暖的室内也会降低身体的免疫力，增加感冒等呼吸道疾病的发病概率。

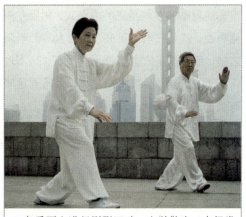

◎ 冬季不宜进行剧烈运动，宜以散步、太极拳等和缓性的运动为主。

大寒润肺除恶燥

❶ 肺燥流鼻血，蒜泥外敷涌泉穴

冬天因为寒冷，不少人喜欢吃热气腾腾的火锅，尤其是在温暖的屋子里，这就很容易形成肺燥，从而出现流鼻血的现象。

为何肺燥就会流鼻血呢？《黄帝内经》认为，肺开窍于鼻，也就是说当肺脏出现问题的时候通常会通过鼻子表现出来。《外科正宗》卷四说："鼻中出血，乃肺经火旺，迫血妄行，而从鼻窍出。"这句话的意思是，流鼻血的原因是肺中有火，迫使血液逆行，从鼻腔中流了出来。而肺火多是因燥而起，燥邪侵袭人体后多损伤津液，引起身体的"大火"。冬天阳气本来内藏，我们的饮食或居住环境又让肺中有了燥热，那鼻血自然就会流出来。

经常性的流鼻血可以用蒜泥外敷涌泉穴的方法止血，涌泉穴就是人足底的前脚心位置，使用时最好用独头蒜。如果是右侧流鼻血就贴在左侧足底的涌泉穴,相反左侧流鼻血,就贴在右侧足底。因为大蒜乃辛辣之物,敷在涌泉穴上能够引热下行,热不攻于上了,鼻血就会很快止住。如果感到足底有刺痛的感觉,就可以将蒜泥揭下来。

在治疗的时候有几个方面需要注意,一是一定要"左病右治"或者是"右病左治",因为这是跟经络的走行有关系的,如果不按照这样的规则就会失去效果。二是出血的时候不要头向后方仰,或者是仰卧,这是一种非常错误的做法。三是一定要把蒜捣成蒜泥,这样能让大蒜的作用充分发挥出来。如果用温水浸泡双脚后再贴敷蒜泥会使效果更加明显。

此外,在清晨洗脸的时候,我们不妨用毛巾多揉揉嘴唇、鼻翼两侧的皮肤,因为在这附近有很多的穴位,经常按摩能够很好地保护鼻子健康。总之,只要能多采用一些有效的方法,流鼻血完全可以祛除。

❷ 冬日遭到寒湿袭击,蒸汽疗法就是你的反击武器

每到季节转换的时候,总有很多人会患上感冒,这其中不乏看似身强力壮的男人。当别人感冒了,如何增强自己的抵抗力,使自己免于传染呢?答案很简单——煮醋!对于煮醋,大家应该都不陌生,在感冒的多发季节,家里的长者总会在屋里煮上半小时到一个小时的醋。实际上,煮醋就属于蒸汽疗法,它既能对空间进行消毒防病,又能起到治疗作用。

中药与水所形成的蒸汽通过温热和药气作用在人的皮肤上,使人的毛窍疏通,活血通络,人的气血畅通,五脏的气机就会变得和顺,身体自然也就越发地健康了。中医上认为不通则痛,蒸汽疗法正是"通"之法,从某一角度而言,通也是补之义。外用药和内服药的功能是一样的,所以蒸汽疗法对人的健康作用,同所选的药方有直接的关系。也就是说,如果希望发散风寒,可以用辛温解表的方药;如果想达到通络的作用,可以用活血化瘀之药。总之,大家可以根据实际需要,辩证地用药。

如果身体因寒湿侵袭而引发疾病,可试着用蒸汽疗法来祛除体内的寒湿之气。下面就介绍两个蒸汽方法:

方一:发汗解表方

生姜、葱白,或羌活、苍术、生姜、明矾,或紫苏叶,或生姜、陈皮、苍耳、薄荷。上述诸药亦可合而用之。各药剂量30~60克。

凡是因为风寒外感而出现头痛、身痛,不出汗者,皆可以采用此疗法,蒸汽1~2次出汗之后,擦干皮肤,即可以安然入睡。

方二:风湿痹痛方

海风藤、豨莶草、防风、秦艽、桑枝、松节、木瓜、白芷、细辛、川芎、当归、羌活、续断。除细辛10克,其余药各30~50克。

凡是周身筋肉、关节、肩背、腰腿各部风湿或寒痹痛,麻木者,皆可以采用此疗法。全身多处疼痛可蒸全身,某一局部、肢体疼痛,则只蒸局部。

需要注意的是,蒸汽疗法适用于脏腑虚寒、慢性气虚虚弱、经脉寒凝气质血安等症,如果有出血倾向、皮肤溃烂、肿瘤、孕妇及湿热病等,都应该禁用蒸汽疗法。

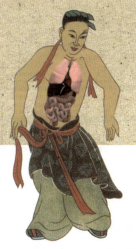

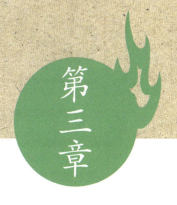

《黄帝内经》对症养五脏六腑

● 中医学把人体内在的重要脏器分为脏和腑两大类，脏，包括心、肝、脾、肺、肾五个器官，主要指胸腹腔中内部组织充实的一些器官，它们的共同功能是贮藏精气。腑，包括胆、胃、大肠、小肠、膀胱、三焦六个器官，大多是指胸腹腔内一些中空有腔的器官，它们具有消化食物、吸收营养、排泄糟粕的功能。

善调五脏六腑，抓住养生的重点

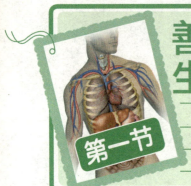

第一节

五脏六腑是人体生命活动的根本，脏腑功能正常，身体才会健康长寿。如果脏腑功能失调，身体就会衰弱多病。因此，养生一定要注意保养脏腑，才可以延年益寿。

脏腑平衡，激发人体自我修复潜能

在中医看来，人体是一个完整的小天地，它自成一套系统，有自己的硬件设施、故障诊断系统和自我修复系统等。如果把人体比喻成一部机器，当它的某些部位或者零件被破坏时，它可以自动调整各种功能对受到损害的部位或零件进行修复，这就是人体神奇的自愈力。

自愈力就是人体的自我修复能力。举一个最简单的例子，切菜的时候，不小心把手划了一个小口，运行到此处的血液就会溢出。由于血液运行出现局部中断，就有更多的血液运行于此，由此促使伤口附近细胞迅速增生，直至伤口愈合。增生的细胞会在伤口愈合处留下一个瘢痕。整个过程不需要任何药物，这就是人体自愈能力的一个最直观的表现。

这也体现了中医的一个治病理念："三分治、七分养"。中医不主张过分依赖药物，因为药物不过是依赖某一方面的偏性来调动人体的元气，来帮助身体恢复健康。但是，人体的元气是有限的，如果总是透支，总有一天就没有了。而我们要活下去，依靠的就是体内的元气，元气没有了，再好的药也没用了。所以，生病了不用慌张，人体有自愈的能力，我们可以充分地相信它，用自愈力把疾病打败。

但是，这并不意味着人体有了自愈力，我们就可以完全放心了，生病了不找

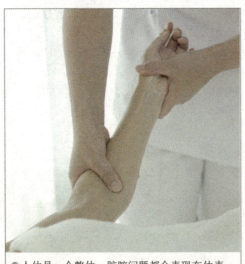

◎人体是一个整体，脏腑问题都会表现在体表，出现问题后要及时用饮食、按摩等手段纠偏。

医生、不吃药、不打针，而且想吃冷饮时吃冷饮，想熬夜时熬夜，如果这样的话，病怕是永远都好不了。应该怎么做呢？我们应该配合人体自愈力开展工作，每天按时吃饭，早睡早起，适当地锻炼，保持愉悦的心情。使人体的五脏六腑、经络、气血的功能得到正常的发挥，这样才能保证体内的元气充足，只有元气充足了，病才能痊愈。

在决定元气的几个方面里，协调五脏六腑的平衡尤为重要。脏腑之间具有互相支持和协同作战能力，从而使得全身阴阳协调，维持整体的健康状态。比如肝属木主升，肺属金主降，它们间的协调运用使人体气机有升有降，达到平衡。如果其中一个功能失调，人体气机的升降就会失去平衡，导致阴阳不调，清气不升、浊气不降，人体就会生病。因此，可以说五脏六腑的协调能力决定了人体自我修复潜能的大小。

那么我们应该如何来协调五脏六腑使它们达到平衡状态呢？可以从两方面入手，一是"扶正"，二是"纠偏"。"扶正"就是扶正固本，养成健康的生活习惯，饮食有度、起居有常，也就是中医所说的"饮食法地道，居处法天道"。顺应大自然的规律去生活，使邪气不内侵，维护脏腑的本性不受破坏。"纠偏"就是当脏腑间偶有失和，要及时予以调整，以纠其偏差，五脏六腑在运作中难免会出现一些小毛病，如果不及时调节，最终可能酿成大的疾病。人体是一个和谐的整体，内在脏腑的问题都会表现在身体表面，我们要时常关注自己的身体，以便及时发现问题，利用饮食调节或经络按摩等手段，把"开小差"的脏腑重新纳入正常的运作轨道上来。"邪去正自安"，只要在疾病的早期及时控制，祛除致病因素，就算脏腑稍受损伤，也可以依靠自愈能力重新达到平衡状态。

如果把人体比喻成一个国家，自愈力就好比这个国家的国防军。国家要强大，必须使自己的国防军先强大，如果单纯依靠外来军队（吃药、打针）来帮助你打败敌人（疾病），很可能会导致亡国的悲剧出现。要强大人体的自愈力，也要从人体内部着手，协调五脏六腑的功能，只有脏腑达到了平衡，人体才能释放真正意义的自愈潜能，从而达到祛病、治病的目的。

五脏养护绝招——五音应五脏

让五脏听音乐？是不是从来没有听说过？其实这不是现代的新生事物，中医的经典著作《黄帝内经》两千多年前就提出了"五音疗疾"的理论。《左传》中说，音乐像药物一样有味道，可以使人百病不生、健康长寿。古代贵族宫廷配备乐队歌者，不纯为了娱乐，还有一项重要作用是用音乐舒神静性、颐养身心。古代的音乐有五个音：宫、商、角、徵、羽。从中医五行理论来看，这五音分别对应土

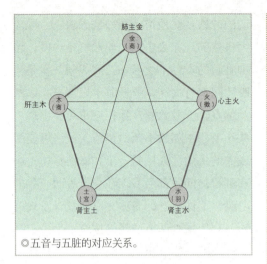

◎五音与五脏的对应关系。

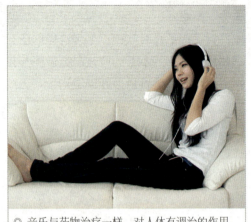

◎ 音乐与药物治疗一样，对人体有调治的作用，当五脏出现问题时，可以运用音乐辅助治疗。

（宫）、金（商）、木（角）、火（徵）、水（羽），而五行与五脏相对应：脾主土、肺主金、肝主木、心主火、肾主水。中医学认为"百病生于气"，情志对人的健康有很大影响，音乐可以感染、调理情绪，进而影响身体。在聆听音乐的过程中，曲调、情志、脏气共鸣互动，可以达到动荡血脉、通畅精神和心脉的作用。这就是"五音疗疾"的基本原理。

另外，在繁体字中，樂、藥、療三字同源，由此也可看出音乐与药物、治疗具有天然的联系。音乐可以舒体悦心、流通气血、宣导经络，与药物治疗一样，对人体有调治的作用。音乐还有归经、升降浮沉、寒热温凉等功能，符合中草药的各种特性。演奏音乐需要使用不同的配器、节奏、力度、和声等，彼此配伍，如同中药处方中有君臣佐使的区别一样。

用音乐治疗，也有正治、反治。让情绪兴奋者听平和忧伤的乐曲，让情绪低落的人听欢快轻松的乐曲是最常用的方法，这属于反治。正治就是让乐曲与情绪同步，帮听者宣泄过多的不良情绪，例如以如泣如诉的乐曲带走悲伤、以快节奏的音乐发泄过度兴奋的情绪等。

❶ 心气要平和，就听《紫竹调》

心脏是我们身体里的"君主之官"，掌控着精神和血液循环，它需要一刻不停地搏动，这完全符合心属火的特性。然而，现实生活的压力、不断减少的睡眠……这些无一不在伤害我们的心脏，很容易造成心脏系统的不适，导致失眠、心慌、心胸憋闷、胸痛、烦躁、舌尖部溃疡等疾病。

在五音中，徵音属心，相当于简谱中的"5"。徵调式乐曲热烈欢快，活泼轻松，构成层次分明、性情欢畅的气氛，具有"火"的特性，可入心。

适合心的最佳曲目是《紫竹调》。在这首曲子中，运用属于火的徵音和属于水的羽音配合很独特，补水可以使心火不至于过旺，补火又可使水气不至于过凉，利于心脏的功能运转。

欣赏《紫竹调》的最佳时间是在晚上9点到11点。中医最讲究睡子午觉，所以一定要在子时之前就让心气平和下来，然后平静入睡，过早过晚听都不太合适。

❷ 肝气要练达，就听《胡笳十八拍》

肝比较喜欢爽朗、豁达。我们如果长期被一些烦恼的事情所困扰，肝就会使体内本该流动的气处于停滞状态，时间一长，就会逐渐消耗肝的能量，产生抑郁、易怒、乳房胀痛、口苦、痛经、舌边部溃疡、眼部干涩、胆小、容易受惊吓等种种不适。

在五音中，角音属肝，相当于简谱中的"3"。角调式乐曲有大地回春、万物萌生、生机盎然的旋律，曲调亲切爽朗，有"木"之特性，可入肝。

最适合肝的乐曲是《胡笳十八拍》。肝顺需要木气练达，这首曲子中属于金的商音元素稍重，刚好可以克制体内过多的木气，同时曲中婉转地配上了较为合适的属于水的羽音，水又可以很好地滋养木气，使之柔软、顺畅。

欣赏这首乐曲应该在晚上7点到11点，这是一天中阴气最重的时间，一来可以克制旺盛的肝气，以免过多的肝气演变成火，另外可以利用这个时间旺盛的阴气来养肝，使之平衡、正常。

欣赏乐曲的过程中，还可以准备一杯绿茶，里面少放一些白茶，起到梳顺肝气的作用。

❸ 脾气要温和，就听《十面埋伏》

中医学认为，脾胃为后天之本，我们吃的食物都要经过脾胃的消化吸收，才能转化成能量供应给各个脏器。暴饮暴食、五味过重、思虑过度等都会让我们的脾胃承受过重的负担，而出现腹胀、便稀、肥胖、口唇溃疡、面黄、月经量少色淡、疲乏、胃或子宫下垂等症。

在五音中，宫音属脾，相当于简谱中的"1"。宫调式乐曲风格悠扬沉静，淳厚庄重，如"土"般宽厚结实，可入脾。

适合脾的乐曲是《十面埋伏》。脾气需要温和，这首曲子中运用了比较频促的徵音和宫音，能够很好地刺激我们的脾胃，使之在乐曲的刺激下，有节奏地对食物进行消化、吸收。

欣赏这首曲子可以在进餐时及餐后一小时内，沏上一杯黄茶，略加少量红茶相伴，可以温和地调节脾胃功能，效果不错。

❹ 肺气要滋润，就听《阳春白雪》

我们的生命每时每刻都离不开呼吸，肺就是管理呼吸的器官，全身的血液里携带的氧气都要通过肺对外进行气体交换，然后输送到全身各处。正因为肺和外界接触频繁，所以污染的空气、各种灰尘、致病细菌等会引发很多肺部疾病，常见的咽部溃疡疼痛、咳嗽、鼻塞、气喘、容易感冒、易出汗等，都属于肺的问题。

在五音中，商音属肺，相当于简谱中的"2"。商调式乐曲风格高亢悲壮、铿锵雄伟，具有"金"之特性，可入肺。

适合肺的最佳曲目是《阳春白雪》。肺气需要滋润，这首曲子曲调高昂，包括属于土的宫音和属于火的徵音，一个助长肺气，一个平衡肺气，再加上属于肺的商音，可以通过音乐把你的肺从里到外彻底梳理一遍。

欣赏这首曲子可以在下午3点到7点，太阳在这个时间段里开始西下，归于西方金气最重的地方，体内的肺气在这个时段是比较旺盛的，随着曲子的旋律，一呼一吸之间，可以彻底滋润肺气。沏上一杯白茶，里面少放一些红茶和黄茶，可以起到生补肺气、清除肺中杂质的效果。

❺ 肾气要蕴藏，就听《梅花三弄》

肾为先天之本，我们先天的元气和后天的精气都要储存在肾中，一旦身体中的哪个器官缺少足够的能量，就要从肾里往外调。由于现代人不健康的生活习惯，大多数人的肾总是处于虚的状态。常见的肾部疾病包括面色暗、尿频、腰酸、性欲低、五更泻等。

在五音中，羽音属肾，相当于简谱中的"6"。羽调式乐曲风格清纯，凄切哀怨，苍凉柔润，行云流水，具有"水"之特性，可入肾。

适合肾的最佳曲目是《梅花三弄》。肾气需要蕴藏，这首曲子中舒缓合宜的五音搭配，不经意间运用了五行互生的原理，反复、逐一地将产生的能量源源不断输送到肾中。一曲听罢，神清气爽，倍感轻松。

欣赏这首乐曲应该在上午7点到11点。这段时间气温持续走高，体内的肾气也处于上升阶段，此时可以用属金的商音和属水的羽音搭配比较融洽的曲子促使肾中精气隆盛。欣赏乐曲时，可以备上一杯黑茶，水里面少放一些白茶，起到五行相生的效果。

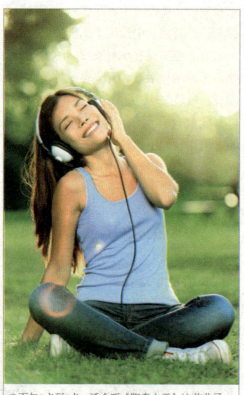

◎下午3点到7点，适合听《阳春白雪》这首曲子，这样有助于滋润肺气，保养肺脏。

五脏护养第一功法——五行掌

五行掌是山西五台山流传下来的养生祛病功法，其原理就是中医五脏五行相对应理论。五行掌包括预备活动和推、拓、扑、捏、摸五种功法，可根据病症选练相应功法，也可按顺序全套练习。五行掌动静兼练、刚柔相济、虚实变换、松紧相辅、运动全面。具体功法如下：

首先要做功前预备活动。要宽衣松带，全身放松；轻轻叩齿36次，舌在口内搅动36次；分3次吞津，以意念送至脐下丹田处；以手指梳头数次，双掌相对搓热，然后干洗面36次。五种功法的做法是：

① 推法

属木，与肝相应，默念"嘘"字。站立，两足平行，与肩同宽，两膝微屈，两臂下垂，屈腕，掌心向上，指尖相对，靠近小腹；以鼻缓缓吸气，意念暗示清气从两足大趾沿大腿内侧的肝经上升至两胁；与此同时，两手如托物状，缓缓上移，至胸前与肩平行时吸气尽；随呼气默念"嘘"字，暗示浊气尽出，清气由两胁沿肝经降至足大趾；同时反掌，掌心向前，指尖向上，随呼气双手缓缓向左前方推出，左脚随之向左前方迈出一步，呈弓步，重心在前屈的左腿上，右腿伸直；至呼气尽时反掌，掌心向上，指尖相对，向下收回至小腹前，同样伸左腿屈右膝，重心后移至右腿上，再开始吸气，如此反复5~10次，收回左腿；再换右脚向右前方迈出一步，并重复5~10次。

做推法时，动作宜缓慢，配合柔和自然的呼吸，目光注视双手，屈腕稍用力，使指尖有麻酥酥的得气感，意念暗示气血沿肝经循行路线升降，吸气时大趾微微上翘，容易得气。

② 拓法

属火，与心相应，默念"呵"字。预备姿势及动作基本同推法，但吸气时暗示清气从小指内侧沿心经路线至胸中；呼气时默念"呵"字，暗示浊气尽出，清气沿心经散至小指，同时，推出的双掌如拓碑帖状，由左向右缓缓移动，至呼气尽时，直腰双腿下蹲，掌心向上，指尖相对，双手向下收至小腹前；再开始吸气如初，并重复5~10次；收回左腿，再出右腿，从右向左拓，也重复5~10次。

做拓法呼气时，除默念"呵"字外，要意守掌心劳宫穴和小指尖内侧的少冲穴，并使手指伸直用力上翘，以产生酥麻的气感，腰要正直，躯干随双手左右升降做圆运动。

③ 扑法

属土，与脾相应，默念"呼"字。预备姿势同推法；随吸气左腿屈膝，尽量上抬大腿，足尖向下，暗示清气从足大趾内侧沿腿内侧的脾经上升至腹部；同时左手屈肘，掌心向上，五指并拢自然微屈，以肘为轴，从小腹右侧向上、向左画弧运动，至与视线平时，吸气尽，掌心转向面部。

随呼气默念"呼"字，暗示浊气尽出，清气沿大腿内侧的脾经下降；同时左脚向前迈出一步，左掌转向前方，向左、向下画圆，降至小腹前，又反掌向上，叠于右手背下；再吸气时，换右手右腿，动作同开始，如此交替做5～10次，再后退做5～10次。做扑法时，手、眼、头、腿、呼吸、意念要配合好。

4 捏法

属金，与肺相应，默念"丝"字。左脚向左前方迈一大步，呈弓步，左臂向左前方伸，掌心向上，五指收拢如捏球状；右臂抬起，向后屈肘垂腕，掌心向下，五指亦如捏物状，屈肘40度左右，手置胸前，使肩、肘、手相平；随吸气，伸左腿，屈右腿，重心右移，臀向后坐；左臂屈肘收回，右臂在左臂上方向左前方伸出，两掌相对经过后，双双反掌，左掌向下，右掌向上；同时，暗示清气从拇指经臂内前缘的肺经吸入肺中；随呼气，左臂向前伸出，右臂屈肘收回，腿也呈前弓后箭，重心移向左前方，同开始动作；同时默念"丝"字，暗示浊气尽出，清气沿肺经散至拇指；如此反复5～10次后，再换右臂右腿向右前方迈出，也往复

5～10次。

做捏法时，动作应缓慢轻柔，身躯前后移动，而胸腰则左右扭转，以扩大肺活量。

5 摸法

属水，与肾相应，默念"吹"字。左脚向左前方迈一大步，呈前弓后箭步，两臂自然下垂，肘微屈，掌心向下，指尖向前，置于小腹左前方平脐；随吸气，双手由左向右、向后收回，做画圆的抚摸动作，收至右下腹时吸气尽；同时左腿伸直，右膝屈曲，重心后移至右腿上，左足尖微微上翘，足跟着地，暗示清气从足心涌泉穴沿大腿内侧的肾经上升至腰部两肾；随呼气默念"吹"字，暗示浊气尽出，清气沿肾经降至涌泉穴；同时双手向左、向前摸出，意守掌心，手指微微上翘，以产生气感；同时屈左膝，伸右腿，重心前移至左腿上；呼气尽时，再开始做前面的动作；如此反复做5～10次，再换右腿向右前方迈出，亦做5～10次。

做摸法时，双掌与地面平行画圆，如磨豆腐一般，高不过脐，腰部随呼吸及双掌动作转圈，躯干要保持正直，这可加强对肾俞等穴的意守。

以上动作虽然简单，却能使脊椎和上下肢各关节都得到充分活动，使五脏六腑得到保养。因此，五行掌既可用于五脏保健，也可用于康复医疗，其应用范围是很广的，可作为辩证施功的基本功法。

心脏养生：心平病不欺，养心则寿长

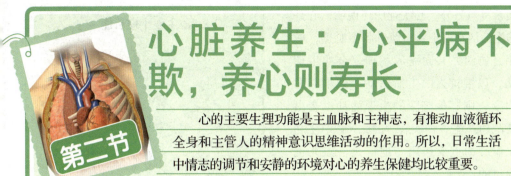

第二节

心的主要生理功能是主血脉和主神志，有推动血液循环全身和主管人的精神意识思维活动的作用。所以，日常生活中情志的调节和安静的环境对心的养生保健均比较重要。

心为五脏之首，养护君主之官

《黄帝内经》把人体的五脏六腑命名为十二官，而心为君主之官。网上曾流行这样一段话：人体的五脏中，肾有两个，坏了一个还有一个；肝脏、肺脏也都有两叶；唯独心只有一个，昼夜不停地工作，至为宝贵，也最辛苦。

《黄帝内经》对心脏是这样描述的："心者，君主之官。神明出焉。故主明则下安，主不明，则一十二官危。"君主，是古代国家元首的称谓，有统帅、高于一切的意思，是一个国家的最高统治者，是全体国民的主宰者。把心称为君主，就是肯定了心在五脏六腑中的重要性。

现代医学认为，人的精神、意识、思维活动属于大脑的生理功能，是大脑对外界客观事物的反映。但是，中医学从整体观念出发，认为人体的精神、意识、思维活动是各脏腑生理活动的反映，因此把神分为五个方面，分别与五脏相应。故《黄帝内经·素问》说："心藏神、肺藏魄、肝藏魂、脾藏意、肾藏志。"人体的精神、意识、思维活动，虽然与五脏都有关系，但主要还是归属于心的生理功能。

所谓"心藏神"，是指精神、思维、意识活动及这些活动所反映的聪明智慧，它们都是由心所主持的。心主神明的功能正常，则精神健旺，神志清楚；反之，则神志异常，出现惊悸、健忘、失眠、癫狂等症候，也可引起其他脏腑的

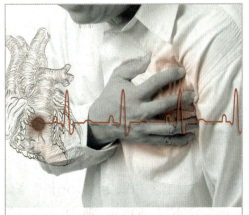

◎心为"君主之官"，指的是心是脏腑中最重要的器官，是人的生命活动的主宰。

功能紊乱。另外，心主神明还说明，心是人的生命活动的主宰，统帅各个脏器，使之相互协调，共同完成各种复杂的生理活动，以维持人的生命活动，如果心发生病变，则其他脏腑的生理活动也会出现紊乱而产生各种疾病。因此，以君主之官比喻心的重要作用与地位是一点儿也不为过的。

心的第二大功能就是主管血脉，它包括主血和主脉两个方面。全身的血，都在脉中运行，依赖于心脏的推动作用而输送到全身。脉，即血脉，是气血流行的通道，又称为"血之府"。心脏是血液循环的动力器官，它推动血液在脉管内按一定方向流动，从而运行周身，维持各脏腑组织器官的正常生理活动。中医学把心脏的正常搏动、推动血液循环的这一动力和物质，称之为心气。另外，心与血脉相连，心脏所主之血，称之为心血，心血除参与血液循环、营养各脏腑组织器官之外，又为神志活动提供物质能量，同时贯注到心脏本身的脉管，维持心脏的功能活动。因此，心气旺盛、心血充盈、脉道通利，心主血脉的功能才能正常，血液才能在脉管内正常运行。

在生活中，人们常用"心腹之患"形容问题的严重性，却不明白为什么古人要将心与腹部联系起来。所谓"心"，即指心脏，对应手少阴心经，属里；"腹"就是指小肠，为腑，对应手太阳小肠经，属表。"心腹之患"就是说，互为表里的小肠经与心经，它们都是一个整体，谁出现了问题都是很严重的。

总之，在中医理论中，心对于人体，就如同君主在国中处于主宰地位，如果心能保持正常，身体其他器官也就能有条不紊地发挥其作用；如果心里充满着各种嗜欲杂念，身体的其他器官也要受影响，各个器官也就会失去各自应有的作用。因此，我们一定要好好保护我们的心脏。

心主要生理功能

> 心脏是血液循环的动力器官，它推动血液在脉管内按一定方向流动，从而运行周身，维持各脏腑组织器官的正常生理活动。

> 心若能保持正常，九窍等各器官就能有条不紊地发挥其作用。

望面部，知心脏

一个人心气旺盛，脸色就好看，所以要知道一个人的心脏好不好，看他的脸就行。《黄帝内经》认为："心，其华在面。"心系统功能的强弱是通过面色来反映的，因为我们头面部的血脉极其丰富，全身血气都上注于面，所以心的精气盛衰及其生理功能是否正常，都可以通过面部的色泽变化显露出来。一个人心气旺盛，面色就会红润、有光泽，但是有些人属于"面若桃花"，不管在什么情况下，脸都是红的，而且红得不正常，这就不是心气旺盛了，而是心气不收敛造成的，是病态的面色。

如果是心气不足，就会面色灰暗或苍白，人显得很没精神。这种情况可以通过经常搓脸来改善，《黄帝内经·灵枢·邪气藏府病形》说："十二经脉，三百六十五络，其血气皆上于面而走空窍。"这是说面部聚集着大量穴位，它是足三阳经的起点和手三阳经的终点，经常搓脸就是在按摩这些经脉和穴位，使其气血畅通、循环无碍，人就可以变得脸色红润。

中医还认为"目为心之使"，就是说如果人的心神散了，眼神也会散，就会出现重影或者看不见东西的情况。所以，如果眼睛出现了问题，一定要赶快去医院检查一下，因为这可能不光是眼睛的问题，而是心脏出了问题。

另外，《黄帝内经·灵枢·五阅五使》中说："舌者，心之官也。"也就是说心开窍于舌，心的精气盛衰及其功能变化可以从舌的变化上显现出来。因此，一个人如果出现口舌生疮、口腔溃疡等症

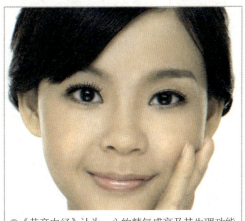

◎《黄帝内经》认为：心的精气盛衰及其生理功能是否正常，可以通过面部的色泽变化显露出来。

状，中医会认为是人的心火过旺，除了口烂、舌疮外，还会出现小便短赤、灼热疼痛等小肠热证，这叫作"心移热于小肠"。因为心与小肠相表里，如果小肠实热，也会顺经上于心，出现心烦、舌尖溃疡等症状。因此，当出现这些情况时，在治疗上既要清泻心火，又要利小便以清利小肠之热，给邪以出路，相互兼顾，才能有成效。

了解了心脏的重要性，大家一定要学会通过身体表面的一些变化来及时发现心脏的问题，这些判断方法如果你自己不能确定，那就要多去医院请教医生，或者隔一段时间做个体检，一旦心脏出现了问题就要及时治疗，千万不能大意。

防止心脏早衰，太渊是个好帮手

"心衰"在医学上是"心功能衰竭"的简称，也叫作"心功能不全"。大家都知道，心脏是人体的发动机，如果这里出了问题，那后果一般会比较严重，甚至还会导致死亡。随着人年纪越来越大，心脏也像一个用久了的机器一样，开始出现问题，血液运行也慢了。如何让心脏强壮起来，防止心衰呢？

在人的手腕上有一个穴位叫作"太渊"，"渊"字给人的感觉就是很深的地

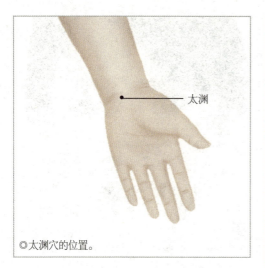

◎太渊穴的位置。

方,其实太渊穴是肺经的原穴,也是身体气血深藏的位置。太渊穴的位置就是手腕脉搏跳动的位置,也就是医生把脉的地方。正因为它的位置特殊,太渊穴还具有了一个很重要的作用——调节心脏。

中医有一个观点是说血液就通行在脉之中,而心是主宰血液的,所以脉搏可以反映出心脏的功能。太渊穴恰好处于腕口脉搏的地方,因此能够很好地反映心脏的功能强弱。当然反过来,太渊穴也是能够调节心脏的最好的位置。在医学上确实也发现,太渊穴有预防心衰的作用。

老年人一般都会起得很早,天还没有亮的时候就醒了,一般在这个时间也是最好的感受心脏功能的时间。将右手搭在左手上,在手腕的位置自己来感觉心脏的跳动节律,如果有不规律的情况发生的话,太渊穴就是最佳的解决方案。直接在床上按摩一段时间,等到心率平稳了,再进行日常的活动。

因为心衰的原因是心脏的功能太弱了,也就是气血过于亏虚。如果能从气血深藏的地方开始刺激,就会让气血的运行变快,上行供给其他的器官组织。如果年纪大了心脏出现了不适,比如说走路、跑步,或者其他的运动,上气不接下气了,就可以立刻坐下来,用手刺激一下太渊穴,提升一下气血,能够保持身体长久的活力。

心衰假如到了严重的时候,就没有什么有效的措施治疗了,即便是去了医院大多数情况也是束手无策。所以大家最好在身体还健康时,就开始对心脏做一些保健的活动,平时在足部的反射区多按压一下心脏的反射区,在手上多按按大鱼际。如果可以的话,每天能够按摩膻中穴也是养护心脏的不错方法。膻中穴就位于人体两乳头的中点,也就是俗话所说的心口窝的地方。它是人体气的枢纽,也就是说膻中穴对心脏的鼓动力量是非常强的。

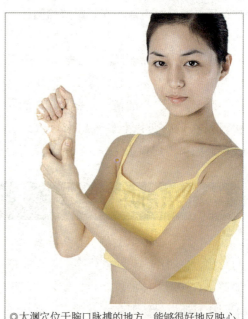

◎太渊穴位于腕口脉搏的地方,能够很好地反映心脏的功能强弱。常按太渊穴,可防止心脏早衰。

肾脏养生：固精补气，养护先天之本

第三节

肾是机体生命活力的源泉，是人体最重要的脏器，日常生活中要注意养肾固精，防止肾中精气过度的耗泄。

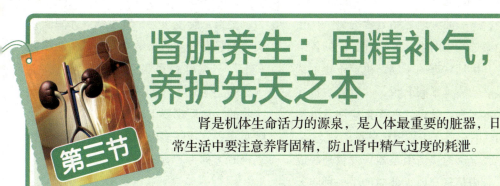

藏精纳气都靠肾，给生命提供原动力

肾，俗称"腰子"，作为人体一个重要的器官，是人体赖以调节有关神经，内分泌免疫等系统的物质基础。肾是人体调节中心，人体的生命之源，主管着生长发育，衰老死亡的全过程。

《黄帝内经》说："肾者，作强之官，技巧出焉。"这就是在肯定肾的创造力。"作强之官"，"强"，从弓，就是弓箭，要拉弓箭首先要有力气。"强"就是特别有力，也就是肾气足的表现，其实我们的力量都是从肾来，肾气足是人体力量的来源。"技巧出焉"是什么意思？技巧，就是父精母血运化胎儿，这个技巧是你无法想象的，是由父精母血来决定的，是天地造化而来的。

肾的功能主要有以下四个方面。

❶ 肾藏精，主生长发育和生殖

肾的第一大功能是藏精。精分为先天之精和后天之精，肾主要是藏先天的精气。精是什么？精是维持生命的最基本的物质。这种物质基本上是呈液态的，所以精为水，肾精又叫肾水。肾还主管一个人的生殖之精，是主生殖能力和生育能力的，肾气的强盛可以决定生殖能力的强弱。

《内经·上古天真论》云："女子……七七，任脉虚，太冲脉衰少，天癸竭，地道不通，故形坏而无子也。丈夫八岁，肾气实，发长齿更；……五八，肾气衰，发

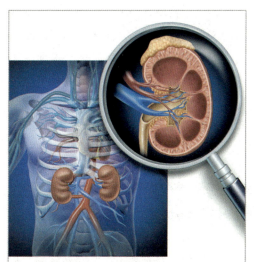

◎肾是人体生命之源，是做强之官，肾脏功能正常、肾精才充足，人的精力才充沛。

堕齿槁；……而天地之精气皆竭矣。"在整个生命过程中的生、长、壮、老的各个阶段，其生理状态的不同，决定了肾中精气的盛衰。故《素问》说："肾者主蛰，封藏之本，精之处也。"平素应注意维护肾中精气的充盛，维护机体的健康状态。

中医学认为，当生殖器官发育渐趋成熟时，肾中精气充盛，此时产生一种叫天癸的物质，它可以促进人体生殖器官发育成熟和维持人体生殖功能。

❷ 肾主管水液代谢

《素问·逆调论》："肾者水脏，主津液。"这里的津液主要指水液。《医宗必读·水肿胀满论》说："肾水主五液，凡五气所化之液，悉属于肾。"中医学认为，人体水液代谢主要与肺、脾、肾有关，其中肾最为关键。肾虚，气化作用失常，可发生遗尿、小便失禁、夜尿增多、尿少、水肿等。尤其是慢性肾脏病的发生发展与肾密切相关。

❸ 肾主纳气

肾的第二大功能是纳气，也就是接收气。《医碥》中记载："气根于肾，亦归于肾，故曰肾纳气，其息深深。"《类证治裁·喘证》中说："肺为气之主，肾为气之根。肺主出气，肾主纳气，阴阳相交，呼吸乃和。若出纳升降失常，斯喘作矣。"气是从口鼻吸入到肺，所以肺主气。肺主的是呼气，肾主的是纳气，肺所接收的气最后都要下达到肾。临床上出现呼吸浅表，或呼多吸少，动则气短等病理表现时，称为"肾不纳气"。

❹ 肾主骨生髓

《病机沙篆》指出："血之源在于肾。"《侣山堂类辩》认为："肾为水脏，主藏精而化血"。这里髓包括骨髓、脊髓、脑髓。老年人常发生骨质疏松，就与肾虚、骨骼失养有关。中医学认为，血液的生成，其物质基础是"精"和"气"，精包括水谷精微和肾精，气是指自然之清气。慢性肾衰患者常出现肾性贫血，就与肾虚密切相关。

中医学认为，肾是先天之本，也就是一个人生命的本钱，人体肾中精气是构成人体的基本物质，与人体生命过程有着密切的关系。人体每时每刻都在进行新陈代谢。肾脏将这些有害物质通过尿排出体外，以调节机体水、电解质和酸碱平衡，保持生命活动的正常进行。所以要保持健康、延缓衰老，应保护好肾脏。

要养肾先护腰，委中穴解除腰背痛

中医学认为"腰为肾之府"，按西医解剖学的理论，肾在腰的两侧，在这一位置出现腰酸等症状，首先就应考虑肾虚、肾气不足。

肾藏精，肾精化生出肾阴和肾阳，相互依存、相互制约，对五脏六腑起滋养和

第三章 《黄帝内经》对症养五脏六腑

温煦的作用。如果这一平衡遭到破坏或某一方衰退，就会发生病变，男性会出现性功能问题，如早泄、滑精等，严重者甚至会影响生育。

此外，肾脏和骨骼的关系很明显，很多激素都需要通过肾脏合成。临床上，有一些男性因为腰部外伤而影响性功能和生育能力，因此，对男性来说，护腰就是保护男性的根本。腰部是不可以受寒的，男性朋友可以经常把两手搓热，捂在腰眼上，这对保护腰部健康非常有益。

关于腰痛病，中医有一个治疗原则，叫"腰背委中求"。委中穴是治疗腰背疼痛的要穴，属足太阳膀胱经。委中穴位于膝关节后侧，也就是腘窝处，腿屈曲时腘窝横纹的中点。取穴时，采取仰卧的姿势最佳。

中医学认为，委中穴具有舒筋通络、散瘀活血、清热解毒之功效。刺激委中穴可用于治疗腰脊强痛、风湿痹痛、小便不利、呕吐泄泻、咽喉疼痛等病症。刺激委中穴的具体方法是：

（1）用两手拇指端按压两侧委中穴，力度以稍感酸痛为宜，一压一松为1次，连做10~20次。

（2）两手握空拳，有节奏地叩击该穴，连做20~40次。

（3）用两手拇指指端置于两侧委中穴处，顺、逆时针方向各揉10次。

此外，膀胱经最活跃的时候为下午3点到5点，在这段时间刺激委中穴效果更好。

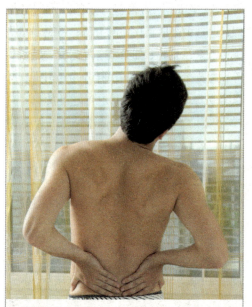
◎男性常按摩腰眼穴，可强腰健肾，防治中老年人因肾亏所致的腰肌劳损、腰酸背痛等问题。

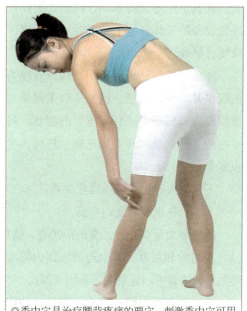
◎委中穴是治疗腰背疼痛的要穴，刺激委中穴可用于治疗腰脊强痛、风湿痹痛、小便不利等病症。

肾虚不是男人病，女人也要补肾

提到肾虚，人们往往会认为这是一种男人病。其实这是完全错误的观点，女性也容易患上肾虚，女性肾虚会造成性冷淡、不孕，出现月经失调及白带清稀、胎动易滑等症状。肾气的盛衰还关系到女性体内分泌系统的储备，而内分泌的损耗，如同灯油耗尽，生机将灭。可以说，肾精的耗损是导致女性早衰的根源。因此，保护肾精，加强肾精的储备是延缓衰老的第一要义。

肾精是五脏六腑精气的根本，肾精的耗损影响着整个人体。而且女性跟男性比较，阳气较弱，如果工作与家庭的压力过大、饮食不注意预防寒凉，或是长期处在冷气设备的工作环境中，更容易患肾虚，致使过早衰老。

肾虚一般多见于更年期女性，表现为失眠多梦、烦躁易怒、脱发、口干咽燥、黑眼圈与黄褐斑等"肾阴虚"的症状，可多吃鱼、鸭、黑木耳、黑芝麻、核桃、冬虫夏草等。

下面为大家推荐两道食疗菜肴：

方一：冬虫夏草淮山鸭汤

准备冬虫夏草15克，淮山药20克，鸭1只。先将鸭和虫草、淮山药放入锅内隔水炖熟，调味即可。每星期可食用一两次。

冬虫夏草淮山鸭汤具有滋阴补肾的作用，适用于因肾阴不足而导致的失眠、耳鸣、腰膝酸痛、口干咽燥等。

方二：猪腰补肾汤

准备枸杞子100克，党参片4克，鲜猪腰90克，清汤适量，盐6克，姜片3克。将枸杞子略冲洗净；鲜猪腰片去腰臊，洗净切条备用。净锅上火倒入清汤，放入盐、姜片、党参烧开。下入枸杞、鲜猪腰烧沸，打去浮沫，煲至熟即可。

猪腰补肾汤有补肾、益气、强腰的功效，常食可改善肾虚腰痛、气虚乏力、阳事不举等症状。

总之，肾虚了就要补，而且从饮食上进行温补较为合适。除了上面介绍的两种药膳之外，平时肾虚的人，可以多吃点儿蚕豆等豆类食品。因为很多豆子的外形同肾相似，这是中医取类比象的方法；还应多吃些黑色、紫色食物，如桑葚、黑芝麻、黑木耳等；《黄帝内经》讲："肾开窍于耳"，所以多按摩耳朵对肾脏也是有好处的。

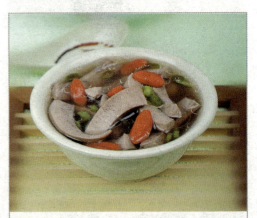

◎猪腰具有滋阴、补肾、固精的功效，搭配枸杞子等益肾固精的中药材，其补肾效果更佳。

第四节 肺脏养生：防病养正气，必先养肺气

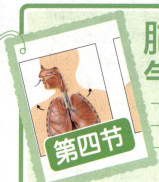

肺为娇脏，日常生活中可以多吃些润肺的食物，有利于肺脏的保健。

肺为"相傅之官"，负责一切大小事物

肺是进行气体交换的器官，如果没有肺，人体的呼吸就无法完成。肺就像是一个对外交流的使者，吐故纳新，保持身体的活力和新鲜。《素问·灵兰秘典论》中认为："肺者，相傅之官，治节出焉。"肺的作用就像是宰相一样，协助皇帝，起到治理调节的作用。

一般来说，肺有以下三大功能，即肺主气，主肃降，主皮毛。

肺的第一大功能是主气，主全身之气。肺不仅是呼吸器官，还可以把呼吸之气转化为正气、清气而输布到全身。《黄帝内经》提到"肺朝百脉，主治节"。百脉都朝向于肺，因为肺是皇帝之下，万人之上，它是通过气来调节治理全身的。

肺的第二大功能是主肃降。肺居在西边，就像秋天，秋风扫落叶，落叶簌簌而下。因此肺在人身当中，起到肃降的作用，即可以肃降人的气机。肺是肺循环的重要场所，它可以把人的气机肃降到全身，也可以把人体内的体液肃降和宣发到全身各处，肺气的肃降是跟它的宣发功能结合在一起的，所以它又能通调水道，起到肺循环的作用。

肺的第三大功能是主皮毛。人全身表皮都有毛孔，毛孔又叫气门，是气出入的地方，都由肺直接来主管。呼吸主要是通过鼻子，所以肺又开窍于鼻。

肺的三大功能决定了它在身体中的地位是宰相。肺脏好不好，同样可以在人体外表观察出来：肺气健全，则皮肤致密，毫毛润泽。若肺功能失常日久，则肌肤干燥，面容憔悴而苍白，皮毛憔悴枯槁。

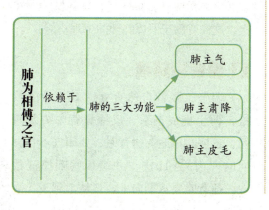

中医提出"笑能清肺",笑能使胸廓扩张,肺活量增大,胸肌伸展,能宣发肺气、调节人体气机的升降、消除疲劳、驱除抑郁、解除胸闷、恢复体力,使肺气下降,与肾气相通,并增加食欲。清晨锻炼,若能开怀大笑,可使肺吸入足量的大自然中的"清气",呼出废气,加快血液循环,从而达到心肺气血调和,保持人的情绪稳定。

要养护肺,应注重饮食,多吃蒜。中医学认为,大蒜味辛、性温,可健胃、杀菌、散寒,适合于肺病患者食用。饮食养肺还应多吃玉米、黄豆、黑豆、冬瓜、番茄、藕、甘薯、猪皮、贝、梨等,但要按照个人体质、肠胃功能酌量选用。此外,养肺要少抽烟,注意作息,保持洁净的居室环境等。

每天可坚持跑步、散步、打太极拳、做健身操等运动,以增强体质,提高肺脏的抗病能力。

疏通肺气,中医有绝招

"肺气"与人体健康有很大的关系。中医学认为,咳嗽、咯痰、气喘等都是肺气上逆的症状。咯血为肺热、肺(阴)虚或肺络受伤的表现;鼻塞流涕、鼻出血等都应从肺考虑;喉痒、声沙哑或喉鸣等也应从肺考虑;眼睑或面部水肿,手足四肢肿,也可能由于肺气壅塞不能通调水道引起。

接下来为大家介绍三种操作简单的护肺妙法,在你闲暇的时候,不妨一试。

❶ 摩喉护肺法

端坐,仰头,颈部伸直,用手沿咽喉部向下按摩,直到胸部。双手交替按摩30次为1遍,可连续做2～3遍。这种方法可以利咽喉,有止咳化痰的功效。

❷ 深吸气护肺法

每日睡前或晨起,平卧床上,进行腹式呼吸,深吸气,再吐气,反复做20～30次,这样有助于锻炼肺部的生理功能。

❸ 捶背护肺法

端坐,腰背自然直立,双目微闭放松,两手握成空拳,反捶脊背中央及两侧,各捶3～4遍。捶背时,要闭气不息,同时叩齿5～10次,并缓缓吞咽津液数次。捶背时从下向上,再从上到下,沿

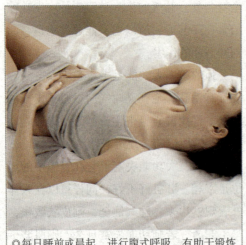

◎每日睡前或晨起,进行腹式呼吸,有助于锻炼肺部功能。

脊背捶打，如此算1遍。先捶背中央，再捶左右两侧。这种方法可以疏导肺气，通脊背经脉，预防感冒，同时，有健肺养肺之功效。

同时，中医在调理"肺气"、治疗肺部疾病方面颇具特色，既可直接治疗又可间接治疗。直接治疗有宣肺、肃肺、清肺、泻肺、温肺、润肺、补肺、敛肺八法，间接治疗是则通过五脏生克关系进行。

例如：清肺法主要用清泻肺热的药物祛除肺中实热，如白茅根、天花粉、芦根等；润肺法主要用润肺生津的药物来防止燥热损伤肺阴，多用沙参、玉竹、百合等；补肺法则是补益肺气，改善呼吸功能，提高肺的免疫防御屏障，也就是扶正祛邪。常用的药物有人参、太子参、黄芪、山药等。

其实通过清肺、润肺等方法改善肺的功能、祛除病因，最终就是为了要达到补肺的功效，祛除了病因，肺的功能自然能恢复，加强了肺自身的功能，致病因素也能自然而然祛除，这是相辅相成的。

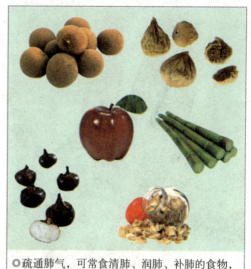

◎疏通肺气，可常食清肺、润肺、补肺的食物，如百合、无花果、甘蔗、苹果、马蹄、桂圆等。

除了药物治疗外，中医学者还建议人们平日应该加强锻炼，改善卫生环境，防止空气污染，顺应季节，注意饮食养生，多吃清肺、润肺、补肺的食物，如百合、无花果、甘蔗、苹果、马蹄、桂圆等，以达到保护肺功能，预防和抵御呼吸系统疾病的目的。

肺脏功能弱，小心呼吸系统疾病

有一些人的肺脏功能比较弱，一方面会使呼吸变得困难，面色发紫；另一方面会让身体变得敏感异常，无论是感冒还是过敏都极容易受影响。所以一些有哮喘的人群会很难受，鼻塞、咳痰、咳嗽、喘不上气都是经常发生的事情。下面就为你介绍几种常见的呼吸系统疾病，告诉你发生这样的问题时，自己应该怎么办。

① 气管炎

气管炎是由于感染或非感染因素引起的气管、支气管黏膜炎性变化，黏液分泌增多，临床上以长期咳嗽、咳痰或伴有喘息为主要特征。本病多在冬季发作，春暖后缓解，且病程缓慢，故不为人们注意。如果反复发作，则变成慢性支气管炎，甚至会并发哮喘，也就是人们常说的

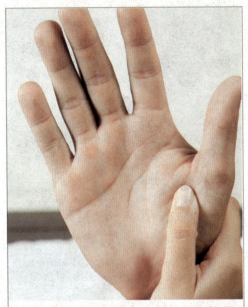

◎经常按摩手部的太渊穴、合谷穴，具有充盈气血、调理脾胃等功效，能有效缓解慢性支气管炎。

慢喘支。

从中医学理论来看，慢性支气管炎主要和肺、脾、肾、肝等内脏功能失调有关，而风寒等外邪是导致慢性支气管炎急性发作或加重的因素之一。因此，慢性支气管炎的治疗应以增强体质，提高机体免疫力，调节各脏腑功能为主。长期运用手部按摩防治慢性支气管炎可显著改善症状，减少或减轻该病的发作。当然对于急性发作者，或合并哮喘，或合并明显的心肺病变，应以药物治疗为主，手部按摩为辅。

❷ 哮喘

气管炎固然令人心烦，而哮喘也是令人头痛的。有这样一句话，叫作"内科不治喘，外科不治癣"，似乎哮喘就是无法根治的顽症。那么现在就来看看，呼吸系统不好都会有什么样的表现，然后对于这些人应该做哪些保健的活动。

在足部的反射区中，脚底中趾接近2/3的位置是支气管的反射区，接下来就是肺反射区，这两个地方是观察哮喘的重要地方。一般呼吸系统不好的人，尤其是有哮喘的人，这些地方都不平整，就好像有沙子一样，总会摸到疙疙瘩瘩的地方。而且脚底的纹路也特别的明显粗大。所以发现这样的人，基本可以确定他会气短、气呛，咳痰的现象也比别人多。

哮喘的治疗一般都会比较麻烦，很少有能彻底祛除的。有些人没办法只能通过喷药来缓解症状，甚至是激素，最后药物无法控制就变成使用呼吸机来维持呼吸。所以哮喘是非常需要耐心和毅力来解决的问题。

首先对足部的肺、气管、支气管的反射区要经常地梳理，每天都要在肺的反射区刮压100次以上，然后再刮中趾下的支气管反射区，这时需要倒过来向上，把支气管和肺的反射区都进行刮压，然后再进行大脚趾、第二脚趾之间的胸部淋巴、食道、气管反射区的刺激，这样身体的呼吸系统就没有被遗漏的地方了。

除了刺激呼吸系统的反射区之外，还应该加强肾的反射区推按。在中医中认为肺主呼吸而肾主纳气，想要维持呼吸的深度，让肺脏更加强壮有力，就应该同时兼顾肾的功能。所以肾的反射区也需要进行适当刺激。对于消化不好的人，出现便秘、便溏等状况的，就要再刺激一下脾胃的反射区，这样身体内的毒素减少了，肺的影响也会减轻。

第三章 《黄帝内经》对症养五脏六腑

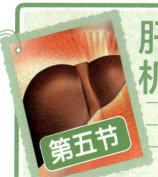

肝脏养生：调理全身气机，总领健康全局

第五节

肝主藏血，肝的养生保健应该以保持肝的疏泄功能正常和肝血充足为主要原则。

🟡 肝是大将军，调理全身气机

《素问·灵兰秘典论》讲道："肝者，将军之官，谋虑出焉。"说得直白些，肝脏相当于一个国家的将军，将军主管军队，是力量的象征。清代医学家周学海在《读医随笔》中说：医者善于调肝，乃善治百病。由此，我们可以看出肝对人体健康具有总领全局的重要意义。

为什么说肝能够调理全身气机呢？这与肝的第一个功能有关，即肝主疏泄。所谓疏泄，即传输、疏通、发泄。肝脏属木，主生发。它把人体内部的气机生发、疏泄出来，使气息畅通无阻。气机如果得不到疏泄，就是"气闭"，气闭就会引起很多的病理变化，譬如出现水肿、瘀血、女子闭经等。肝可起到疏泄气机的作用，如果肝气郁结，就要疏肝理气。此外，肝还有疏泄情志的功能。人都有七情六欲、七情五志，也就是喜、怒、哀、乐这些情绪，这些情志的抒发也靠肝脏。肝还疏泄"水谷精微"，就是人们吃进去的食物变成营养物质，肝把它们传输到全身。

肝的第二个功能就是藏血，"肝主藏血"。当人体活动的时候，机体的血流量增加，肝脏就排出贮藏的血液，以供机体活动的需要；当人体在休息和睡眠时，机体需要血液量减少，多余的血液则贮藏于肝脏。故《黄帝内经》有"人卧血归肝"之说。肝藏血还表现在调整月经方面，血液除了供应机体营养的需要外，其余部分，在女子则下注血海成为月经，因此女子月经正常与否，与"肝藏血、司血海"

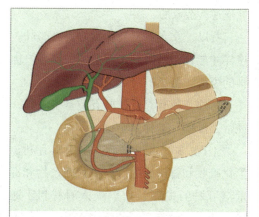

◎肝为将军之官，对人体健康具有总领全局的重要意义。

的功能密切相关,肝有血海之称,妇科有女子以肝为先天之说。若肝血不足,血液不溶筋则肢体麻木;血虚生风则头摇震颤;若藏血障碍,还可出现衄血、呕血、月经量过多等症。

肝还有一个功能是"主筋",筋也就是筋膜,包括人体上的韧带、肌腱、筋膜和关节。筋性坚韧刚劲,对骨节肌肉等运动器官有约束和保护作用。筋膜正常的屈伸运动,需要肝血的濡养。肝血充足则筋力劲强,使肢体的筋和筋膜得到充分的濡养,肢体关节才能运动灵活,强健有力;肝血虚衰亏损,不能供给筋和筋膜以充足的营养,那么筋的活动能力就会减退,筋力疲惫,屈伸困难。肝体阴而用阳,所以筋的功能与肝阴肝血的关系尤为密切。年老体衰的人,动作迟钝、运动失灵,就是

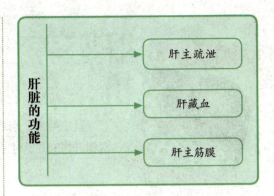

肝脏的功能
→ 肝主疏泄
→ 肝藏血
→ 肝主筋膜

因为肝血衰少,筋膜失其所养。许多筋的病变都与肝有关,如肝血不足,血不养筋,或者热邪炽盛烧伤了肝的阴血,就会引起肝风内动,发生肢体麻木、屈伸不利、筋脉拘急,严重者会出现四肢抽搐、牙关紧闭、手足震颤、角弓反张等症状。

正是由于肝脏具有如此重要的作用,因此一旦这个"大将军"出现了问题,便严重影响人体其他器官的健康。

🌰 女人以肝为天,养肝最当先

不知道女性朋友们有没有这种经历,突然无缘无故地脸色发黄,心情郁闷,看谁都不顺眼,总想找茬吵架。

女人是以肝为天的。在五脏中,肝主藏血,主疏泄,性喜条达。它的功用就在于保持全身气机的流畅,调节人体精、气、神、血、水的正常运转。一代名医朱丹溪在《丹溪心法》中说,若肝之疏泄失职,气机不调,血行不畅,血液瘀滞于面部,则面色青,或出现黄褐斑。肝血不足,面部皮肤缺少血液滋养,则面色无华,暗淡无光,两目干涩,视物不清。如果长期处于肝郁状态,还会引起乳腺增生

等乳腺疾病,朱丹溪明确描述乳腺增生病就是忧愁郁闷、朝夕积累、脾气消阻、肝气横逆所造成的。

所以,女人一定要养护好自己的肝,这样才能让自己时刻保持美丽的面容,优雅的姿态,健康的身心。

另外,还有养肝护肝五项基本法则,经常"肝郁"的你要牢记。

(1)多饮水少饮酒。多喝水有利于消化吸收和排出废物,减少代谢产物和毒素对肝脏的损害。而少量饮酒有利于通经、活血、化瘀和肝脏阳气之升发。但不能贪杯过量,因为肝脏代谢酒精的能力是

有限的，多饮必伤肝。

（2）服饰宽松。宽松衣带，披散头发，形体得以舒展，气血不致淤积。肝气血顺畅，身体必然强健。

（3）心情舒畅。由于肝喜疏恶郁，故生气发怒易导致肝脏气血瘀滞不畅而成疾。首先要学会制怒，尽力做到心平气和、乐观开朗，使肝火熄灭，肝气正常生发、顺调。

（4）饮食平衡。食物中的蛋白质、碳水化合物、脂肪、维生素、矿物质等要保持相应的比例，同时保持五味不偏，尽量少吃辛辣食品，多吃新鲜蔬菜、水果，不暴饮暴食或饥饱不均。

（5）适量运动。做适量的运动，如散步、踏青、打球、打太极拳等，既能使人体气血通畅，促进吐故纳新，强身健体，又可怡情养肝，达到护肝保健的目的。

肝开窍于目，久视伤肝血

在《黄帝内经》中有"五劳"：久视伤血，久卧伤气，久坐伤肉，久立伤骨，久行伤筋。其中，"久视伤血"是指"肝开窍于目"而"肝受血而能视"。很多人由于白天工作，便有晚上看电视的习惯，甚至到了夜里一两点都不睡觉，而这样的做法非常伤肝血。

事实上，不仅是看电视，看书、看报纸也一样，如果人们习惯于长时间全神贯注地看书读报，而且也不配合适当的休息与身体活动，或没有得到睡眠等因素的调节，久而久之，可导致血虚证等。精、气、神全力贯注的"视"，本身也是一种艰苦的劳动。在日常学习、工作和生活中，由于久视而缺乏活动常会出现面白无华或萎黄或自觉头晕眼花等血虚证，实是"久视伤血"之理也。

那么，我们应该如何应对呢？当然就是要"适视养血"了。如果我们适当地看些有益的书籍、画报、电视等，可以使自己的精神愉快，心情舒畅，脾胃健运，血液生化也就充盛，这就是"适视养血"的道理。对于电视迷们来说，看电视必须要有节制，不能长时间地看电视，尤其不能超过晚上1点。持续看电视1小时，需要让眼睛休息、看远处10分钟左右。每天看电视时间累计不宜超过4个小时。

另外，为了养护肝脏，晚上一定要早睡。中医讲"卧则血归于肝""肝开窍于目"，人睡觉的第一个动作就是闭眼睛。肝脏在人体脏腑中就好像一个阀门一样，当人闭上眼睛的时候就等于关闭了阀门，全身的气血就会归于肝脏，由肝来完成养血的任务。所以，平时生活中我们就应该尽可能地让眼睛多休息，可以闭目养神几分钟，也可以向远处眺望一下，或者放下手中的工作，做做眼保健操。既花不了多长时间，又放松了眼睛，养护了肝脏。

第六节 脾脏养生：气血生化方，脾健底气足

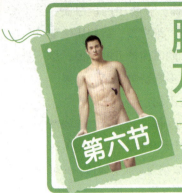

脾的主要功能在于运化，脾恶湿气，养护脾胃一定要注意健脾利湿。

脾为"谏议之官"，主管统血和肌肉

脾在人体中的地位非常重要。《黄帝内经·素问》的遗篇《刺法论》中说："脾者，谏议之官，知周出焉"，意思是说，脾能够知道方方面面的问题都出在哪儿，即"知周"，然后通过自己的作用来把这个问题改善掉。脾在中央，所以它的主要服务对象是心肺。如果对照现代社会，谏议之官就相当于检察院系统，负责看各方出现什么问题，然后再把这些问题传达给中央。

中医还认为："脾为后天之本"，我们

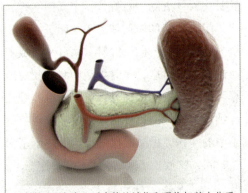

◎脾为后天之本，对食物的消化和吸收起着十分重要的作用，因此我们一定要注意对脾脏的保养。

怎么理解这个"后天之本"呢？你不妨想一想土地。什么才是人类不可或缺的呢？那就是土地，离开了土地，人类将面临毁灭。在中医理论中，脾属土，它就是人的后天之本，是人体存活下去的根本。

在中医理论里，脾属脏，位于中焦，在膈之下，和胃相表里。脾的主要功能包括以下几个方面：

❶ 脾主运化

一是运化水谷的精微。饮食入胃，经过胃的腐熟后，由脾来消化吸收，将其精微部分，通过经络，上输于肺。再由心肺输布于全身，以供各个组织器官的需要。二是运化水液。水液入胃，也是通过脾的运化功能而输布全身的。若脾运化水谷精微的功能失常，则气血的化源不足，易出现肌肉消瘦、四肢倦怠、腹胀便溏现象，甚至引起气血衰弱等症。若脾运化水液的功能失常，可导致水液潴留、聚湿成饮、湿聚生痰或水肿等症。

❷ 脾统血

血液在脉道正常运行，除依赖心脏的推动、肝脏的调节，又有赖于脾气的统摄控制，使之循经运行不至溢于脉外。所以脾气充足，则血不妄行。若脾气虚弱，气不摄血而溢于脉外，即所谓"脾不统血"，可出现月经过多、崩漏、便血、皮下出血等慢性出血疾患。

❸ 脾主肌肉和四肢

人体的肌肉、四肢依靠气血津液等物质来营养，而这些营养物质的来源又有赖于脾。因此，脾气健运，营养充足，则肌肉丰满壮实，四肢活动有力。反之，如果脾气衰弱，营养缺乏，人体的肌肉就会出现问题，比如，会出现痿症，即肌肉无力的症状或者重症肌无力等。

脾对食物的消化和吸收起着十分重要的作用，因此几乎所有的胃肠道疾病都可出现或伴有脾虚，包括脾气虚、脾阳虚、脾不统血等证型。中医脾虚症是指脾脏虚弱而引起的病症，其病情较繁杂，主要有呕吐、泄泻、水肿、出血、经闭、带下、四肢逆冷、小儿多涎等。

所以，我们要按时吃早饭，保证食物的供给，按时作息，性情开朗，这样脾的功能才能正常，不会出现脾虚证。脾的功能正常，全身的能量供给都能得到保证，那人体就处于一个健康状态了。

💛 脾虚五更泻，摩腹法轻松补虚

五更是指天刚刚露出一点儿光亮的时候，此时大部分人都沉浸在自己的美梦中。但有一些人，却不得不睁着惺忪的眼睛，忍着腹痛急匆匆地冲入厕所。中医上将这种腹泻称为"五更泻"，多发生于脾虚肾虚之人。得了五更泻，人会快速地瘦下去，严重影响到人的身体健康，也不利于工作。

中医说"脾主运化"，一是说脾能将水谷精微送到全身各处，二是说脾能将人体的代谢垃圾送至排泄系统。所以人要是出现了腹泻，说明脾气虚弱，运化能力差。如果脾虚时间长了，还会累及到肾。《张氏医通》里就说："五更泻，是肾虚也。"

既然是脾虚肾虚，那当然就需要补了。怎么补呢？大家都有这样的体会，如果腹泻完了，腹部会很不舒服，我们常会自然而然地用手去按揉肚子，肚子也会感到暖烘烘的。其实，摩腹法就是一个很好

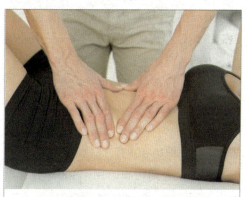

◎ 中医学认为，"脾主运化"，脾虚肾虚时，可采用摩腹法，防止五更泻。

的补脾虚、防治五更泻的好方法。

具体来说，可以用右手的劳宫穴（手心眼），正对着神阙穴（肚脐），以此为中心，顺时针揉36下，再逆时针揉36下。揉完之后，还要在肚脐上的中脘穴、肚脐左右的天枢穴上，用大拇指重点按一下。

《黄帝内经》里说腹部是"五脏六腑之宫城，阴阳气血之发源"，有规律地按摩能够促进腹部气血运行，改善脾胃肠等脏腑的功能。重点按的几个穴位，也很有讲究。

中脘穴（肚脐上四横指处）是胃经中气血最充足的地方，能调理一切脾胃类疾病。天枢穴（肚脐旁三横指处）是大肠经的募穴，能强化人体对食物中营养与糟粕的消化与分配。如果能长期坚持揉肚子，自然能增强脾胃功能，缓解腹泻的症状。

这套动作虽然简单，但是天长日久坚持做，就会出现让人惊奇的效果。既巩固了先天之本，又培育了后天之本，身体才能一直保持着健康。

补中益气汤——调理脾胃的名方

明代医学家李时珍认为，人体的元气有赖于脾胃之滋生，脾胃生理功能正常，人体元气就能得到滋养而充实，身体才会健康。因此，古人有"内伤脾胃，百病由生"的说法，即一个人如果脾胃不好，阳气就会不足，各种疾病也就随之而来。

宋金时期著名医学家李东垣是"补土派"（五行中"胃"对应"土"）的代表人物，他以"人以脾胃中元气为本"的原则，结合当时人们由于饮食不节、起居不时、寒温失所导致的胃气亏乏的现状，创制了调理脾胃的代表方剂——补中益气汤。方药组成如下：

组成：黄芪1.5克，甘草1.5克（炙），人参0.9克（去芦），当归0.3克（酒焙干或晒干），陈皮0.6～0.9克，升麻0.6～0.9克（不去白），柴胡0.6～0.9克，白术0.9克。

用法：上药切碎，用水300毫升，煎至150毫升，去渣，空腹时稍热服。

功用：补中益气，升阳举陷。

主治：脾胃气虚，四肢无力，困倦少食，不耐劳累，动则气短；或气虚发热，气高而喘，身热而烦，渴喜热饮，其脉洪大，按之无力，皮肤不任风寒，而生寒热头痛；或气虚下陷，久泻脱肛。

对于补中益气汤，当代国医大师张镜人先生颇有研究，他指出：方中黄芪补中益气、升阳固表为君；人参、白术、甘草甘温益气，补益脾胃为臣；陈皮调理气机，当归补血和营为佐；升麻、柴胡协同人参、黄芪升举清阳为使。综合全方，一则补气健脾，使后天生化有源，脾胃气虚诸证自可痊愈；一则升提中气，恢复中焦升降之功能，使下脱、下垂之证自复其位。另外，张老还指出，补中益气汤的适应证为脾胃气虚，凡因脾胃气虚而导致的各类疾患，均能适用，一般作汤剂加减。一般用量为：黄芪、党参、白术、当归各9克，升麻、柴胡、陈皮各5克，炙甘草3克，加生姜2片，红枣5枚，或制丸剂。

第七节 胆腑养生：阳气好生发，外邪不入侵

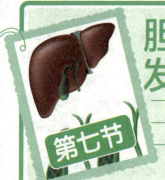

胆主决断，对于人体情志变化的影响很大。养护胆腑最重要的就是别熬夜，睡觉别太晚。

养胆，保护人体阳气生发的起点和动力

《黄帝内经》里说："胆者，中正之官，决断出焉。凡十一脏，取决于胆也。"什么是"中正"呢？比如说，左是阴右是阳，胆就在中间，它就是交通阴阳的枢纽，保持着人体内部的平衡。胆功能正常，我们的身体就健康；胆功能出了问题，人就显得虚弱不堪了。

胆有两大功能，一个是胆主决断，调情志，一是胆藏精汁，主疏泄。

❶ 胆藏精汁，主疏泄

胆汁在肝的疏泄作用下进入胆囊，同时，又在肝胆二气的疏泄作用下流入小肠，对食物做进一步的消化吸收。因此，胆汁疏泄正常，对脾胃、小肠的功能活动都十分有益。相反，如果胆失疏泄，胆汁藏泄功能发生障碍，就会影响到脾胃，使小肠的消化吸收功能失常，主要表现为食欲不振，厌油腻食物，腹胀，便溏，或胁下胀满疼痛等症。如胆汁上逆，会出现口苦，呕吐黄绿苦水等；如果胆汁外溢，会导致巩膜和肌肤发黄而产生黄疸等症。

人在子时前入睡最宜养胆。而且子时一阳生，此时入睡，有利于协调平衡人体的阴阳。

❷ 胆主决断，调情志

《黄帝内经》认为，胆的生理功能，与人体情志活动密切相关，主要表现为对

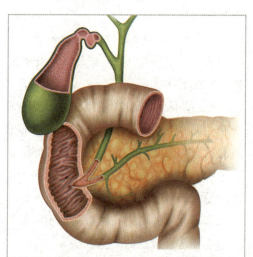

◎胆居六腑之首，又属于奇恒之腑，能贮藏和排泄胆汁，帮助脾胃进行正常消化，又有判断事物并使其做出决定的功能。

事物的决断及勇怯方面。胆气豪壮者，剧烈的精神刺激对其所造成的影响不大，且恢复也较快。所以说，气以胆壮，邪不可干。如果胆的功能失常，就会出现情志方面的变化。胆气虚弱的人，在受到精神刺激的不良影响时，易生疾病，表现为胆怯易惊、善恐、失眠、多梦等精神情志病变。

一般来说，人们对事物的判断和对行动的决心，都是从胆发出来的。俗话说，"胆有多清，脑有多清。"如果胆不清了，头脑自然一片混乱，头脑不清自然无法做决断；胆清了，头脑也清醒，决断也容易做了。

胆对人体有如此大的功效，但现在很少有人知道如何保养，所以胆结石等胆道疾病出现在很多人的身上。那么该怎样保养，预防胆道类疾病呢，北周医家姚僧垣认为保养胆脏就要注重饮食、保持快乐的心境。在饮食上要尽量少吃油腻的食物，更不能因为早上赶着上班或者赖床而不吃早餐。因为在空腹的时候，胆汁容易郁积，极有可能引起结石症状。饮食偏荤喜甜者，也因脂肪和胆固醇摄入多，易形成胆结石。另外，还要调节情志、保持心情舒畅。中医学认为，情绪的过度压抑和过度亢奋均属神志不畅，而两种极端的性格都可导致胆囊炎或者胆石症。

胆气顺畅，情志养生必不可少

《黄帝内经》中讲肝胆相照，就是肝和胆互为表里。解决胆的问题须从肝入手，以达到提纲挈领的目的。从中医来看，胆病主要表现为胁肋疼痛，胃脘胀满，攻撑作痛，嗳气频繁，大便不畅，

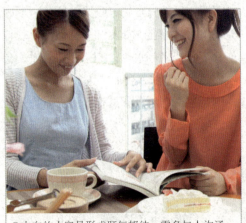

◎内向的人容易形成肝气郁结，需多与人沟通，多与人交流，以发泄自己的情绪。

每因情志因素而疼痛发作，舌苔薄白，脉弦，当以疏肝理气为治。

在现实生活中，往往有两种人容易在胆上出问题：

第一种人，火爆脾气，遇火就着，容易和人争吵，抬杠，这类人经常肝火旺盛，肝火上冲。

第二种人，内向，好脾气，不爱与人交流，遇事闷在肚子里，经常处于压抑郁闷的状态，久而久之，形成了肝气郁结。

情志养生就是要通过自己的修养、自己的爱好、自己的锻炼改变不健康的行为方式和不健康的情绪，针对两种不同的类型，选择适合自己的调整方法。

对于第一种人，需要降燥、制怒，多去大自然，舒缓自己的情绪，多听听轻音

乐，养些花草鱼虫，在欣赏中陶冶自己的情操，使过盛的肝火疏泄。在饮食上，第一种人应该多吃酸、苦的食物，以配合情志养生。

对于第二种人，需要适当的张扬来发泄自己的情绪，多与人沟通，多与人交流。内向的人往往通过运动尤其是无氧运动可以改善自己的郁闷情绪，可以踢球、单杠、双杠、哑铃、爬山等。也需要多去大自然，看看蓝天白云，看看鸟飞，听听虫鸣，使自己郁结的肝气得到舒解。在饮食上，第二种人可以多吃些香的、辣的，以帮助刺激自己的情绪。

总之，养生的首要任务就是情志养生，通过情志养生许多疾病可以得到预防，对于肝胆来说尤其如此。

找对反射区，帮助胆囊排石

胆结石发作的时候会非常的疼，可以用死去活来来形容。其实，我们是可以通过一些刺激来缓解发作时的疼痛的，甚至可以促进排石的功能。

在选择方法排石之前，最好能确定胆囊的结石大概有多大。如果结石的直径在半厘米以上，就要注意了。因为胆中管的内经差不多半厘米，如果超过这个长度，胆结石过大，就会导致结石卡在胆中管上。这样的后果更加麻烦，所以一定要先检查，确定结石的大小，再决定用什么方法。

一般来讲，在人体的足部反射区做按摩刺激的动作是有助于排石的。先重点做脑垂体的反射区，再按揉脾的反射区，然后是上身淋巴、下身淋巴的反射区，最后是肝胆的反射区。这样的按摩没有什么特殊之处，只是一般的按摩刺激，每天进行二十分钟的按摩还是很有好处的。

我们也可以采用排石的药物进行治疗。例如中药中的金钱草，这是一味能够促进排石的药物，所以要尽量发挥药物的优势。先用金钱草泡水喝，这样就相当于在喝排石药。另一方面是将金钱草捣碎，制成糊状，直接贴敷在足底的胆的反射区上，这样排石的效果就会直接传达到胆囊，帮助胆囊排石。

对于胆结石可以采取手术的方法，有一些人也获益了。但是手术也只能治标，无形中还增加了治疗的痛苦和成本。关键还是要将胆的功能激活，这样就不会再出现淤积。这就好像一根排水的管子，需要定时的敲打一下，让管子中的垃圾随着流

◎ 用金钱草泡水喝，或将其捣碎贴敷在足底胆的反射区上，都有排石的功效。

动的液体被带走，而保护胆囊也是同样的道理。

在平时要多注意饮食的保护，尤其是早晨要吃早餐。然后每天晚上都用温热的水泡脚，这是一个很好的习惯，可以激活足底的反射区，即便是还没按揉也会产生效果。然后多敲一敲胆经，能够使全身其他的经络受到振奋，使疾病不容易侵犯。敲胆经最直接的作用就包括了增强胆的功能，让胆囊里的气血通畅，这样就可以避免瘀阻的现象，减少结石的发生率。

最后值得注意的是，如果结石的直径太大就不适宜以上的这些方法，一定要到医院就诊。作为平时的预防，反射区刺激等方法，就完全可以胜任了。

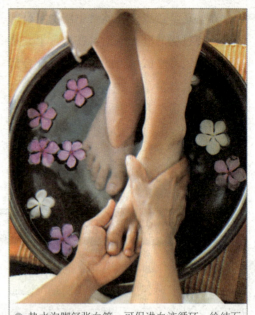

◎ 热水泡脚舒张血管，可促进血液循环，给结石排出创造通畅的通道。

按摩胆经，远离颈部囊肿

生活中，不少人脖子的某一侧长有可见且可触摸到的肿块，即我们常说的囊肿，可能几年都不掉下，去医院普遍采取抽去囊中积液的方法，可不久后又会复发。很多人都不解，吃得很好、睡得很好，为什么脖子会有无缘无故的囊肿呢？其实，颈侧部是足少阳胆经经过的区域，那里的囊肿，多是郁火之故。而这里的郁火，多是由于生气的缘故，尤其那些步入更年期的女性，发火更是家常便饭。

既然我们知道了囊肿是郁火所致，那我们就可以有的放矢地治疗了。中医认为，经常按摩疏通胆经，就可以及时把人体的闷气郁火疏散出去，无形中化解了许多潜藏的疾病。所以，闲暇之余，自己或让家人帮忙按摩一下胆经，时间可以自己控制，舒服为主，不仅可以治疗脖子囊肿，还有利于散火。

此外，虽然怒是人之本性，也是人的正常情志之一，但这种情绪大损肝脏，危害健康。因此，我们在养生的过程中，要学会控制自己的情绪，保持良好的心态，这才是健康的前提。

胃腑养生：吸收食物能量，补足后天之本

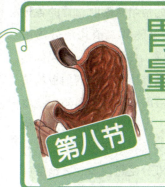

第八节

胃为后天之本，养护胃腑最重要的是要注意饮食，养成良好的饮食习惯，以养护胃气。

胃是人体能量的发源地

《黄帝内经·素问·刺法论》曰："胃为仓廪之官，五味出焉。"仓廪：仓，谷藏也；廪，发放。仓廪，即管理财物并按时发放的官员，可以说，我们身体所需要的全部能量，都来自于胃的提炼、转化。

胃上承食道，下接十二指肠，是一个中空的由肌肉组成的容器。金朝医学家说：

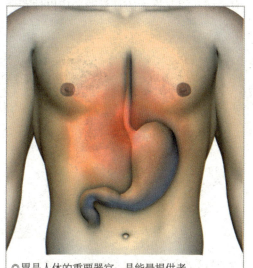

◎胃是人体的重要器官，是能量提供者

"胃者，脾之腑也……人之根本。胃气壮则五脏六腑皆壮也。"在中医理论中，胃被称为"水谷之海"，它最主要的功能便是接纳腐熟的水谷。可以说，在食物消化的过程中，胃的作用是至关重要的，所以中医将它与脾一起，合称为"后天之本"，于是也就有了"五脏六腑皆禀气于胃"，胃气强则五脏功能也就旺盛的说法。

所谓"胃气"，在中医理论中泛指以胃肠为主的消化功能。在中医经典著作《黄帝内经》中有这样的记载："有胃气则生，无胃气则死。"也就是说，胃气决定着人的生与死。对正常人来说，胃气充足是机体健康的体现；对病人而言，胃气则影响到康复能力。

那么，如何判断一个人有无胃气呢？这就要看一个人是否有饥饿感。

婴儿饿了，就哇哇地哭，这就是饥饿感；小孩子饿了，就闹着要吃饭，这就是饥饿感；成年人早晨起来想吃东西，这就是饥饿感；病人病好点儿了，就有吃东西

的欲望，这就是饥饿感。人能有饥饿感，就说明这个人是正常人，这也说明此人的胃气很好。

胃气是人赖以生存的根气，只可养，不可伤。因此在诊断上要审察胃气，在治疗上要顾盼胃气，在养生上要调摄胃气。胃气强壮，则气血冲旺，五脏和调，精力充沛，病邪难侵，可祛病延年。

另外，胃还和我们的情绪关系密切。虽然我们看不见自己的胃，但它每时每刻都反映着我们的情绪变化。当你处于兴奋、愉悦、高兴的情绪状态时，胃的各种功能发挥正常甚至超常，消化液分泌增加、胃肠运动加强、食欲大增。如果你处于生气、忧伤、精神压力很大的消极情绪状态，就会使胃液酸度和胃蛋白酶含量增高，胃黏膜充血、糜烂并形成溃疡。在你悲伤或恐惧的时刻，胃的情形更糟——胃黏膜会变白、胃液分泌量减少、胃液酸度和胃蛋白酶含量下降，导致消化不良。因此，我们要想养护我们的胃，最好先从情绪开始。

养好胃，给身体"加油"

胃是一个特殊的器官，酸甜苦辣、荤素五谷，都要在胃里消化，而胃又是一个颇为娇嫩的器官，不注意保养便可能出现问题。例如饮食不规律，饥一顿、饱一顿，加之酒泡、烟熏、毒侵、细菌炎症的侵袭或者服用伤胃的药物，就会打乱胃的消化规律，产生消化障碍，出现胃胀、胃痛、反酸、消化不良等初期浅表性胃炎症状。

初期的浅表性胃炎如果得不到有效治疗，再加上病菌的反复感染，而饮食规律又不能恢复，就可能会发生萎缩性胃炎。慢性萎缩性胃炎再不注意保养和治疗，就可能演变为癌症。由此可见，胃病患者特别是为"老胃病"长期困扰的患者尤须注意调养保健，才不会让病情变得更加严重。

俗语说胃病"三分治，七分养"，胃病属于慢性病，短期内不可能治好，最好的治病良方就是靠"养"。从以上诱发胃病的这些病因来分析，如果可以改变不健康的生活方式，调整饮食习惯，改善情绪等，就能起到缓解胃病的作用。

尽管胃病的种类较多，它的致病因素也比较复杂，不过胃病常常跟饮食关系最为密切。因此胃病的日常调养应以饮食调养为主。

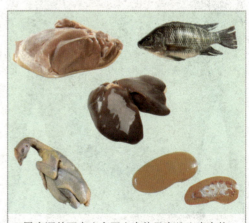

◎胃病调养要多吃高蛋白食物及高维生素食物，如瘦肉、鸡、鱼、肝、腰等。

平时应当注意食用有营养的食物。高蛋白食物及高维生素食物可以多吃些，保证身体所需的各种营养素充足。如果有贫血和营养不良，则应在饮食中多增加富含蛋白质和血红素铁的食物，如瘦肉、鸡、鱼、肝、腰等内脏。每天吃饭时还可以吃2～3个新鲜山楂，以便刺激胃液的分泌。如果胃酸分泌过多时，可喝牛奶、豆浆、吃馒头或面包以中和胃酸，当胃酸分泌减少时，可用浓缩的肉汤、鸡汤、带酸味的水果或果汁，刺激胃液的分泌，帮助消化，要避免引起腹部胀气和含纤维较多的食物，如豆类、豆制品、蔗糖、芹菜、韭菜等。

当患有萎缩性胃炎时，宜饮酸奶，因酸奶中的磷脂类物质会紧紧地吸附在胃壁上，对胃黏膜起到保护作用，使已受伤的胃黏膜得到修复。酸奶中特有的成分乳糖分解代谢所产生的乳酸、葡萄糖醛酸能增加胃内的酸度，抑制有害菌分解蛋白质产生毒素，同时使胃免遭毒素的侵蚀，有利于胃炎的治疗和恢复。

少吃味精、酸辣及过咸食物。当以清淡食物为主，过量味重、酸辣之品会刺激胃酸分泌，加重病情。但少量的生姜和胡椒可暖胃并增强胃黏膜的保护作用。

少吃太油腻或煎炸食品。饮食当尽量选择易消化的食物为主，可适量进食肉类，但炒煮一定要熟，烹饪蔬菜不要半生。

少吃冰冻和过烫食物。为避免对胃过度刺激，饮食要温度适中，喝汤或饮水均不宜过热。

少吃含酸量多的水果。胃酸分泌过多的病人，注意不要吃杨梅、青梅、李子、柠檬等含酸量较多的水果。否则，可使病情加重，并严重妨碍溃疡的正常愈合。

另外，有胃病的人还应该戒烟、酒、咖啡、浓茶、碳酸性饮品（汽水）、酸辣等，这些都是最伤胃的。胃的脾性喜燥恶寒，因而冷饮和雪糕也必须戒，食物以热为好，这对于任何人都是一个考验，特别是在酷暑时节。有两种饮料应该多喝，一是牛奶，二是热水。牛奶可以形成一层胃的保护膜，每天早上起床后先喝一杯牛奶，再吃东西，是再好不过的。多喝水，特别是热水，因为人在大部分情况下会把缺水误认为是饥饿。

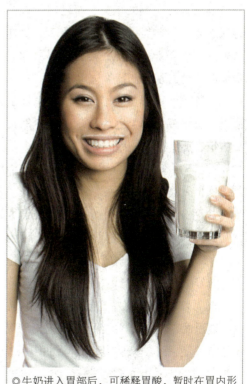

◎牛奶进入胃部后，可稀释胃酸，暂时在胃内形成一层胃黏膜保护层，有养胃的功效。

刺激背部，解决食欲不振

每个人都想吃嘛嘛香，但是很多人常常觉得吃到嘴中的食物没有味道，也经常会感到到了应该吃饭的时候却没有胃口。简单地说这都是食欲不振，这种食欲不振说麻烦不算麻烦，因为它不痛不痒，只是不想吃饭，也没有感到饥饿；但长期如此就会非常麻烦，初期只是看着别人的胃口大开，轮到自己却只能吃进去很少的东西，长期下去就会身体缺乏营养，疲劳消瘦都可能出现。

食欲不振一方面就是因为现在的生活水平提高了，物质也非常的丰富，那么相应的营养就存在过剩的现象，而且现代人普遍缺乏运动，经常坐在一处动也不动。这样就使脾胃的功能一点儿一点儿地被蚕食，身体的精气也逐渐地下降。

另外一方面，食欲不振是由于情绪引起的，有很多人都是因为出现了极不愉快的事情，或者是悲伤忧郁过度，使身体非常的压抑，这样脾胃的功能也受到抑制，体内的阳气也无法振奋起来。

这两方面的原因有一个一箭双雕的方法可以解决，那就是对背部的刺激。因为人体的背部最中央的位置是督脉的走行位置，而督脉就是统领身体所有阳气、阳经的领袖。另外在督脉旁边是十二经脉的膀胱经，这里面有各个脏器的腧穴，通过对脾胃的腧穴刺激，就可以达到振奋脾胃的作用。

具体的方法既可以是捏脊，也可以通过拔罐走罐的方法，当然也可以推背。以推背为例，操作的时候双手五指自然并拢，从上到下沿着整个后背稍稍用力地推按，每次推十分钟。而拔罐的时候，尽量从上至下，沿着整条膀胱经先进行走罐，这样就有类似刮痧的效果，然后头几次在背上的腧穴从大椎至长强都尽量拔到，之后重点在脾胃和肝的位置。

捏脊也可以改善消化不好的状况，但是因为成人的背部比较紧实，捏的时候会感到明显的疼痛，如果是相对比较瘦的人，背部的脂肪很少，就要尽量采用其他的方法，以免疼痛太大导致治疗无法进行。

对于食欲不振的情况，无论是哪种原因引起的，都应该适当增加每天的活动量。这样一方面能促进一些多余热量的消耗，使饥饿感更强，另一方面可以使身体内气血津液的运行加快，改善代谢瘀滞的现象。

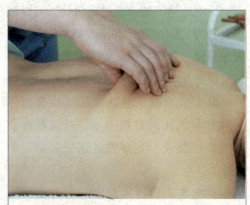

◎长期食欲不振时，要提高谨慎，谨防引起胃病，可以通过捏脊、拔罐、推背等刺激背部的方式，提高食欲。

肠道养生：辨糟粕精华，神清也气爽

第九节

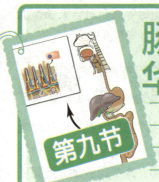

肠道是人体内最大的微生态环境，它正常运作与否，对人体的健康有着举足轻重的影响。养护肠道，同样要从饮食上着手。

大肠健康才能顺利排出糟粕

大肠是人体消化系统的重要组成部分，为消化道的下段，成人大肠全长约1.5米，起自回肠，包括盲肠、升结肠、横结肠、降结肠、乙状结肠和直肠六部分。全程形似方框，围绕在空肠、回肠的周围。大肠在外形上与小肠有明显的不同，一般大肠口径较粗，肠壁较薄。

《黄帝内经·素问·灵兰秘典论》曰："大肠者，传导之官，变化出焉。"大肠的这一功能是胃的降浊功能的延伸，

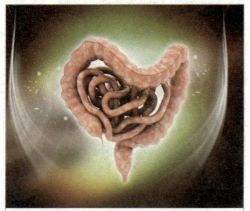

◎大肠为"传导之官"，能够传达糟粕，也能传达津液。

同时与肺的肃降有关。水谷化为血，血里边更加精致的东西一旦被吸收就成为津液。液不一定在脾胃处被消化吸收的彻底，有一部分要经过大肠和小肠的进一步吸收和分泌，分出清和浊，清为液，由小肠吸收，浊为糟粕，由大肠传导出去。把精华的液渗透出来，就是"津"。大肠就像管理道路运输一样，能够传达糟粕，也能传达津液，所以称之为"传道之官"。

大肠的功能，是将体内的垃圾排出体外。如果大肠在排出垃圾的过程中，不能充分发挥自己的功能，那么滞留在肠内的垃圾就会在肠内腐烂、发臭，制造出大量的有害物与有害气体和毒素。与此同时，我们的大肠还有分泌功能，能够分泌出一些物质，起到保护黏膜和润滑粪便的作用。

一般来讲，现代人的饮食纤维素不足，因此大大减少了肠的蠕动，使肠运动低下，容易便秘。如果体内产生毒素物质，就会在大肠壁上引发大肠炎等各种疾

病。另外，由于现代人的饮食在加工过程中，营养大量流失，使得机体免疫力下降，有害细菌、病毒等就会感染大肠，也会引发肠炎、肠无力等各种疾病。

小肠负责泌别清浊，照顾好小肠很重要

小肠具有泌别清浊的功能。泌别清浊是指小肠在对胃初步消化的食物进一步消化的同时，随之进行的分清别浊的功能。小肠的"泌别清浊"功能有三个方面：一是将小肠消化后的食物分为清、浊两个部分；二是将水谷精微吸收，把糟粕部分排入大肠；三是小肠在吸收水谷精微的同时也吸收了大量的水液并将无用水液泌渗入膀胱而为尿。从这些我们可以看出，小肠在食物的消化过程中起着十分重要的作用。如果小肠出现问题的话，不但会引起消化功能失常，产生腹胀、腹痛等症状，还可能会影响到大小便的排泄，如小便短少，大便稀溏等。因此，要想保证食物较好地消化吸收，就要照顾好我们的小肠。

小肠不仅具有吸收功能，而且还具有分泌功能—它能分泌小肠液。小肠的分泌功能主要是由小肠壁黏膜内的腺体（十二指肠腺和肠腺）完成的。正常人每天分泌1～3升小肠液。小肠液的成分比较复杂，主要含有多种消化酶、脱落的肠上皮细胞以及微生物等。所含有的各种消化酶中，有肠激活酶、淀粉酶、肽酶、脂肪酶以及蔗糖酶、麦芽糖酶和乳糖酶等，这些酶对于将各种营养成分进一步分解为最终可吸收的产物具有重要作用。

小肠液的分泌受多种因素的调节，其中食团以及其消化产物对肠黏膜的局部刺激（包括机械性刺激和化学性刺激），可引起小肠液的分泌，这些刺激是通过肠壁内神经丛的局部反射而引起肠腺分泌的。小肠液的作用主要是进一步分解糖、脂肪、蛋白质，使它们成为可吸收的物质。大量的小肠液，可以稀释消化产物，使其渗透压下降，从而有利于吸收的进行。

小肠泌别清浊的功能决定了小肠经的治疗范围。《黄帝内经·灵枢·经脉篇》说，小肠经是"主液所生病者"。"液"包括月经、乳汁、白带、精液以及现代医学所称的腺液，如胃液、胰腺、前列腺和滑膜分泌的滑液等，所以凡与"液"有关的疾病，都可以先从小肠经来寻找解决办法。

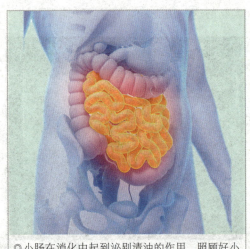

◎小肠在消化中起到泌别清浊的作用，照顾好小肠，让食物能更好地吸收。

自做揉腹功，保养大小肠

我国宋代的大诗人陆游非常喜欢按摩，并从中受益不少，他坚持"饭后自做揉腹功"，他认为饭后频摩腹可以有助消化。揉腹可以调和气血，增加腹肌和肠平滑肌的血流量，增加胃肠内壁肌肉的张力及淋巴系统功能，使胃肠等脏器的分泌功能活跃，明显改善大小肠蠕动功能，从而加强对食物的消化、吸收和排泄，防止和消除便秘。

腹部按揉操作方法：

一般选择在夜间入睡前和起床前进行。排空小便，取仰卧位，双膝屈曲，全身放松，左手按在腹部，手心对着肚脐，右手叠放在左手上。先按顺时针方向绕脐揉腹50次，再逆时针方向按揉50次。

值得注意的是，揉腹不宜在过饱或过饥的情况下进行，如有胃肠穿孔、腹部急性炎症及恶性肿瘤时，最好不要揉腹。揉腹时如出现腹内温热感、饥饿感或有便意及肠鸣、排气等都属正常现象，无须担心。揉腹运动必须持之以恒，方可取得健身强体的效果。

得了痔疮不再愁，长强穴来解决

痔疮发作时很多人非常困扰，因为多数人会将痔疮看作是一件难以启齿的事情，即便发作了也自己忍着，除非真到了无法忍受时才会去医院治疗。可是痔疮即便得到了医院治疗，效果也不明显。有的采用了手术治疗，没多久就又复发了。所以就造成了对痔疮一忍再忍，忍不了了还要继续忍的局面。

其实针对痔疮有一个非常重要的穴位——长强穴。长强穴是人体督脉的第一个穴位，督脉是从下至上穿行在背部中央的，统领人体的阳气。长强穴就在后背的正下方，是尾骨与肛门之间的中点，也就是俗称尾巴尖与肛门连线的中间位置。为什么长强穴就可以治疗痔疮呢？主要有两个重要的原因：一方面是因为长强对人体的阳气有很强的刺激作用，当人体的阳气振奋了，各个部位的循环也会加速，代谢提速了，痔疮也就根治了。还有一方面就是长强是离肛门最近的一个穴位，刺激长强就会迅速刺激到肛门周围的组织，痔疮的疼痛就可以明显的降低，甚至消失。

对长强穴进行刺激的时候要借助推拿按摩的方法，因为"长强为纯阳初始"，但局部的阳气没有振奋的时候，可以用手法来刺激强壮它。

具体来讲，按摩前先把双手搓热，沿着腰椎向长强穴的方向进行推按，一边推一边搓。反复的推按要达到100次以上，这样就会对长强及肛门周围产生足够的刺激作用。

第十节 膀胱养生：藏津液司气化，驱除体内之毒

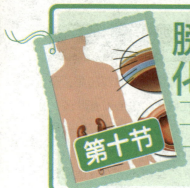

膀胱藏津液，膀胱保健最简单的方法就是多喝水，促进体内毒素的排出。

小便排出全靠膀胱气化的功劳

《黄帝内经·素问·灵兰秘典论》曰："膀胱者，州都之官，津液藏焉，气化则能出矣。"这句话提示了膀胱的三个特点：其一，与肾相表里，肾为先天之根，故为都；二，人体水分泻下之前停留于此，水来土囤，故有州意；三，人体水分由火之气化于此，如同大地清气上升为云，云遇寒降下为水，完成天地相交。

膀胱位于小腹的中央，为贮存和排泄尿液的主要器官。膀胱与肾通过经脉相互络属，互为表里。膀胱经为足太阳经，它统领着人体的阳气，中医学认为，小便通畅是膀胱经经气充足的具体表现。尿液由津液在肾的气化作用下生成，下输到膀胱，通过膀胱之气的固摄作用，使尿液暂时贮存于膀胱，此为膀胱"藏津液"的功能，当膀胱尿液积存到一定量时，便产生尿意，然后可以将尿液排出体外，而膀胱的排尿功能，是其气化作用的结果，所以说"气化才能出"。

另外，膀胱还是人体最大的排毒通道，而其他诸如大肠排便、毛孔发汗、脚气排湿毒、气管排痰浊，以及涕泪、痘疹、呕秽等虽也是排毒的途径，但都是局部分段而行，最后也要并归膀胱。所以，要想祛除体内之毒，膀胱必须畅通无阻。

一般来说，在日常生活中养护膀胱要注重以下五大原则。

养护膀胱的五大原则

1.男士排尿时的注意事项

男士排尿时，尽量把裤子褪得足够低，以免压迫尿道，阻碍尿流。

2.不要憋尿

经常憋尿，会使尿液潴留过多，超过膀胱的储量，时间长了可能导致尿毒症，长期反复还会使盆腔器官功能紊乱，造成抵抗力下降。

3.这样避孕损害膀胱

有的男士为了达到避孕效果，射精前用手指压住会阴部的尿道，不让精液射出。这样会使精液倒流进入膀胱，使尿道

和膀胱产生憋胀和灼热等不适感，并容易引起尿道炎症。经常这样做除会造成性功能障碍外，还容易发生逆行射精现象。

4.戒烟

研究表明，香烟中含有尼古丁、焦油、烟草特异性亚硝胺等多种毒性致癌物质，经常大量吸烟的人，尿中致癌物质的浓度比较高。长期吸烟的膀胱患者若能坚决戒烟，将有利于治疗效果。

5.多饮水

饮水量的多少，直接影响膀胱内尿液的浓度，对膀胱癌的发生有重要影响。膀胱癌患者，大多数是平时不喜欢饮水、饮茶的人。

膀胱经畅通无阻，才能驱除体内之毒

随着人们对养生知识的了解越来越多，以及现代人生活质量的提高，人们对排毒这一问题越来越重视。毒素进入人体内，如不能及时排出去，就会给身体埋下健康隐患。现在的人们也正在利用一切办法进行排毒，如吃各种各样的保健品，去洗肠，甚至洗血，听起来就很恐怖，为了排毒，可谓是"八仙过海，各显其能"。

其实，在我们每个人的身体内部，就有一套属于自己的排毒系统，只要把它利用好了，毒素也就能够顺利排出去了。在这套排毒系统中，足太阳膀胱经的作用最为明显。

膀胱经是人体经脉中最长的一条，它起于内眼角的睛明穴，止于足小趾尖至阴穴，交于肾经，循行经过头、颈、背部、腿足部，左右对称，每侧67个穴位，是十四经中穴位最多的一条经，共有一条主线，三条分支。

正因为如此，膀胱经也就成了人体最大的排毒通道。我们不妨打个比喻，膀胱经就好比一个城市形形色色的排污管道，集合各个企业、民宅的污水，最后汇集去膀胱（污水储存站）排出。所以，要想驱除体内之毒，膀胱经必须畅通无阻。

在臀下殷门穴至委中穴这段膀胱经至关重要。因为此处是查看体内淤积毒素程度的重要途径，有两条膀胱经通路在此经过，此处聚毒最多。若聚毒难散，体内必生淤积肿物；若此处常通，则恶疾难成。所以此处是安身立命之所，不可不知。而委中穴是膀胱经上的要穴，此穴可泄而不可补，可针而不可灸。因为这个穴位是泄毒的出口。所以它通常成为刺血的首选。

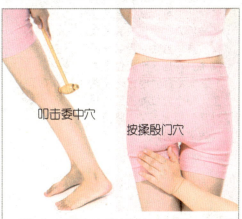

◎殷门穴至委中穴这段膀胱经至关重要，有两条膀胱经通路在此经过，这块儿也最容易积攒毒素，平时多对此条线路进行按摩拍打，有助疏通经络、排出毒素。

膀胱经功能失调的表现

如果膀胱排泄尿液功能失调，就会出现小便不尽，甚至小便癃闭不通等问题；如果膀胱储藏尿液功能出现问题，就会出现遗尿、尿频、尿失禁等问题。如果不及时治疗还会引发筋骨酸痛，坐骨神经痛、颈椎病、腰椎病、腿痛等病症。所以，为了让膀胱经的两大功能得到良好的发挥，我们应该好好地爱护我们的膀胱经，这样才能使我们的身体畅通无阻，一身清爽。

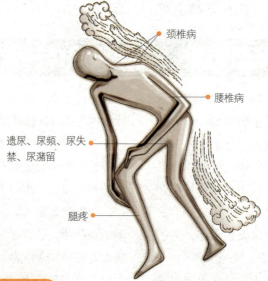

颈椎病
腰椎病
遗尿、尿频、尿失禁、尿潴留
腿疼

艾灸治疗尿失禁

艾灸可以治疗尿失禁，我们可以试试经常艾灸神阙穴、中极穴和涌泉穴。具体方法：用点燃的艾条，在这3个穴位上方1厘米左右的地方轮流熏灸，每个穴位处感到灼热难忍时换穴再灸。坚持一周效果自现。

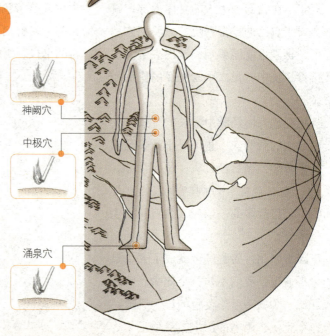

神阙穴
中极穴
涌泉穴

第十一节 三焦养生：调气血养精津，当好健康的总指挥

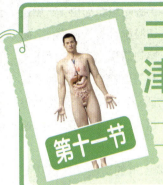

三焦总领五脏、六腑，养护三焦的最佳方法是按摩，通过按摩可以促进气血流通，加强脏腑功能。

三焦为"决渎之官"，管理水道和主气

三焦是人体气血运行的要道，也是六腑中最大的脏腑。《类经》中说："三焦者，确有一腑，盖脏腑之外，躯壳之内，包罗脏腑，一腔之大腑也。"所谓"包罗脏腑"，即包覆各脏腑的外膜，可以保护脏腑，为油脂体膜，故称为"焦"。三焦油膜可以完整包覆整个体腔，显然比五脏六腑还要大，所以又叫大腑。其存在形式又与其他脏腑完全不同，又叫"孤腑"。

那三焦是指哪三焦呢？三焦可分为上焦、中焦、下焦。

上焦如雾。上焦为横膈以上，包括心、肺、胸、头面部及上肢。《黄帝内经·灵枢·营卫生会》说"上焦如雾"。上焦心、肺敷布气血，就像雾露弥漫的样子灌溉并温养全身脏腑组织。此外，上焦还可受纳水谷精微，故又称"上焦主纳"。

中焦如沤。中焦是指膈以下、脐以上的部位，包括脾、胃、肝、胆等脏腑。《灵枢·营卫生会》认为"中焦如沤"。"沤"，音ōu，指长时间浸泡。"如沤"是形容中焦脾胃腐熟、运化水谷，需要像沤田一样，才能进而化生气血。因中焦脾胃能化生水谷精微与气血，所以又称"中焦主化"。

下焦如渎。下焦是指胃以下部位，包括大肠、小肠、肾、膀胱和下肢等。但由于肝、肾同源，肝与肾在生理、病理上相互联系，故又将肝、肾都归属于下焦。

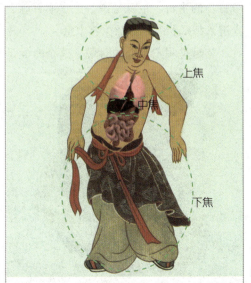

◎三焦是人体气血运行的要道，也是六腑中最大的脏腑。

《黄帝内经·灵枢·营卫生会》认为"下焦如渎"。"渎",音dú,是形容下焦肾与膀胱排泄水液的作用犹如沟渠,使水浊不断外流的状态。下焦还主司二便的排泄,故称"下焦主出"。

在中医里面,三焦最主要的两项功能就是通行元气和通调水道。中医称肾为先天之本,脾胃是后天之本。我们人体的元气是发源于肾的,它由先天之精转化而来,又靠后天之精的滋养,是人体之本,生命活动的原动力。而元气在人体里面主要是靠三焦来输送到五脏六腑,充养于全身各处,以此来激发和推动各个脏腑组织的正常工作。说得通俗点,三焦、元气、脏腑的关系就像现代的房屋买卖关系,三焦是房屋中介,没有中介的话,元气就到不了脏腑组织那里。三焦还通百脉,人体的一切经脉都有气血灌注,而三焦是气的统帅,换句话说,经脉必然通气血,通气血就必然与三焦相通。我们如果每天坚持亥时睡觉的话,全身百脉都能得到很好的休息和调养,这样,气血旺盛,经脉通畅,病从何来?

三焦还有通调水道的功能,这个功能很重要,重要在哪里呢?我们全身津液(水)的输布和代谢由它来管理,津液滋养着我们全身上下内外的脏腑组织和器官,也是我们体内废物的代谢载体,比如汗液、尿液,要是身体里面水液的代谢不正常了,人不能正常地排尿、排便了,这个人的整体状态肯定非常差。

三焦经当令,性爱的黄金时刻

21点到23点(亥时),这段时间是三焦经在我们体内当令。什么是"三焦"呢?"焦"字的意思是用小火烤小鸟,因此,三焦无论是指人体上中下,还是里中外,都是指生命处于一团温暖的气息中,中国人形容它为氤氲。中医把这氤氲交融的状态归属于少阳,故而"亥"这个字就像一男子搂抱一怀孕女子。《说文解字》的第一个字是"一",最后一个字就是"亥",如果说"一"在古代文化中代表先天的混沌,那么"亥"字则表示又回到初始的混沌状态,生命的轮回重又开始。人类的生命与生活,也会沿着其本来的秩序运动和发展,结束的时刻也是重新开始的时刻。这个时刻人们应该安眠,让身体得到休息和休整,并从这种彻底的休整中孕育新的生机。也就是说,三焦通百脉,人进入睡眠状态,百脉休养生息。

亥时是阴阳和合的时段,这个时候是

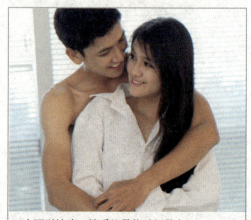
◎中医学认为,性爱的最佳时间是在22:00,这样可令人身心欢愉,激发生机。

性爱的黄金时刻，其实也就是通过男女的交合配合身体完成阴阳和合的这个过程，达到"三交通泰"。中医一直都是讲究保精忌色，房事不能过度，但是身体健康的情况下，和谐的性爱会令人身心欢愉，激发生机，只有益处没有害处。不过人的身体在非常健康的状态下，神清气爽、全身通泰，性事反而没有太大的吸引力了，反而是经常有性欲的人，身体比较虚弱。这与我们现代流行的观点是不同的，现在我们经常看到有宣传补肾的药品都明示或暗示，使用了该药品会让你重振雄风之类的，这是一种误导，只是把人们的注意力转移到性爱的欢愉上了，岂不知这样是对身体很大的伤害。大家要注意，千万不要为了那一时的快乐，无节制地透支身体，离疾病越来越近。

西医认为性爱的最佳时间是在22：30，我们传统的中医学认为最好是在22：00，西医没有给出明确的理由，中医的理由是为了达到阴阳和合，但为什么比西医认为的要早半个小时呢？这是因为下一个时辰就是胆经当令，应该是熟睡养阳的时候，如果22：30进行性爱，很可能到胆经当令的时候人体还处于兴奋状态，会睡不着，而22：00进行性爱，到下一个时辰开始的时候，人体就已经处于熟睡状态了，可以养住阳气。中医不是孤立地看问题，头痛医头、脚痛医脚，而是认为天地、阴阳、万物之间都是相互联系的整体，需要互相配合，才能和谐，所以人什么时候该睡觉，什么时候该吃饭，什么时候过性生活都是有讲究的，不能随着性子乱来，否则就会伤害身体。

协调任督二脉，让三焦气血畅通

三焦是全身气机运行的枢纽，我们可以通过调理任督二脉的方式，疏通三焦气血。任督二脉大家想必已经不陌生了，即便是没有接触过中医经络的人，也都能在武侠电视或小说中见识过这两条经脉的重要性。故事中的武林人士一旦打通了任督二脉，功力一下就翻了几番，瞬间成为一等一的高手。

任脉和督脉的确是存在的，它们虽然不像小说和电影中具有那么大的威力，但是对于调节身体的阴阳之气其作用至关重要。任脉循行于腹部正中，腹为阴，说明任脉对一身阴经脉气具有总揽、总任的作用。督脉沿着人的背部的正中分布，而背部为阳，督脉调节全身诸阳经经气。

任督二脉都有调节全身气血的作用，而三焦又是身体气机运行的枢纽，所以这三者在气血运行方面有密切的关系。它们的功能协调一致，人体的气血才能正常的运行，人才能拥有健康的体魄。

这里给大家介绍一个调三焦通气血的方法，一共有四步，具体如下：

（1）揉摩中脘穴。中脘穴位于肚脐直上4寸，既可以采用揉的方式，也可以摩中脘。揉的时候，双掌重叠或单掌压在穴位上，缓慢做圆周运动，5～10分钟。

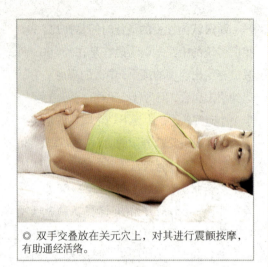

◎ 双手交叠放在关元穴上，对其进行震颤按摩，有助通经活络。

（2）震颤关元穴。关元穴位于肚脐正中下面3寸处。震颤时，将双手交叉重叠放在关元穴上，稍微用些力气，然后两手快速地、小幅度地上下推动、颤动。

（3）敲打带脉穴。以肚脐为中心画一横线，以腋下起点画一条竖线，两条线的交点就是带脉穴。躺在床上，用手轻捶自己的左右腰部，100下以上就可以。不过准妈妈可千万不能这么做。

（4）推任脉。左右手掌重叠放在身体前面的正中线上，从胸骨的上窝中央开始往下推，沿着任脉一直推到下腹部的关元穴。

值得注意的是，这套动作比较简单，大家可以随时练习，不过一定不要将顺序弄颠倒了。因为这四个动作的顺序是按三焦的前后来进行的。

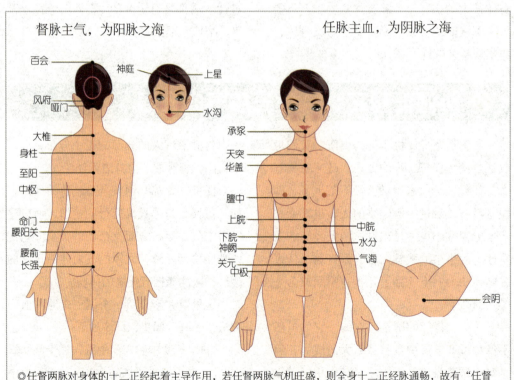

◎任督两脉对身体的十二正经起着主导作用，若任督两脉气机旺盛，则全身十二正经脉通畅，故有"任督通则百脉皆通"的说法。因此，我们可以通过按摩任脉督脉的方式，疏通三焦气血，保持身体健康。

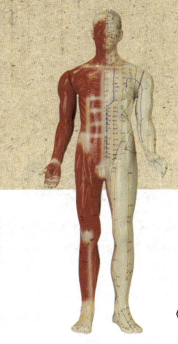

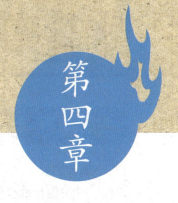

第四章

《黄帝内经》十二经络养生

● 中医学认为，人体功能的正常发挥、气血调和输养，主要靠人体中的十二经脉，以及奇经八脉等经络起传导作用。经络遍布全身，通过按摩、刮痧等方法对经络进行调理，可使气血通达全身，发挥其生理效应，营养组织器官，抗御外邪，保卫机体。

经络穴位，治病养生的根本大法

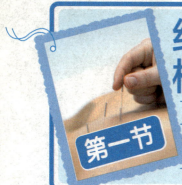

第一节

经络穴位是身体气血运行的通道，只有气血畅通，人体才能保持健康。因此我们在进行养生保健时，一定要善于利用这个通道。

藏在《黄帝内经》中的经络养生秘密

《黄帝内经》被公认为中医学的奠基之作，其中提出的经络学说是中医学最根本的理论：人体上有一些纵贯全身的路线，称之为经脉；这些大干线上有一些分支，在分支上又有更小的分支，古人称这些分支为络脉，经脉和络脉合称为经络。

根据《黄帝内经》中的记载，《灵枢·经脉篇》里说："经脉者，所以能决生死，处百病，调虚实，不可不通。"这里强调人体之经脉必须畅通的原因就是经脉能"决生死，处百病，调虚实"。因此，经络的作用可谓"神通广大"。

"决生死"是指经脉的功能正常与否，能够决定人的生与死。人之所以成为一个有机的整体，是由于经脉纵横交错，出入表里，贯通上下，内联五脏六腑，外络皮肤肌肉。经络畅通，人体气血才能使脏腑相通，阴阳交贯，内外相通，否则，脏腑之间的联系就会产生障碍，引发疾病，严重者甚至导致死亡。

"处百病"是说经脉之气运行正常，对于疾病的治疗与康复起着重要的作用，中医治病一般都从经络入手。"痛则不通，通则不痛"，身体发生疾病就是因

◎中医学认为，经络是联系全身的网络系统，经络畅通，则身体健康。

为经络不通。只有经络畅通，才能使气血周流，疾病才会好转，病人才能得以康复。

"调虚实"指的是调整虚证和实证。比如对实证要用泻法，有人患有胃痉挛，则可针刺病人足三里穴，使胃弛缓；对虚证要用补法，如胃弛缓的，针刺病人足三里穴，可使其收缩加强。当然，尽管都针刺足三里穴，但因为虚实不同，一个用的是泻法，而另一个用的是补法。

由此可知，经络是联系全身的网络系统，就像我们城市的道路系统，也像地下的供排水管道系统，树杈众多，错综复杂，把全身各个部分联系起来。人体的各种气血精微物质和各类信息，都是通过这个网络系统传送、传播到身体的各个角落。也就是说，生命之是否存在，决定于经络；疾病之所以发生，是由于经络活动出了问题；疾病之所以能得到治疗，也是由于经络的作用。

十二正经——挺进健康的主干要道

人体的十二经脉可以说是经络的主干线，所以又叫"十二正经"。这十二条经脉或者从体内脏腑发出，或者是上行至头部，或者是从头走向双脚，还有从双脚进入体内脏腑的，总之是连接内外表里。

其中，手上的三条阴经：从胸部沿手臂内侧走到手指；手上的三条阳经：从手指处沿手臂外侧一直到达头部；足上的三条阴经：从双足向上走，沿腿内侧进入腹部；足上的三条阳经：从头部向下，沿腿外侧达到足趾。

刚开始接触经络的人，可能会觉得经脉的名称太拗口了，而且根本不明白是什么意思，更不用说记住它们的名字了。其实，经脉非常好理解，每个名字带有的脏器就是它们联系的脏器，也就是说这条经脉就是负责调节这个脏器的。掌握了名字就知道了这十二条经脉内连的脏腑，即肝、胆、心、小肠、脾、胃、肺、大肠、肾、膀胱、心包、三焦这十二个主要脏腑器官。这样既容易理解，又便于掌握各条经脉的功能。其中，三焦泛指人的整个胸腹，心包则是指保护心脏的一块区域。

在中医理论中阴阳是必须要进行区分的。只要记住在外侧的属于阳，而内侧的

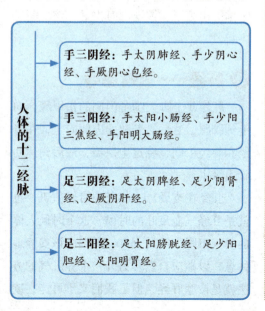

人体的十二经脉
- **手三阴经**：手太阴肺经、手少阴心经、手厥阴心包经。
- **手三阳经**：手太阳小肠经、手少阳三焦经、手阳明大肠经。
- **足三阴经**：足太阴脾经、足少阴肾经、足厥阴肝经。
- **足三阳经**：足太阳膀胱经、足少阳胆经、足阳明胃经。

属于阴；走行在身体前侧的是阴，走行在后面的是阳。十二条经脉一分为二，结果就是：手上的六条经脉，分别称为手三阴经、手三阳经；腿上的六条经脉，分别叫足三阴经、足三阳经。而这样三条阳经、三条阴经还需要继续再分，所以按照阴气、阳气程度的深浅就又分成了阴经的少阴、厥阴、太阴，阳经的太阳、少阳、阳明。少阴的阴气是最重的，因此走在手臂和腿内侧的最里面；太阴的阴气最轻，因此在内侧的最外面；厥阴的阴气介于少阴和太阴之间，当然在内侧的中间。太阳的阳气最足，因此在手臂和腿外侧的最外面；阳明阳气最弱，因此在外侧的最里面；少阳介于二者之间，位置也就位于中间。

人体经络运营时刻表

在讲本节之前先打一个比方，如果你去医院找某个专家看病，你老早就过去了，排了很长时间的队，轮到你的时候却被告知该专家当日不当班。你会是多么沮丧？

要知道，经络也有自己的上班时间，在它的工作时间你去找它，自然收获颇丰。如果在它休息的时间去叩它的家门，你就不受欢迎，即使它碍于情面勉强接待了你，也不会给你什么好处。所以，要想通过经络疗法保护自己，必须在心里有张人体经络运营时间表。

❶ 胆经——子时当令

胆经是体内循行线路最长的一条经脉，它从人的外眼角开始，沿着头部两侧，顺着人体的侧面向下，到达脚的小趾和小趾旁倒数第二个脚趾（次趾），几乎贯穿全身。

敲胆经的最佳时间应该是在子时，也就是夜里的11点到凌晨1点这段时间，早睡的人可以提前一些。因为这个时辰是胆经当令。经常熬夜的人会有体会，到夜里11点的时候，觉得很有精神，还经常会觉得饿，这就是胆经当令，胆主生发，阳气在这时候开始生发了。但是大家一定注意，不要觉得这个时候精神好就继续工作或者娱乐，而是最好在这个时间前就入睡，这样才能把阳气养起来。每天敲胆经300下，胆经顺畅了，人所有的忧虑、恐惧、犹豫不决等都随着胆经的通畅排解出去了，该谋虑时谋虑，该决断时决断。

❷ 肝经——丑时当令

肝经起于脚大踇趾内侧的指甲缘，向上到脚踝，然后沿着腿的内侧向上，在肾经和脾经中间，绕过生殖器，最后到达肋骨边缘止。

肝经在凌晨1点到3点的时候值班，也就是肝经气血最旺的时候，这个时候人体的阴气下降，阳气上升，所以应该安静地休息，以顺应自然。另外一个养肝气的方法就是按摩肝经，但是我们又不可能在凌晨1点到3点的时候起来按摩肝经，怎么办呢？我们可以在19点到21点的时候按摩心包经，因为心包经和肝经属于同名经，所以在19点到21点时按摩心包经也能起到刺激肝经的作用。

❸ 肺经——寅时当令

手太阴肺经是人体非常重要的一条经脉，它起始于胃部，向下络于大肠，然后沿着胃上口，穿过膈肌，入属于肺脏。再从肺系横出腋下，沿着上臂内侧下行，走在手少阴、手厥阴经之前，下向肘中，沿前臂内侧桡骨边缘进入寸口，上向大鱼际部，沿边际，出大拇指末端。它的支脉交手阳明大肠经。

我们知道，肺为娇脏，很容易出现问题，当肺的正常功能失去平衡时，就会出现咳嗽、气喘、胸闷等呼吸方面的疾病，以及各种皮肤病。所以，我们要格外爱护肺经。

按摩肺经的最佳时间应该是早上3~5点，这个时辰是肺经经气最旺的时候，但这时候也正是睡觉的时间，所以可以改在上午9~11点脾经旺时来按摩，也能取得同样的效果。

❹ 大肠经——卯时当令

手阳明大肠经起于示指末端的商阳穴，沿示指桡侧，通过合谷、曲池等穴，向上会于督脉的大椎穴，然后进入缺盆，联络肺脏，通过横隔，入属于大肠。

大肠经当令的时间是早上5~7点，这时候大肠经运行最旺盛，按摩效果也最好。大肠经很好找，你只要把左手自然下垂，右手过来敲左臂，一敲就是大肠经。敲时有酸胀的感觉。

❺ 胃经——辰时当令

胃经有两条主线和四条分支，主要分布在头面、胸部、腹部和腿外侧靠前的部分。胃经在辰时当令，就是早晨的7~9点之间，一般这段时间大家都非常忙碌，赶着送孩子去上学，自己去上班，但是不管怎么忙，一定要吃早饭，也一定要给孩子吃早饭。因为这个时候，太阳一般都升起来了，天地之间的阳气占了主导地位，人体也一样，处于阳盛阴衰之时，所以，这个时候人就应该适当地补充一些阴，而食物就属阴。

❻ 脾经——巳时当令

脾经的循行路线是从大脚趾末端开始，沿大趾内侧脚背与脚掌的分界线，向上沿内踝前边，上至小腿内侧，然后沿小腿内侧的骨头，与肝经相交，在肝经之前循行，大腿内侧前边，进入腹部，再通过腹部与胸部的间隔，夹食管旁，连舌根，散布舌下。

当脾经不通时，人体还会出现一些常见的慢性病：身体的大脚趾内侧、脚内缘、小腿、膝盖或者大腿内侧、腹股沟等经络线路会出现冷、酸、胀、麻、疼痛等不适感；或者全身乏力、疼痛、胃痛、腹胀、大便稀、心胸烦闷、心窝下痛；五官方面会出现舌根僵硬、饭后即吐、流口水等。

以上症状都可以从脾经去治，最好在脾经当令的时候按摩脾经上的几个重点穴位：太白、三阴交、阴陵泉、血海等，上午9点到11点正处于人体阳气的上升期，这时疏通脾经可以很好地平衡阴阳。

❼ 心经——午时当令

按摩心经的最佳时间应该是午时，即中午11~13点，这个时候人的阳气达到最盛，然后开始向阴转化，阴气开始上升。这时人们最好处于休息的状态，不要干扰了阴阳的变化。中午吃完饭小睡一会儿，即使睡不着闭着眼睛休息一下也行。

❽ 小肠经——未时当令

13点到15点（未时）是小肠经当令的时间，这段时间小肠经最旺，它的工作是先吸收被脾胃腐熟后的食物的精华，然后再进行分配，将水液归于膀胱，糟粕送入大肠，精华输入脾脏。因此中医里说小肠是"受盛之官，化物出焉。"小肠有热的人，这时则会咳而排气。

小肠经当令时，人体主要是吸收养分然后重新分配，以供下午的消耗，因此，我们应在午时1点前用餐，而且午饭的营养要丰富，这样才能在小肠功能最旺盛的时候把营养物质充分吸收和分配。

❾ 膀胱经——申时当令

在中医里，膀胱经号称太阳，是很重要的经脉，它从足后跟沿着后小腿、后脊柱正中间的两旁，一直上到脑部，是一条大的经脉。15点到17点为申时，这是膀胱经当令的时段。在申时，膀胱经很活跃，它又经过脑部，所以这个时候气血也很容易上输到脑部，所以这个时候应该学习。

❿ 肾经——酉时当令

在日常生活中，我们会发现一些小孩子的志气特别高，他们会憧憬着长大了当科学家、发明家，孩子之所以会有这么大的志向，是因为其肾精充足。而如果自己的孩子年纪轻轻就萎靡不振、甘于平凡，那可能是肾经不通，父母要及时帮孩子按摩肾经。

肾经的具体循行路线是：由足小趾开始，经足心、内踝、下肢内侧后面、腹部，止于胸部。孩子的肾经如果有问题，生理上通常会表现出口干、舌热、咽喉肿痛、心烦、易受惊吓；另外还有心胸痛、腰、脊、下肢无力或肌肉萎缩麻木，脚底热、痛等症状。

每天的17点到19点，也就是酉时，是肾经当令的时间，有上述症状的人，可以考虑在肾经当令之时按摩肾经。

⓫ 心包经——戌时当令

心包经是从心脏的外围开始的，到达腋下三寸处，然后沿着手臂阴面中间的一条线，止于中指。在心包经上有一个很重要的穴位——劳宫穴。这个穴位很好找，手自然握拳，中指所停留的地方就是劳宫穴。

19点到21点，即戌时，是心包经当令的时刻。如果在一些场合觉得紧张，手心出汗、心跳加快、呼吸困难，这时不妨按按左手的劳宫穴，它可以帮助你找回从容自信的感觉。

12 三焦经——亥时当令

三焦经围着耳朵转了一圈，耳朵的疾病通常找它。此外，现在大多数胖人三焦经是阻塞的，而且这种阻塞的情况通常都在他没有真正肥胖的时候就出现了，由于三焦经的阻塞，使得经络中的组织液流动出现了障碍，导致垃圾的堆积，长时间的垃圾堆积最终才形成了肥胖。

21点到23点（亥时），这段时间是三焦经当令。有耳部疾病的人，不妨在此时敲打三焦经。

找对穴位的技巧：人人都有把自己的尺子

经络有很重要的作用，而且穴位就在经络上，那是否只要掌握了经络就可以不管穴位了呢？不少人都会有这样的疑问。其实，经络就好比一个房子中的电路，如果电灯不亮了，肯定要检查下线路，但这种从头到尾的检查太麻烦。而穴位就好比是电路中每个节点的开关，如果电灯不亮，只检查开关就可以省下不少时间，令问题能够快速解决。

那么，如何找到穴位呢？在这里，我们介绍一些寻找穴位的诀窍。

❶ 记分寸

穴位的定位和丈量主要以"寸"为单位，不过这里的"寸"不是拿一把尺来丈量，而是以个人的身体或手指等为标准。所以，一个胖子身上的"一寸"和一个瘦子身上的"一寸"肯定是不一样长的。

一般而言，大拇指的指节宽度是一寸，又称"一夫法"。将拇指外的四指并拢，以中指中节横纹处为准，四指衡量的宽度就是三寸。比如，"足三里"这个穴位，找的时候只要从外膝眼处往下横四指，然后再往外一横拇指就找到了。

❷ 找反应

当人碰触到穴位时，往往会出现酸麻胀痛的感觉，具体而言有下面几种办法徒手找穴位：

触摸法：用大拇指指腹或其他四只手掌触摸皮肤，如果感觉到皮肤有粗糙感，

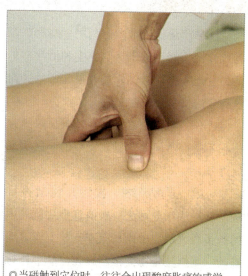

◎当碰触到穴位时，往往会出现酸麻胀痛的感觉。

或是会有尖刺般的疼痛，或是有硬结，那可能就是穴位所在。这样可以观察皮肤表面的反应。

抓捏法：示指和大拇指轻捏感觉异常的皮肤部位，前后揉一揉，当揉到经穴部位时，感觉会特别疼痛，而且身体会自然地抽动想逃避，如此可以观察皮下组织的反应。

按压法：用指腹轻压皮肤，画小圈揉，对于在抓捏皮肤时感觉疼痛想逃避的部位，再用按压法确认一下，如果指头碰到有点状、条状的硬结，就可以确定是经穴的所在位置。

❸ 动作取穴和标志取穴

有些穴位可以利用简单的姿势或者动作来取穴。比如，张口取耳屏前的凹陷处即为听宫穴；握拳时，中指所在的地方就是劳宫穴；两手交叉可取列缺穴。

另外，还可以利用身体的固定标志来取穴。像眉毛、脚踝、指甲、肚脐等都是常见判别穴位的标志。举个例子，印堂穴就在双眉的正中央，左右乳头中间的凹陷处则为膻中穴。

经络养生的常用办法

利用经络养生的方法有多种，效果也不相同，一般人可根据自身病症的需要进行选择。下面就向大家简单介绍一下经络养生常用的几种方法，供参考。

❶ 按摩法

推拿疗法比较难，但利用一些简单容易操作的按摩手法来保健养生和治疗常见病，普通人都能做，而且效果非常好。简单有效的按摩手法有三种：

（1）点揉穴位。用手指指肚按压穴位。不管何时何地，只要能空出一只手来就可以。

（2）推捋经络。推法又包括直推法、旋推法和分推法。所谓直推法就是用拇指指腹或示、中指指腹在皮肤上作直线推动；旋推法是用拇指指腹在皮肤上作螺旋形推动；而分推法是用双手拇指指腹在穴位中点向两侧方向推动。比如走路多了，双腿发沉，这时身体取坐位，双手自

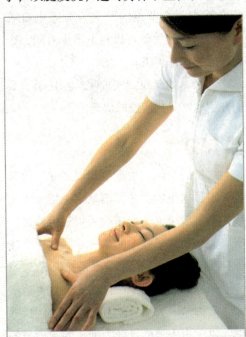

◎推拿疗法普通人都能做，对保健养生和治疗常见病都有很好的效果。

然分开，放在腿上，由上往下推，拇指和中指的位置推的就是脾经和胃经。脾主肌肉，推脾胃经可以疏通这两条经的经气，从而达到放松肌肉的效果。

（3）敲揉经络。敲法就是借助保健锤等工具刺激经络的方法。用指端、大鱼际或掌根，吸定于一定部位或穴位上，作顺时针或逆时针方向旋转揉动，即为揉法。这种方法相对推拖来说刺激量要大些。

❷ 灸法

利用艾草给皮肤热刺激的一种经络刺激法。此法是一种补法，主要应用于慢性病的治疗上。

在实施灸法的时候，先用一点儿水把皮肤弄湿，在穴位上放上上面所说的灸，如此艾草才容易立起来。然后点燃线香，引燃艾草，在感到热时更换新的艾草。若没有特殊状况，一个穴位用上述的灸进行三"壮"到五"壮"的治疗（烧完一次艾草，称一"壮"）。

除了直接燃烧艾草，最简单的灸疗法是线香灸。准备一根线香，点上火，将线香头靠近穴位，一感到热，便撤离。一个穴位反复5~10次。

❸ 针灸疗法

这是通过经络治病最直接的办法，通过刺激体表穴位，疏通经气，调节人体脏腑的气血功能。针灸比较专业，普通人做不了，需要专业医生的帮助才能施行。

❹ 善于利用身边的器物

把五六支牙签用橡皮条绑好，以尖端部分连续扎刺等方式刺激穴位；刺激过强时，则用圆头部分。此法可出现和针灸疗法相同的效果。

不喜欢针灸的朋友，可以用吹风机的暖风对准穴位吹，借以刺激穴位。这算是温灸的一种。

体质虚脱的孩子，肌肤容易过敏，此时可利用柔软旧牙刷以按摩的方式刺激穴位。

以手指做按压的时候，想省劲一些的话，可以用圆珠笔代替。方法是用圆珠笔头压住穴位，此法压住穴位部分的面积广，刺激较缓和。

脊椎骨的两侧有许多重要的穴位，自己一般情况下很难刺激到它们。如果有软式棒球，既可轻易地达成目的。身体仰卧，将球放在背部穴位的位置，借助身体的重量和软式棒球适度的弹性，使穴位获得充分的刺激。

❺ 使用穴位时要注意

（1）刺激穴位要在呼气时。呼气时刺激经络和穴位，传导效果更快更佳。

（2）最好不要吸烟。香烟中所含的致癌物质很多，如果在穴位治疗前抽烟，尼古丁一旦进入体内，就会造成交感神经紧张，血管收缩，血液循环不畅通，会影响疗效。

手太阴肺经：抵御外邪的第一道防线

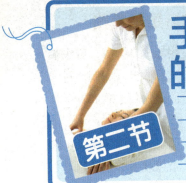

第二节

手太阴肺经简称肺经，它是人体十二经第一个开始运行的经络，本经腧穴主治咳、喘、咳血、咽喉痛等肺系疾患，与大肠经相表里。

脆弱的肺经，更需要加倍呵护

《黄帝内经》有"肺为百脉之总，位居诸脏之上"之说。肺是人体重要的器官，它最关键的功能就是主气，司呼吸。在肺的一呼一吸间，机体也自然地完成了吐故纳新的任务。呼出二氧化碳，吸入新鲜的氧气，是我们身体本身内部的自然规律，如此也能促进血液循环和新陈代谢。

《黄帝内经·灵枢·营卫生会篇》中说："人受气于谷，谷入于胃，以传与肺，五脏六腑，皆以受气。"也就是说，人体中的气都是从脾胃的运化中来的。怎么理解呢？水谷之物先入于我们的胃中，脾胃运化成为精华，并上输于肺。最后肺再将这些物质传输到身体的五脏六腑、四肢百骸，这样一来，人才会有力气劳动、工作，做各种各样的事情。

在中医当中，手太阴肺经是人体非常重要的一条经脉，它起于胃部，向下络于大肠，然后沿着胃，穿过膈肌，属于肺脏。再从肺部横出腋下，沿着上臂的内侧下行，在手少阴和手厥阴经之前，下行肘中，沿前臂内侧桡骨边缘进入寸口处，再向上行至大鱼际部，沿边际，出大指末端。它的一条支脉与手阳明大肠经相交。可以说，人体各脏腑的盛衰情况，都会在肺经上有所反映。肺为娇脏，很容易出现问题，如果肺的正常功能失去平衡时，人就会出现咳嗽、气喘、胸闷等呼吸方面的疾病，以及各种皮肤疾病。所以，我们要格外爱护肺经。

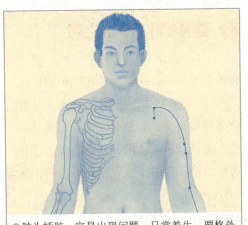

◎肺为娇脏，容易出现问题，日常养生，要格外爱护肺经。

从五行的属性来看，肺属金，而土生金。五脏六腑中，脾胃属土。所以，如果脾胃不足，就会影响到肺气的运行，人也就容易患上各种肺部疾病。因此，我们又回到"人受气于谷"，若想肺气足，最简单的方法就是要能吃，并且还要吃得好，这样肺气才能充足，气血也就会运行畅通，人体循环就会旺盛。如果肺部不好，应多选择梨、蜂蜜、银耳、百合作为滋补品。大家可用百合50克、蜂蜜30克，煎汤服下，能够起到润肺清热、止咳化痰、生津养肺的作用。此外，大米百合粥、枸杞粥对于我们的肺部也是大有好处的。

咳嗽、打嗝，就找少商

少商穴，别名鬼信穴，《黄帝内经·灵枢》说："肺出于少商，少商者，手大指端内侧也，为井（木）"，可知此穴在拇指上，是肺经的经期传入大肠经的起始处。少，与大相对，小也，阴也，指穴内气血物质虚少且属阴；商，古指漏刻，计时之器，滴水漏下之计时漏刻也。该穴名意指本穴的气血流注方式为漏滴而下。本穴物质为鱼际穴传来的地部经水，因经过上部诸穴的分流散失，因而在少商的经水更为稀少，流注方式就如漏刻滴下。少商在拇指之端，其滴下的位置是从地之上部漏落到地之下部，即由体表经脉流向体内经脉。

少商有个很好的疗效就是可以治疗咳嗽。少商位于大拇指的指角，没办法像平常一样按摩。我们可以用棉签或者牙签的大头来刺激。其实这个穴位随时随地利用些圆钝头的东西就可以刺激。

另外，在生活中我们经常会连续不断地打嗝。其实，引起打嗝的原因有多种，包括胃、食管功能或器质性改变。也有外界物质，生化、物理刺激引起的，比如进入胃内的空气过多而自口腔溢出，精神神经因素（如迷走神经兴奋、幽门痉挛）、饮食习惯不良（如进食、饮水过急）、吞咽动作过多（如口涎过多或过少时）等，而胃肠神经官能症、胃肠道慢性疾病引起胃蠕动减弱时则发病频繁且治疗时不易改善。

打嗝虽然不是什么大毛病，但在有些场合，打嗝是很尴尬的，但往往又很难控制。这时候，我们不妨用一用手指的少商穴。方法很简单：用指压少商穴，同

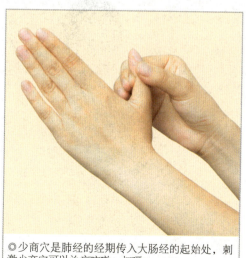

◎少商穴是肺经的经期传入大肠经的起始处，刺激少商穴可以治疗咳嗽、打嗝。

时配合用意念把上逆之气往下引，至下腹丹田处，再由下吞咽口水，如此数次即可止住，按压以有酸痛感为度，持续15秒到1分钟即能生效。也可以用右手作剑指，指喉头处，从上往下导引，同时意念配合往下吞，只三两下即止，大家不妨一试。

除咳嗽、打嗝之外，少商穴对以下几类疾病也有缓解的功效：

（1）呼吸系统疾病：扁桃体炎、腮腺炎、感冒发热、支气管炎、肺炎、咯血等。

（2）精神神经系统疾病：休克、精神分裂症、癔症、失眠。

（3）消化系统疾病：食道狭窄、黄疸等。

（4）五官科系统疾病：牙龈出血、舌下肿瘤、口颊炎。

（5）其他：脑出血、盗汗、小儿惊风、手指挛痛。

补肺益肺，太渊穴是最佳选择

古人称太渊穴为"状如深渊，上通天穹，下达地渊"，是天、地、人三脉之气交汇的地方。当肺脏发生状况时，不适感首先会在太渊穴处表现出来，而大家通过此穴处的各种变化也能推知肺脏功能的盛衰。所以，用此穴来补益肺气能有效地促使经络中的肺气回归，以补肺脏之虚。

太渊穴是手太阴肺经的原穴，也被称为脉会，因为人体内的所有脉络都归它控制。原穴就好像经脉的总调节器一样，按摩肺经的原穴太渊，就相当于把肺经上的门给推开了。这样，外来的营养物质便可以更多地进入肺脏，于是便达到了补益肺脏的目的。很多人肺部天生就比别人脆弱敏感得多，天气一变，稍不注意就声音嘶哑，还经常咳嗽。如果你也有这样的情况，那一定要好好地滋补肺经的原穴——太渊穴。

太渊穴在腕掌侧横纹桡侧，桡动脉搏动处。仰掌，在腕横纹上，于桡动脉桡侧凹陷处取穴。自我取穴时，正坐，手臂前伸，手掌心朝上，用一只手的手掌轻轻握住另一只手腕，握住手腕的那只手的大拇指弯曲，用大拇指的指腹和指甲尖垂直方向轻轻掐按，会有酸胀的感觉。即是太渊穴。

◎太渊穴的变化可以推知肺脏功能的盛衰，刺激太渊穴，可以滋补肺经，增强肺的呼吸功能。

太渊穴可以增强肺的呼吸功能,改善肺的通气量,降低气道阻力,对治疗脑出血和咯血效果很显著。如果血压不稳定、心律不齐都可通过太渊穴调节。该穴有两个重要的功能,就是理气补气和调心率。有些人老爱咳嗽;有的人喘气很费劲,好像到了氧气稀薄的高原一样,感觉吸入的氧气不够用;有些人走几步路,爬会儿山,甚至稍微一动就满头大汗;还有的人觉得憋气、烦闷、胸部胀满,都可以用这个穴位来补气理气。

刺激太渊穴时应注意,本穴在动脉搏动之处,所以在按摩时不可以太用力按压,宜轻柔按摩。按摩也不宜太久,每天3~5次,每次1~2分钟。儿童或老年人要酌情按压,尽量不要过长时间按压。本穴可采用灸法,艾炷灸1~3壮,艾条灸5~10分钟。

揉揉鱼际穴,止咳又平喘

肺主气,掌管宣发和肃降。那怎么宣发、怎么肃降呢?宣发呈现升腾的状态,一般向上走,而肃降则是向下。这样一来,人们日常生活在做的事情,就跟肺的这两项功能紧密联系起来了。比如,人体全身的发汗以及咳嗽、流涕就是在肺功能作用下的一种宣发,而大小二便等则是肃降的结果。所以,人如果大小二便出现问题或是出现咳嗽、发汗等往往都跟肺部有联系。

《神应针灸玉龙经》载:鱼际穴治"伤风咳嗽",所以当我们的身体出现咳嗽等肺部病症时,可以借助于鱼际穴止咳平喘的功效。鱼际穴在哪儿呢?我们摊开手掌会看到,在手掌心里面,靠近大拇指和小指的地方皮肤颜色和别的地方是不一样的,肌肉隆起、泛白。这两个地方一块大一块小,大的就为大鱼际,与大拇指相连,鱼际穴就藏在这里面。之所以将这里称为鱼际,是因为这个位置像一个鱼肚子,鱼肚子的边际叫鱼际。

具体来说,鱼际穴在手拇指本节(第一掌指关节)后凹陷处,约当第一掌骨中点桡侧,赤白肉际处。仰掌,在第一掌指关节后,掌骨中点,赤白肉际处取穴即是。

鱼际穴属于火穴,所以治疗热性的咳嗽、喘促有效果。鱼际穴可以配伍的穴位很多,具体有:配合谷穴,有宣肺清热、利咽止痛的作用,主治咳嗽、咽喉肿痛、失声;配孔最、中府穴,有温肺散寒、化痰平喘的作用,主治哮喘;配天突、大椎、肺俞穴,治疗哮喘发作期患者有较好疗效;配少商穴,治咽喉肿痛。

点按鱼际穴时拇指要微微弯曲,并稍加用力,以免在点按的过程中出现手指过伸或过曲,造成损伤。按摩本穴时间可以适当加长,一般每天3~4次,每次3~5分钟。本穴可采用灸法,艾炷灸1~3壮;或艾条灸3~5分钟。

第三节 手阳明大肠经——延年益寿的良药

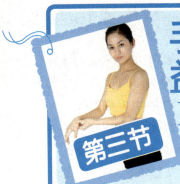

手阳明大肠经简称大肠经，与肺经相表里，为阳气盛极的经络，主治阳证、实证，也治发热病。

大肠经助阳气，泻火气

大肠经在经络里属于阳明经，《黄帝内经》上说："阳明经多气多血。"根据阳明之意，能够知道这个经络里面的气血很足，气血是维持生命活动的基础。在人体中，手阳明大肠经与足阳明胃经所属的肠胃是人体消化、吸收及排出废物的器官。人体的体质由先天和后天决定，先天部分是遗传于父母的，我们无法改变，后天部分就来源于我们的食物。肠胃消化吸收功能正常，体内生成的气血充足，抵抗疾病的能力自然会增强；胃肠排泄功能正常，体内产生的垃圾就能及时排出，不在体内堆积，那么由内在原因引起的疾病自然会减少。所以，手阳明大肠经是人体中重要的经络，平时一定要注意疏通。

现在来看一下它的循行路线：起于示指末端的商阳穴，沿着示指的桡侧，通过合谷穴、曲池穴等，向上会于督脉的大椎，然后又进入缺盆，联络了肺脏，通过横膈后，入属于大肠。中医学认为，"循行所过，主治所及"，意思是指经络所经过的地方如果出现了问题，可以通过该经络治疗。从大肠经的循行路线我们可以看出，肺和大肠都与大肠经关系密切，所以，疏通此经气血就可以预防和治疗呼吸系统和消化系统的疾病。

虽然，肺和大肠看起来是两个毫无关联的内脏，但是它们通过大肠经互相联系、互相影响，也就是说，肺与大肠相表里。所谓表里，指一种内外关系，就好像夫妻。丈夫在外边忙着的时候，妻子就应该把家里的事务管理好；丈夫如果在外面特别忙，那妻子也相对比较忙。肺为里，为妻；大肠为表，为夫。有些人会有这样的体验，出现嗓子哑了或者咽喉痛时，有时还伴有便秘。如果不了解经络的秘密，很难将这两个症状联系在一起。其实，这是大肠之火通过经络上传到跟肺相连的咽喉引起的，等大便通畅了，嗓子自然就会好转。

按压迎香穴治疗鼻炎

患有鼻炎的人是非常痛苦的，这是因为鼻子是人进行呼吸的通道，一旦出现了鼻炎，就会使呼吸感觉非常难受，而且呼吸是无时无刻不在进行的，更重要的是鼻炎还会严重影响人的嗅觉，这就造成了日常生活中的不便。

从中医的角度来看，鼻炎并不仅仅是鼻子这个部位出现了炎症，"肺开窍于鼻"，也就是说鼻子是肺脏在进行呼吸的通路口，所以鼻炎的根本还是在人体的肺脏。想要根治鼻炎当就一定要治理肺脏。

找到了针对鼻炎的根本原因，那么就要采用一个综合的调理法。这个综合的调理法其实非常简单，不需要很复杂的操作。首先需要掌握一个非常重要的穴位——迎香穴。"不闻香臭从何治，迎香两穴可堪攻"，这是古人对迎香穴最好的治疗总结，迎香穴可以治疗所有跟嗅觉和鼻子有关的疾病，所以治疗鼻炎就一定要通过迎香穴祛除。

迎香穴非常好找，准确的位置是鼻翼的两旁，如果说人的鼻子就像两个括号的话，那么括号的中点位置就是迎香穴。由

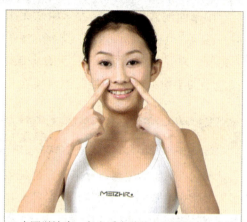
◎中医学认为，鼻炎反应肺脏出现问题，治疗肺炎就要治疗肺脏，刺激迎香穴，可治疗鼻炎。

于它就在鼻子两旁，所以想要打通鼻窍，让呼吸通畅就没有比迎香再适合的了。

刺激迎香穴的方法非常简单，用拇指和示指同时放在鼻翼的两侧，也就是迎香穴的位置，掐住鼻子，同时屏住呼吸，间隔五秒钟后，放松手指，进行呼吸。反复进行多次就可以达到刺激迎香穴的作用。

另外，想要彻底解决鼻炎的问题，还需要在平时改掉用手指抠鼻子的坏习惯，同时记得每天用凉水洗脸，擦干后再用两手揉搓迎香穴。如此坚持三个月到半年，鼻炎一般都不会再发作了。

曲池是神奇的降压药

曲池穴是大肠经上的一个穴位，但是曲池穴的作用是非常广泛的，包括现在很多人都困扰的高血压。如果遇到了不知道怎么治疗的疾病，可以先从曲池下手。

一般来说，早上6点至10点，下午3点至5点这两个时间段是高血压的发作高峰期，一定要加以注意。这里可以教给大家一个小方法，对降血压有很好的帮助。那

就是敲打、按摩曲池穴。曲池穴是手阳明大肠经的合穴，位置在屈肘成直角，位于肘横纹外端与肱骨外上髁连线的中点处。

按摩曲池穴，可以在大家闲来无事时，甚至看电视时都可以做，先将右手手掌摊开，左臂微微弯曲，用右手的掌侧敲打左手的手肘处，也就是曲池穴所在位置。这样敲打，可以同时刺激曲池以及它旁边的穴位，对于手臂也有一个很好的锻炼作用。如果觉得无聊的话，还可以合着节拍来，用手掌的方式敲两下，换成握拳的姿势，可以增加趣味性，像在做一个手部的体操一样，不知不觉就刺激了曲池穴，平稳了血压。

阳溪——手肩综合征的克星

现代人的生活中离不开电脑，但是很多人经常在电脑前一坐就是很长时间，长时间保持固定的姿势会使肩臂部甚至手指的肌肉僵硬，这都是气血流通不畅惹的祸。很多人在缓解腕部酸痛的时候都会活动活动手腕，其实做这个动作就是在刺激自己的阳溪穴，促进气血的流通。

阳溪穴别名中魁穴，就是指阳气的溪流。阳，热也、气也，指本穴的气血物质为阳热之气。溪，路径也。本穴物质为合谷穴传来的水湿风气，至此后吸热蒸升并上行于天部，故名。阳溪穴有清热散风、通利关节的功效，主治狂言喜笑、热病心烦、胸满气短、厥逆头疼、耳聋耳鸣、肘臂不举、喉痹、痂疥等症。

不过，阳溪最大的作用就是可以治疗手肩综合征，也就是手腕、手肘、肩膀等部位感到疼痛，可以通过刺激这一穴位进行调节。在临床中，医生也常常利用阳溪穴治疗腱鞘炎、中风半身不遂、腕关节及其周围软组织疾患等。

阳溪穴就在人体的腕背横纹桡侧，手拇指向上翘时，在手背的拇短伸肌腱与拇长伸肌腱之间的凹陷中。按摩本穴时，手要自然放松，不要紧张弯曲，以防影响到效果，每次按揉2~3分钟，每天施治2~3次即可。如果是给小孩按摩，注意掌控力度，不要用力太大。当然，此处还可以采用艾灸的方式，可用艾炷灸3~5壮，艾条灸10~20分钟。

如果手肩部酸痛，还有一个非常好的刺激方法：用右手握住左手的腕部，同时左右握拳，用拳头前后晃动，这样来帮助腕部的活动。在腕部活动的时候也能很好的刺激阳溪穴。

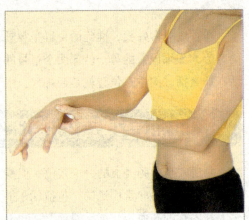

◎ 阳溪穴有清热散风、通利关节的功效，刺激阳溪穴，可以治疗手肩综合征。

第四章 《黄帝内经》十二经络养生

第四节 足阳明胃经——生成气血的后天之本

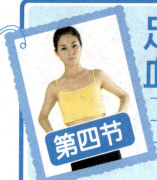

足阳明胃经简称胃经，与脾经相表里，主治肠胃等消化系统的某些病症，以及本经脉所经过部位之病症。

💛 打通胃经，拥有气血生成的勇士

足阳明胃经是人体前面很重要的一条经脉，它也是人体经络中分支最多的一条经络，一共有两条主线和四条分支，胃经主要分布在头面、胸部、腹部和腿外侧靠前的部分。它起于鼻旁，沿鼻上行至根部，入于目内眦，交于足太阳膀胱经；沿鼻外侧下行至牙龈，绕口唇，再沿下颌骨出大迎穴；上行耳前，穿过颌下关节，沿发际至额颅。它的支脉从大迎穴下行，过喉结入锁骨，深入胸腔，穿过横膈膜，归属胃，并与脾相络。它的另一支脉直下足部二趾与中趾缝，此支又分两支，一支自膝膑下三寸分出，下行至中趾外侧，一支从足背分出，至大趾内侧，交足太阴脾经。

从胃经的循行路线可以看出，与胃经关系最为密切的脏腑是胃和脾。脾胃是人体的后天之本，这是因为每个人在出生后，主要依赖脾和胃以运化水谷和受纳腐熟食品，这样人体才能将摄入的饮食消化吸收，以化生气、血、津液等营养物质，才能使全身脏腑经络组织得到充分的营

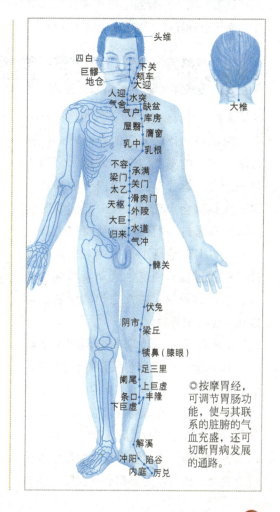

◎按摩胃经，可调节胃肠功能，使与其联系的脏腑的气血充盛，还可切断胃病发展的通路。

151

养，维持生命活动的需要。

胃肠功能一旦失调，人就会虚弱。在日常生活中，如果某个人爱吃、能吃，而且消化特别好，大家就会说他有口福。而有的人虽然能吃，吃下去的东西却停在肚子里不消化；有的人吃一点儿就肚子胀；还有的人不论对酸的、辣的、凉的、硬的都非常敏感，沾一点儿肚子就不舒服。这些不仅是肠胃问题，还会影响睡眠，并且最终影响整个人的精神状态。

那么，从哪里调节最便捷呢？就从胃经来调节。因为，胃经上的很多穴位都对症，而且十分好找，用起来也特别方便。

按摩胃经，一方面可以充实胃经的经气，使与其联系的脏腑气血充盛，这样脏腑的功能就能正常发挥，就不易生病；另一方面可以从中间切断胃病发展的通路，在胃病未成气候前就把它消弭于无形。

当然，按摩胃经的目的主要还是调节胃肠功能，所以饭后1个小时左右就可以开始按揉胃经的主要穴位了，如足三里、天枢穴等一定要按到；然后在睡前1个小时左右灸一会儿，灸完后喝1小杯水。每天早上7~9点这个时间按揉的效果应该是最好的，因为这个时辰是胃经当令，是胃经经气最旺的时候。

天枢穴——止泻通便的腹腔枢纽

天枢穴是胃经上的重要穴位，取穴时从肚脐的中间，向旁边侧开两寸，也就是两个拇指的宽度，即为天枢穴。因为与脏腑是"近邻"，所以内外的病邪侵犯，天枢都会出现异常反应，起着脏腑疾病"信号灯"的作用。从位置上看，天枢正好对应着肠道，因此对此穴的按揉，能促进肠道的良性蠕动，增强胃动力。所以，便秘、腹泻之类的疾病都可以找天枢穴来解决。

吸毒的人在戒毒期间会出现很多症状，其中较为常见的就是胃肠功能紊乱，有的人可能表现为便秘，有的则表现出腹泻的症状，此时若能刺激天枢穴，这些症状都可以得到很好的缓解。我们平时也会因为各种原因伤害到脾胃，比如经常食用过冷食物、压力过大等都会令胃肠功能失常。这个时候，按揉天枢穴，能够起到调整胃肠的作用。即便是健康人群，常按摩天枢穴，也能够帮助保持肠道的健康。另外，因为天枢穴能通肠道、排宿便，肠道通，脂肪便不会堆积，顺畅代谢，所以它还有减肥的功能。

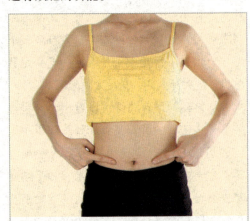

◎天枢正对应着肠道，按摩天枢穴，能促进肠道的良性蠕动，保持肠道的健康。

点按此穴时，可以仰卧或取坐位，解开腰带，露出肚脐部，全身尽量放松。如果是腹泻者，应该先排便再做上述动作。分别用拇指指腹压在天枢穴上，力度由轻渐重，缓缓下压（指力以患者能耐受为度），持续4~6分钟，将手指慢慢抬起（但不要离开皮肤），再在原处按揉片刻。经过治疗，患者很快就会感觉舒适，腹痛、腹泻停止，绝大多数都能一次见效。便秘患者则需要1~2天见效。

常按足三里，健康又长寿

足三里穴是胃经的要穴。胃是人体的一个"给养仓库"，胃里的食物只有及时地消化、分解、吸收，人体的其他脏器才可以得到充足的养分，人才能身体健康，精力充沛。所以，胃部消化情况的好坏，对我们来说极为重要，而足三里穴则能担此重任。《黄帝内经·灵枢》认为："阳气不足，阴气有余，则寒中肠鸣腹痛。阴阳俱有余，若俱不足，则有寒有热。皆调于足三里。"这说明，足三里对调节人体阴阳平衡有着很好的效果，在该穴处按摩，不但能补脾健胃，促使饮食尽快消化吸收，增强人体免疫功能，扶正祛邪，而且能消除疲劳，恢复体力，使人精神焕发，青春常驻。

按揉足三里穴能预防和减轻很多消化系统的常见病，如胃及十二指肠溃疡、急性胃炎、胃下垂等，解除急性胃痛的效果也很明显，对于呕吐、呃逆、嗳气、肠炎、痢疾、便秘、肝炎、胆囊炎、胆结石、肾结石绞痛及糖尿病、高血压等，也有很好的作用。

按揉足三里要遵循"寒则补之，热则泻之"的原则，如果胃部不适或病症是因为受了寒气，手法上的指腹方向就得往上，如果是暴饮暴食而引起的胃痛、腹部不舒服，手法上的指腹方向就得往下，通过泻法来排出淫邪之气。按压时，用大拇指指腹稍用力，分别对准两腿足三里穴，先按顺时针方向旋转按压50次后，再逆时针方向按压50次，至皮肤有热感，病症消失。病症严重者按这个方法，每天进行3次左右的按压，连续两三天，胃痛症状就会明显减轻。

刺激足三里也可用艾灸，就是把艾炷直接放在穴位上面灸，皮肤上面不放置任何导热的东西。这样对提高人体免疫力有好处，对于那些由于机体免疫力下降导致的慢性疾病效果很好，比如哮喘。每星

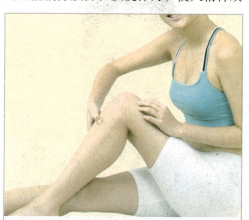
◎足三里穴主消化吸收，按揉足三里穴能预防和减轻很多消化系统的常见病。

期艾灸足三里穴1~2次，每次灸15~20分钟，艾灸时让艾条离皮肤2厘米，灸到局部的皮肤发红，缓慢地沿足三里穴上下移动，注意不要烧伤皮肤。

还可以用手或按摩锤经常按揉敲打足三里，每次5~10分钟，使足三里穴有一种酸胀、发热的感觉即可。

总之，不管使用哪种方法，一定要每天都坚持，并按要求去做。每天花上几分钟就能换来身体健康，非常值得。

按压四白穴，美白养颜防眼病

"四白穴"的名称，很容易让人想起美白。的确这一穴位具有美白养颜的功效，所以又被人称为"美白穴"。因为脸部的气血主要是靠胃经供给的，经常点按四白穴，可让胃经的气血源源不断地输注到脸上来，慢慢地解决肤色问题和黑眼圈问题。

四白穴位于眼球正中央下2厘米处。当我们向前平视的时候，沿着瞳孔所在直线向下找，在眼眶下缘稍下方能感觉到一个凹陷，这就是四白穴。不妨每天坚持用手指按压它，然后轻轻揉3分钟左右，一段时间以后，观察一下脸上的皮肤是不是变得细腻，而且比以前白了？四白穴也可用来治疗色斑，如果再加上指压"人迎"（人迎位于前喉外侧3厘米处，在这里能摸到动脉的搏动），一面吐气一面指压6秒钟，重复30次。天天如此，经过一段时间后，脸部的小皱纹就会消失，皮肤变得更有光泽。这就是经络通畅的神力。

另外，因为四白穴在眼的周围，也可调理色盲症。色盲症是眼底网膜的视觉细胞异常，无法区分色彩。但是如果色盲症并非视觉细胞异常，而只是发育迟缓。这种状况只能刺激视觉细胞，使其发达，

按揉四白穴就是一个不错的方法。用中指指腹按压四白穴，一面吐气一面用示指强压6秒钟，指压时睁眼和闭眼都可以。此外，它还能很好地预防眼花、眼睛发酸发胀、青光眼、近视等眼部疾病。

按摩四白穴时，为增强效果，首先要将双手搓热，然后一边吐气一边用搓热的手掌在眼皮上轻抚，上下左右各6次，再将眼球向左右各转6次。此外，还可以通过全脸按摩祛除眼角皱纹，四白穴和睛明、丝竹空、鱼腰这些穴位一起用效果会更好。

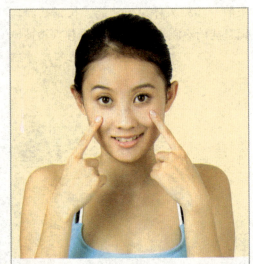

◎按摩四白穴，可激发体内气血，解决肤色问题和黑眼圈问题。

足太阴脾经——女性健康的守护神

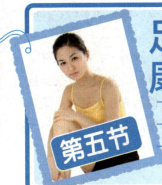

第五节

足太阴脾经简称脾经，与胃经相表里，主治胃病、妇科、前阴病及经脉循行部位的其他病症。

🟡 脾经运行正常，化解慢性病

足太阴脾经主要循行在胸腹部及下肢内侧，即从足走头。它从大脚趾末端开始，沿大脚趾内侧脚背与脚掌的分界线，经踝骨，向上沿着内踝前边，上至小腿内侧；然后沿小腿内侧骨头，同肝经相交，在肝经的前面循行，上膝股内侧前边，进入腹部；后又通过腹部与胸部的间隔，夹食管旁，连舌根，散布在舌下。其分支从胃部分出，上过膈肌，流注心中，经气接手少阴心经。

从上面的路线可以看出来，与脾经关系密切的脏腑有脾、胃和心。中医学认为，脾除了有运化的作用外，还有统血的作用，就是统摄、约束血液行于脉内而不外溢。脾气充足，新鲜气血就会被输送到身体的各个部位，没有瘀血的堆积，身体就不会生病。但是，如果脾气虚弱，不能承担起这种约束功能，就会出现各种出血病症，如呕血、便血、尿血等。治疗脾虚引发的出血症状重点在于补脾气，中成药归脾丸就是治疗这类出血症的有效药物。

当脾经不通时，人体还会出现一些常见的慢性病：大脚趾内侧、脚内缘、小腿、膝盖或者大腿内侧、腹股沟等经络线路会出现冷、酸、胀、麻、疼痛等不适感，或者全身乏力、疼痛、胃痛、腹胀、

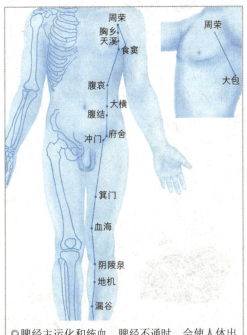

◎脾经主运化和统血，脾经不通时，会使人体出现一些慢性病。

大便稀溏、心胸烦闷、心窝下急痛，还有舌根发强、饭后即吐、流口水等。

那么，如何健脾呢？除了采用平常喝山药薏米粥、冬天吃大枣等食疗方法，或吃些参苓白术丸、人参健脾丸、补中益气丸等常用健脾中成药，还可以采用一种既安全有效且持久的方法——揉脾经。可以在脾经当令的时候（上午9点到11点）按摩脾经上的几个重点穴位，如太白、三阴交、阴陵泉、血海等。

此外，思伤脾。所谓"衣带渐宽终不悔，为伊消得人憔悴"，思虑过度就会扰乱脾的正常工作，使其方寸大乱，反映到身体上就是食欲不振、无精打采、胸闷气短。所以，一定要做到思虑有节，这样脾的功能才会正常。

调血脉，找血海

血海这个穴位从名字上就可以看出来，和血有着密切的关系，血海就是血液汇聚的海洋。如果身体里血液运行不畅了，或者是血液不足，或者是其他和血有关的疾病，都可以用这个穴位来治疗。血海穴在大腿内侧，髌底内侧端上2寸，股四头肌内侧头的隆起处。取穴时，可坐在椅子上，屈膝，掌心向下覆盖住膝盖骨（右手按左膝，左手按右膝），拇指与示指呈45度角，大拇指下面的即是血海穴。

每天9~11点刺激血海穴最好，因为这个时间段是脾经经气旺盛的时候，人体阳气处于上升趋势，所以直接按揉就可以了；每侧3分钟，用力稍微地强一些，因为此处的肌肉韧带比较丰富，如果力量太小无法达到理想功效。检测自己的力度是否合适，可以看看按揉完后，此处有没有红的地方，如果皮肤发红，却又没有任何掐痕的话，说明力度正好。

大家都知道，在一生中女性会不断地重复生血和失血的过程，中医讲"女子以血为用"，可见，血对于女性来讲非常重要。血海可以用来治疗女子和血有关的疾病，比如说月经不调、痛经、崩漏等。

血海还可以治疗皮肤病，这是因为荨麻疹、湿疹等很多皮肤病是由于血热或者血燥等原因导致生风，从而出现瘙痒等症状。这时就要找到问题的根源，从根本上治疗，才能解决问题。中医有句话叫"治风先治血，血行风自灭"，说的就是这个道理。因此对于荨麻疹等皮肤方面的问题，可以用血海来治疗，如果配合曲池、合谷等穴位的话，效果会更好。

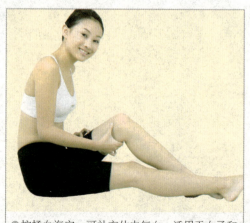

◎按揉血海穴，可补充体内气血，适用于女子和血有关的疾病。

常揉三阴交，女人美丽不显老

三阴交是足太阴脾经、足厥阴肝经、足少阴肾经的交会点。因此，刺激这个穴位，不仅可以调节我们的后天之本——脾，还可以疏肝解郁，调治肾脏疾病。三阴交对于以血为本的女人而言，更是常用的妇科病要穴。

三阴交在小腿内侧，取穴时先找到足内侧踝关节的最高点，从这里向上三寸即四横指的宽度，胫骨后缘的凹陷处就是三阴交。这个穴位在摸的时候一般都有一点儿胀，压的时候会有痛感。

那么，三阴交对女人、对人体究竟有什么神奇作用呢？

1.保养子宫和卵巢。每天17～19点，肾经当令之时，用力按揉每条腿的三阴交穴各15分钟左右，能保养子宫和卵巢，促进任脉、督脉、冲脉的畅通。女人只要气血畅通，就会面色红润、白里透红，睡眠踏实，皮肤和肌肉不垮不松。

2.紧致脸部肌肉。如果想在40岁之后还能保证脸部肌肉和胸部不下垂，除了饮食要规律之外，还要经常在21点左右，即三焦经当令之时，按揉左右腿的三阴交穴各20分钟，这样有健脾作用，因为三阴交是脾经的大补穴。

3.调月经，祛斑，祛皱，祛痘。三阴交是脾、肝、肾三条经络相交会的穴位。其中，脾化生气血，统摄血液。肝藏血，肾精生气血。女人只要气血足，那些月经先期、月经后期、月经先后无定期、不来月经等统称为月经不调的疾病都会消失。而女人脸上长斑、痘、皱纹，其实都与月经不调有关。只要每天21～23点，三焦经当令之时，按揉两条腿的三阴交穴各15分钟，就能调理月经，祛斑、祛痘、祛皱。不过，要坚持每天按揉，按揉一个月之后，才能看到效果。

4.改善性冷淡。很多女性面对高压的生活节奏，或者因为自身饮食结构或生活习惯不合理，导致性冷淡，这样很容易影响夫妻感情，导致家庭不稳定。三阴交是一个大补穴，能补气补血，提升女人的性欲，让女人远离性冷淡，重温浪漫人生。每天17～19点，肾经当令之时，按揉三阴交，提升性欲的效果最好。坚持一个月，便可收到你想要的效果。

另外，三阴交还能调治肌肤过敏、

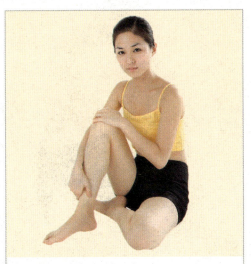
◎每天坚持按揉两条腿的三阴交穴，有助延缓衰老，治疗各种妇科疾病。

湿疹、皮炎、高血压、性冷淡、脾胃虚弱、消化不良、腹胀腹泻、白带过多、子宫下垂、全身水肿、眼袋水肿、小便不利、脚气、失眠等症。

对于穴位的按揉，不要指望一两天出效果，一定要长期坚持才能看到效果。每天坚持按揉两条腿的三阴交各15分钟以上，就不必惧怕岁月的侵蚀。如果感觉用手指按揉比较累，可以用经络锤敲打，或者用筷子头按揉，效果也一样。

阴陵泉——可以祛湿的大穴

感冒、发热、咳嗽时，我们经常服用西药将病强行压制下去，这样一来体内的寒气未能抒发出去，寒气就会变成湿气流入肺经。中医学认为，肺经与脾经同属于太阴经，肺在上，脾在下。长久压制疾病，寒气就会从肺经沉到脾经，造成脾湿，比如关节炎、湿疹、过敏性鼻炎、颈椎病、后背痛等都与体内湿重有关。患上这些病后，首先要做的就是除湿，调理脾经，尤其是脾经上的阴陵泉一定要多加运用。

阴陵泉穴是祛湿大穴，沿着小腿内侧骨往上捋，向内转弯时的凹陷就是阴陵泉穴的所在。每天坚持按揉阴陵泉穴10分钟，就可以除脾湿。很多中老年朋友，在进行了一天的工作或者家务后，会发现自己的小腿居然肿胀了。实际上，这可能是小腿长期保持同一姿势，令气血无法顺行而导致的。此时，就可以用到令小腿消肿的穴位——阴陵泉。每天刺激这个穴位3～5分钟，可以畅通气血。大家应尽量避免长期保持同一姿势，有利于全身的气血循环，避免身体的僵硬。

另外，阴陵泉穴还有通利小便的作用。有些老年人小便排不干净，无论如何用力也不行，严重的甚至一点儿也排不出来。这种现象在医学上称为"癃闭"。如果能坚持按摩本穴，对这个问题有一定的缓解效果。另外，喜欢喝酒的朋友经常按摩这个穴位，可以促进水湿的排泄。按摩阴陵泉穴还可治疗慢性前列腺炎，使患者解小便自如，而且对肛门松弛的治疗也有效。每次按摩100～160下，每日早晚按摩一次，两腿都需按摩，一般按摩两周见效。

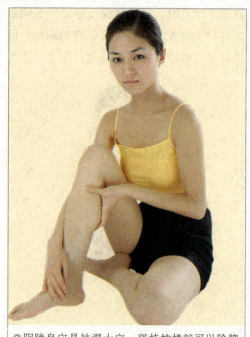

◎阴陵泉穴是祛湿大穴，坚持按揉就可以除脾湿。

第六节 手少阴心经——通调神智的养心大脉

手少阴心经简称心经，与小肠经相表里，主治心、胸、神志及经脉循行部位的其他病症。

心经攸关生死，主治心血管和神志疾病

手少阴心经主要分布在上肢内侧后缘，起始于心中，出属于心脏周围血管等组织（心系），向下通过横膈，与小肠相联络。它的一条分支从心系分出，上行于食道旁边，连系于眼球的周围组织（目系）；另一条支脉，从心系直上肺脏，然后向下斜出于腋窝下面，沿上臂内侧后边，行于手太阴肺经和手厥阴心包经的后面，下行于肘的内后方，沿前臂内侧后边，到达腕后豌豆骨部进入手掌内后边，沿小指的内侧到指甲内侧末端，接手太阳小肠经。

从上面的循行路线可以看出，心经和小肠经是互相联系的。这正应了我们常说的成语——心腹之患。所谓心，就是我们的心脏，它对应的是手少阴心经，属里；"腹"指的是小肠，为腑，对应的是手太阳小肠经，属表。"心腹之患"的意思是，互为表里的小肠经同心经，它们都是一个整体。谁出现了问题都会很严重，一定不可小视。

实践证明，心经的问题常常会在小肠经上反映出来，比如心脏病发作时常常表现为背痛、胳膊痛，有人甚至还会牙痛，而这些疼痛部位大多是小肠经的循行路线。

中医学认为，在五脏中，心为"君主之官"。君主是一个国家的最高统治者，也是全体国民的主宰者。相应的，心也就是人体生命活动的主宰，是脏腑中最重要的器官。它统帅各个脏器，使它们之间相互协调，一起完成各种复杂的生理活动，

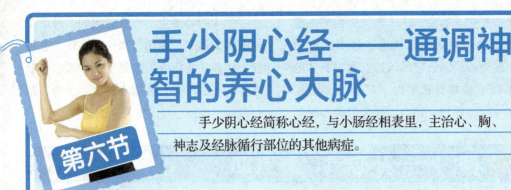

◎心是人体生命活动的主宰，通过按压心经，可辅助治疗心血管疾病。

如果心发生了病变，那么其他脏腑的生理活动也会因为紊乱而产生各种疾病。所以，疏通心经，让它的气血畅通对身体的整体调节是非常重要的。疏通心经，最好在午时，即11～13点，这个时候心经当令。手少阴心经主治心血管疾病，神志方面的疾病以及经脉循行部位的病症。在排除心脏器质性病变的前提下，如果出现紧张性的心律不齐，或者心前区不适等，都可以通过按压心经的穴位来改善。

神门——补心气、养气血

神门穴是手少阴心经的原穴，是精、气、神出入的门户，有补心气、养气血的功效。经常刺激此穴，可以防治许多疾病，如心痛、心慌、双胁痛、自汗、盗汗、咽喉肿痛、失眠、健忘等病。

神门穴在手腕的横线上，弯曲小指，牵动手腕上的肌腱，肌腱靠里就是神门穴的位置。因为这个穴位用手指刺激不明显，所以在按摩时应用指关节按揉或按压，早晚各一次，每次按摩2～3分钟，长期坚持下去就可以补心气、养心血，气血足了，神志自然就清醒了。

神门穴在手腕上，心气郁结的时候，刺激它，效果很好。这就相当于给心气打开了一条"阳关大道"，让这些郁结的心气能够畅通无阻，自然不会存在郁结的问题了。早晚按揉两侧神门穴2～3分钟，然后再按揉两侧心俞穴2～3分钟，只要长期坚持下去，就能让自己有个好情绪。

对于经常痛经的女性来说，神门穴也是福音，它可以治疗痛经。有一种痛经属于心气下陷于胞宫引起的，具体表现是经前或月经期间小腹胀痛。此时，可在两侧神门穴用艾条作温和的灸法。具体方法是：把一根长艾条均匀截成6段，然后取一小截竖直放在穴位上，用医用胶布固定，之后点燃远离皮肤的那一端；等到燃至3/4时，将艾条取下。这种灸法效果十分好。如果大家不方便用艾灸，可以直接用手指或指关节按揉神门穴。

神门穴还可以治疗空调病，如吹空调后受凉导致的腹泻或口腔溃疡，可以把雪莲花的叶片外贴在两侧神门穴，用医用纱布和胶布固定，也可以直接按摩穴位。

另外，对于那些晕车的朋友，还可以在药店买些人丹，上车前将一颗人丹用胶布贴在神门穴的位置，在乘车过程中，若能一直点按，可以有效预防晕车。不过，如果已经出现了晕车症状，再用这个方法作用就不明显了。

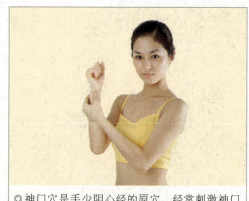

◎神门穴是手少阴心经的原穴，经常刺激神门穴，可以补心气、养心血。

手少阴心经循行路线

手少阴心经的循行路线：心手少阴之脉，起于心中，出属心系（1），下膈，络小肠（2）。其支者：从心系（3），上挟咽（4），系目系（5）。其支者：复从心系，却上肺，下出腋下（6），下循臑内后廉，行太阴、心主之后（7），下肘内，循臂内后廉（8），抵掌后锐骨之端（9），入掌内后廉（10），循小指之内，出其端（11）。

此经脉联系的脏腑器官：心、小肠、肺。

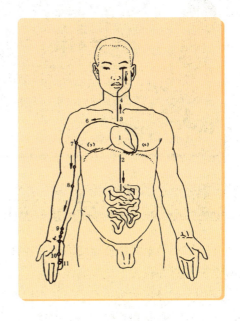

手少阴心经穴位图

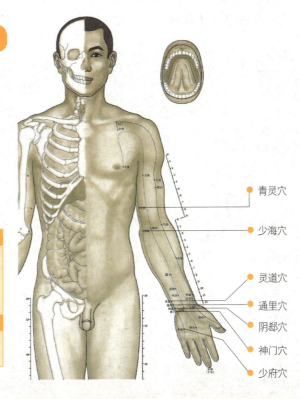

主治疾病

心痛，胸闷，心悸，气短，悲愁不乐，目黄肩臂疼痛，胁肋疼痛，臂丛神经损伤等。

手少阴心经联系的脏腑

心、小肠、肺、喉咙。

- 青灵穴
- 少海穴
- 灵道穴
- 通里穴
- 阴郄穴
- 神门穴
- 少府穴

第七节 手太阳小肠经——宁心安神，舒经活络

手太阳小肠经简称小肠经，与心经相表里，主治腹部小肠与胸、心、咽喉病症，以及本经脉所经过部位之病症。

呵护小肠经，就是在呵护全身健康

手太阳小肠经的循行路线同大肠经很相似，只不过在位置上比大肠经靠后，作用也不像大肠经那么多。小肠经从小指指端开始，通过手掌和手腕，沿着前臂外后侧上行，直到肩后及背脊骨最高处，也就是颈项的底部。从此处开始分出两条支脉，其中一条进入体内，经过心和胃，直达小肠；另一支脉则在体外循行于颈与颊之间，直达眼外角，最后再入耳。面颊部还有一短支脉也进入眼内角，同膀胱经相连。其实，我们平时所说的"麻筋"就是小肠经的线路，打一下麻筋，如果能一直麻到指尖，说明心脏的供血能力不错。

小肠在消化功能中占有很重要的地位，所以如果小肠的功能衰退，身体就可能出现腹泻、便秘等不适。

另外，一些女性脸上的蝴蝶斑，也可能是小肠经的问题。因为小肠经的循行路线正好走颧骨这个地方，"斜络于颧"，如果一个人的小肠经吸收功能不好，体内堆积了太多垃圾，表现在脸上，就是"蝴蝶斑"。这种情况就需要通过按摩小肠经来调理。

根据小肠经的循行走向可以看到，它主要治疗头面五官疾病，神志病和经络循行部位的疾病，如脸颊肿、耳鸣、咽喉痛

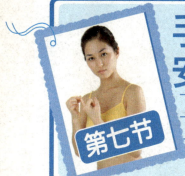

◎小肠在消化功能中占有很重要的地位，按摩小肠经有助治疗消化系统的疾病。

等。人体就像一个非常精密的仪器，一个地方出现了毛病会出现多种表现，所以看似出现了毛病的地方，在进行调节的时候还需要多方的配合。对于人体而言，只有肌肉、骨骼、经络、气血等方面都平衡协调，人体才会保证"不生病"。

小肠经是心脏健康的晴雨表

小肠经就好比一面反映心脏能力的镜子，通过了解心脏和小肠经的表里关系，不但能预测心脏的功能状况，还能够用调节小肠经的方法来治疗心脏方面的疾患。为什么这么说呢？

我们先来了解一个生活现象，现在很多人的工作要每天守在电脑旁，经常会肩膀酸痛，如果不知道休息和保养，发展下去，就是后背痛，接下来是脖子不能转动、手发麻。通常医院会将这些症状诊断为颈椎病，其实，这是心脏供血不足，造成小肠气血虚弱导致的。心与小肠相表里，这种表里关系是通过经络通道联系起来的。心脏有问题，小肠就会有征兆。比如西医所说的颈椎病，开始只是肩膀酸，这就是告诉你：这里的气血已经不足了。然后是酸痛，酸痛是因为血少，流动缓慢而瘀滞，不通则痛。后来发展到僵硬疼痛也是由于血少，血流缓慢，再加上长期采用同一个姿势，血液就停滞在那里；如果心脏持续供血不足，那么停滞的血液就会形成瘀血。没有新鲜血液的供应，肌肉、筋膜就会变得僵硬，而且极易遭受风寒的侵袭，睡觉时容易落枕。

另外，有的人脾气很急，总是心烦气躁，好争执，这在中医看来就是心火亢盛。心里的火气太大，无处宣泄，就拿小肠经"撒气"了。结果小肠经就会肿胀、硬痛，然后牵连到耳朵、喉咙、脖子、肩膀、肘、臂、腕、小手指，造成这些地方疼痛或麻木。

所以，我们说小肠经是心脏健康的晴雨表，一定要多加关注。通过小肠经，我们可以预测心脏的功能状况，还能够用调节小肠经的方法来治疗心脏方面的疾患。

按摩小肠经的最佳时间是13～15点，这时小肠经当令，经气最旺，人体主吸收。所以这也是为什么总强调"午餐要吃好"的根源了。因此，应在午时1点前用餐，而且午饭的营养要丰富，这样才能在小肠功能最旺盛的时候把营养物质充分吸收和分配。但是营养丰富还有一个前提，就是人体的吸收能力要好。

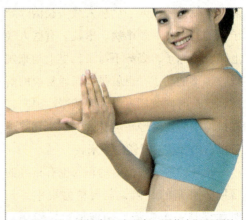

◎小肠经是心脏健康的晴雨表，调节小肠经可治疗心脏方面的疾患。

刺激后溪，调治颈椎病

现在得颈椎病的人非常多，患者的年龄也越来越小，甚至有小学生也得了颈椎病，原因很简单：伏案久了，压力大了，自己又不懂得怎么调理，所以颈椎病提前光临了。不仅得颈椎病，腰也弯了，背也驼了，眼睛也花了，脾气也糟了，未老先衰，没有足够的阳刚之气。这是当今很多人面临的一个严重问题。

很多人认为这些都是脑力劳动的结果，脑力劳动也是很消耗人的，其实不尽然，当长期保持同一姿势伏案工作或学习的时候，上体前倾，颈椎紧张了，首先压抑了督脉，督脉总督一身的阳气，压抑了督脉也就是压抑了全身的阳气，久而久之，整个脊柱就弯了，人的精神也没了。人体的精神，不是被脑力劳动所消耗掉的，而是被错误的姿势消耗掉的。

这些问题通过一个穴位就能全部解决，这就是后溪穴。后溪穴最擅长治疗脖子上的问题，如颈椎病、落枕。有些人晚上睡觉着凉了，姿势不对了，早上起来发现脖子不能动了，也就是我们通常说的落枕，这个时候我们可以轻轻按摩后溪穴，在按摩的时候轻轻转动脖子，一直到脖子可以自由转动的时候停下来。

此外，这个穴位对驾车族也有很好的帮助，开车的时候，需要精力集中，长时间保持一个姿势，颈椎很容易受伤。在等待红绿灯的时候、别心急，静下心来，一手握着方向盘，另一只手顺势在握方向盘的手上按摩，几乎不影响任何事情，却可以很好地按摩后溪穴，保护自己的颈椎。

对后溪穴的刺激不用刻意进行，如果你坐在电脑面前，可以双手握拳，把后溪穴的部位放在桌沿上，用腕关节带动双手，轻松地来回滚动，就可达到刺激效果。在滚动当中，它会有一种轻微的酸痛感。每天抽出三五分钟，随手动一下，坚持下来，对颈椎、腰椎有非常好的疗效，对保护视力也很好。

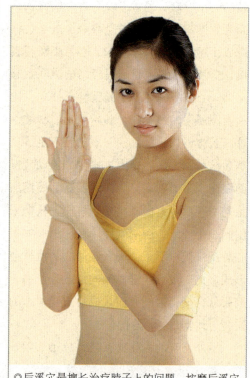

◎后溪穴最擅长治疗脖子上的问题，按摩后溪穴可治疗颈椎病、落枕等问题。

耳聋耳鸣，当找听宫来帮忙

心开窍于耳，肾开窍于耳，足少阳胆经入耳，手太阳小肠经路过耳——耳朵这个部位可以说相当于四省通衢的地方，多条经络及脏腑之气在这里交汇，通常情况下这些不同的气保持相对的平衡状态，这样耳朵才能正常工作。如果某日某种诱因把这个平衡状态打破了，那么耳朵的疾病也就来了。像耳中轰鸣这样的情况，是足少阳胆经中进入耳朵里的离火之气太多了，寒气来了，火气自消，小肠经运行太阳寒水之气，因此选择小肠经上的听宫穴调治耳鸣。

听宫，顾名思义，它是一个主管我们耳部听力的重要穴位。它位于面部，耳屏前，下颌骨髁状突的后方，张口时呈凹陷处。取该穴时，先将示指放在耳屏前的突起处，张口，突起的骨头处出现一个凹陷，这里就是听宫穴。听宫穴的作用很多，主治耳聋、耳鸣、三叉神经痛、头痛、目眩头昏、牙痛等。

尤其是对于耳鸣和耳聋，它的效果十分突出。耳鸣的情况多出现在中老年朋友的身上，而且很多情况下这种声音持续不断，影响听力，影响睡眠，让人很苦恼。听宫主要用来治疗耳部的各种疾患，尤其是治疗因为火旺导致的耳中轰鸣

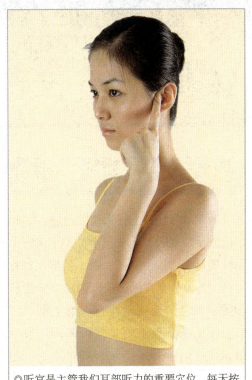

◎听宫是主管我们耳部听力的重要穴位，每天按摩听宫穴可治疗耳鸣、耳聋等问题。

的效果很好。如果你身边的朋友正为此苦恼，你可以告诉他坚持按摩听宫穴，每天按摩，按摩的时间和力度以自己能够承受为度，多多益善，慢慢地就会发现这个问题消失了。值得注意的是，在按摩的时候要张口点按，因为如果闭口点按的话，听宫穴是合起的，起不到相应的点按效果。

足太阳膀胱经——通调五脏六腑

第八节

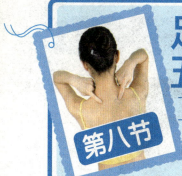

足太阳膀胱经简称膀胱经,与肾经相表里,主治脏腑、头部、筋病,以及本经脉所经过部位之病症。

足太阳膀胱经,让身体固若金汤的根本

足太阳膀胱经是很重要的经脉,它起于内眼角睛明穴,止于足小趾尖至阴穴,循行经过头、颈、背部、腿、足部,左右对称,每侧67个穴位,是十四经中穴位最多的一条经。膀胱经共有一条主线,三条分支。膀胱经上的腧穴可调治泌尿生殖系统、精神神经系统、呼吸系统、循环系统、消化系统的病症及本经所过部位的病症。例如:癫痫、头痛、目疾、鼻病、遗尿、小便不利及下肢后侧部位的疼痛等症。

因为膀胱经经过脑部,而申时膀胱经又很活跃,这使得气血很容易上输到脑部,所以这个时候不论是学习还是工作,效率都是很高的。古语就说"朝而授业,夕而习复",就是说在这个时候温习早晨学过的功课,效果会很好。如果这个时候出现记忆力减退、后脑疼痛现象,就是膀胱经出了问题,因为下面的阳气上不来,上面的气血又不够用,脑力自然达不到。也有人会在这个时候小腿疼、犯困,这也

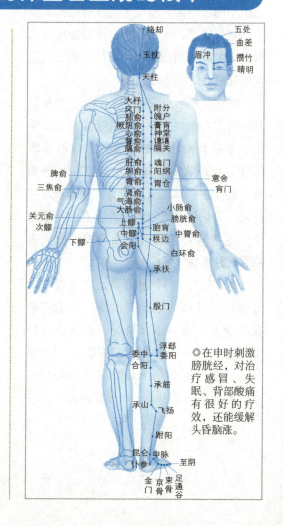

◎在申时刺激膀胱经,对治疗感冒、失眠、背部酸痛有很好的疗效,还能缓解头昏脑涨。

第四章 《黄帝内经》十二经络养生

是膀胱经的毛病，是阳虚的相，很严重。

《黄帝内经》中说：膀胱经有问题人会发热，即使穿着厚衣服也会觉得冷，流鼻涕、头痛、项背坚硬疼痛，腰好像要折断一样疼痛，膝盖不能弯曲，小腿肚疼，股关节不灵活，癫痫、狂证、痔疮都会发作，膀胱经经过的部位都会疼痛，足小趾也不能随意运动。缓解这些症状就要经常在申时刺激膀胱经，但是膀胱经大部分在背部，所以自己刺激时，应找一个类似擀面杖的东西放在背部，然后上下滚动，这样可以有效刺激相关穴位，还能放松整个背部肌肉。也可以在脊柱两旁进行走罐，对感冒、失眠、背部酸痛的疗效很好。在头部，循着膀胱经的循行路线用手模仿梳头动作进行刺激，能够很好地缓解头昏脑涨。

另外，膀胱经是人体最大的排毒通道，无时不在传输邪毒，而其他诸如大肠排便、脚气排湿毒、气管排痰浊、流鼻涕等虽也是排毒的途径，但都是局部分段而行最后也要并归膀胱经。所以，想要驱除体内之毒，膀胱经一定要畅通无阻。

💛 睛明穴是让眼睛明亮的穴位

睛明穴，最早出自《针灸甲乙经》。《备急千金要方》作精明，别名泪孔，属足太阳膀胱经。在面部，内眼角与鼻骨之间的凹陷其实就是睛明穴的位置。睛明穴是防治眼睛疾病的第一大要穴。睛，指穴所在部位及穴内气血的主要作用对象为眼睛也。明，光明之意。睛明意指眼睛接受膀胱经的气血而变得光明。本穴为足太阳膀胱经之第一穴，其气血来源为体内膀胱经的上行气血，乃体内膀胱经吸热上行的气态物所化之液，亦即是血。膀胱经之血由本穴提供于眼睛，眼睛受血而能视，变得明亮清澈，故名睛明。

过去我们常做的眼保健操，其中有一节按摩的就是睛明穴。我们平时用眼过度，感觉到眼疲劳的时候，常会不自觉地用拇指和示指揉揉这里，通常眼睛的不适感就会减缓很多。为什么睛明穴能够缓解眼部疲劳呢？原因在于来自膀胱经的血正是由此处提供给眼睛，眼睛受血能视，所以按揉睛明能够治疗眼部疾病，保护视力。具体来说，睛明穴主治的疾病有迎风流泪，胬肉攀睛，内外翳障，雀目，青盲，夜盲，色盲，近视，急、慢性结膜炎，泪囊炎，角膜炎，电光性眼炎，视神经炎等。

中医学认为，五脏六腑之精气，皆上

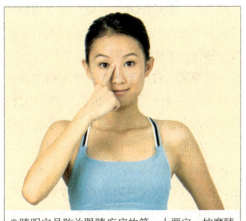

◎睛明穴是防治眼睛疾病的第一大要穴，按摩睛明穴，能够缓解眼部疲劳。

注于目，这或许是"睛明"命名的另一个原因。所以，一个人视力的好坏，可以反映出他体内的气血盛衰状况。睛明穴是手太阳、足太阳、足阳明、阴跷、阳跷五条经脉的会穴，阳气汇聚于此，泻热祛火也常用这个穴位。

梳梳玉枕，防治谢顶

玉枕穴位于人体的后头部，当后发际正中直上2.5寸，旁开1.3寸平枕外隆凸上缘的凹陷处。玉枕穴有一个非常好的作用就是防治脱发。

现在很多人，精神时刻处于一种紧张状态，思虑过度，导致头发的毛细血管经常处于收缩状态，供血不好，所以很容易掉头发。《黄帝内经》讲"阳气者若天与日"，阳气就得动，不动就会老化。因而，按摩玉枕穴能改善毛发的气血运行。

那么怎么找玉枕穴呢？

很简单，从后发际，头发的起始处向上推，会摸到一个突起的骨头，骨头的下面有一个凹陷的地方，这里就是玉枕，用两手指腹对着这两个穴位轻轻地按摩，并且配合"手梳头"，即用五指的指腹自然的梳头，从前额梳到后脑勺，要稍微用劲一点儿，这样头皮才能受到刺激，梳50次左右，一直到头皮有酸胀的感觉为止。这样能够很有效防止脱发，促进新发的再生。

护好风门，防治呼吸系统疾病

风门穴位于背部，从朝向大椎下的第2个骨头下（第2胸椎与第3胸椎间）的中心，左右各2厘米左右之处（或以第二胸椎棘突下，旁开1.5寸）。风门名意指膀胱经气血在此化风上行。风门穴的主治疾病为：感冒、颈椎痛、肩膀酸痛等。

按摩风门穴对于呼吸系统疾病的防治很有效，一般情况下，风门穴常与大杼穴、肺俞穴三穴合用来调理呼吸系统的疾病，它们分别位于脊柱两旁第一胸椎、第二胸椎和第三胸椎旁开1.5寸，左右各一个。按压这组穴位可以防治呼吸道系统疾病，如哮喘、咽炎、支气管炎等。因为此三穴都属于膀胱经，并且此三对穴位所对应的正好是西医中呼吸道所在的区域。所以，按压它们可以应对呼吸道疾病。

按摩时采用点按与捏拿穴位的方法，从上往下自大杼穴至肺俞穴反复多次，每天一次，力度适中偏大，以局部酸胀发红为度。《黄帝内经》认为，白天的气是往上走的，故白天按压更有利于肺气。

另外，刺激风门穴对于预防流感也很有效，风门穴位于人的背心处，有宣通肺气、调理气机的功效。这个穴位既是流感的预防穴，也是治疗穴。在感觉即将感冒的时候，可以按摩或艾灸风门穴30分钟，适当配上大椎穴，感冒一般可以减轻或者避过。

第四章 《黄帝内经》十二经络养生

第九节 足少阴肾经——人生的先天之本

足少阴肾经简称肾经，与膀胱经相表里，主治妇科、前阴、肾、肺、咽喉病症，以及经脉循行部位的病变。

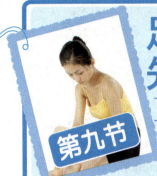

肾经：关乎你一生幸福的经络

肾经是一条关乎人一生幸福的经络，足少阴肾经起于足小趾下，斜走足心（涌泉），出于舟状骨粗隆下，沿内踝后，进入足跟，再向上行于腿肚内侧，出于腘窝内侧半腱肌腱与半膜肌之间，上经大腿内侧后缘，通向脊柱，属于肾脏，联络膀胱，出于前（中极，属任脉），沿腹中线旁开半寸、胸中线旁开两寸，到达锁骨下缘（腧府）。

中医有"未有此身，先有两肾"之说，就是说母亲十月怀胎，五脏六腑中最先形成的器官是肾。肾主藏精，这是肾的一个非常重要的功能。这里所说的精是维持人体生命活动的基本物质。肾经如果有问题，人体通常会表现出口干、舌热、咽喉肿痛、心烦、易受惊吓，还有心胸痛，腰、脊、下肢无力或肌肉萎缩麻木，脚底热、痛等症状。

针对这些问题，我们可以通过刺激肾经来缓解。一种方法是沿着肾经的循行路线进行刺激，因为肾经联系着很多脏腑器官，通过刺激肾经就可以疏通很多经络的不平之气，还能调节安抚相连络的内

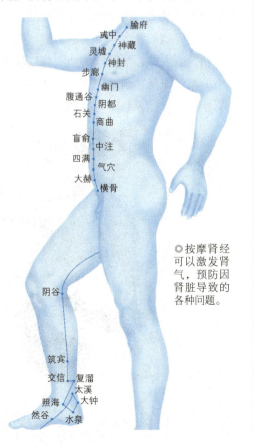

◎按摩肾经可以激发肾气，预防因肾脏导致的各种问题。

脏器官。

每天的17点到19点，也就是酉时，是肾经当令的时间，此时肾经气血最旺，因此这时候按摩肾经的效果是最好的。如果需要服中药的话，这个时候服用，效果也比较好。另外，如果家里有人经常在这个时候发低热，很可能就是肾气大伤引起的，一定要多加注意。这种情况多发生在青春期的男孩子和新婚夫妇身上。青春期的男孩子情窦初开，手淫的次数可能会比较多，新婚夫妇性生活往往不加节制，这两者都会过多损耗肾精，伤了元气。

总之，为了我们一生的幸福，一定要了解肾经，利用好肾经，这样肾精充足，肾就会变得强大，整个人充满了创造力，很多问题也就迎刃而解了。

经常刺激涌泉穴，让你的生命之水如"涌泉"

我们每个人都有多个"长寿穴"，涌泉穴就是其中之一。若常"侍候"好这个穴位，可以身体健康，延年益寿。

涌泉穴是人体足底穴位，为全身腧穴的最下部，乃肾经的首穴。在人体的脚底，不算脚趾的部分，脚掌的前1/3处有个凹陷，这就是涌泉穴的位置。我国现存最早的医学著作《黄帝内经》中说："肾出于涌泉，涌泉者足心也。"意思是说，肾经之气犹如源泉之水，来源于足下，涌出灌溉周身四肢各处。所以，涌泉穴在人体养生、防病、治病、保健等各个方面具有重要作用。

涌泉穴的功能很多，简而言之，即"骨、耳、水、气、精"。"骨"即骨骼是否健康有力，骨头怕冷、劳损这些问题都与肾有关，因为肾主骨生髓。第二是"耳"，肾开窍于耳，所以耳聪目明与肾中的精气有关。第三是"水"，人体大部分由水组成的，所以一定要让身体当中的水活动起来，如果涌泉这个地方比较旺盛，这个泉眼涌出的水量足、力量大，就会通过肾主水的功能，使一些下焦瘀滞、水肿、小便不利症状得到缓解。第四是"气"，肾中所讲的气是呼吸之气的根，能不能把呼吸之气沉到元气所在的两肾之间的位置，就靠肾中这个气的力量。第五是"精"，人体各个脏腑的功能都依赖于肾中的精气充足，精还代表生殖功能。无论男性还是女性，只要与生殖功能相关的

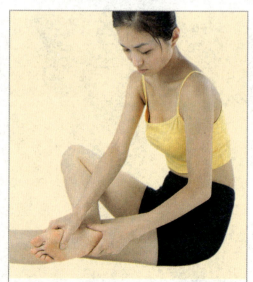

◎涌泉穴是"长寿穴"之一，经常按摩涌泉穴，可滋养身体，改善身体状态。

病症，都可以用涌泉这个穴位进行一些补养调理。

按摩涌泉穴能防治各种疾病，尤其对老年性的哮喘、腰膝酸软、头痛头晕、便秘等病效果较明显，这是因为：第一，人体的经络系统内连脏腑，外络肢体，沟通了人体的内外上下，涌泉穴是肾经的第一个穴，也是心经和肾经交接的地方，按摩涌泉穴就可以达到对肾、肾经及全身起到整体性调节的目的。第二，人体的双脚有着丰富的末梢神经，以及毛细血管、毛细淋巴管等，通过按摩，可以促进局部血液、淋巴液的循环，从而对全身的新陈代谢起到促进作用。第三，按摩时摩擦产生的热感对身体也是一种良性刺激。俗话说："若要老人安，涌泉常温暖。"说明了对涌泉的热刺激可以改善身体状态，对老年人尤其有益。

太溪——滋阴养肾之元气

太溪穴在足的内侧，内踝后方和脚跟的肌腱之间的凹陷。可以以坐姿或者仰卧的姿势来取穴。太溪穴是足少阴肾经的腧穴和原穴，腧穴就是本经经气汇聚之地，原穴就是肾脏的原气居住的地方，太溪穴合二为一，是肾经经气最旺的穴位。这个穴位在内踝高点与跟腱之间的凹陷中，穴位上有动脉可见。之所以被称作太溪，是因为这里有血脉经过，肾经水液在此形成较大的溪水。这里流淌着源源不断地滋养人体的肾脏之水，与肾脏的健康息息相关。

中医学认为，肾是人体的先天之本，有藏精主生殖的功能，其内深藏着人体的元阴元阳，因此，太溪穴既可以补肾阴，又可以补肾阳，具有滋肾阴、补肾气、壮肾阳、理胞宫的功能，也就是说生殖系统、肾阴不足之症、腰痛和下肢功能不利的疾病都可以用此穴来调治。

如果是因为肾虚引起的足跟痛，可以多揉太溪穴，将肾经的气血引过去。痛就是有瘀血停在那里不动了，造成局部不通，不通则痛。只要太溪穴被激活了，新鲜血液就会把瘀血冲散吸收，自然就不痛了。

如果是因为肾阴不足引起的咽喉干燥、肿痛等症，也可以按揉太溪穴补上肾阴。大家可以一边按揉一边做吞咽动作，这样效果会更好。

如果家里有高血压、肾炎病人，也可以经常给他们按揉太溪穴，可使高血压有

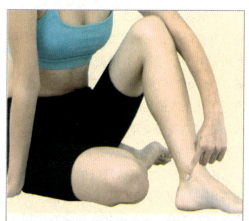

◎太溪穴具有滋肾阴、补肾气、壮肾阳、理胞宫的功能，按揉太溪，可以调治由肾引发的疾病。

一定程度的降低，而且对尿蛋白有一定的治疗效果。手脚怕冷或发凉的人，可以在睡前按摩太溪穴，在每天反复刺激之下，慢慢会感觉到暖和。

太溪主要用来补阴，所以不要用灸，因为灸是热性刺激，容易伤阴，最好是按揉。按揉太溪穴时，将四指放在脚背上，大拇指弯曲，从上往下刮按左右脚上的穴位，按揉时一定要有痛感，每天早晚各按1~3分钟。刺激太溪穴，还可以将人参切片，外贴在穴位上，用折叠成方块的纱布覆盖在上面，再用医用胶布固定，两侧的太溪穴都要贴，12小时后取下，隔天再贴一次。

消除胸腹胀满，俞府来解救

生活中，有些人总是饿了也不想吃饭，或是总感觉倒不上气来，老打嗝儿，这些都是肾不纳气造成的，需要及时把气血调上来。遇到这种问题后就可以经常按揉俞府穴，调动肾经的气血，解决食欲不振的问题。

俞府穴位于锁骨的下缘，前正中线旁开2寸。取穴时，从身体的前正中线向旁边量出三指的宽度，然后找到与锁骨下缘的交叉点，即是俞府穴。俞府。俞，输也。府，体内脏腑也。该穴名意指肾经气血由此回归体内。

平时，我们主要是用俞府穴来止咳平喘、和胃降逆，它对于胸腹胀满以及呼吸系统的疾病，都有不错的效果，比如咳嗽、气喘、支气管炎、哮喘。另外，中医治疗消化系统的疾病，如神经性呕吐等也常用此穴。气喘突然发作的时候，可以指压胸骨旁的俞府穴，有不错的缓解效果。

由于俞府穴有宽胸理气的作用，所以还可用于治疗气机不利导致的梅核气。什么是梅核气呢？一些中年女性常有这样的症状：嗓子里总感觉有一个东西，像有痰似的，却又吐不出来，咽也咽不下去，照X片又什么都没有，就是感觉有个梅子的核卡在嗓子里，就是梅核气。通过按俞府穴可以得到缓解，同时按摩太溪、复溜穴把整个气血都运转起来，效果更明显。

还有一些女性朋友常会感觉脚心发凉，中医学认为，脚心发凉必是气血循环不畅造成的，用力点按俞府穴，几分钟过后就会觉得脚心发热，不凉了。这样坚持一段时间可以达到理想的效果。

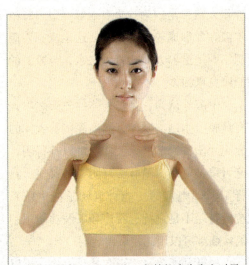

◎俞府穴是肾经上的要穴，坚持按摩俞府穴对于治疗脚心发凉很有效。

第四章 《黄帝内经》十二经络养生

第十节 手厥阴心包经——护卫心脏的宫城

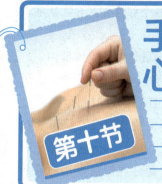

手厥阴心包经简称心包经，与三焦经相表里，主治胸部、心血管系统、精神神经系统和本经经脉所经过部位的病症。

心包经：为心脑血管保驾护航

手厥阴心包经是从心脏的外围开始的，到达腋下三寸处，然后沿着手前臂中间的中线，经过劳宫穴止于中指。

心包是中医的概念，西医中并没有心包这个概念。从名称可以看出，心包经与心脏是有一定关联的，其实心包就是心脏外面的一层薄膜。心为君主之官，是不能受邪的。因此当外邪侵犯时，心包就要挡在心的前面首当其冲，"代心受过，替心受邪"。所以，很多心脏上的毛病都可以归纳为心包经的病。如果没有原因地感觉心慌或者心脏似乎要跳出胸膛，这就是心包受邪引起的，不是心脏的病。

经常刺激心包经对于解郁、解压的效果非常好。刺激心包经时，先找到自己腋下里边的一根大筋，然后用手指掐住拨动，这时你会感觉小指和无名指发麻。如果每天晚上临睡前拨十来遍，就可以排遣郁闷，排出心包积液，对身体是非常有好处的。

人过了35岁以后，敲心包经更是必要。如果长时间饮食不合理，不健康的生活习惯使得血液中的胆固醇与脂肪含量增高，而血液中胆固醇太多时，会逐渐黏在血管壁上，造成血管狭窄，弹性变差，继而导致血液流动不畅，诱发心肌梗死及脑中风等严重并发症。敲击心包经就可以使血液流动加快，使附着在血管壁上的胆固醇剥落，排出体外。

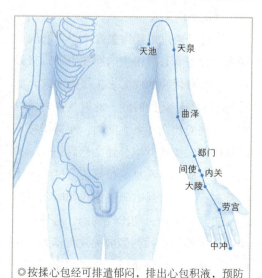

◎按揉心包经可排遣郁闷，排出心包积液，预防心脑血管疾病。

173

因为心包经的循行路线，就是沿着我们胳膊前臂一直从中指出去的，所以心脏病患者也常伴有手指发麻的毛病。如果连小指都发麻那说明病情已经严重了，因为小指的外围就是心经，小指发麻表明这已经不是心包的病，而是心脏的病。当心脏出现刺痛的时候就是心脏病已经发展得很严重了。因此，很多老人都很注重锻炼手指的灵活度，只要手指灵活，就表明气血还能流到身体的各个部位去，五脏就基本没问题。

按揉心包经的最佳时间应该是19～21点，这时心包经当令，气血运行最旺，所以按揉的效果最好。这段时间也是吃过晚饭应该促进消化的时候，但是不要在晚饭后立刻按揉心包经，因为那样会影响气血的运行，最好在饭后半小时开始按揉。

内关——守卫心脏的重要关口

内关是手厥阴心包经上的穴位，它是守护心脏的一个重要关口。因此，常按内关穴对心脏有很好的保健作用，对治疗心、胃疾病以及神经性疾病都有明显的效果，能宁心安神、宣痹解郁、宽胸理气、宣肺平喘、缓急止痛、降逆止呕、调补阴阳气血、疏通经脉等。在平日的养生保健中，你可以经常按压这个穴位，能够舒缓疼痛，消除疲劳。

内关穴位于腕横纹（手心面）上两寸正中，手掌朝上，当握拳或手掌上抬时就能看到手掌中间有两条筋，内关穴就在这两条筋中间，腕横纹上两寸。取穴时你可以将右手3个手指头并拢，无名指放在左手腕横纹上，右手示指和左手手腕交叉的中间点就是内关穴。

平时可通过按揉内关穴来保养心脏，特别是对于有心脏疾患的朋友更可以来做一做。可在每晚的戌时来按揉内关穴，此时是心包经旺盛的时间，此时按揉内关可增加心脏的代谢和泵血能力。用拇指按下对侧内关穴持续揉半分钟，然后松开。如此一按一放，每次至少按揉三分钟，两手交替进行，先左后右。注意操作时不可憋气。当心脏不适，如出现胸闷、心悸、心前区压迫感，点揉两侧内关穴可得到一定缓解。进行穴位按摩时，注意指甲一定要短，不能过长，以防止划伤皮肤。

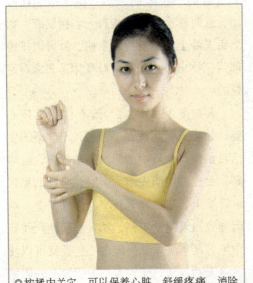

◎按揉内关穴，可以保养心脏，舒缓疼痛，消除疲劳。

俗话说："一夫当关，万夫莫开。"在山势险峻的地方，一个人把着关口，就是一万个人也打不进来。内关穴就相当于这样一个要塞，它是保护人体的关口。你只要每天用左手的拇指尖按压右胳膊的内关穴，按捏5~10分钟，每日2~3次，再用右手按压左侧的穴位，就能"巩固"这个关口，将疾病阻挡在外。

郄门——突发心血管疾病的急救穴

郄门穴是手厥阴心包经上的郄穴。郄穴一般作为触诊中的要穴，治疗急性病。根据郄穴的这一特点，我们如能妙用，能快速缓解疾病急性发作时的症状。每条经都有一个郄穴，如胃经的郄穴叫"梁丘"，膀胱经的郄穴叫"金门"。心包经上的郄门穴也是急救穴，它多被用来缓解心绞痛。

郄门穴在前臂掌侧，腕横纹上5寸。整个前臂大致为12寸的长度，把掌侧腕横纹到肘横纹之间的距离平分，中间的位置为6寸，再向掌心方向量出1拇指宽的位置即是郄门穴所在。我们握拳的时候，能看到前臂上的两个大筋，郄门穴就在两个筋之间。

生活中，我们常常会遇到心动过速、心绞痛等心胸疾患突然发作的人，这时我们可以取他们左手手厥阴心包经上的郄穴——郄门穴按摩。一般这个时候，郄门穴会很痛。按摩时，可用左手拇指按定该穴，右手握住患者左手向内侧转动45度再返回，以一分钟60下的速度重复该动作。持续一分钟左右，患者大多能缓解症状，这样也可为去医院救治赢得时间。

如果是患者自救，也可用右手拇指按定左手郄门穴，然后左手腕向内转动45度再返回，以一分钟60下的速度重复该动作，一分钟左右即可缓解症状。

郄门穴有宁心、理气、活血的功效，对于胸痛、胸膜炎、痫证、神经衰弱、乳腺炎、心悸、心动过速、心绞痛等症都有不错疗效。平时有心动过速和心绞痛的患者应该记住这个穴位，发病时它可用于急救，平常多点按也有很好的养生作用。

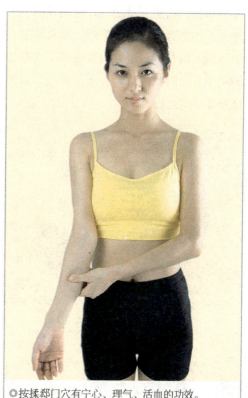
◎按揉郄门穴有宁心、理气、活血的功效。

手少阳三焦经——人体水液运行的通道

第十一节

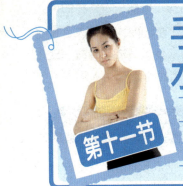

手少阳三焦经简称三焦经，与心包经相表里，主治头、目、耳、颊、咽喉、胸胁病和热病，以及经脉循行经过部位的其他病症。

三焦经：人体健康的总指挥

三焦是一个找不到相应脏腑来对应的纯中医的概念，用通俗的话来说，三焦就是人整个体腔的通道。三焦经是人体健康的总指挥，它主一身之气，是调气的一个通道。比如有人内分泌失调，但具体怎么失调说不清楚，到医院检查也得不出确切的结果，这时就可以调一下三焦经，以保证身体正常运行。

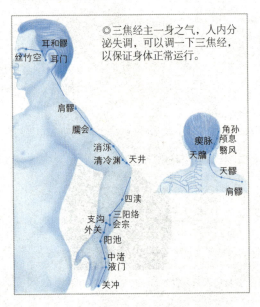

◎三焦经主一身之气，人内分泌失调，可以调一下三焦经，以保证身体正常运行。

三焦经主要分布在上肢外侧中间、肩部和头侧部。循行路线是：从无名指末端开始，沿着上肢外侧的中线上行至肩，在第七颈椎处交会后，向前进入缺盆，络于心包，之后通过膈肌。它的支脉从胸上行，出于缺盆，上走于颈外侧，从耳下又绕到耳后，再经耳上角，然后屈耳向下直到面颊，到达眼眶下部。另外一支脉则从耳后入耳中，出走耳前，同前脉交叉于面部，抵达眼外角。

三焦经的终点叫丝竹空，就是我们的眼外角，鱼尾纹就长在这个地方，这个地方容易长斑，经常刺激三焦经就可以减少鱼尾纹和防止长斑。三焦经绕着耳朵转了大半圈，所以耳朵上的疾患如耳聋、耳鸣、耳痛等都可通过刺激本经穴位得到缓解。三焦经从脖子侧后方下行至肩膀小肠经的前面，可以和小肠经合治肩膀痛，还能治疗颈部淋巴结炎、甲状腺肿等发生在颈部的疾病。此经顺肩膀而下行到臂后侧，又可治疗肩周炎，再下行通过肘臂、腕，因此还可治疗网球肘和腱鞘炎。

那什么时候刺激三焦经效果最好呢？最佳时间应是21~23点，这时候是三焦经当令，气血在此时达到顶峰，所以这时候按摩效果是最好的。中医还认为22点是性爱的最佳时间，因为亥时（21~23点）是阴阳和合的时段，此时也是性爱的黄金时刻，也就是通过男女的交合配合身体完成阴阳和合的过程，达到"三焦通泰"。

支沟穴——轻松防便秘

便秘虽然不是什么大毛病，但却是身体阴阳失调的一个信号，身体里的代谢废物如果无法正常排出，还会引起其他疾病。便秘的产生，与大肠、脾、胃及肾脏有关，当肠胃受损，或气滞不通或气虚无力传送，血虚肠道干涩，与阴寒凝结，即会导致便秘。不同性质的便秘在调治时也有很大的差别，如果一出现便秘就去药店买通便之药服用，结果治标不治本，便秘反倒会越来越重。

古人认为支沟穴是治疗便秘的要穴，而且它的特点就是能通一切便秘。现代研究也表明支沟穴是治疗便秘的特效穴。伸臂俯掌，支沟穴就在手背腕横纹中点直上3寸，尺骨与桡骨之间。因为这个穴位附近的空间较大，所以我们可以采用画圈的方式按摩，顺时针方向揉两分钟，逆时针方向再揉两分钟。即便是坐在马桶上，也可以方便地点按支沟穴。如果能同时配合摩腹，效果更好。做法是：仰卧于床上，双手叠加按于腹部，顺时针做环形有节律的抚摸，力量适度，动作流畅，做3~5分钟。这样的自我按摩法能调理肠胃功能，锻炼腹肌的张力，增强体质，尤其适于慢性便秘的人，但必须坚持早晚各按摩一遍。

有的人在按揉支沟穴后，便秘的调治效果不明显，这可能是跟三焦经不通有关。这时，首先要做的是先打通三焦经，然后再去按摩。

需要注意的是，便秘包含多种症状，有些人虽每日排便，但量很少，而且有不舒服的症状，仍可视为有便秘情形。影响便秘的原因，有服药所引发的不良反应、饮食习惯、大肠结构或功能障碍、体力衰弱，所以，大家在按摩支沟穴的同时，最好能找到便秘的原因，彻底通便。

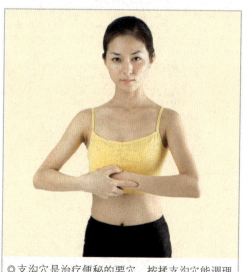

◎支沟穴是治疗便秘的要穴，按揉支沟穴能调理肠胃功能，治疗便秘。

艾灸阳池穴，消除睾丸肿痛

研究表明，在男人的"弹丸之地"，竟然有163种专属疾病，所谓的专属也就是只有男人才会患上的病。尤其是被喻为男人身体"钻石"的睾丸更是脆弱地带，睾丸炎的发病率是非常高的，在12%~18%之间。患上这种病以后，男人常会出现睾丸疼痛、肿大，有明显的下坠感觉，同时还伴有高热、恶寒等症状。

如果在医院确定自己的睾丸肿痛是因急性睾丸炎引起的，大家可以在家用艾灸阳池穴的疗法作为辅助治疗。阳池穴在手背的横纹处，先用右手大拇指按在左手腕背横纹上，然后左手伸直翘起来，这时右手拇指能摸到一根筋挺了起来，阳池穴就位于这根筋的外侧缘，与无名指在一条线上。

先在阳池穴的穴位表面涂上凡士林，再将绿豆大的艾炷直接放到穴位上灸治。

◎ 阳池穴是三焦经上的原穴，艾灸阳池穴可疏通水道，治疗急性睾丸炎。

每次灸三炷，每天灸一次，连灸一周就可以了。直接灸很容易起灸疱，对于灸疱要注意保护，防止感染。

阳池穴是三焦经上的原穴。原穴是元气经过和留止的地方，元气是人体的根本之气，是人体生命活动的主要原动力，也是脏腑阴阳的根本。《黄帝内经》中就曾明确地指出"五脏有疾，当取十二原。"也就是说脏腑上的疾病，都可以从原穴入手治疗。而三焦能通行元气，将元气运送到全身的脏腑经络中去，激发和推动脏腑的功能活动。三焦通，那么身体的内外左右上下皆通。此外，三焦还具有疏通水道、运行水液的作用，是水液升降出入的通路。如果三焦气化失职，水道不能通利，就会出现肿胀的情况。

急性睾丸炎在中医中归于"疝气""偏坠"的范畴，大多因为湿热下注蕴结于睾丸所致。我们艾灸三焦经上的原穴阳池，能够使元气通达，发挥元气维护正气、抗御病邪的功能，并且具有清利湿热、疏通水道的作用。当湿热祛除，肿胀消退，元气通畅无阻的时候，身体也就可以痊愈了。

总之，睾丸是男人制造精液的地方，其重要性自是不言而喻。因此，男人平时就有必要做睾丸的自我检测，如果发现肿块，应该立即去医院做更为细致的检查，切莫因为羞怯或者不在乎的心理，让病情进一步恶化。

足少阳胆经——一切为了消化系统

第十二节

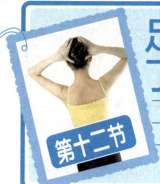

足少阳胆经简称胆经，与肝经相表里，主治侧头、眼、耳、鼻、喉、胸胁等部位病症，以及本经所过部位的病症。

胆经：排解积虑的先锋官

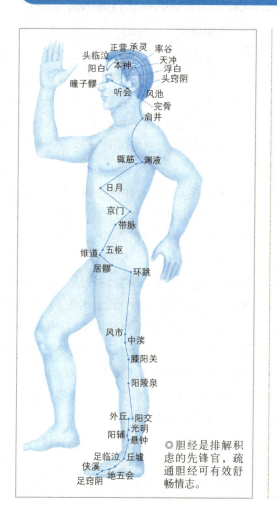

◎胆经是排解积虑的先锋官，疏通胆经可有效舒畅情志。

足少阳胆经从外眼角开始，沿着头部的两侧，顺着人体侧面向下，抵达脚的第四、五趾，几乎贯穿全身。为什么说胆经是排解积虑的先锋官呢？

《黄帝内经》中说："肝者，将军之官，谋虑出焉。胆者，中正之官，决断出焉。"肝是个大将军，每日运筹帷幄，决胜千里之外；胆则是一个刚直不阿的先锋官，随时准备采取行动。"肝主谋虑，胆主决断。"

现代人在竞争激烈的社会中，不得不为生存而谋虑，如果我们谋虑的事情能够"决断"，并顺利进行下去，最终获得成功，那自然会肝胆条达了。然而，现实往往与人的愿望背道而驰，很多事情都不能尽如人意，所以，我们会有很多谋虑积压在肝而没有让胆去决断执行，肝胆的通道被阻塞。由于情志被压抑，肝胆的消化、供血、解毒等功能都受到严重影响，人体就会百病丛生。所以，多疑善虑、胆小易惊的人都应该好好调节肝胆的功能。

让胆气生发起来的方法就是拍胆经。胆经的当令时间在子时，也就是夜里的11点到凌晨1点这段时间。所以，在这个时候刺激胆经是最佳时间，当然早睡的人可以提前一些。

胆经在人体的侧面，拍的时候从臀部开始一直往下就可以了，每天拍够三百下。有些人拍完胆经后会失眠，这又是为什么呢？胆经和三焦经都是少阳经，其实是同一条经，在手臂上是三焦经，在腿上就是胆经，拍完胆经头痛失眠的人，通常是邪气被赶到三焦经了，若再拍拍三焦经，问题也就解决了。

另外，胆经上有很多特效穴位：阳陵泉治两胁疼痛，光明穴可治老花眼，悬钟穴治落枕，风市可治各种皮肤痒疹，胆经上的穴位都气感明显而强烈，如能善加利用，会有很好的效果。

右腿常痛，疏胆经才是根本解决之道

不少人的右腿经常疼痛，疼得厉害的时候甚至连一秒钟都坐不下去，其实这是胆经经络不痛造成的坐骨神经痛。痛是因为经络不通的原因。

中医里说："通则不痛，痛则不通。"胆经是沿外侧循行的，而大腿外侧只有胆经一条经络，所以可以说，胆经经络不通是造成坐骨神经痛的原因。

那么对于右腿疼痛，我们该如何缓解和调养呢？

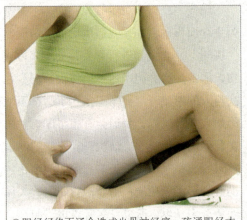

◎胆经经络不通会造成坐骨神经痛，疏通胆经才能解决病痛。

当胆经发生疼痛时，按摩肺经的尺泽穴会感觉非常痛，压住正确的穴位后，停留在穴位一分钟可以立即止住疼痛。为减少发病的概率，平时可以经常按摩尺泽穴。每日睡前用热毛巾或布包的热盐热敷腰部或臀部，温度不可太高，以舒适为宜。

坐骨神经痛是身体排除寒气时的症状之一。当肺排出寒气时，会使胆的功能受阻，当胆经受阻的情形严重时，就造成了胆经疼痛，也就是坐骨神经痛。由于疼痛是由肺热引起的，因此，按摩肺经可以疏解肺热，肺热消除了，胆经立即就不痛了。

如果疼痛发生于季节变化时，由于春季肝的升发或夏季心火的旺盛，都会因为脏腑平衡的原因，造成肺热的症状，因此，保健时春天需先祛除肝热，夏天则先祛除心火，再祛除肝热，如果还不能祛除疼痛，再按摩肺经祛除肺热。秋天时则直接按摩肺经，多数都能缓解疼痛。冬天肝气会由于肾气下降而相对上升，因此，必须先按摩肾经，再按摩肝经和肺经。由于肺和胆的问题通常都不是短时间形成的，当发生胆经疼痛症状时，问题必定已经相当严重了。因此，不可能在短期内完全祛除疾病，必须先培育血气，血气能力达到相当充足的水平，人体才有能力逐渐祛除肺中的寒气。寒气祛除了，胆功能才能逐渐恢复。

此外，还要注意以下事项：工作时坐硬板凳，休息时睡硬板床。要劳逸结合，生活有规律，适当参加各种体育活动。运动后要注意保护腰部和右腿，内衣湿后要及时换洗，防止潮湿的衣服在身上被焐干。以防受凉、受风。

风池——治头疼助降压

天气剧烈变化的时候，稍不注意就会感冒，经常感冒对人体健康危害极大，所以预防感冒是保健强身的重要内容。防治感冒方法很多，这里介绍一种简便易行的方法——按摩风池穴。

风池穴位于后头骨下，两条大筋外缘陷窝中。每天坚持按摩双侧风池穴，能十分有效地防治感冒。无感冒先兆时，按压风池穴酸胀感不明显。酸胀感若很明显，说明极易感冒，此时就要勤于按摩，且加大按摩力度。当出现感冒症状，如打喷嚏、流鼻涕时，按摩也有减缓病情的作用。这个防感冒良方效果明显，不妨一试。除此之外，风池穴还有以下两大功效：

❶ 常按风池缓头痛

头痛是由多种因素引起的，临床上颇为常见。头为诸阳之会，又为髓海之所在，其正常的生理活动要求是经络通畅、气血供应正常，使髓海得以充养。对于紧张性头痛、血管神经性偏头痛、青少年性头痛及功能性头痛，《黄帝内经》认为是经脉瘀滞，气血运行不畅，不通则痛所致。

如果家里正在读书的孩子经常头疼，父母可以在孩子读书读累时，让孩子休息一会儿，在休息的过程中，一边跟孩子聊聊天，一边伸出双手，十指自然张开，紧贴孩子的后枕部，以两手大拇指的指腹按压在双侧风池穴上，适当用力地上下推压，以孩子能够稍微感觉酸胀为度，连续按摩15分钟左右。这样一方面可以加深亲子感情，使孩子精神放松，另一方面可以刺激颈后血液供应，使大脑的供血供氧充足，大脑的功能得到良好的发挥。

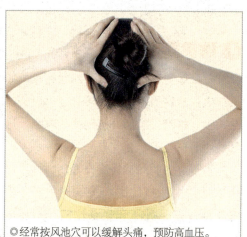

◎经常按风池穴可以缓解头痛，预防高血压。

❷ 常按风池助降压

风池穴具有清热降火、通畅气血、疏通经络的功能，有止痛作用迅速、效果良好的特点。现代针灸研究发现，针刺风池穴具有扩张椎基底动脉的作用，能增加脑血流量，改善病损脑组织的血氧供应，使血管弹性增强，血液阻力减少。因此，经常按风池穴可以预防高血压。血压已经高了怎么办？再配合刮刮人迎穴，血压会降下来一些。

消除亚健康状态，足临泣让你意想不到

足临泣位于人体脚背的外侧，在第四脚趾关节的后方，在取穴定位的时候可以采用仰卧的姿势。在解剖学的定位上看，足临泣位于第四、五跖骨结合部前方，小趾伸肌腱外侧凹陷中。《黄帝内经·灵枢》中说："胆出于窍阴……注于临泣，临泣，上行一寸半陷者中也，为腧。"由此可知，足临泣为胆经的腧穴。

足临泣并不是仅局限在经络相关的作用方面，对于很多意想不到的疾病，足临泣都有不错的效果。特别是现代生活中亚健康状态下出现的一些疾病，这个时候选用足临泣往往会收到意外的效果，所以也有人称足临泣是人体的神医。下面就是两个实际应用中的例子。

❶ 缓解肋间神经痛

由胸部到侧腹或是由背部到侧腹，如果产生强烈疼痛，那么在转身、大声笑、深呼吸、打哈欠时都会感到痛苦难当，这就是肋间神经痛。

为了防止肋间神经突发性疼痛，可以用以下的穴位指压法。按压外关穴（手背距横纹三指处）和足临泣穴，指压时一面缓缓吐气一面轻压6秒钟，左右各按10次。这种方法在病发半年内调治效果较好，如果病发数年的话，只要持之以恒也能起到一定的效果。如果想提高效果的话，在指压前先用温湿布覆盖患处。如果治疗后还感到相当疼痛，则再用温湿布擦患处，重新再指压一次就可减轻疼痛。

❷ 去除穿高跟鞋的倦累感

很多女人喜欢穿高跟鞋，因为可以提升整个人的气质，也有的人之所以穿高跟鞋，目的只是单纯地为了"增高"。借助鞋来增高自己，实际上并非用脚站立，而是用脚尖站立，因此脚尖用力时间太长，关节就会变弯曲，而且由于趾节骨、中足骨、脚腕关节等受到不良姿势的压力，人常常会感到疲倦。

指压足临泣穴可以缓解这种穿高跟鞋后倦累感，只要一边吐气一边强压6秒钟，重复20次即可。

上面的两种情况是足临泣非常常见的一种用法，它对于人体的作用要远远超过这两种情况，所治疗的疾病也非常的广泛。大家可以一边按压足临泣，一边仔细体会，感觉一下身体的变化，也许就会发现足临泣更加重要的作用。

第四章 《黄帝内经》十二经络养生

第十三节 足厥阴肝经——消解压力，护身卫体

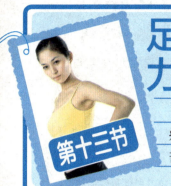

足厥阴肝经简称肝经，与胆经相表里，主治肝胆病症、泌尿生殖系统、神经系统、眼科疾病和本经经脉所过部位的疾病。

肝经：护卫身体的大将军

足厥阴肝经上的穴位比较少，只有14个穴位，从下往上走，起于大脚趾内侧的指甲缘，向上到脚踝，然后沿着腿内侧向上，在肾经和脾经间，绕过生殖器后，最终到达肋骨边缘。肝经一般不太容易找准确，这里有一个很好的办法，就是做个劈叉动作，用4个手指去摸大腿根，有一根硬筋，顺着硬筋往下走就是肝经了。

肝经和肝、胆、胃、肺、膈、眼、头、咽喉都有联系，所以虽然循行路线不长，穴位不多，但是作用很大，可以说是护卫我们身体的大将军。肝是将军之官，是主谋略的。所谓"将军之官"的意思是指，将军不仅可以打仗，还是能够运筹帷幄的人。将军运筹帷幄的功能，就相当于肝的藏血功能，而"谋略出焉"，指的就是把肝气养足了才能够出谋略，才能让我们更聪明。因此，我们的聪明才智能否最大限度地发挥，全看我们的肝气足不足。

那如何能够使肝气畅通，让人体气机生发起来呢？首先，要配合肝经的工作。根据十二时辰养生，肝经的值班时间在凌

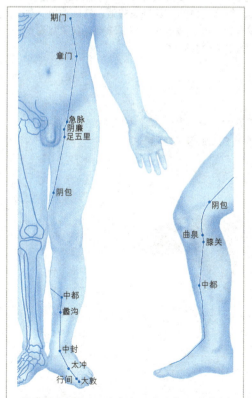

◎按摩肝经可以令肝气舒畅，使我们的聪明才智能得到最大限度地发挥。

肝是调节和贮藏血液的仓库

肝位于上腹部，横膈之下。肝脏是人体内最大的腺体，有很多重要的功能。肝与胆本身直接相连，又互为表里。

肝主藏血

肝有贮藏血液和调节血的功能。当人体在休息或情绪稳定时，机体的需血量减少，大量血液贮藏于肝；当劳动或情绪激动时，机体的需血量增加，肝就排出其所储藏的血液，以供应机体活动的需要。如肝藏血的功能异常，则会引起血虚的病变；若肝血不足，不能濡养于目，则两目干涩昏花，或为夜盲。

肝主疏泄

肝主疏泄，指肝气具有升发、疏通、畅泄的功能。古人在五行中将其归属于木，故《素问·灵兰秘典论》说："肝者，将军之官，谋虑出焉"；《素问·六节脏象论》说："肝者，罢极之本，魂之居也"。气是血液运行的动力，气行则血行，气滞则血瘀。若肝失疏泄，气滞血瘀，则可见胸胁刺痛，甚至癥积、肿块，女子还可出现经行不畅、痛经等。肝的疏泄功能直接影响着气机的畅通。如肝失疏泄，气机阻滞，可出现胸胁和少腹胀痛。

肝的构造和功能

肝脏是人体中最大的腺体，也是最大的实质性脏器，其左右径约25.8cm，前后径约15.2cm，上下径约5.8cm。肝脏的主要功能是贮藏血液和疏泄气机。

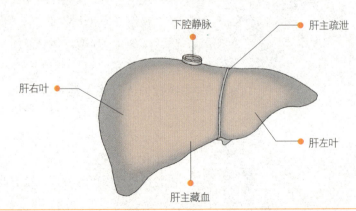

晨1～3点，这段时间是肝经气血最旺的时候。此时人体的阴气下降，阳气上升，所以我们最好能安静地休息，以顺应人体的阴阳变化。虽然睡觉养肝是再简单不过的事，但是对于很多经常应酬的人来说，这个时候可能正在兴头上，一笔生意就要谈成了，精神正处于很兴奋的状态，根本不可能睡觉。其实，这是非常伤肝的，现在有很多得乙肝、脂肪肝的人，就是不注意养肝造成的。

按摩肝经也可以令肝气舒畅，虽然我们不可能在肝经当令的凌晨按摩，但可以在晚上19点到21点时按摩心包经。原因在于心包经和肝经属于同名经，所以按摩心包经也能起到刺激肝经的作用。

大敦——缓解疲劳的舒心大穴

很多人可能都有过这样的状况，整天工作繁忙，身体疲倦，但是躺在床上却无法入睡，早上醒来神不清、气不爽，身体倦怠，一点儿精神也没有，这种症状在30~40岁的中年人中非常普遍。这和年轻人前夜迟睡，因睡眠不足而迟醒的原因是截然不同的，它会对身体和精神产生非常大的危害。如果有这种毛病，指压大敦穴就是一个非常好的方法，它能治疗昏睡，使你神清气爽。

大敦穴位于足大趾末节的外侧，趾甲角旁大约0.1寸的位置。我们介绍脾经的时候，说到过脾经的隐白穴，同隐白穴相对的足大趾的另一侧即是大敦穴。大敦穴是肝经的起始处，指压此穴会让人头脑清醒。指压时强压7～8秒钟，再慢慢吐气，每日睡前重复10次左右，第二天起床时效果明显。迟醒的早上，也不妨在床上加以指压。

大敦穴是肝经的井穴，中医讲肝藏血，所以大敦穴也被用来治疗出血症，且主要是下焦出血，像崩漏、月经过多等。

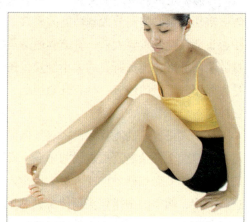

◎大敦穴是肝经的井穴，按揉大敦穴也被用来治疗出血症。

大敦穴自古以来还被视为镇静及恢复神智的要穴，对其进行按摩，可缓解焦躁情绪。

除此之外，大敦穴调治疝气有特效。《玉龙歌》说："七般疝气取大敦。"《胜玉歌》也道："灸罢大敦除疝气。"中医有"病在脏者取之井"一说，如果患有慢性肝炎病，大敦穴更是不可缺少的治疗和保健要穴。除了惯用的按摩法，艾灸大敦的效果更佳，艾炷灸3～5壮，艾条灸5～10分钟。

头部的保健要穴：百会穴

中医学认为，头为精明之府、百脉之宗，人体的十二经脉都会聚在此，是全身的主宰。百会穴位于人体的头部，头顶正中心，可以通过两耳角直上连线中点，来简易取此穴。当前发际上五寸，后发际上七寸，前后发际之间的直线距离相当于12寸。百会穴有"三阳五会"之称，即足三阳与督脉、足厥阴肝经的交会穴。百会穴与脑密切联系，是调节大脑功能的要穴。作为头部保健的重要大穴，它能够通达全身的阴阳脉络，连贯所有的大小经穴，还是人体阳气汇聚的地方，具有开窍醒脑、安神定志、升阳举陷的功效。

百会穴很容易就能找到，将双耳向前对折，取两个耳朵最高点连线的中点，即前后正中线的交点就是。或者将大拇指插进耳洞中，两手的中指朝头顶伸直，然后就像环抱头顶似的，两手指按住头部。此时两手中指尖相触之处，就是百会穴。用指施压，会感到轻微的疼痛。

头为诸阳之会，百脉之宗，而百会穴则为各经脉气会聚之处。穴性属阳，又于阳中寓阴，故能通达阴阳脉络，连贯周身经穴，对于调节机体的阴阳平衡起着重要的作用。刺激百会穴，可开发人体潜能，增加体内的真气，调节心脑血管系统功能，益智开慧，澄心明性，轻身延年，能治疗头痛、眩晕、脱肛、昏厥、低血压、失眠、耳鸣、鼻塞、神经衰弱、中风失语等症。

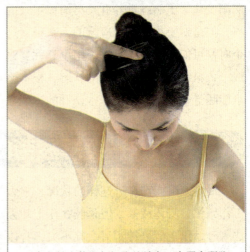

◎百会穴是人体阳气汇聚的地方，有开窍醒脑、安神定志、升阳举陷的功效。

百会穴的保健方法有四种。

（1）按摩法：睡前端坐，用掌指来回摩擦百会穴至发热为度，每次108下。

（2）叩击法：用右空心掌轻轻叩击百会穴，每次108下。

（3）意守法：两眼微闭，全身放松，心意注于百会穴并守住，意守时以此穴出现跳动和温热感为有效，时间约10分钟。

（4）采气法：站坐均可，全身放松，意想自己的百会穴打开，宇宙中的真气能量和阳光清气源源不断地通过百会进入体内，时间约10分钟。

百会穴同时又是长寿穴，经常按压此穴，可激发人体潜能，增强体内的正气和抵抗力，调节心、脑血管系统功能，延年益寿。

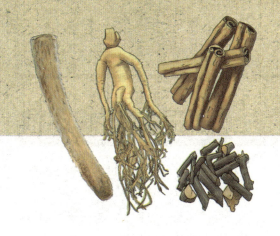
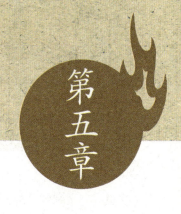

《黄帝内经》解密九种体质

● 中医讲究辩证论证，每个人的体质不同，就需要采用不同的保健方式来进行调养。认清自己的体质，是养生、防病、延缓衰老、延年益寿的先决条件。目前中国人的体质主要有9种，那么你是哪一种呢？

平和质:养生要采取"中庸之道"

第一节

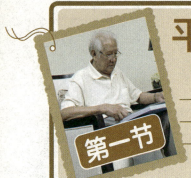

平和体质是最为健康的体质,养生重点在于保持良好的生活习惯和饮食习惯,以免体质发生偏颇。

《内经》谈平和质:平人者不病也

《黄帝内经》中指出:"平人者,不病也。"平和体质的人,通俗地说就是非常健康的人。他们不易生病,生活规律,情绪稳定,能够很好地适应环境和气候的变化,即使生病了,也很容易治愈。

从外形上来看,平和体质者的形体比较匀称,既不会太高大,也不会很矮小。体重稳定,情绪也比较平稳。他们的食欲一般比较好,饮食规律,代谢正常。因为血液循环好,代谢畅通,所以平和体质者的皮肤光泽洁净。

实际上,平和体质在很大程度上,来自于先天禀赋,也就是父母的功劳在里面占了很大比重。如果能生在长寿家族,这个人的身体多半属于平和质,不过这也是可遇不可求的事情。家庭中,孩子的教育和养护对于维护和促生平和体质也有重要的作用。

如果父母本身不是平和体质者,除了自己要善于养生外,还要特别注意教育孩子,养成不挑食、不熬夜、不恣情纵欲的习惯,以便让孩子在后天的环境中养成健康体质。有了好习惯的助力,想要健康的身体并非难事。

好习惯是一方面,心态对于平和体质者的影响也很大。所以,家长还要注意养育孩子的"心神"。俗话说得好"江山易改,本性难移",如果小时候就养成了急躁的习惯,到了老年才想起来养神,宁静,恐怕很难做到。因此,父母应该在孩子还小的时候就注意培养孩子的生活习惯和性格形态,让"平和"成为孩子的秉性,不自觉地就会遵守。

那些生活简单的人最容易养生平和体质。广西巴马是一个长寿村,那里虽然贫困,但是人们日出而作,日落而息,不像有些大城市的人有那么多烦心事,他们在山清水秀的环境中,无欲无求,吃五谷杂粮,简单而满足。虽然,大多数人不可能真的像他们那样,没事就晒晒太阳,搓搓玉米,但是只要我们明白回归到简单这种境界,就会抛开生活中一些不利于身体的心态,活得尽量平和。

养生先养心,平和体质要"心气平和"

古人的养生观,强调一个"和"字。清代戏曲理论家李渔曾在《闲情偶记》中说:"心和则百体皆和。"和,概括了心理与生理相交相融的深刻内涵。事实上,对于平和体质的人来说,要想保持优异的体质,在日常生活中就要做到心平气和。

心气平和就是健康的最佳状态。试想,一个人每日处在浮躁、烦躁甚至暴躁之中,时间久了必然情绪失调、脏腑失和。

"药王"孙思邈活了一百多岁,最根本的养生秘诀就是他倡导的"十二少",即"少思、少念、少事、少语、少笑、少愁、少乐、少喜、少好、少恶、少欲、少怒"。同时还提出了他所忌讳的"十二多"。即"多思则神殆,多念则志散,多欲则志昏,多事则形劳,多语则气亏,多笑则脏伤,多愁则心摄,多乐则意溢,多喜则忘错混乱,多怒则百脉不定,多好则专迷不理,多恶则憔悴无欢"。按他的养生理论,他所倡导的"十二少"是养生的真谛,而这"十二多"是丧生之本。只有将两者紧密地结合起来,有所倡又有所忌,才能达到真正的养生的境界。

通俗地说,"十二少"与"十二多"的精华就是"心气平和",从心理上、思想上尽量减少对身体不利的意念。

心气平和,就是保持体内平衡,心顺气畅。这样,紧张、恐惧、焦虑的情结就没有"市场"。这样,就不致过喜伤心,过怒伤肝,过哀伤肺,过乐伤肾。人体的免疫力就能增加,疾病就难上身,自然利于身体健康。

要做到"心气平和"还要戒浮躁之心,遇事要善于克制,自我排遣,淡化小恩小怨,处理好人际关系。

心气平和可平衡阴阳,调和六脉,祛病延年。甲拜衮桑在《西藏医学》中论述说:"要维护良好的健康,养成良好的生活习惯,就必须对身体的活动、言语及思想有所节制。正如一个人不要到有险情的水中游泳,不要坐有危险的船一样。在做任何事情之前,都要想一想再做。"这句话阐明了"心气平和",一切要从每一细微处做起,毋以善小而不为,毋以恶小而为之。为人处世,心中常存正大光明的意念。浩然正气常

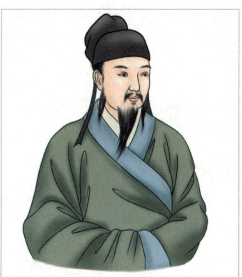

◎孙思邈提出"十二少"的养生真谛,并提出日常生活中应该忌讳的"十二多"。

存我心,自然"正气存内,邪不可干",元气充沛,脏腑功能好。

平和体质者,平衡饮食是关键

古人云:"是药三分毒",我们平时之所以用药,就是要借助药性,对"病"进行矫正,使身体达到平和,而对于平和体质来说,本身就已经平和了,就不必再用什么"补药"对身体进行补益了,因为这样一来,不仅达不到强壮体质的效果,甚至还会造成意想不到的危害。《黄帝内经》同样也认为药补不如食补。

那么,平和体质的人应该怎样进行食补呢?总体来说,应该注意以下四个原则:

❶ 合理膳食

饮食合理搭配就是要做到粗细粮混食,粗粮细做,干稀搭配;副食最好荤素搭配,忌偏食或饮食单调。在食物选择方面,早餐应选择体积小而富有热量的食物,午餐应选择富含优质蛋白质的食物,晚餐则应吃低热量、易消化的食物。在摄入量上,应做到"早饭吃好,中饭吃饱,晚饭吃少"。

❷ 清淡为主

古代医学家和养生学家都强调,饮食宜清淡,不宜过咸。据调查,每日食盐量超过15克者,高血压的发病率约为10%。因此,正常人一般每天摄入盐要控制在10克以下。如患有高血压、冠心病或动脉硬化者,必须控制在5克以下。不过饮食清淡也不应该绝对化,比如盛夏季节,人体因大量出汗,会令体内盐分丢失过多,这时就应注意及时补充盐分。

❸ 饮食有节

这一点对于中老年人尤为重要,因为随着年龄的增长,生理功能逐渐减退,机体的新陈代谢水平逐渐减弱,加之活动量减少,体内所需热能物质也逐渐减少。因此,每日三餐所摄入的热能食物也应减少,这样才能更好地维持体内能量的代谢平衡。

如果到了中老年阶段饭量仍不减当年,摄入能量食物过多,势必造成体内能量过剩,多余能量就会转化为脂肪,使身体发胖,并影响心脏功能。这也是诱发高血压、冠心病、动脉粥样硬化等心血管疾病的主要原因。所以,中老年人应适当地节制饮食,饮食应当少而精,富于营养又易于消化,多吃新鲜蔬菜、水果,限制高脂肪、高热能食物的摄入量。每餐的食量应适可而止。一般以七八分饱为宜。

❹ 注意细节

吃饭时细嚼慢咽,不可狼吞虎咽,以利于消化吸收;吃饭时要专心,不要一边吃饭,一边想其他的事情,或看书、看电视,既影响食欲,也影响消化液的分泌,久之可引起胃病;吃饭时要有愉快的情绪,才能促进胃液分泌,有助于食物

第五章 《黄帝内经》解密九种体质

的消化。如果情绪过于激动，在兴奋、愤怒等情绪之下勉强进食，会引起胃部的胀满甚至疼痛；饭后不要躺卧和剧烈运动。

戒烟限酒，别让烟酒毁了你优秀的体质

平和体质是世界上最好的体质，也是健康长寿的根基。然而，拥有平和体质还要尽心维护，否则就有可能把自己的好体质毁掉。比如吸烟、酗酒，就是伤害体质最大的两种恶习。在生活中，这样的情形是很常见的：有的人小时候身体很好，家里人也都长寿，但是由于染上了吸烟、酗酒的恶习，结果把自己的身体毁了。那么，吸烟、酗酒究竟有多大危害呢？

据世界卫生组织估计，全世界有500万人死于吸烟导致的肺癌，其中有100万人发生在中国。烟草已经成为我国人民健康的主要杀手。烟草燃烧后产生的烟气中92%为气体，如一氧化碳、氢氰酸及氨等，8%为颗粒物，内含焦油、尼古丁、多环芳香烃、苯并芘及β-萘胺等，已被证实的致癌物质40余种，其中最危险的是焦油、尼古丁和一氧化碳。吸烟对人体的危害是一个缓慢的过程，需经较长时间才能显示出来，尼古丁又有成瘾作用，使吸烟者难以戒除。吸烟可诱发多种癌症、心脑血管疾病、呼吸道和消化道疾病等，是造成早亡、病残的最大病因之一。

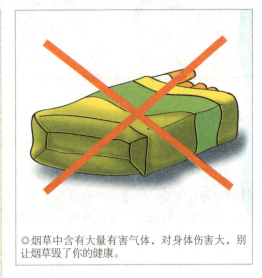

◎烟草中含有大量有害气体，对身体伤害大，别让烟草毁了你的健康。

另外，大量事实证明，少量饮酒可活血通脉、助药力、增进食欲、消除疲劳、使人轻快，有助于吸收和利用营养，而长期过量饮酒能引起慢性酒精中毒，对身体有很多危害。所以，为了我们的身体，为了我们的健康，应该对自己要求严格一点儿，尽可能戒酒。

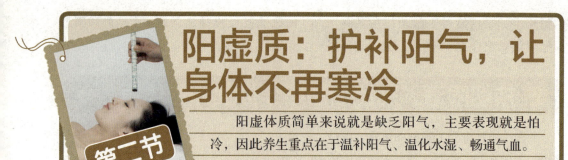

第二节 阳虚质：护补阳气，让身体不再寒冷

阳虚体质简单来说就是缺乏阳气，主要表现就是怕冷，因此养生重点在于温补阳气、温化水湿、畅通气血。

《内经》谈阳虚质：阳虚则外寒，容易体凉畏寒

阳虚体质是指机体的阳气虚损，或阳气的固护、推动、气化等功能减退，气、血、津液等运行迟缓，身体呈现一派寒象和衰弱的病理状态。这种体质的人有什么样的外在特征呢？《黄帝内经·素问·调经论》中说："阳虚则外寒。"《黄帝内经·素问·逆调论》也有云："阳气少，阴气盛，故身寒如从水中出。"我们知道，阳气是人体生命活动的最基本物质。它可以固护肌表、抵御外邪侵袭，也可以濡养着人的精神、形体，阳气还可作为"火力"，推动和固护着人体津液的顺利循环。

因此，阳气亏虚则会引起人体生理活动减弱和衰退，导致身体御寒能力下降。阳气的"火力"不足，不能温煦肌肉、脏腑以抵抗外来寒邪的侵袭，所以平时会出现畏寒怕冷、四肢不温，或腰膝冷痛的现象，甚至吃一些生冷寒凉的食物就会出现腹痛腹泻、胃脘冷痛的状况。同时《黄帝内经·素问·生气通天论》中也指出：

"阳气者，精则养神，柔则养筋。"意思是说，阳气充足，人就会精神焕发，并且阳气的温煦可以使人的关节、筋脉柔韧有度；阳气不足，人就会出现精神不振、意志消沉的现象，同时也容易出现关节僵硬、疼痛等症状。

除了这些之外，阳虚体质者还有如下特征，大家可以对照着，看看自己是否属于阳虚体质。

（1）阳虚体质常见夜尿多，小便多，清清白白的。水喝进肚子里是穿肠而过，不经蒸腾直接尿出来。晚上还会起夜两三次。老年人夜尿多是阳气正常衰老，如果小孩子、中青年人经常夜尿，就是阳虚。要注意不能多吃寒凉食物，尽量少用清热解毒的中药。

（2）阳虚体质会经常腹泻，最明显的早上五六点钟拉稀便。这是因为，阳虚没有火力，水谷转化不彻底，就会经常拉肚子，最严重的是吃进去的食物不经消化就拉出来。

（3）阳虚体质还常见头发稀疏，黑眼圈，口唇发暗，舌体胖大娇嫩，脉象沉细。中年人阳虚会出现性欲减退、性冷淡或者脚跟腰腿疼痛、容易下肢肿胀等。女性可见白带偏多，清晰透明，每当受寒遇冷或者疲劳时白带就增多。

阳虚体质主要来自先天禀赋，有的是长期用抗生素、激素类、清热解毒中药，或有病没病预防性地喝凉茶，或者性生活过度等都会导致或加重阳虚体质。阳虚体质的人易肥胖，患痹证和骨质疏松等症。综上所述，阳虚体质者以阳气不足、喜热怕冷为总体特征，因此，饮食应以补温助火为主，同时注意养阴，以保持体内阴阳平衡。

补阳祛寒——阳虚体质养生法则

阳虚体质的人怕冷，尤其是背部和腹部。有的年轻女性也常见手脚冰冷，不过，这不一定是阳虚，如果仅仅是手指、脚趾发凉或发凉不超过腕踝关节以上，与血虚、气虚、气郁、肌肉松弛有关。既然阳虚体质者总体特征是阳气不足，表现出虚寒的特点，他们的养生原则应该是"补阳祛寒，温补脾肾"。具体的养生方法如下：

❶ 饮食上要多吃温热食物

少吃或不吃生冷、冰冻之品，如柑橘、柚子、香蕉、西瓜、甜瓜、火龙果、马蹄、梨子、柿子、枇杷、甘蔗、苦瓜、黄瓜、丝瓜、芹菜、竹笋、海带、紫菜、绿豆、绿茶等。如果很想吃，也要量少，搭配些温热食物；减少盐的摄入量；多食温热食物，如荔枝、榴梿、龙眼、板栗、大枣、生姜、韭菜、南瓜、胡萝卜、山药、羊肉、狗肉、鹿肉、鸡肉等；适当调整烹调方式，最好选择焖、蒸、炖、煮的烹调方法。

女性朋友认为多吃水果会美容，水果确实对皮肤好，但要看好自己是什么体质，阳虚、气虚、痰湿的人，吃太多水果会影响胃功能，不仅对皮肤没好处，反而会伤脾胃。

◎阳虚体质宜食温热食物。

❷ 注意保暖，不要熬夜

日常生活中要注意关节、腰腹、颈背部、脚部保暖。燥热的夏季也最好少用空调；不要做夜猫子，保证睡眠充足。什么算是熬夜呢？通常晚上超过12点不睡觉，就是熬夜，冬天应该不超过晚上11点钟。

❸ 药物调理，要防燥热

阳虚平时可选择些安全的中药来保健，如鹿茸、益智仁、桑寄生、杜仲、肉桂、人参等，如果是阳虚腰痛和夜尿多可以用桑寄生、杜仲加瘦猪肉和核桃煮汤吃。

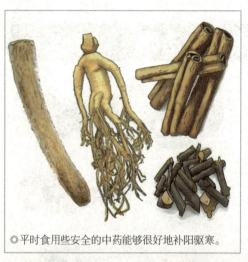

◎平时食用些安全的中药能够很好地补阳驱寒。

❹ 多温灸中极、气海、关元、神阙

任脉肚脐以下的神阙、气海、关元、中极这四个穴位有很好的温阳作用，可以在三伏天或三九天，就是最热和最冷的时候，选择1～2个穴位用艾条温灸，每次灸到皮肤发红热烫，但是又能忍受为度。如果有胃寒，可以用肚脐以上的中脘，方法如上。

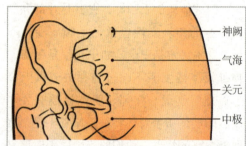

◎对以上几个穴位进行温灸，可以很好地调理阳虚体质。

晒太阳，采阳气——最自然的养阳法

古人云："日为阳之精。"日是阳的精华所在，当春夏交接的时候，天气不冷不热，是阳虚体质者采阳，温暖身体的最佳时刻。

《列子》中有一个小故事，说一对老农，家里十分贫寒，也没有过冬的棉衣，冬天的时候老头儿就在外面背阳而晒，直晒得通体温暖，很是舒服。回家他就跟老伴儿讲："这晒太阳太好了，这么好的事别人都不知道，多暖和呀。我们要是把这事儿告诉给了皇上，那能得多少奖赏啊！"故事听着好像笑话，不过却已经把太阳的作用讲清楚了。太阳最大的作用就是温煦。在我们身体上，背为阳，腹为阴，让太阳晒晒背对心肺有很大的好处。背部有很重要的穴位，是人体健康的重要屏障，易因受寒而影响到心肺的健康，特别对于阳气不足的人来说，晒晒太阳可以提升体内的阳气。

晒太阳也要讲究季节跟时间。像上面小故事中说的就是冬天晒太阳。但是北部跟西部冬季气温太低，人不适宜在气候那么恶劣的条件下久坐于外。有些人说那我们站在窗户前面晒晒不行吗？不行。玻璃

阻隔过的阳光虽还有温度，但杀菌等作用就失去了，所以还是让皮肤直接接触阳光的好。

南方从春天开始，北方一般就从立夏开始到夏至，这段时间太阳不会特别酷烈，温度又适宜，在上午9点多钟的时候，到外面溜达溜达，累了就背阳而坐，晒上半个小时，让自然的阳气驱除我们身体里的阴毒寒邪，何等惬意。

阳光还能振奋我们的精神，现代人一般压力都比较大，睡得晚起得早，白天工作易困，效率也比较低。晒太阳就可以很好地解决这个问题。

除了晒太阳，立夏后人还要注意小睡。白居易在《闲眠》中写道："暖床斜卧日曛腰，一觉闲眠百病销。尽日一餐茶两碗，更无所要到明朝。"夏天天气转暖，本来人在热的环境中就容易困乏，所以中午小睡一下也合情合理。上班族中午吃完饭后，可以趴在桌旁小憩，大脑劳累了一上午这会正是修养精神的好时候，可以有充足的精神做好下午的工作。

改善手脚冰凉，就做"足桑拿"

阳虚体质的人很容易出现手脚冰凉，原因在于阳虚则阳气不足，随之血液循环就不好。正常情况下，血液由心脏出发后，携带着氧气到全身的各部位，在氧经过代谢后，才能产生热能，身体也才会温暖。而手脚处于肢体的末端，离心脏最远，所以阳气不足就会影响到血液输送，从而造成手脚冰凉。这种现象越是年纪大的人就越容易出现，因为年纪增大后身体的阳气会慢慢减少，而气血的推动也会出现缺乏动力，当然症状就表现出来了。一些女性容易出现脚麻的情况也是同样的原因。

针对这种情况，大家可以试试"足桑拿"。做桑拿很多人都有所体会，虽然当时会热的难受，但是全身上下会出很多的汗，非常的舒服，身体也会变得精力充沛。这是因为人体内积攒的寒凉之气会使阳气郁闭，气血的运行也会变慢，当然疲劳、闷重感觉都会随时出现，甚至会感到呼吸都需要多用一些力量。然而桑拿通过比较高的温度，让身体大量的出汗，体内寒凉一边被消除一边被汗液带出体外。寒凉都赶走了，人体的阳气就振奋了，气血运行的格外有力，所有的疲劳都会消失掉。

在家庭中还可以采用拔罐等方法来治疗手脚发胀、发麻。但是在自我治疗时一定要抓住祛除体内的寒凉之气的原则，所以温度和出汗都是非常重要的，一方面只有足够温度才能消除深层的寒气，也只有足够的温度才能保证汗液会大量的排出，另一方面多出一些汗会帮助清除寒凉，弥补温度的不足。

阴虚质：补足津液，告别生命干涸

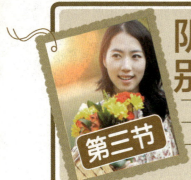

第三节

阴虚体质，简单来说就是体内少水，阴分不足，养生重点在于镇静安神、滋润养阴，不让阴液阴血再消耗。

《内经》谈阴虚质：阴虚则内热，则喘而渴

阴，是指阴精，精为真阴，是化生元气的基本物质。精盈则生命力强，不但能适应四时气候的变化，抗御外邪的侵袭，而且还能延迟衰老；精亏则生命力减弱，抵御外邪的能力减退，而诸病由此而生，机体易衰老。

所谓阴虚，主要是指濡养人体的津液精血等阴液缺乏。体内如果阴液不足，就好像没有雨露滋润的春天，也像失去了灌溉的土地。所以《黄帝内经·素问·疟论》中说："阴虚则内热，则喘而渴，故欲冷饮也。"当身体的脏腑、五官、皮肤等失去了滋润，身体就产生了一系列干燥湿润，甚至以内热为主的表现。

外在表现为，口渴、喉咙干、容易失眠、头昏眼花、容易心烦气躁、脾气差、皮肤枯燥无光泽、形体消瘦、盗汗、手足易冒汗发热、小便黄、粪便硬、常便秘。

具体有下面几点，大家可以对照着判断下自己的身体状况。

（1）"五心烦热"：手心、脚心、胸中发热，但是体温正常，不耐受夏天的暑热。

（2）与常人比口唇的颜色更红，有些发暗，舌苔比较少，且易便秘或者大便干燥。

（3）使用电脑、看书、看电视时，还没看多久就觉得眼睛干涩、酸痛、疲劳或出现视物模糊的现象。

（4）皮肤易干燥，面部有皱纹，或者四肢皮肤经常有白色的皮肤屑积聚、脱落。

（5）情绪不稳定，很容易心烦气躁，睡眠时间短，但是眼睛有神，思维正常。

阴虚体质的形成一部分是先天禀赋，另外也同情绪有很大的关系。情绪如果长期压抑不舒展，不能正常发泄会郁结而化火，使阴精暗耗；此外，长期心脏功能不好，或者高血压的病人吃利尿药太多，最终也会促生或加重阴虚体质；长期食用辛辣燥热食品，也会导致此种体

质。阴虚体质的人群比较容易患结核病、失眠、肿瘤等,所以养阴很重要。我们要及时给身体补水,只有这样,才可做到健康无忧。

阴虚质先补阴,清淡饮食来灭火

《黄帝内经》指出:"阴虚而阳盛,先补其阴,后泻其阳而和之。"旨在告诉我们,阴经正气虚而阳经邪气盛的,治疗时,应当首先补其阴经的正气,然后再泻其阳经的邪气,才能调和这种阴虚阳盛的病变。对于阴虚体质的人而言,只有先补阴才能调和阴虚阳盛的身体。

对此,朱丹溪提倡淡食论。他认为,清淡的饮食方可灭火祛湿,否则会升火耗伤阴精。五味过甚,就需要我们用中气来调和,这就是火气。"火"起来了自然要"水"来灭,也就是用人体内的津液来祛火,津液少了阴必亏,疾病便上门了。这也验证了朱丹溪所说的"人身之贵,父母遗体。为口伤身,滔滔皆是。人有此身,饥渴存兴,乃作饮食,以遂其生。彼眷味者,因纵口味,五味之过,疾病蜂起。"

然而,到底什么是"清淡饮食"?有些人认为,"清淡饮食"就是缺油少盐的饮食;还有些人认为,所谓清淡,就是最好别吃肉,只吃蔬菜和水果。事实上,这样的清淡不仅不能达到滋阴养精的目的,反而会把身体拖垮。

真正的"饮食清淡"是追求"自然冲和之味",而不贪食"厚味"。"人之饮食不出五味,然五味又分天赋和人为,瓜果蔬菜出于天赋,具有自然冲和之味,有食而补阴之功,而烹饪调和之厚味则属于人为,有致疾伐命之毒。"

《茹淡论》里有言:"谷蔬苹果,自然冲和之味,有食人补阴之功。"同时,蔬菜水果对防病、补益方面也有很显著的功效。现代医学也证明,人们多吃水果蔬菜,对预防各种疾病都有重要意义,如绿叶蔬菜、胡萝卜、土豆和柑橘类的水果对于预防癌症有很好的作用。所以,每天最好吃五种或五种以上的水果和蔬菜,并常年坚持,会对阴虚体质大有帮助。

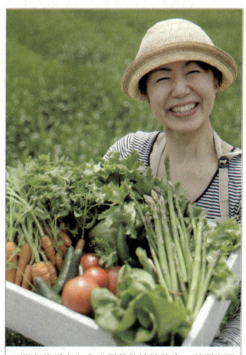

◎阴虚体质者宜多吃天然的清淡饮食,以调和阴虚阳盛的身体,保持阴阳平衡。

阴虚内热者的四季养生

三才封髓丹含人参、天冬、熟地、黄柏、砂仁、甘草。可泻火坚阴，固精封髓。用于阴虚火旺、相火妄动、扰动精室之症。

可多吃西瓜、酸梅汤等加以缓解，也可服用西洋参、生脉饮等药物，或者在医生指导下服用维生素C和维生素B。

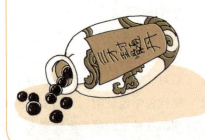

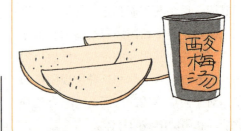

春季阳气升发，阴虚内热者往往虚火上升，而且北方春季干燥，更容易患口腔溃疡、失眠、目赤等症状。宜服用三才封髓丹。

夏季阳气极盛，是阴虚者最痛苦的一个季节，此时应少动，避免烈日暴晒，不可出汗太多，要保证充足睡眠。

冬季阴盛，是阴虚体质者最喜欢的一个季节，但冬季干燥，要注意多喝水，并加强对皮肤的保养。

秋季是阴虚体质者的养生重点，需注意肺、肾的养生，因为二者都是体内阴水之源。宜出游，多呼吸新鲜空气。

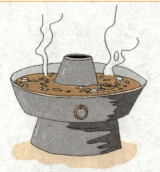

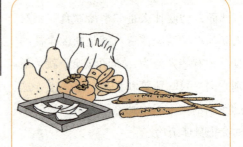

少吃辛温香燥之品，尤其是麻辣火锅，阴虚体质者本来火旺，再吃这些无疑是火上浇油。

多吃滋润食物，如沙参、麦冬、百合、梨、柿子、玉兰、甲鱼、荞麦、银耳、莲子等。

阴虚体质养生法则：保养以补阴精为重点

阴虚体质之人的养生原则是"补阴清热，滋养肝肾"，其中的关键在于补阴。具体而言，可以从下面三点做起：

① 饮食上多吃水果，远离辛辣

阴虚体质的人尽量少食温燥的食物，如花椒、茴香、桂皮、辣椒、葱、姜、蒜、韭菜、虾、荔枝、桂圆、核桃、樱桃、羊肉、狗肉等；酸甘的食物比较适合阴虚体质者食用，如石榴、葡萄、枸杞子、柠檬、苹果、柑橘、香蕉、枇杷、桑葚、罗汉果、甘蔗、丝瓜、苦瓜、黄瓜、菠菜、银耳、燕窝、黑芝麻等。新鲜莲藕对阴虚内热的人非常适合，可以在夏天时榨汁喝，补脾胃效果更好；阴虚体质者还适合吃些精细的动物优质蛋白，如新鲜的猪肉、兔肉、鸭肉、海参、淡菜等，肉类，可以红烧、焖、蒸、煮、煲，尽量少放调料，保持原汁原味。不要经常吃猛火爆炒的菜、火锅、麻辣烫。

② 生活上有条不紊，避免着急上火

阴虚体质的人不适合夏练三伏、冬练三九。人体需要阴液润滑关节，因此阴虚体质者不宜经常登山。

阴虚者要使工作有条不紊，就不会着急上火，就不会伤阴。

③ 药物调养以滋润佳品为主

阴虚体质者服用些银耳、燕窝、冬虫夏草、阿胶、麦冬、玉竹、百合可使皮肤光洁，减少色斑。到了秋天，空气很干燥，用沙参、麦冬、玉竹、雪梨煲猪瘦肉，对阴虚者是上等的疗养食物。

阴虚体质者可根据自身具体的情况来服用中成药。一般情况，腰膝酸软、耳鸣眼花、五心烦热者可以服用六味地黄丸；眼睛干涩、视物昏花、耳鸣明显者，可以吃杞菊地黄丸；小便黄而不利、心烦明显者，可以吃知柏地黄丸；睡眠不好者，可以用天王补心丹。

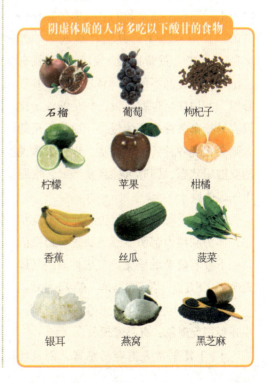

阴虚体质的人应多吃以下酸甘的食物：石榴、葡萄、枸杞子、柠檬、苹果、柑橘、香蕉、丝瓜、菠菜、银耳、燕窝、黑芝麻

气虚质：益气健脾，从此活得有底气

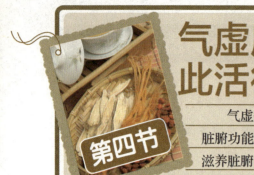

第四节

气虚体质和阳虚体质比较相近，但它最主要是反映在脏腑功能的低下，因此气虚质的养生重点在于补脾健脾、滋养脏腑。

《内经》谈气虚质：邪之所凑，其气必虚

气虚体质是指由于一身之气不足，以气息低弱、脏腑功能状态低下为主要特征的体质状态。流感肆虐的季节，同在一个办公室，有的人特别容易感冒，有的人却只是打上两个喷嚏，另外一部分人却可能丝毫不受影响。通常我们会说那些容易感冒的人体质太虚了。其实，这就是"气虚"。早在《黄帝内经·素问》中就有"正气存内，邪不可干，邪之所凑，其气必虚"的说法，也就是说，气足的人，比较容易抵御各种病菌的侵袭，而气不足的人则会出现各种各样的症状。现代人常说的亚健康状态，即时常感到疲劳者，便属于气虚体质。

气虚体质者身体生理功能处于不良状态，体力和精力都明显感到缺乏，稍微活动一下就有疲劳的感觉。气虚体质的具体表现有以下几点，看下自己是否有以下症状：

（1）看上去总是很疲倦，很容易出现呼吸短促现象，有心慌现象。

（2）比平常人更容易感冒，而且经常会头晕，头胀，或站起时容易眩晕。

（3）说话声音很低，喜欢安静，稍微活动后，就感觉很累，容易出虚汗。

（4）总是闷闷不乐，爱生闷气，面部还容易有色斑沉淀，颜色较浅，成块状，额头、口唇周围也易出现此种现象。

（5）记忆力差、遇事易忘的现象，如钥匙明明在家里又跑回单位去拿，或者手里的东西一放，就忘记放哪里了，或者学习效率下降，对文件理解能力下降等。

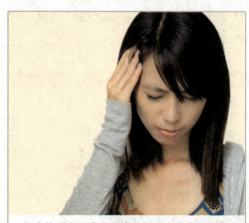

◎气虚体质者的身体通常处于不良状态，抵抗力差，总是闷闷不乐，情绪不畅。

气虚体质的养生法则：补气避寒

气虚体质的人说话语声低怯，呼吸气息轻浅。如果肺气虚，人对环境的适应能力差，遇到气候变化，季节转换很容易感冒。冬天怕冷，夏天怕热；脾气虚主要表现为胃口不好，饭量小，经常腹胀，大便困难，每次一点点儿。也有胃强脾弱的情况，表现为食欲很好，食速很快；再者就是脾虚难化，表现为饭后腹胀明显，容易疲乏无力。

❶ 饮食忌冷抑热

气虚体质的人最好吃一些甘温补气的食物，如粳米、糯米、小米等谷物都有养胃气的功效。山药、莲子、黄豆、薏米、胡萝卜、香菇、鸡肉、牛肉等食物也有补气、健脾胃的功效。人参、党参、黄芪、白扁豆等中药也具有补气的功效，用这些中药和具有补气的食物做成药膳，常吃可以促使身体正气的生长。

气虚的人最好不要吃山楂、佛手柑、槟榔、大蒜、苤蓝、萝卜缨、香菜、大头菜、胡椒、荜拨、紫苏叶、薄荷、荷叶；不吃或少吃荞麦、柚子、金橘、金橘饼、橙子、荸荠、生萝卜、芥菜、君达菜、砂仁、菊花。

❷ 劳逸结合，避免风寒

气虚者最重要的是要避免虚邪风，坐卧休息是要避开门缝、窗缝，从缝隙间吹进来的风在人松懈慵懒的时候最伤人；气虚体质者要注意避免过度运动、劳作。

气虚体质的女性比较适合慢跑、散步、优雅舒展的民族舞、瑜伽、登山等，这些都是缓和且容易坚持的有氧运动。

❸ 药物调养适宜固表益气

气虚者宜选些益气的药物，如大枣、人参、党参、淮山药、紫河车、茯苓、白术、薏米、白果等，平时可用来煲汤；比较有疗效的还有四君子汤，由人参、白术、茯苓、甘草四味药组成，也可以把甘草去掉，用其他三味煲猪肉汤。

如果面色总是苍白，血压低，还经常头晕，蹲下后一站起来两眼发黑，这种情况可以吃一些补中益气丸；如果是一用大脑就失眠，睡不好，坚持一段时间，脸色蜡黄，心慌，记忆力减退，可以吃归脾丸。

❹ 善用中脘、神阙、气海穴

气虚体质养生所用主要经络和穴位有任脉的中脘、神阙、气海穴，督脉的百会、大椎穴，足太阳膀胱经的风门、足三里穴。每次选1~2个穴位，点按、艾灸均可，最好是灸。

睡个好觉，补补气

俗话说"一觉闲眠百病消"。科学研究证明，良好的睡眠能消除身体疲劳，使脑神经、内分泌、体内物质代谢、心血管活动、消化功能、呼吸功能等得到修整，促使身体完成自我修补，提高对疾病的抵抗力。

对于气虚体质的人来说，在所有的补气方式中，睡眠是最理想、最完整的一种。在日常生活中，人们常有这样的体会，当睡眠不足时，第二天就显得疲惫不堪，无精打采，工作效率低；若经过一次良好的睡眠，这些情况就会随之消失。这正是元气得到了补充。

现在人们知道，人体进入睡眠状态，就是与外界联系为主的系统暂时停止（吸氧除外），以内部调理为主的系统开始启动。这一系统运行的功能包含解除疲劳、祛除病气、修复损坏的机体、分泌人体所需的腺体激素等。

解除疲劳功能不用赘述。一觉醒来，精气复原，这是人人皆知的常识。但多数人认为这是由于经过休息，机体处于相对静止状态，这个认识是不全面的，准确地说应是修整，是转换为另一种以平衡为主要特征的运行状态——平衡供氧、平衡电位、平衡血压……

祛除病气功能也是显而易见的。感冒病人大汗淋漓的排毒现象往往出现在病人熟睡时段。重症病人出现昏睡进而从昏睡中醒来，也是睡眠能够祛病的证明，前者是人体自身的复原功能提出睡眠祛病的需求，后者是祛病功能发挥作用的效果显现。

我们还发现，人在清醒时由大脑指挥肢体，生物电是一种走向，睡眠时这一动作电位肯定要变化，这时得服从修复系统工作的需要。这就如同我们维修信号系统，维修时的电流走向和正常运行时的电流走向会有所不同一样。

可见，充足、安稳的睡眠对保持身体的健康是必要的。

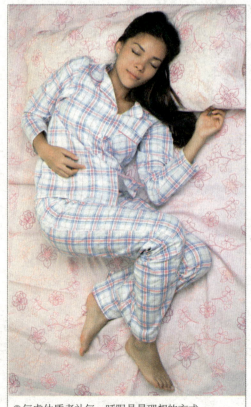

◎气虚体质者补气，睡眠是最理想的方式。

越细碎的食物越补气血

对于气虚体质的人来说,多一些健脾的食物便可以补气,除此之外,在饮食过程中还应当注意把食物弄得细碎些,这样食物的补气功效就更大了。为什么这样说呢?

我们知道,食物的消化和吸收是通过消化系统各个器官的协调合作完成的。日常所吃的食物中,除了维生素、矿物质和水可直接吸收外,蛋白质、脂肪和碳水化合物都是复杂的大分子有机物,都必须先在消化道内经过,被分解成结构简单的小分子物质后,才能通过消化道内的黏膜进入血液,送到身体各处供组织细胞利用。食物在消化道内的这种分解过程称为"消化"。

消化道对食物的消化通过两种方式:一种是通过消化道肌肉的收缩活动,将食物磨碎,并使其与消化液充分混合,不断地向消化道的下方推进,这种方式称为"机械化消化";另一种是通过消化腺分泌消化液中的各种酶,将食物中的蛋白质、脂肪等充分化学分解,使之成为可以被吸收的小分子物质,这种消化方式称为"化学性消化"。在正常情况下,机械性消化和化学性消化是同时进行,互相配合的。

两种消化的目的都是将食物磨碎,分解成小分子物质,顺利通过消化道的黏膜进入血液,而大分子的物质只能通过粪便排出。现代营养学里有一种叫"要素饮食"的方法,就是将各种营养食物打成粉状,进入消化道后,即使在人体没有消化液的情况下,也能直接吸收,这种方法是在不能吃饭的重症病人配鼻饲营养液时常用到的。由此看来,消化、吸收的关键与食物的形态有很大关系,液体的、糊状的食物因分子结构小可以直接通过消化道的黏膜上皮细胞进入血液循环来滋养人体。

所以说,只有胃、肠功能正常,食物的营养才能充分吸收,而当胃、肠的功能开始减弱,我们就应该往胃、肠输送液体或糊状的营养物资,这样才能很快地消化、吸收,以补充气血,滋养胃肠,帮助虚弱的胃、肠起死回生。

所以,在喂养气虚体质的人,如婴儿或者大病初愈、久病体弱的成年人或老年人需要补养肠胃时,都应该多吃细碎的食物,这样才能加快气血的生成以及身体的康健。

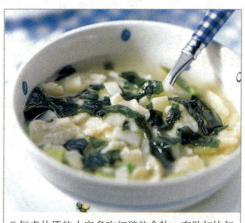

◎气虚体质的人应多吃细碎的食物,有助加快气血的生成。

痰湿质：祛痰除湿，令身体运化畅通

第五节

痰湿体质者的脾胃运化功能相对较弱，导致水湿在体内聚积成痰，因此痰湿质的养生重点在于祛湿痰，畅达气血。

《内经》谈痰湿质：肥者令人内热，出现痰湿瘀滞

痰湿体质以湿浊偏盛为主要特征。痰与湿都是由于气机不利，决渎阻滞，津液积聚而成。这种体质产生的内在原因有两种，一是脾失运化，痰饮就会随之而生，所以有"脾为生痰之源、肺为贮痰之器"之说；二是肾虚不能制水而造成，水泛为痰。《景岳全书》说："五脏之病，俱能生痰"，指出了痰病的范围很广，脏腑经络皆可有之。又因痰随气行，无处不到，所以有"百病中多兼有痰""痰生百病""怪病多痰"的说法。痰的病症较复杂，如咳嗽有痰、胸脘痞闷、眩晕呕恶以及中风、癫痫等。

一般地说，痰湿的产生，外因暑湿寒热，内因饮食劳倦，七情所伤，以致脾胃肺肾的功能失司，三焦气化不利，或气血营卫运行不畅，水谷精微不得输布周身，致津液停积，复生痰湿。

痰湿体质一旦形成常表现为：体形肥胖，腹部肥满松软，面部的皮肤油脂较多，多汗而且黏，胸闷，痰多，面色淡黄而暗，眼胞微浮，容易困倦。平素舌体胖大，舌苔白腻或甜，身重不爽，喜欢吃肥甘甜黏，大便正常或不实，小便不多或微混。他们的性格偏温和、稳重，多数善于忍耐。大家可根据下述体质特点，判断自己是否有痰湿体质的倾向：

（1）头发、额头或者鼻子老是油油的，洗脸后不到30分钟，就会泛起油光。

（2）容易出汗，背部黏黏的，腋窝部有异味，但不是狐臭。

（3）很容易生痤疮，嘴里经常出现黏黏腻腻的感觉，尤其是早晨起床后。

（4）体形肥满，并且腹部赘肉较多、常感觉有腹部胀满的现象。

（5）常吃非常油腻、甜腻的精细食物。

（6）遇到阴郁连绵的阴雨天，或者处于潮湿的环境中，感觉有东西哽在气管里一样，而且很多时候会有一种喘不上气来的感觉。

（7）性格温和沉稳，自我控制能力

强，有忍耐力，遇事稳重，不慌不忙，对事物有很强的洞察力，能冷静地判断事情，做事有条理，务实谨慎，给人的第一印象是很稳重。

中医里的"痰"究竟是什么

痰湿体质中，对于"湿"比较好理解，那什么是"痰"呢？吐出来的痰，在中医学中，只是一个狭义的痰。"痰"涵盖的是一个广泛的概念，只要你的津液积聚了，停留了，处于一个不正常的运行状态，它都叫痰。

中医学认为，痰的产生主要与肺、脾两脏有关。肺主呼吸，调节宗气（元气）的出入和升降。如肺失肃降，就可出现咳喘、卧不平等症。在风邪或寒邪侵肺时，使肺内的津液凝聚成痰。脾主运化，即消化和运送营养物质至各脏器。如果湿邪侵犯人体，或思虑过度、劳倦及饮食不节，都能伤脾而使其失去运化功能，造成水湿内停凝结成痰。

"痰"的治疗难度很大。有人形容说："痰核"就像油漆，粘在那里，你要去磨去抠，一点儿一点儿把它减掉，需要反复冲、磨的过程。所以我们又把治"痰"时用的方法叫作化痰、涤痰、消痰。不少的药物也都是本着"消""磨"的方法把痰去掉。

下面给大家介绍一些不同痰症的调治方法：

不同痰症的调治方法

痰症类型	病因及症状	治疗验方
寒痰	由寒邪犯肺，使肺内津液凝聚成痰。痰呈白色，病人怕冷，喜热饮，舌苔薄白或腻	小青龙汤加减：桂枝6克，制半夏10克，干姜6克，细辛3克，杏仁10克，白芥子6克。有气喘加炙麻黄6~9克。所有药物共煮水，去滓取汁服用
风痰	由风邪侵肺即伤风引起，开始痰白稀，以后可转黄黏痰，病人怕风，舌苔初起白，后转薄黄	杏苏饮加减：杏仁10克，紫苏叶6克，荆芥6克，前胡10克，桔梗10克，白前10克。痰色转黄，加胆星6克，连翘10克，银花12克。所有药物共煮水，去滓取汁服用
热痰	由热邪侵肺或先受风或寒邪而发高热数天后，使津液烧灼而转化为黄黏痰，病人怕热喜凉饮，舌红苔黄腻	泻白散化裁：桑白皮10克，地骨皮10克，甘草5克，生石膏30克，黄芩10克，杏仁10克，胆星6克。所有药物共煮水，去滓取汁服用

接上页

湿痰	湿邪侵入人体，使肺、脾功能失调而运化失调引起。痰为白色稀水样，病人有身重、倦乏或便溏等症，舌苔薄白或白腻	二陈汤加味：制半夏10克，橘红10克，茯苓10克，炙甘草5克，杏仁10克，苡仁15克，苍白术各10克。所有药物共煮水，去滓取汁服用
燥痰	由久旱气候干燥、燥邪侵肺，痰黏稠不易咳出或有咯血，病人觉口鼻咽燥等症，舌苔薄黄	清燥救肺汤：北沙参15克，天麦冬各10克，生石膏30克，炙杷叶10克，杏仁10克，生地黄15克，浙贝10克，玉竹15克。所有药物共煮水，去滓取汁服用

痰湿体质养生法则：祛痰祛湿是首要任务

痰湿体质的人多形体较胖，动作、情绪反应、说话速度显得缓慢迟钝，似乎连眨眼都比别人慢。经常胸闷、头昏脑涨、头重、嗜睡，身体沉重，惰性较大。进入中年，如果经常饭后胸闷、头昏脑涨，是脾胃功能下降，向痰湿体质转化的兆头。

痰湿体质人群多是多吃、少动的一类人群，比较容易出现在先贫后富、先苦后甜、先饿后饱成长经历的企业家、官员等人群中。痰湿体质的人易感肥胖、高血压、糖尿病、脂肪肝等。改善痰湿体质主要从以下几个方面入手。

❶ 饮食入口清淡

痰湿体质不要吃太饱，吃饭不要太快；美容不要随大流，多吃水果并不适合痰湿体质；吃一些偏温燥或有助祛除湿气的食物，如白果、大枣、扁豆、蚕豆、红豆、薏米等，还可以多吃点儿姜；痰湿体质的人应该少吃酸性的、寒凉的、腻滞和生涩的食物，特别是少吃酸的，如乌梅、山楂、西瓜等。

❷ 起居上多晒太阳

痰湿体质的人起居养生要注意多晒太阳，阳光能够散湿气，振奋阳气；湿气重的人，经常泡泡热水澡，最好是泡得全身发红，毛孔张开最好；痰湿体质的人穿衣服要尽量宽松一些，这也利于湿气的散发。

❸ 选择药物应以调理脾胃，祛痰湿为根本

痰湿体质者也可以用一些中草药来调理。祛肺部、上焦的痰湿可用白芥子、陈皮；陈皮和党参、白扁豆合在一起，是治中焦的痰湿；赤小豆主要是让湿气从小便而走。

❹ 常温灸中脘、水分、关元穴

改善痰湿体质的主要穴位有：中脘、水分、关元穴，最适合用艾条温灸，一般灸到皮肤发红发烫。每次各取1个穴位灸。灸至症状明显改善时停灸即可。

湿热质：疏肝利胆，祛除湿邪和热邪

第六节

湿热体质，简单来说就是体内湿气、热气较重，养生重点在于清热利湿、疏通气血。

《内经》谈湿热质：湿胜则濡泄，容易大便溏稀

当天气出现潮湿和闷热的时候，通常预示着暴风雨即将来临；而当我们的身体出现了湿与热的缠绵时，人也常会变得烦躁不安。体内湿热相交的体质，大都属于长痘派，往往脸上油腻，痘痘是一波未平一波又起。在中医里面有湿热相煎，如油裹面之说。而《黄帝内经》说：因于湿，首如裹；热胜则肿。因为体内湿多，头部总是感觉像有东西裹着；热多了，身体就会有肿胀的感觉。另外，《黄帝内经》中还有"湿胜则濡泄"的说法，当体内的湿气过多时，还会出现大便湿软泄泻的病理变化。

大家可以根据湿热体质的特点，判断自己是否属于这种病理体质：

（1）面部常有不清洁、灰暗的感觉，如面色发黄、发暗、油腻。

（2）皮肤较容易生痤疮，多数是脓包质，或者皮肤常出现化脓性的炎症。

（3）常常感到口苦和口臭，偶尔会有反酸的现象。

（4）常伴有呼吸费力或者气不够用的现象，让人难受的透不出气，或者感觉缺氧。

（5）食欲不佳，胃口不好，常有口渴不想喝水，一喝就感觉胀肚的现象。

（6）小便赤黄，经常有大便燥结、便秘或黏滞不爽的感觉。

（7）性格较急躁，容易激动，易躁怒，容易发脾气、出言不逊。

湿热体质在治疗上，一般要分湿重和热重两种情况。如果是湿重，应以化湿为

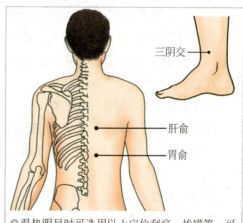

◎湿热明显时可选用以上穴位刮痧、拔罐等，可明显改善尿黄、烦躁、失眠等症状。

主，可以选用六一散、三仁汤、平胃散等；热重的则应以清热为主，可选用连朴饮、茵陈蒿汤，甚至葛根芩连汤等药物。在这样的原则下，再根据自己身体的特殊表现选择相应的中药，比如有湿疹、疔疮的加野菊花、紫花地丁、白鲜皮等；患有关节肿痛的加桂枝、忍冬藤、桑枝等；有腹泻甚至痢疾加白头翁、地榆、车前子等。

此外，因为热常常依附湿而存在，所以，湿热体质者应注意起居环境的改善和饮食调理，少吃肥腻食品、甜味品，更不宜暴饮暴食、酗酒，以保持良好的消化功能，避免水湿内停或湿从外入，这是预防湿热的关键。

湿热体质养生法则：祛湿热

湿热体质者常见面部不清洁感，面色发黄、发暗、油腻。牙齿比较发黄，舌红苔黄，牙龈比较红，口唇也比较红。湿热体质者的大便异味大、臭秽难闻。小便经常呈深黄色，异味也大。湿热体质的女性带下色黄，外阴异味大，经常瘙痒。

形成湿热体质一方面是由于先天因素，湿热体质的形成有部分是由于先天因素，另外后天因素也占据很大部分。如果一个人抽烟、喝酒、熬夜三者兼备，那注定是湿热体质；滋补不当也促生湿热体质，常见于娇生惯养的独生女；肝炎携带者也容易导致湿热体质；长期的情绪压抑也会形成湿热体质，尤其情绪压抑后借酒消愁者。湿热体质者易感皮肤、泌尿生殖、肝胆系统疾病。

饮食调养：少吃甜食，口味清淡。

湿热体质者要少吃甜食和辛辣刺激的食物，少喝酒。比较适合湿热体质的食物有绿豆、苦瓜、丝瓜、菜瓜、芹菜、荠菜、芥蓝、竹笋、紫菜、海带、四季豆、赤小豆、薏米、西瓜、兔肉、鸭肉、田螺等；不宜食用麦冬、燕窝、银耳、阿胶、蜂蜜、麦芽糖等滋补食物。

家居环境：避免湿热环境。

湿热体质者应尽量避免在炎热潮湿的环境中长期工作和居住。湿热体质的人皮肤特别容易感染，最好穿天然纤维、棉麻等质地的衣物，尤其是内衣更重要。不要穿紧身的。

药物调养：适当喝凉茶。

祛湿热可以喝王老吉之类的凉茶，但也不能过。也可以吃些车前草、淡竹叶、溪黄草、木棉花等，这些药一般来说不是很平和，不能久吃。

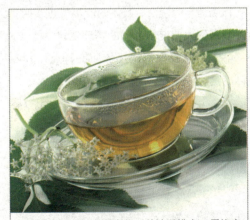

◎湿热体质者可多喝凉茶，以祛湿排毒。需注意的是，凉茶不宜久饮。

湿热体质者的四季养生

湿热体质对季节变化会比较敏感，相对而言，最怕夏季湿热和秋季干燥，因此湿热体质者对四季转换必须认真应对。

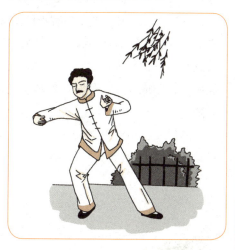

春季应多做筋骨肌肉关节的拉伸舒展运动，增加身体的柔韧性，这样可以疏肝利胆，解紧张焦虑情绪。

湿热体质者在夏季会比较难受，体内湿热排泄不畅，此时应多喝水，也可喝祛暑清热利湿的凉茶、绿豆汤等，也可常用空调。

人们一般喜欢在冬季进补，但对湿热体质者则不适宜。湿热体质者应少吃油腻、热量高的食物。

秋季比较干燥，对湿热体质者也较为不利，此时应多吃水分多、甘甜的水果，多喝白粥，每天早晨喝一杯淡盐水或蜂蜜水。

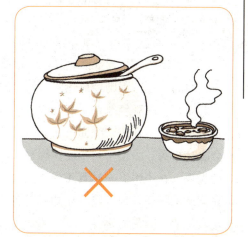

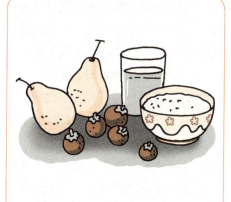

湿热易生痤疮粉刺，外洗方可防可治

回忆起青春岁月，很多人都对青春痘记忆犹新，几乎一半以上的人都曾经为青春痘烦恼。痘痘大多发生于青年人群，因此才被称为"青春痘"。但我们有时也会遇到一些青春不再已近不惑之年的人，他们居然也还在长痘，这又是为什么呢？

痘痘跟人的湿热体质有很大的关系，体内湿热聚集了，会阻塞毛囊和皮脂腺，进而令人产生痤疮。饮食进入人的脾胃之后，本应在消化后化成气血，供养全身，可有的人因为脾胃虚弱，食物进入肠胃后并没有全部化成气血，其中的一部分变成了痰湿。污浊的痰湿也跟随着血液的循环，在周身流动。如果这个人碰巧属于脾气急、爱发火的人，痰湿就会随着火气集于人的头面。但是头面没有排毒的出口，于是只好从皮肤里拱了出来，脸上就形成了痘痘。有的人一长痘痘，就以为是"上火"引起的，假如此时误吃了去火的寒凉中药，脾胃就会变得更加虚弱。所以对待痘痘，一定要先分清原因才能更好地对症调治。

因脾胃湿热引起的痘痘一般发作比较频繁，而且脸上也很爱出油。同时，还伴有食欲时好时坏、口臭、口苦、腹胀、大便不爽等情况。如果你脸上的痘痘属于此类，可以试试下面三种中药外敷之法。

方法一：大黄15克，硫黄15克，硼砂6克。将三者和匀，磨成细粉，用茶水调成糊状，涂敷患处，一日一换，7日为1疗程。

方法二：绿豆30克，白芷10克，面粉30克，鸡蛋1个。先将绿豆、白芷和匀，磨成细粉，再加入面粉调匀，用鸡蛋清调成糊状，制成面膜，临睡前敷贴患处，清晨洗去，七日为一疗程。

方法三：新鲜芦荟60克。将鲜芦荟捣烂取汁，涂擦患处，1日2~3次，7日为1疗程。

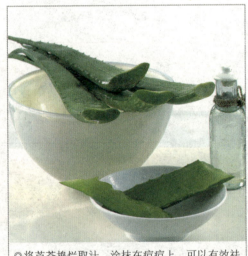

◎将芦荟捣烂取汁，涂抹在痘痘上，可以有效祛除体内湿热，减少痘痘的发作。

需要注意的是，湿热只是痘痘形成的一个原因，还有因肺经风热引起的痘痘。一般而言，因肺经风热引起的痘痘，除了脸上长粉刺、丘疹，颜面皮肤油腻外，还会出现口渴、大便干、小便黄等现象。这种表现，在中医看来是真正的"上火"，在调理上需要疏风清热，比如可以多喝些金银花茶、菊花茶等。

第五章 《黄帝内经》解密九种体质

第七节 血瘀质：活血散瘀，身体就会通畅起来

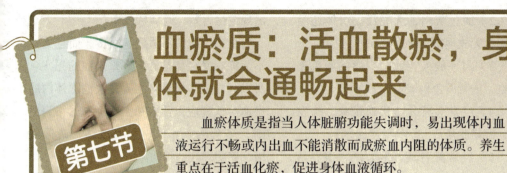

血瘀体质是指当人体脏腑功能失调时，易出现体内血液运行不畅或内出血不能消散而成瘀血内阻的体质。养生重点在于活血化瘀，促进身体血液循环。

《内经》谈血瘀质：寒则血凝，疏通是关键

所谓瘀血，祖国医学称为"蓄血"，即指血液运行不畅，或体内离经之血未能消散。《黄帝内经》中指出："寒则血凝"，血寒会使血行不畅而凝滞。此外，气虚、气滞、或因外伤及其他原因造成内出血，不能及时消散或排出，也可形成血瘀体质。

中医学认为，血脉运行不太通畅，不能及时排出和消散离经之血，便会使那些失去其生理功能的血液停留体内，淤积于脏腑器官组织而产生瘀和痛。瘀血体质一旦形成，常会产生多种不适症状，这些不适症状与瘀血瘀积的部位有密切关系。如淤积于心，可见胸闷心痛，口唇青紫；若淤积于肺，可见胸痛咳血；淤积于肠胃，可见呕血便血；淤积于肝，可见胁痛痞块；淤积于心，可致发狂；淤积于胞宫，可见小腹疼痛，月经不调，痛经，经闭，经色紫黑有块，或见崩漏；当淤积于肢体局部时，可见局部肿痛或青紫等。

正所谓，通则不痛，痛则不通，所以

血瘀体质者常有瘀斑、疼痛的症状，易患出血、卒中、心脑血管疾病。判断自己是否属于血瘀体质，可对照下面几点：

（1）皮肤会偶然的出现青紫瘀斑，也就是人们常说的"鬼拧青"。

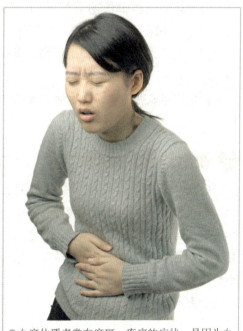

◎血瘀体质者常有瘀斑、疼痛的症状，是因为血液运行不畅，造成血液淤积所引起的。

（2）面色灰暗，无光泽，身体还经常会无缘无故地出现疼痛现象。

（3）与一般人相比，口唇的颜色是否更红，或者唇色偏暗。

（4）经常会有牙龈出血现象，头发干枯，容易脱落。

（5）经常莫名其妙地心烦，很容易出现记忆力差，遇事易忘等。

血瘀体质的不适症状很多，而且这些不适症状又往往是许多严重病症的先兆。所以，血瘀体质者必须要尽快消除体内的瘀血。饮食应以活血祛瘀、舒利通络为原则，多食活血养血、化瘀散结、疏通经络、养阴理气的食物。

血瘀体质养生法则：活血行气，让血脉畅通

有些人身体较瘦、头发易脱落、肤色暗沉、唇色暗紫、舌呈紫色或有瘀斑、眼眶黯黑、脉象细弱。这种类型的人，有些明明年纪未到就已出现老人斑，有些则常有身上某部分感到疼痛的困扰，如女性生理期时容易痛经，此种疼痛在夜晚会更加严重。这种人属于血瘀体质。

血瘀体质是由于长期七情不调、伤筋动骨、久病不愈而造成的。血瘀体质易感肥胖并发症、消瘦、月经不调、抑郁症等。

如果你是血瘀体质，在生活中可以从以下几个方面加以调养：

① 饮食调养：忌食凉食

血瘀体质的人多吃些活血化瘀的食物。如山楂、韭菜、洋葱、大蒜、桂皮、生姜等适合血瘀体质者冬季吃；如生藕、黑木耳、竹笋、紫皮茄子、魔芋等，适合血瘀体质人夏天食用；适合血瘀体质的人食用的海产有螃蟹、海参等。

② 家居环境：多运动

血瘀体质的人，要多运动。少用电脑。工作期间要每隔1小时左右走动走动。适量的运动能唤起心肺功能，非常有助于消散瘀血。

③ 药物调治：桃红四物汤

血瘀的人可以适当地补血养阴，可以少量吃阿胶、熟地黄、白芍、麦冬等。用田七煲猪脚或鸡肉，如果还想补血，可以放红枣。取一只鸡大腿，放在炖盅里，放三粒红枣，再放一点儿田七，一起炖，一

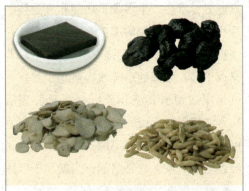

◎ 血瘀的人可以适当地补血养阴，可以少量吃阿胶、熟地、白芍、麦冬等药物。

星期吃上一次，有非常好的活血作用。

血瘀体质常见于女性，女性情感细腻，容易不开心，如果不开心，郁闷，不想吃东西，可以服用逍遥丸、柴胡疏肝散等。

❹ 经络调养：神阙、肝俞

血瘀体质的调养，很适合针灸推拿。

如果想改善体质，常用的穴位有神阙、肝俞、太冲、曲池。它们的作用有点儿类似当归、益母草、田七、山楂等。

如果妇科月经问题，常用的穴位有太冲、维道、血海、三阴交等。

如果有心胸肝胆慢性病，可适当刺激膈俞、肝俞、内关、日月、曲泉等穴位。

青筋暴突正是气血瘀滞的结果

在生活中，我们偶尔会看到这样一些人，在他们的四肢上会暴露出一条条可怕的青筋。事实上，这些所谓的"青筋"并不是什么筋，而是人体内废物积滞过多的产物，这一条条的"青筋"正是我们的静脉血管。而这类青筋暴突的人，可能绝大部分都是血瘀体质。

人体的血管有静脉和动脉之分，人体通过动脉把心脏的血液输送到全身，通过静脉把血液回收到心脏。当静脉血液回流受阻，压力增高时，青筋常常在人体表面出现凸起、曲张、扭曲变色等。如果身体中有各种瘀血、痰湿、热毒、积滞等生理废物不能排出体外，就会导致全身各个系统都会发生障碍，此时在脸部、腹部、脚部，特别在手掌和手背的青筋就非常明显。所以，青筋就是人体的积滞。身体内的废物积滞越多，青筋就越明显。

事实上，根据青筋的分布，我们还可以判断出不同的病情：

青筋的部位		病情
手部青筋	手背青筋	手背青筋提示腰背部有积滞，容易导致腰肌劳损，疲劳乏力，常见腰酸背痛，甚至出现肌肉紧张、硬结节
	手指青筋	小孩手指青筋，提示肠胃积滞消化不良。成人手指青筋，不但提示消化系统有问题，且还反映了头部血管微循环障碍，脑血管供血不足，头部不适，严重者会出现头晕、头痛、中风等
	手掌青筋	手掌到处可见青筋，表示胃肠积滞，血脂高，血黏稠，血压高，血液酸性高，含氧量低，血液容易凝聚积滞，则容易出现头晕、头痛、疲倦乏力、身体虚弱等

接上页

头部青筋	太阳穴青筋	当太阳穴青筋凸起时，往往提示有头晕、头痛；当太阳穴青筋凸起、扭曲时，表示有脑动脉硬化；紫黑时，则容易中风
	鼻梁有青筋	提示肠胃积滞，容易胃痛、腹胀、消化不良、大便不利，紫色时则情况更加严重
	嘴角腮下有青筋	往往提示有妇科疾病，带下湿重，疲倦乏力，腰膝酸软，下肢风湿
胸腹部青筋	胸腹部青筋	多注意乳腺增生
	腹部青筋	即俗话说的"青筋过肚"，这已经是比较严重的积滞，一般是肝硬化的标志
下肢青筋	膝部青筋	提示膝关节肿大、风湿性关节炎
	小腿有青筋	多是静脉曲张，此病严重者往往发生腰腿疾病、风湿关节痛

总之，人体任何地方出现青筋，不但影响外表美观，更重要的是身体废物积滞的反映，也是血瘀体质的象征。青筋的清除关键是平时要学会清血净血。一般来说，消除青筋的凸现，达到清血净血的效果，最好是平常就运用拍打和刮痧疗法。

玫瑰散郁，让瘀痛随香而去

玫瑰在平时都被看成爱情和浪漫的象征，尤其在情人节的时候，大束的玫瑰更加让人觉得温馨甜蜜。而就是这样娇艳甜美的玫瑰，它的药用价值一点儿不比它美丽的样貌逊色。《中药大全》中说："玫瑰花性温和，香气甜润，有疏肝醒脾，滋肤排毒，通气活血，开窍化瘀之功效。"《本草纲目拾遗》中说："玫瑰纯露气香而味淡，能和血平肝，养胃，宽胸，散郁，点酒服。"现在市面上越来越多的人中意玫瑰纯露的养生美容作用。玫瑰味甘、微苦，性温，归肝、脾经。《药性考》中也说："玫瑰花能行血破积，损伤瘀痛。"也就是说，玫瑰能行气止痛，活血散瘀，解郁开窍，治疗肝胃疼痛、食少呕恶、月经不调、跌打损伤、瘀血肿痛等症。

针对血瘀体质，玫瑰的用法有很多，现在就向大家介绍一下：

❶ 玫瑰露

因气滞形成的血瘀体质，容易引发各种不适的症状，如胸腹疼痛、月经不调、消化不良、面色黯沉、易生斑点等，可以用玫瑰露来调理。

玫瑰露的做法也比较简单：取玫瑰花蕾60克，分三次煮，每次加入500毫升清水，用小火煮至玫瑰花蕾变色捞起来，再放入新的花蕾。这样重复进行，一直到锅里的水只有一碗，颜色也很深了，即可熄火。将玫瑰花露倒入玻璃瓶中密封起来，每天取100毫升，滴入10毫升白酒，调匀后饮用，一周内饮用完。长期饮用玫瑰露，既能益补肝胃、活血理气，又可以润肤养颜。

❷ 玫瑰花茶

玫瑰花除了用来观赏，当作药材，还可以用它制作玫瑰花茶，具有美容养颜的作用，方法如下：

在每年的5~6月期间，当玫瑰花即将开放时，分批摘取它的鲜嫩花蕾，再经严格的消毒、灭菌、风干，可充分保留玫瑰花的色、香、味。每次用5~7朵，配上红枣3枚（去核），每日开水冲茶喝，可以祛心火，保持精力充沛，增强活力，长期饮用，还能让你的容颜白里透红，保持青春美丽。

泡玫瑰花的时候，可以根据个人的口味，调入冰糖或蜂蜜，以减少玫瑰花的涩味，加强功效。需要提醒的是，玫瑰花最好不要与茶叶泡在一起喝。因为茶叶中有大量鞣酸，会影响玫瑰花疏肝解郁的功效。此外，由于玫瑰花活血散瘀的作用比较强，月经量过多的人在经期最好不要饮用。

❸ 玫瑰花粥

我们还可以制作冰糖玫瑰粥，保健效果也非常好。取玫瑰花10克，粳米100克、枸杞子5克，冰糖适量。将粳米、玫瑰花和枸杞子洗净，放入锅中，加水煮沸至浓烂，最后加入冰糖。玫瑰粥可以补肾益气、散瘀活血、美容养颜。

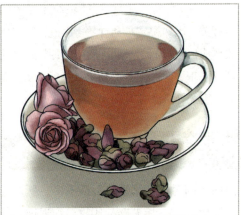

◎血瘀体质者宜常饮玫瑰花茶，可有效去心火，美容养颜。

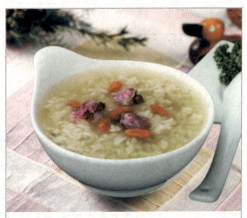

◎玫瑰花粥有补肾益气、散瘀活血的功效，血瘀体质宜多食。

第八节 气郁质：疏肝理气，气机顺畅解郁闷

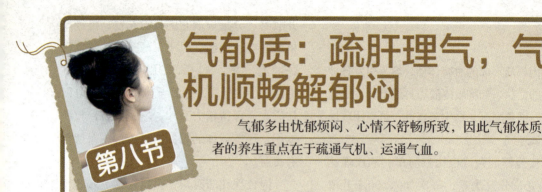

气郁多由忧郁烦闷、心情不舒畅所致，因此气郁体质者的养生重点在于疏通气机、运通气血。

《内经》谈气郁质：愁忧者，气闭塞而不行

《黄帝内经》说："愁忧者，气闭塞而不行。"意思是，愁忧过度，就会使上焦的气机闭塞而不得畅行。气郁体质的人，也正是因为气郁结而不行，长期情志不畅而形成的以性格内向、忧郁脆弱、敏感多疑为主要特征的体质状态。由于气机不畅，所以常出现头昏、腹痛、不思饮食的现象。气郁体质的具体表现有以下几点，大家可以判断下自己是否属于气郁体质：

（1）很容易精神紧张，焦虑不安，常感到闷闷不乐或悲痛欲绝，常感到悲观失望，并且持续至少两个星期以上。

（2）会经常感到害怕、孤独，或者容易受到惊吓。

（3）常感到咽喉部有异物，卡在那里，吐不出咽不下去的感觉。

（4）睡眠质量差，常感觉胃脘胀满、疼痛，或者没有胃口、食不下咽，还会经常反酸。

（5）形体消瘦，睡眠很轻，很早就醒来，醒后很难继续入睡，容易失眠。

（6）脸色灰暗，经常发脾气。遇到阴雨连绵的下雨天，情绪常会有程度不同的变化，如总感觉心情压抑、情绪低落。

气郁体质经常出现在工作压力比较大的白领阶层中。有的也可能跟幼年生活经历有关，比如说父母离异等。因此，气郁体质者应以疏肝行气、调理脾胃为原则，多吃理气解郁、疏肝醒神的食物，忌食辛辣、咖啡、浓茶等刺激性食物。

气郁体质养生法则：理气、行气

气郁体质者会经常莫名其妙的叹气，较容易失眠，气郁者大多大便干燥。这种体质者性格内向，一般分为两种：一种是内向的同时，情绪平稳，话不多，所谓的"钝感力"，让人感觉比较温和迟钝；一种是内向话少，但是心里什么都清楚，而

且非常敏感，斤斤计较。中医学认为，气郁当理气、行气，所以气郁体质者可以从下面几点做起：

❶ 多食用一些行气、理气食物

气郁体质者平素宜多食一些能够理气、行气的食物，如橙子、大蒜、高粱、豌豆等，以及一些活气的食物，如桃仁、油菜、黑豆等，山楂粥、花生粥也颇为相宜。

❷ 旅游散心，听轻快的音乐

气郁的人多出去旅游，多听听欢快的音乐，使自己身心愉悦，就不会钻牛角尖，就不会郁闷。多交些性格开朗的朋友，保持心情愉悦。

❸ 药物选择上宜用补肝之药

气郁者应该多食补肝血的食物，如何首乌、阿胶、当归、枸杞子等；梳理肝气的一般有香附子、柴胡、枳壳等。

❹ 善用肝经、胆经、膀胱经调理气机

气郁体质者可针灸（须针灸医师操作）任脉、心包经、肝经、胆经、膀胱经。也可以对这些经络进行按摩。

还有一个简便的方法纾解气郁质，每天晚上睡觉之前，把两手搓热，然后搓胁肋。胁肋部是肝脏功能行驶的通道。搓搓就会感觉到里边像灌了热水一样，感觉很舒服。

🟡 药补不如食物，食补不如神补

对于气郁体质来说，食物和药物治疗相对来说是次要的，关键是病人自己要树立良好的心态。否则，一个人硬要把自己憋在个人的狭小空间里不肯出来，神仙也没有办法。清代医学家吴尚说："七情之病，看花解闷，听曲消愁，有胜于服药者也。"近代养生家丁福禄也说："欢笑能补脑髓，活筋络，舒血气，消食滞，胜于服食药耳，每日须得片刻闲暇，逢场作戏，口资笑乐，而益身体也。"由此可见，要想身体健康，保持乐观健康的心态很重要，药物和营养品只起到外因作用，乐观健康的心态才是健康的内因。

那么，我们如何才能做到乐观呢？心理学家指出，以下7种方法可以帮助气郁体质者保持乐观的心态：

❶ 豁达法

人有很多烦恼，心胸狭窄是主要原因之一。为了减少不必要的烦恼，一个人应该心胸宽阔，豁达大度，遇到事情不要斤斤计较。平时要开朗、合群、坦诚，这样就可以大大减少不必要的烦恼了。

❷ 松弛法

具体做法是被人激怒以后或感到烦恼时，应该迅速离开现场，进行深呼吸，并配合肌肉的松弛训练，甚至还可以进行放

松训练，采用以意导气的方法，这样就可以逐渐进入佳境，使全身放松，摒除内心的私心杂念。

❸ 制怒法

要有效地制止怒气是不容易的。就一般情况而言，克制怒气暴发主要依靠高度的理智。比如在心中默默背诵传统名言"忍得一日之气，解得百日之忧""将相和，万事休""君子动口不动手"，等等。万一克制不住怒气，就应该迅速离开现场，在亲人或朋友面前发泄一番。倾诉愤愤不平的怒气之后，自己应该尽快的平静下来。

❹ 平心法

一个人应该尽量做到"恬淡虚无""清心寡欲"，不要被名利、金钱、权势、色情等困扰，要看清身外之物，还要培养广泛的兴趣爱好，陶冶情操，充实和丰富自己的精神世界。

应该经常参加一些有益于身心健康的社交活动和文体活动，广交朋友，促膝谈心，交流情感，也可以根据个人的兴趣和爱好来培养生活乐趣。每个人都应该做到劳逸结合，在工作和学习之余，常到公园游玩或到郊外散步，欣赏一下乡野风光，体验一下大自然的美景。

❺ 心闲法

有一句话这样说，"心底无私天地

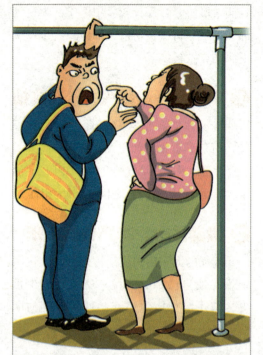

◎克制不住怒气不妨在亲戚朋友面前发泄一番，但是一定要在自己冷静之后向亲戚朋友道歉说明原因。

宽"，一个人只要有闲心、闲意、闲情等，就可以消除身心疲劳，克服心理障碍，保持健康的心态。

❻ 健忘法

忘记烦恼，可以轻松地面临再次的考验；忘记忧愁，可以尽情地享受生活所赋予的种种乐趣；忘记痛苦，可以摆脱纠缠，体味人生中的五彩缤纷。忘记他人对你的伤害，忘记朋友对你的背叛，忘记你曾被欺骗的愤怒、被羞辱的耻辱，你就会觉得自己已变得豁达宽容，活得精彩。

过敏质：益气固表，缓解过敏现象

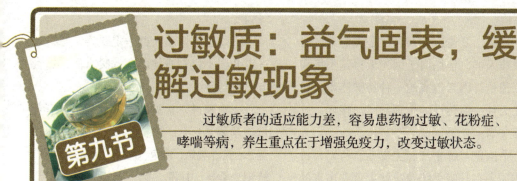

第九节

过敏质者的适应能力差，容易患药物过敏、花粉症、哮喘等病，养生重点在于增强免疫力，改变过敏状态。

《内经》谈过敏质：正气不足，卫气不固

过敏体质是指由于禀赋不足或禀赋遗传等因素造成的特殊体质。中医所讲的先天禀赋，是指婴儿出生之前，在母体内遗传的父母双方的一切特征。值得注意的是，特赋体质者在遇到一些致敏原时易发生过敏现象。比如对花粉、药物、某些食物过敏，即使不感冒，也经常打喷嚏，易患哮喘，皮肤因过敏出现紫红色的瘀斑等。

特禀体质的具体表现有以下几点，判断自己在近一段时间内是否有以下症状：

（1）感冒，比较容易打喷嚏，日常会有鼻塞、流鼻涕或流眼泪的现象。

（2）对花粉、刺激性气味容易引起过敏现象，或者季节交替的时候容易出现过敏现象。

（3）皮肤被抓一下，就会出现明显的抓痕，或者周围皮肤红一片。

（4）平常会现腹痛、恶心、呕吐、腹泻等症状，如吃过东西有恶心、呕吐的现象，吃点儿凉的就腹泻，或夏天常腹泻。

（5）服食一些药物、食物，或者接触过油漆、涂料之类的化学物质，或者在新装修的房子里待久了是否会出现一些过敏现象。

《黄帝内经》认为，这种过敏行为主要是因为肺气不足，卫表不固。也就是说，正气不足后，外邪容易入侵，所以就会发生疾病。因此特禀体质的人平时一定要顺应四季的变化，坚持益气固表、补脾肺肾的养生原则，还要避免接触致敏物质。

过敏体质者的养生法则：培本固表防过敏

生活中，我们总能遇到这样一类人：有些是很容易对气味、花粉、季节、药物、食物过敏，即使不感冒也经常鼻塞、打喷嚏、流鼻涕，很容易患哮喘；有些是皮肤很容易起荨麻疹，常因过敏出现紫红色的瘀斑、瘀点，皮肤常一抓就红，并出

现抓痕。

其实，上述这类人群就是我们常说的过敏质人群。他们属于因先天禀赋不足和禀赋遗传等因素造成的一种特殊体质，包括先天性、遗传性的生理缺陷与疾病，过敏反应等。

中医里，肺主气、主皮毛。所以，特禀体质者在呼吸系统及皮肤上反映出来的症状，源头往往是在肺脏。也就是说，这种体质养生，需要从肺上下功夫。《黄帝内经》指出：形体受寒，又饮冷水，两寒相迫，就会使肺脏受伤，进而发生喘、咳等病变。

所以过敏体质人群一定要离"寒"远一点儿。不仅在身体防寒保暖方面，饮食方面更需要注意。

一般来说，常见的寒性食物主要有苦瓜、荸荠、百合、藕、竹笋、鱼腥草、马齿苋、香椿、黑鱼、鲤鱼、河蟹、海带、田螺、蛤蜊、桑葚、甘蔗、梨、西瓜、柿子、香蕉等。这些食物过敏体质者最好少吃。

此外，过敏体质人群想改善体质还可以多吃鸡和鸭等温补类食物，水果方面像龙眼、荔枝等，都有一定的滋补功效。

皮肤过敏者的注意事项

过敏体质最常见的莫过于皮肤过敏。从医学角度讲，皮肤过敏主要是指当皮肤受到各种刺激，如不良反应的化妆品、花粉、某些食品等，导致皮肤出现红肿、发痒、脱皮及过敏性皮炎等异常现象。对皮肤过敏的人来说，就要在生活中加强注意，尽量避开致敏原。因此，应当做到以下几点：

（1）要远离过敏源。因为过敏症状会永远存在，不可能根治，只能随时小心防范，避免接触有可能导致过敏的过敏源。

（2）要清楚了解你所使用的护肤品和它们的用法。避免使用疗效强、过于活性和可能对皮肤产生刺激的物质。

（3）平时应多用温水清洗皮肤，在春季花粉飞扬的地区，要尽量减少外出，避免引起花粉皮炎。可于早晚使用润肤霜，以保持皮肤的滋润，防止皮肤干燥脱屑。

（4）强化肌肤的抵抗力也是有效的基本对策，如睡眠充足、饮食充足均衡、情绪和谐、减少皮肤的刺激等。

（5）不要擅自用药。未经皮肤科医生诊断，不要自行到药店购买软膏使用，这是伤害皮肤的做法。

（6）在饮食上，要多食新鲜的水果、蔬菜，饮食要均衡，最好包括大量含丰富维生素C的生果蔬菜，含B族维生素的食物。饮用大量清水，除了各种好处外，它更能在体内滋润皮肤。

（7）随身衣物要冲洗干净，残余在衣物毛巾中的洗洁精可能刺激皮肤。

（8）睡眠具美容功效，每天8小时的充分睡眠，是任何护肤品都不能代替的。

（9）运动能增进血液循环，增强皮肤抵抗力，进入最佳状态。

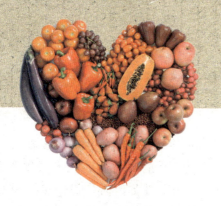

第六章

《黄帝内经》饮食与养生

● 人类的食物是多种多样的，各种食物所含的营养成分不完全相同。除母乳外，任何一种天然食物都不能提供人体所需的全部营养素。人们只有广泛食用多种食物，才能满足人体各种营养需要，达到营养合理、促进健康的目的。

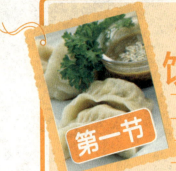

《内经》里的饮食经：饮食有节是最好的良方

第一节

所谓饮食有节，是指饮食要有节制，不能随心所欲。若饮食过度，超过了脾胃的正常运化食物量，就会产生许多疾病。

● 聪明人懂得向食物讨要生命力

俗话说得好"民以食为天"，吃饭是一件极为简单又意义重大的事，吃要吃出口味，更要吃出品位，吃出享受，吃出健康。"养生之道，莫先于食。"饮食是人类生存繁衍、维护个体健康的基础。《本草纲目》中记载的1892种药物，食物就占了500余种，食物是目前地球上最多样且最完整的营养来源。天然的食物不仅为人们提供了每日的营养素，如果加以合理利用，还可以均衡人体，调节内分泌，排出人体内的毒素，提高人体的免疫力。

聪明人应该懂得向食物讨要生命力，讨要健康。正如传统中医讲究的"药补不如食补"，就是利用食物本身的营养和性味达到治病强身的目的。药补与食补同属中医进补范畴，但有所不同。食补也称食养，指应用食物的营养来预防疾病，推迟衰老，延年益寿。食补与药补各有千秋，食补以养身、防病为主；药补以扶正、治病为主，所以食补并不能代替药补。但食补的优势在于取材容易，可食性强，易于接受，既方便又实惠，一般没有副作用，有时还可以起到药物起不到的作用。

药学家孙思邈就十分重视食养，他平时爱吃淡食，较少吃肉，还经常服用蜂蜜、莲子、山药、芝麻、牛乳等，这些对他的长寿都有助益。另外，他还极力主张饮食清淡，注意节制，细嚼慢咽，食不过饱。他在总结自己的进食经验时写道："清晨一碗粥，晚饭莫教足。饮酒忌大

◎ 食物是人类的营养来源，合理搭配食物，可以抵御和防止病邪侵袭。

醉，诸疾自不生。食后行百步，常以手摩腹。"在他看来，饮食必须有所节制，不可吃得过饱。应该做到少吃多餐，"觉肚空，即需素食，不得饥"。

而我们普通人要想正确地食补，从食物那里讨得"便宜"，首先要了解不同食物的不同特性。中医理论把食物分为温、热、寒、凉、平和酸、甜、苦、辣、咸等不同性味。不同的性味会对人体产生不同的影响，适合体质不同的人食用。例如，温热性的食物大多具有温振阳气、驱散寒邪、驱虫、止痛、抗菌等作用，适用于秋冬寒凉季节肢凉、怕冷或体质偏寒的人，以及虫积、脘腹冷痛等病症；甘味的食物具有调养滋补、缓解痉挛等作用。

其次，食补还要依据个人的体质特点来具体安排。如人老肾虚可多吃些补肾抗老的食品，如胡桃肉、栗子、猪肾、甲鱼、狗肉等；防止神经衰弱，推迟大脑老化，可多吃些补脑利眠之食品，如猪脑、百合、红枣等；高血压、冠心病应多吃些芹菜、菠菜、黑木耳、山楂、海带等；防止视力退化应多吃蔬菜、胡萝卜、猪肝、甜瓜等。

通过食补能使脏腑功能旺盛，气血充实，使机体适应自然界的应变能力增强，抵御和防止病邪侵袭，即中医所谓"正气存内，邪不可干"。

药食一家，吃饭好比吃"中药"

对于充满智慧的中国人而言，食物不仅可以用来果腹，还可以用来治病养生。中医有"药食同源"的说法，因为中药均取自自然界中的草木、动物和矿物，以之祛病除患，而食物也是来自于自然界的，所以中医学认为药食同源，本是一家。有很多东西既是食物又是药物，如《黄帝内经》中所言："空腹食之为食物，患者食之为药物"，因此"药食同源"的思想在中医里可谓是根深蒂固了。

上古时候，人们缺乏基础的自然知识，只能"遍尝百草"。《淮南子·修务训》称："神农尝百草之滋味，水泉之甘苦，令民知所避就。当此之时，一日而遇七十毒。"可见神农时代药与食还未分开，只是简单地把植物作有毒无毒的区

分。在使用火后，人们能够吃到熟食，烹调加工技术才逐渐发展起来。然后随着经验的积累，药食才开始分化。那些偏

常见的药食两用的食物

橘子　　粳米　　赤小豆
龙眼肉　山楂　　乌梅
核桃　　杏仁　　南瓜子

重于治病的，就被称为药物，偏重于饮食的，就被称为食物。但还有一部分既能拿来治病，又能作饮食，这就是药食两用了。

中医药学上有一种对中药的定义是：所有的动植物、矿物质等都属于中药的范畴，中药是一个非常大的药物概念。凡是中药都可以食用，只不过是一个用量上的差异而已。也就是说：毒性作用大的食用量小，而毒性作用小的食用量大。因此严格来说药物和食物是不分的，药物是食物，食物也是药物；食物的副作用小，而药物的副作用大。这就是"药食同源"的另一种含义。

有些药食两用的东西，由于它们既能食用，又能入药，所以药物和食物的界限不是十分清楚的。比如橘子、粳米、赤小豆、龙眼肉、山楂、乌梅、核桃、杏仁、饴糖、花椒、小茴香、桂皮、砂仁、南瓜子、蜂蜜等，它们既属于中药，有良好的治病疗效，又是大家经常吃的富有营养的可口食品。

求医不如求己，健康长寿吃出来

人的生命是既坚强又脆弱的，在很多灾难面前我们所能承受的远远超出了自己的想象，有时候，只是一个小小的感冒，就可能让人撒手人寰，这是生命的无奈。那么我们所能做的，就是在自己能够掌控的范围内，从最简单的做起，过健康的生活，悠然自得地活到天年。

老百姓常说"有啥千万别有病"，出于对生病的恐惧，很多人都药不离身，稍有不适便吃药，以预防并控制疾病的发展。但是，俗话说得好"是药三分毒"，即便是副作用很小的药，日积月累，对人体的危害也是很大的。据世界卫生组织的统计，有近1/3死亡的病人，死因不是疾病本身，而是用药不合理造成的，特别是老年人，因为上了年纪，心、肺、肝、肾、脑等重要器官的功能显著减退，个体差异增大，一旦出现药物不良反应，常常会促使病情急转直下，造成无法挽回的后果。

正所谓求医不如求己，合理膳食就是健康长寿最稳定的保障。我们要想吃得健康，就应该牢记"七守八戒"的原则，这是最基本的。

❶ 合理膳食的"七守"

（1）多喝水、喝汤，不喝或少喝含糖饮料、碳酸饮料和酒。

（2）吃东西要有节制，不要暴饮暴食，每餐最好只吃七八分饱。

（3）尽量采用健康的烹调方式。能生吃的不熟吃（番茄例外），能蒸煮的不煎炒，能煎炒的不炸烤，少放盐和味精。

（4）多吃鱼类、海鲜、肉类、蛋类、坚果、种子、天然植物油、绿叶蔬菜和低糖水果等热量比较低的食品。

（5）少吃会让自己过敏的、含有害物质的食品，如油炸食品、氢化油食品或腌制食品等。

（6）严格控制糖和淀粉的摄入，不吃或少吃细粮，少吃血糖生成指数高的食物。要多吃粗粮（未进行精加工的食物）；吃饭时最好先吃含膳食纤维多、血糖生成指数低的食物，如绿叶蔬菜、坚果和肉类。

（7）增补多种营养素。增补抗氧化剂，包括维生素A、维生素C、维生素E以及含原花青素高的食物，如可可和绿茶。增补矿物质，包括钙、镁、铁、锌、硒、铬等。

❷ 合理膳食的"八戒"

（1）戒贪肉。膳食中如果肉类脂肪过多，会引起营养平衡失调和新陈代谢紊乱，易患高胆固醇血症和高脂血症，不利于心脑血管疾病的防治。

（2）戒贪精。如果长期食用精米、精面，体内摄入的纤维素少了，就会减弱肠蠕动，易患便秘等病症。

（3）戒贪杯。长期贪杯饮酒，会使心肌变性，失去正常的弹力，加重心脏的负担。如果老人饮酒多，还易导致肝硬化。

（4）戒贪咸。摄入的钠盐量太多，会增加肾脏负担，容易引起高血压、中风、心脏病及肾脏衰弱。

（5）戒贪甜。过多吃甜食，会造成机体功能紊乱，引起肥胖症、糖尿病等，不利于身心保健。

（6）戒贪硬。胃肠消化吸收功能不好的人，如果贪吃坚硬或煮得不烂的食物，久而久之容易导致消化不良或胃病。

（7）戒贪快。饮食若贪快，食物没有得到充分的咀嚼，就会增加胃的消化负担。同时，还易发生鱼刺或骨头卡喉的意外事故。

（8）戒贪饱。饮食宜七八分饱，如果长期贪多求饱，既增加胃肠的消化吸收负担，也会诱发或加重心脑血管疾病，发生猝死等意外。

病从口入，养生先把住自己的嘴

我们都知道"病从口入"这句话，这就是说很多病都是由入口的食物引起的。我们每天都要摄取充足的食物以供生命活动所需，但如果这些食物中有很多不健康的、不干净的东西，长期下去，就会得病。

《2002年世界卫生报告》指出，高血压、高胆固醇、体重过重或肥胖、水果和蔬菜摄入量不足，是引起慢性非传染性疾病最重要的危险因素，而这些疾病都和我们每天的"吃"关系密切。如脂肪、胆固醇摄入量过高，而维生素、矿物质、纤维素等食入过少；各种营养素之间搭配比例不合理，偏重于肉食和高蛋白、高胆固醇、高脂肪食品，却罕见五谷杂粮；一日三餐的热量分配不合理，饮食不规律、无节制，大吃大喝，暴饮暴食、食盐摄入量过高。这些不良的膳食习惯都会在你的身体里埋下疾病的"根"。所以说,绝大部分病都是吃出来的,一点儿都不夸张。

那究竟有哪些是被我们所忽略的不健康的吃法呢?

❶ 在外就餐

在外就餐过多,是威胁人们身体健康的一大问题。据统计,长期在外面就餐的人,身体内的脂肪含量比在家就餐的人高5%~10%,这是导致肥胖的直接原因。另外,餐馆重视饭菜的色、香、味,往往加很多盐、味精、香料,这都是引发心脑血管疾病、高血压、高血脂等慢性病的危险因素。

❷ 饮食结构不合理

目前人们在饮食方面几个最大的问题就是:过食猪肉、谷物量少、大豆和奶制品匮乏、碳酸饮料泛滥、不吃早餐等。在我国,大约40%的居民不吃杂粮,16%的人不吃薯类;对健康无益的油炸面食,却占了居民食用率的54%;猪肉的脂肪含量最高,却占居民食用率的94%;奶及奶制品、大豆及其制品在贫困地区的消费依然较低;碳酸饮料导致发胖和骨质疏松,而青少年饮用饮料的比例高达34%,而且其中大部分是碳酸饮料;不吃早餐容易缺乏维生素,而有32%的人却基本不吃早餐。这种不合理的饮食习惯是导致各种疾病的罪魁祸首。

知道了病究竟是如何从我们嘴里进入身体的,那我们具体该如何"管好"自己的嘴呢?

首先要回归传统饮食,回归五谷杂粮和瓜果蔬菜。人们生活水平提高以后,认为每天大鱼大肉才是富裕的标志,其实这并不符合中国人体质。其次饮食要相对清淡、平衡一点儿,中国人历来偏好"重口味",有人嗜酒,有人嗜咸,有人爱辣椒,有人爱苦茶,总之一定要"走极端",殊不知只有五味调和,平衡饮食才能调和身体、健康长寿。

另外,从烹调方式上来讲,蒸、煮要远远好过煎、炒、炸等方式,烟熏、油炸、火烤的食物相对来说不易消化,而且在烹制过程中还会在高温下发生变异,形成一些有害物质,其中就包括很多致癌物。但是现在很多人为了满足口味的需要,往往喜欢高盐多油的食物,背离了传统的健康饮食习惯,出现了很多之前少见的富贵病、罕见病。所以,中国人的很多病就是吃出来的,我们迫切的需要一场膳食革命来改变现已形成的状况,回归自然,回归传统,找回健康与长寿。

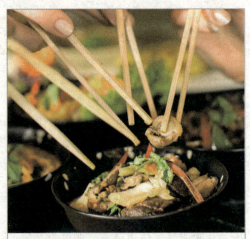

◎长期在外面就餐的人,容易导致心脑血管疾病、高血压、高血脂等慢性病

第六章 《黄帝内经》饮食与养生

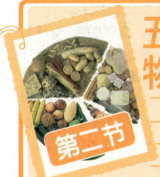

五味调和：熟悉的食物，不熟悉的性用

第二节

甘、苦、酸、辛、咸，不同的食物有不同的味道，五味要经过调和，才能取长补短，相互作用，才能达到最佳的美味效果和养生功效。

五味入五脏，均衡进食最养生

《黄帝内经》说："五味各走其所喜，谷味酸，先走肝；谷味苦，先走心；谷味甘，先走脾；谷味辛，先走肺；谷味咸，先走肾。"中医称之为"五入"。"酸、甜、苦、辣、咸"五味各不相同，功效不一，只有均衡进食各种味道的食物才能强身健体、延年益寿。

下面具体介绍五味分别是如何"入"五脏的。

❶ 甜入脾

食甜可补气养血、补充热量、解除疲惫、调养解毒，但糖尿病、肥胖病和心血管病患者宜少食。甜味的食物是走肉的，走脾胃。孩子如果特别喜欢吃糖，说明他脾虚。如果病在脾胃，就要少吃甜味的食物和油腻的食物，因为这样的食物会让脾增加代谢负担，使脾更加疲劳。但是甜味食物具有滋养、强壮身体、缓和疼痛的作用。疲劳和胃痛时可以试一试。

❷ 酸入肝

酸味食物有促进消化和保护肝脏的作用，常吃不仅可杀灭胃肠道内的病菌，还有防感冒、降血压和软化血管的功效。以酸味为主的西红柿、山楂、橙子等食物均富含维生素C，可防癌抗衰老，防止动脉硬化，也具有美容增白的作用。

❸ 苦入心

苦味的东西是走血的，即走心。如果病在心上，就少吃苦味食物，让心生发一下。但苦味食物可以清热、泻火。例如莲子心能清心泻火、安神，可以治疗心火旺的失眠、烦躁之症。

❹ 辣入肺

辣有发汗、理气之功效，人们常吃的葱、姜、蒜、辣椒、胡椒等食物所含的"辣素"能保护血管、流通经络，经常食用可预防风寒感冒，例如葱姜善散风寒、

227

治感冒。但患有便秘、痔疮者不宜常食。辛类的食物是走气的。肺主气，如果肺出现了问题，就不能吃辛味食物。

❺ 咸入肾

咸为五味之冠，百吃不厌。咸有调节人体细胞和血液渗透、保持正常代谢的功效。因此，呕吐、腹泻、大汗之后宜喝适量淡盐水。咸类食物是走骨的，走骨就是走肾。如果病在骨上，就要少吃咸，这样才能把骨养好，把肾养好。

在日常饮食中五味若是过偏过重，也会引发疾病。如酸味太过容易造成肝气太旺，而克制脾胃功能；苦味太过很容易造成心火太旺，而克制肺气；甘味太过很容易造成脾胃过旺，而克制肾气；辛味太过容易造成肺气过盛，而克制肝气；咸味过多很容易造成肾气过盛，而克制心气。

所以中医又有"五禁"之说，即"肝病禁辛，心病禁咸，脾病禁酸，肾病禁甘，肺病禁苦"。辛味走肺，肺金可克肝木。如果肝脏本来就虚，你还一个劲吃辣的东西，那么只会使虚的更虚。同样，咸入肾，肾水克心火，心脏有病了，就不能过食咸味的东西，使心气更弱。所以说，我们在进食时一定要掌握一个"度"，在"度"之内是养生，过度就是找病了。

只有在日常膳食中，将甘、酸、苦、辛、咸五味调配得当，才能补益身心，健康长寿，正如《内经》所说："谨和五味，骨正筋柔，气血以流，腠理以密，如是则骨气以精，谨道如法，长有天命"。只有注意饮食的五味调和，就能使骨髓正直，筋脉柔和，气血流通，毛孔固密，这样人体的健康方可得到保证，体格才能强壮，也能活得长寿。

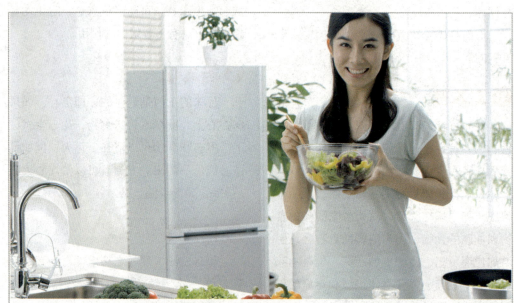

◎在日常饮食中，要注意五味的调配，五味失调会损伤对应的五脏，伤害身体。因此，人们一定要注重五味的调和，这样方能保证人体健康。

"辛"味是把双刃剑，掌握好度是关键

"辣"字左边是"辛"，右边是"束"。《说文解字》对其的解释是"辣，辛味，从辛，刺省声。"确切地说，辣只是一种刺激感，并不是一种味道，这就是它的"特色"，与其他四味不同。"辛"与"辣"也常常连在一起，称为"辛辣"。但"辛"与"辣"也有区别，"辛"的刺激性稍微低一些，而"辣"则比"辛"更"辛"。

中医学认为，辛味入肺经，属金，五行中金有沉降肃杀的特性，但辛为阳金，反而有上升发散的作用，就像烧红的铁锅，撒点儿水进去马上就蒸发了。《黄帝内经》有"气味辛甘发散为阳，酸苦涌泄为阴"的说法，也就是说，辛味有发散的作用。像我们吃完辣椒、生姜、大蒜之后通常都会大汗淋漓，就是这个原因。所以经常被中医用做"解表药"。"表"就是人体的肌表，我们的皮肤就像一层天然的屏障，起着抵御外邪的作用。当这层屏障不结实的时候，外邪就会趁机侵入我们的人体。"解表"就是使毛孔张开，使汗出，它的目的就是通过排汗使外邪排出，有点儿"开闸泄水"的意思。像我们受寒或淋雨感冒时往往会喝点儿姜汤，再盖上被子发发汗，用的就是"解表法"。

但同性相斥，秋天也属金，最不适合多吃辛味。因为辛味能助肺气，肺气与秋气相通，秋天肺气已经很旺了，再吃辛味，肺气过于上升，就削弱了其肃降的作用。肺气上逆，引起咳嗽，而且往往是燥咳，辛味发汗，秋天干燥，人体发汗过多就缺水，也就是伤阴了。

辛味不仅"能散"，还"能行"，这里的"行"指的是行气、行血。清代医家叶天士就认为"络以辛为治"，也就是说辛味能够通络。通络首选辛味，这是络病理论的核心内容之一。像红花、川芎等药都是辛味的。再常见些的，比如说酒，酒是辣的。而中医里有许多是以酒来做药引子的，比如中医有个著名的方剂，叫"通窍活血汤"，就是将川芎、桃仁、红花、鲜姜等药用黄酒来煎，为的就是取酒温通生阳的作用，来疏通经络，使瘀血消散。

但我们都知道，酒的双重性是很强的，适量饮酒有益身心，多饮则是大大的不利了。辛味食物、药材就是这样，像一把双刃剑，必须牢牢把握分寸，才能让辛味乖乖地为我们的健康服务。

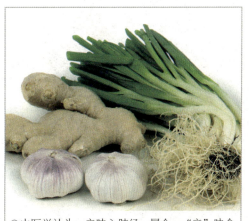

◎中医学认为，辛味入肺经，属金，"辛"味食物，具有发散、行气的作用，还有行血等功效。

"酸"味入肝养肝，肝旺则开胃消食

《黄帝内经》中提出："酸入肝，苦入心，甘入脾，辛入肺，咸入肾"。"酸入肝"是指吃山楂、五味子、乌梅、白芍等酸味食物或药物可以养肝。"养肝"指的是通过"滋肝阴，养肝血"，达到柔肝、调肝的目的。只有肝阴、肝血充足了，肝脏的各项生理功能方可正常发挥。腹胀、食欲不振、水肿、月经不调、眼睛不适等症，往往从肝论治。

在日常饮食中，可以适当进食一些酸味食品。一提到"酸"，也许很多人的第一反应就是醋。其实除了醋外，酸味食物有很多，比如山楂、西红柿、猕猴桃、葡萄、石榴等。而口感上尝不出酸味的，一般都不属酸味食物。我们在进餐或做某些菜肴时，可以依需要和习惯适当加点儿醋。

什么时候吃酸味食物好呢？肝火大的时候，比如嘴上起疱了，脸上起痘了，等等。肝火就是阴不制阳，也就是水少了，

火多了。为了让火灭下去，你就会加水，而酸是补肝阴的，这样就能使阴阳平衡。所以上火时吃点儿葡萄、山楂、酸橙之类的食物，是有好处的。

口舌生疮、鼻腔和皮肤干燥、咽喉肿痛等"秋燥"现象的人也宜食酸，许多人一到秋天就会出现口干舌燥、咽喉肿痛、皮肤脱皮等烦人的症状，中医学认为这是"金亢阴虚"。秋气通于肺，肺金过于亢盛就会克制肝木。酸味食物有收敛的效果，多吃酸性食物一是可以收敛肺气，二则可以滋补肝血，从而达到养阴的效果，克服秋燥症状。

值得注意的是，酸味食物并不是一年四季都适宜吃。春季肝气旺盛，由于酸味食品会使肝气过盛而损害脾胃，固要少吃。而秋季万物收敛，应"减辛增酸，以养肝气"，增加酸味的摄入以顺应秋季的敛纳之气。秋季多食用酸味食物，不但能够补益肝气收敛肺气，而且多半还能起到生津止渴、健脾消食等作用。以最常见的酸味食品山楂为例，山楂味甘、酸，入肝、脾、胃经。所含的成分有消食健胃、行气散瘀、舒张血管、降脂强心的作用。

如果咳嗽有痰，或有腹泻及排尿不畅等，就不宜食用酸味食品或药物，因为酸味有"收敛""凝滞"作用，不利于病邪的排出。此外，血糖较高，或有消化性溃疡、胃酸过多的患者，也不适宜。

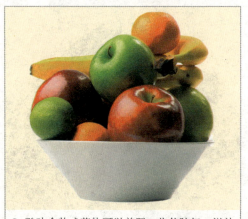
◎ 酸味食物或药物可以养肝，收敛肺气，滋补肝血。

过食"咸"味损寿命

生活中很多人"口重",嗜食咸味。咸味虽然是人食物中必不可少的味道,并且部分药物有补肾精肾阴的作用,但与甘味不同的是,甘味对于人体,是多益而少害,而咸味则是多害而少益。根据《内经》的论述,在五味过用对人体产生的损害之中,咸味涉及的系统最多,病症最广。《素问·生气通天论》中提到:"味过于咸,大骨气劳,短肌,心气抑"。意思是说过食咸味,肾气会受损。而肾主骨,肾伤骨骼则劳伤,出现肌肉无力、萎缩、心慌胸闷等症状。食咸过多会同时损及肾、脾、心脏等多个器官系统,严重的还会令人损折寿命。

五味本身都有各自不可替代的作用,咸味亦然。咸味归肾,为寒水之性,所以,咸味药物多偏入肾,部分咸味药物有补肾的功能,如鹿茸、龟板、海马、蛤蚧等,均是填补肾精的上佳药物。部分补养药在炮制时经过盐炒,其补肾作用就会增强,如巴戟天、补骨脂等。传统医学认为"肾主水",即肾有调节水液代谢的作用。而咸味食物能调节人体细胞和血液渗透压平衡及水盐代谢,可增强体力和食欲,防止痉挛。因此,在呕吐、腹泻及大汗后,适量喝点儿淡盐水,可防止体内微量元素的缺乏。

适当的咸味有益肾气,但倘若咸味太过,就会损伤肾阳。一般成人每天吃6克左右盐已足够,味过于咸反而伤肾。中医讲"肾主骨生髓",即人身的骨骼都与肾的功能相关,因此过咸的东西会损坏骨头。长期高盐饮食还会导致心脑血管疾病、糖尿病、高血压等。因此所有的肾脏病患者都要低盐饮食。过咸的饮食还会伤害肺,所以有慢性咳嗽问题的人也应减少食盐量。

还有两类人群不宜食"咸"。

(1)高血压患者,高血压患者饮食尤其要清淡。因为,咸味过多会导致水液大量滞留在体内,会增加血容量,使血压升高,特别是舒张压。从中医的角度来说,咸伤肾,肾阴被伤,会导致肝阴亦伤、肝阳愈亢,则头晕、头痛症状加重。

(2)肾病患者,素有急慢性肾炎、肾病者,已经存在肾功能的损伤,为保护肾脏,应尽可能少食盐,减少咸味对肾的损伤。

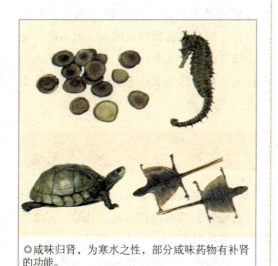

◎咸味归肾,为寒水之性,部分咸味药物有补肾的功能。

"苦"味的妙用：良药为何多苦口

"苦口良药""苦口婆心"，苦虽不那么令人欢迎，但在我国传统文化观念里也似乎并不是那么让人厌恶与害怕。我们用来治病的药物几乎都是苦的，这是什么道理呢？依《道德经》所言："天之道，损有余而补不足。"相对于其他四味而言，苦味是最难唤起人们食欲的味道，所以人们一般在日常生活中很少主动吃"苦"，所以吃多了甘、咸、辛味，使得身心不调，酿成疾病，最后只能服以相对不足的苦药来平衡、调理。其实很多带苦味的食物都极具养生价值，能帮助身体排出毒素，有助于保持身体的健康。

现在人们不仅注重食物的口味，更注重其营养价值，这也就是为什么口感带苦味的食物也能风靡的原因。很多人对苦味食物的了解也仅只限于苦瓜，这大概是最明显的苦味食物了，但事实上，苦味食物有一个庞大的"家族"，其中以蔬菜和野菜居多，如莴苣叶、莴笋、生菜、芹菜、香菜、苦瓜、苔菜等。在干鲜果品中，有苹果、杏、杏仁、黑枣、薄荷叶等。此外还有荞麦、莜麦等。还有食药兼用的五味子、莲子心等，五味子适用于冬春季，莲子心适用于夏季食用。

虽然苦味食品能够帮助你排毒养身，但也需要适度适量食用，一次性吃太多的苦味食物，容易引起恶心、上吐下泻、败胃、消化不良等症状。这是因为苦味食品大多性寒，进入胃部会刺激胃部分泌更多的胃液甚至胃酸，造成胃痛或者胃酸过多，特别是患有胃溃疡的人，更不能多吃苦味食品，会加重病情。总之，苦味不易让人喜爱，作为五味平衡，稍稍摄入一点儿就可以。

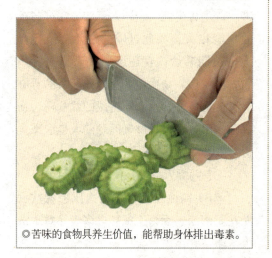
◎苦味的食物具养生价值，能帮助身体排出毒素。

百味之王——"甘"味

甘味是五味之中给人的感觉最为愉悦的味道，《说文解字》中对甘字的解释是："甘，美也。从口含一。"人嘴里吃着东西，必定感觉愉悦，美滋滋的，所以"甘"也代表着美味。像泉水清冽必是"甘泉"，酒香绵长必是"甘醇"，就连久旱下的雨也一定是"甘霖"。

相对而言，甘味是五味中即使摄入偏

第六章 《黄帝内经》饮食与养生

多也最不易对人体造成损伤的味道，因为甘味五行属土，土能生养万物，对人体的补养作用最强。也正因它属土，所以凡是土里生的味道基本上都是甘的，比如小麦、甘薯、玉米、山药，以及中药中的人参、枸杞子、罗汉果等。由于它的"人口"最多，"势力"最大，在五味之中应该算是"老大"了，因此有"百味之王"的美誉。

甘味归属于脾胃，多能补中焦脾胃之虚，不仅能改善脾胃，而且间接补益其他脏腑。但"甘味"也有"甘温"和"甘凉"之分。"脾为阴土，喜燥而恶润"，所以用药时应用"甘温"之品以助其升阳；像李东垣就在《脾胃论》中提出"甘温以补其中而升其阳"，比如"补中益气汤""四君子汤"等健脾之药用的都是甘温之品。而"胃为阳土，喜润而恶燥"，所以用药时宜用"甘凉"之品，这样胃气才不会上逆。

甘味性和缓，可以缓急止疼，就是一步步的缓解筋脉拘急的症状，从而达到止痛的效果。比如人在胃寒肚子痛时，或者女性朋友痛经时，喝一些红糖水就会感觉好些，就是这个原因。中医中许多药都是用蜜炼制的，就是把蜜炼好后再按一定比例和上药粉，搓成丸。之所以加蜜而不是其他材料，首先是因为它可以缓药性。蜂蜜是粘的，制成丸剂后，它就会缓慢分解，这样炼出来的药，药性比较温和，药效持续较久，即古人所说："丸者缓也"。另外蜜是甜的，可以遮掩苦味。

甘味还擅长解毒。在所有的中药中，

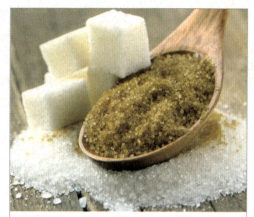

◎甘味为百味之王，对人体的补益效果颇佳，但也要食之有度。

有一味药的使用频率特别高，就是甘草。为什么呢？就是因为它可以"和诸药"。《本草纲目》称它能"协合群品，有元老之功……赞帝力而人不知，敛神功而己不与，可谓药中之良相也"。所以医家在用到药性较烈的药物时，往往会在方子的最后加上一味甘草，这样可减少药物的偏性与毒性，从而更加安全。还有人们在中暑或是食物中毒之后喝些绿豆汤就会好起来，就是因为绿豆汤也是甘味的。

但甘味虽为百味之王，对人体的补益效果颇佳，但也要食之有度。《内经》提到"味过于甘，脾气不濡，胃气乃厚"，就是说过量的甘味会导致脾胃之气壅滞不行，食物不能正常运化，从而导致脘腹胀满、厌食、肥胖等症状。《内经》还提到"过食甘，则骨痛而发落"，即吃甜食过多有时会骨头疼痛，落发严重。因为甘为土味，土盛则克水，脾旺则克肾，肾气主骨，其华在发。所以经常掉头发的朋友就要检查一下，看看自己的甜食平时是不是吃多了。

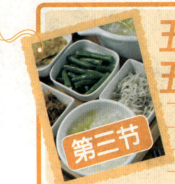

第三节 五色食养：解读五色养五脏，补养精气

五色配五脏，食物的营养价值与食物的颜色有着密切的关系，因此在饮食时还要注意食物颜色的搭配，以达到均衡营养的作用。

人体与五色：颜色中的健康密码

中国的饮食文化源远流长，一桌上佳的饭菜，不仅要营养丰富，而且讲究色、香、味俱全。中医里认为食物的颜色与性味、功效之间有着许多微妙的联系，一桌色彩"缤纷"的饭菜不仅给人视觉上的愉悦感，也意味着食物搭配周到、营养均衡，食入人体之后就不会出现脏气的偏盛偏衰，疾病也就不容易发生。

中医有五色补五脏之说，也就是说不同颜色的食物，它养生保健的功效是不同的。《黄帝内经》中说：白色润肺，黄色益脾胃，红色补心，绿色养肝，黑色补肾。红色、黄色、绿色、白色、黑色是大自然中常见的颜色，酸、甜、苦、辣、咸五味是人们日常饮食中永远离不开的滋味，按照中医理论中的"取类比象"的方法，把五行学说与环境的色彩和食物的味道结合起来，环境的色彩、食物滋味不同，其对于人的作用也不相同。我们可以根据食物的颜色来调理饮食，以达到补养五脏六腑的目的。

青色入肝。青绿色的多为蔬菜，吃了可以清肝火、疏肝气，那些血压高、脾气大，动辄肝火上冲的人，就可以多吃点儿绿色的蔬菜，比如青皮萝卜、芹菜、莴笋、油菜等。

红色入心。红色、温性的食物如辣椒、羊肉、荔枝、樱桃等，就有温补心火、心阳的作用，而红色、寒凉的食物，则有清心热、心火的作用，如红心萝卜、

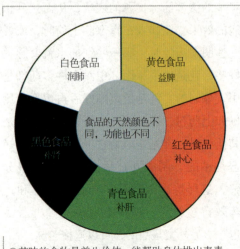

◎苦味的食物具养生价值，能帮助身体排出毒素。

番茄等。

黄色入脾。黄色的食物多有补益脾胃的功能，像小麦、小米、玉米、板栗、香蕉、桂圆等，就有补脾益胃、长养气血的功能。

白色入肺。所以百合、银耳、莲藕、白果、鸭肉等可以滋养肺阴。

黑色入肾。凡黑色的食物，像木耳、香菇、紫米、桑葚、紫菜、海带、海参、乌鸡等都能补肾。

其实另外还有两种颜色：蓝色和紫色。蓝色食物可以稳定情绪，蓝色的食物并不常见，除了蓝莓及一些浆果类以外，一些白肉的淡水鱼原来也属于蓝色的食物。虽说蓝色的食物有镇定作用，但吃得太多也会适得其反，因为冷静过度会令人情绪低落。为避免失控，进食蓝色食物时，可以放点儿橙色的食物，如用香橙之类伴碟，便不会有问题了。甘蓝、茄子以及紫菜等紫色食物都含丰富的碘，可以延年益寿。除此之外，紫色食品还是男人的最爱，例如洋葱就是著名的壮阳食品。

由于五色入的脏器不一样，所以食入人体之后就有不同的作用。我们在平时饮食中，也应该根据自己的体质情况，选择不同颜色的食物，这样才能让你生活又"好看"又健康。

心脏喜欢红色食物，耐苦味

《黄帝内经》把人体的五脏六腑命名为十二官，其中，心为君主之官。《黄帝内经》认为，心属火，属夏天；红色和苦味入心。红色具有增加肾上腺素分泌和增强血液循环、促使神经系统兴奋的作用；苦味具有解除燥湿、清热解毒、泻火通便、益肾利尿以及健胃等作用。

红色的食品养心入血，并有活血化瘀的作用。尤其在夏天，养心更为重要，应适当多吃山楂、西红柿、红苹果、红桃子、心里美萝卜、红辣椒等红色食品。苦味则清心，心火较重的宜食苦菜、苦瓜、大头菜、百合、白果等苦味食物，有泻下、清热、燥湿、健脾、补肾、强筋健骨的作用，但是有肺脏疾病的人应忌食。

红色食物一般具有极强的抗氧化性，它们富含番茄红素、丹宁酸等，可以保护细胞，具有抗炎作用。有些人易受感冒病毒的"欺负"，多食红色食物会助你一臂之力，如胡萝卜所含的胡萝卜素，可以在体内转化为维生素A，保护人体上皮组

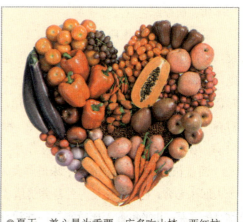

◎夏天，养心最为重要，应多吃山楂、西红柿、红苹果、红桃子、红辣椒等红色食品。

织，增强人体抗御感冒的能力。此外，红色食物还能为人体提供丰富的优质蛋白质和许多无机盐、维生素以及微量元素，能大大增强人的心脏和气血功能。因此，经常食用一些红色果蔬，对增强心脑血管活力、提高淋巴免疫功能颇有益处。

下面就为大家介绍一款平时养心的佳品——五行益寿养心粥。

准备通心（去核）红枣20颗，通心（去心）莲子20粒，葡萄干30粒，黄豆30粒，黑米适量。由于葡萄干和红枣本身具有香甜之味，此粥不用放糖，一样甜润可口。先将以上五种食物浸泡一宿，共同煮烂后即可食用，工作忙，没时间煮粥的上班族可以把它们加工成粉末，每次用开水冲着吃，效果一样。

肝脏喜欢绿色食物，耐酸味

肝脏相当于一个国家的将军，将军主管国家的军队，象征着力量。清代医学家周学海曾在《读医随笔》中说："医者善于调肝，乃善治百病"。也就是说，肝脏对于我们人体健康具有总领全局的重要意义。

肝属木，肝色是青色，表现为绿，绿色食物含有对肝脏有益的叶绿素和多种维生素。绿色食物还能保持体内的酸碱平衡，消除紧张情绪，起镇静作用，有助于减轻头痛、发热、晕厥失眠，在压力中强化体质，所以绿色食品多补肝。

下面简单介绍几种绿色食物。（1）菠菜：按照中医"四季各有侧重"的养生原则，春季养生重在"养肝"。菠菜为春天应时蔬菜，具有滋阴润燥、疏肝养血等作用，对春季因肝阴不足所致的高血压、头晕、糖尿病、贫血等都有较好的辅助治疗作用。（2）西蓝花：西蓝花口感清爽，味道鲜美，令人回味无穷。它同时还是一种营养价值非常高的蔬菜，几乎包含人体所需的各种营养元素，被誉为"蔬菜皇冠"。西蓝花对于肝脏也颇有裨益，它可增强肝脏解毒能力，并能增强机体的免疫力，减少乳腺癌的发病概率。（3）韭菜：《本草拾遗》中提到："韭温中下气、补虚、调和脏腑……在菜中，此物最温而益人，宜常食之。"春天人体肝气易偏旺，从而影响到脾胃消化吸收功能，此时多吃韭菜可增强人体的脾胃之气，对肝功能也颇有益处。

肝耐酸味，《黄帝内经》中有"酸入肝"之说，"肝主筋，酸入肝而养筋，肝得所养，则骨正筋柔，机关通利而前证除

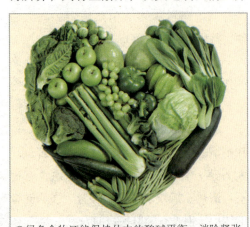

◎绿色食物还能保持体内的酸碱平衡，消除紧张情绪，起镇静作用，所以绿色食品多补肝。

矣"。酸味食物有促进消化和保护肝脏的作用。酸味食品最典型的就是醋。醋味酸、甘，性平，归胃、肝经，能消食开胃，散瘀血，止血，解毒。其味酸，能增强药物疏肝止痛作用，并能活血化瘀、疏肝解郁、散瘀止痛。

肺脏喜欢白色食物，耐辣味

《黄帝内经》中说："肺者，相傅之官，治节出焉。"也就是说肺相当于一个王朝的宰相，一人之下，万人之上。宰相的职责是什么？他了解百官、协调百官，事无巨细都要管。肺是人体内的宰相，它必须了解五脏六腑的情况，所以《黄帝内经》中有"肺朝百脉"，就是说全身各部的血脉都直接或间接地会聚于肺，然后敷布全身。所以，各脏腑的盛衰情况，必然在肺经上有所反应，中医通过观察肺经上的"寸口"就能了解全身的状况。寸口在两手桡骨内侧，手太阴肺经的经渠、太渊二穴就处在这个位置，是桡动脉的搏动处，中医号脉其实就是在观察肺经。

《黄帝内经》讲，白色在五行中属金，入肺，偏重于益气行气。大多数白色食物，如牛奶、大米、面粉和鸡鱼类等，蛋白质成分都比较丰富，经常食用既能消除身体的疲劳，又可促进疾病的康复。此外，白色食物还是一种安全性相对较高的营养食物，且脂肪含量较低，十分符合科学的饮食方式。特别是肺部疾病患者，食用白色食物会更好。

同时辣入肺，肺部耐辣味。辣有发汗、理气之功效，人们常吃的葱、姜、蒜、辣椒、胡椒等食物所含有的"辣素"既能保护血管，又具有调理气血、流通经络的作用。经常食用能够预防风寒感冒，葱、姜善散风寒、治感冒，胡椒祛寒止痛，茴香可理气。不过，患有便秘、痔疮和神经衰弱者不宜经常食用。辛类食物走气，而肺主气，如果肺出现了问题，就不能吃辛味食物。

日常生活中的白色食物有很多，如：（1）银耳，又称白木耳，能生津润肺、益气活血、滋阴养胃、补脑强心，适用于肺热咳嗽、肺燥干咳、胃肠燥热、便秘等症，被誉为"长生不老药""延年益寿品""菌中之王"。（2）梨子，梨子自古被尊为"百果之宗"，有润肺、止咳、消痰、降火等作用。在秋季若因气候过度干燥，继而出现口渴、便秘、干咳等；或

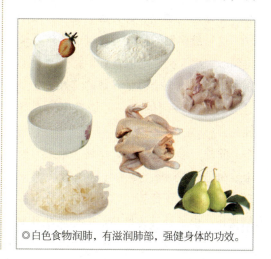

◎白色食物润肺，有滋润肺部、强健身体的功效。

因内热导致烦渴、咳喘及痰黄等症状,可多食梨。(3)薏苡仁,薏苡仁性味甘、淡,微寒,归脾、肺、肾经,具有美白养颜的功效,性属平和,补而不腻,爱美的女性对此一定不陌生。薏苡仁含蛋白质、脂肪、氨基酸、各种矿物质及维生素,有益人体健康。

肾脏喜欢黑色食物,耐咸味

《黄帝内经》认为,肾是人体调节中心,也是人体的生命之源,对人的生长发育、衰老死亡具有重要作用。现代医学也认为,肾是人体赖以调节有关神经、内分泌、免疫等系统的物质基础。

根据《黄帝内经》中的五色应五脏原理,肾色为黑色,属冬天。黑色食物是指颜色呈黑色或紫色、深褐色的各种天然动植物。五行中黑色主水,入肾,因此,常食黑色食物有益肾、抗衰老的作用。早在《本草纲目》中,李时珍就论述过黑色食物的奇效:"服(黑芝麻)至百日,能除一切痼疾。一年身面光泽不饥,两年白发返黑,三年齿落更生。"黑芝麻属于我们常说的"黑五类"之一,"黑五类"即黑米、黑豆、黑芝麻、黑枣、黑荞麦,这是最典型的代表,食材也比较容易得到。"黑五类"一般含有丰富的微量元素和维生素,个个都是养肾的"好手"。这五种食物一起熬粥,更是难得的养肾佳品。

此外,李子、乌鸡、乌梅、紫菜、板栗、海参、香菇、黑木耳、海带、何首乌、桑葚、黑葡萄等,都是营养十分丰富的食物,也是补肾的良品。患有慢性肾炎

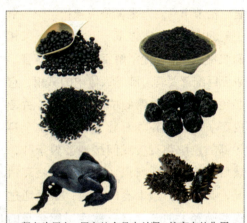

◎肾色为黑色,黑色的食品有益肾、抗衰老的作用。

等肾脏疾病且中医辩证为肾虚的朋友,可以适当增加一些黑色食物的摄入。对于肾脏不好的人而言,可以每周吃一次葱烧海参,或者将黑木耳和香菇配合在一起炒着吃,或炖肉时放点儿板栗,以上都是补肾的好方法。

肾属水,黑色和咸味入肾;咸味能软坚润下,能调节人体细胞和血液渗透压平衡及水盐代谢,可增强体力和食欲。如果出现了呕吐、腹泻或者运动大汗,可以适当喝点儿淡盐水,能够防止体内微量元素的缺失。不过,过咸的东西会损坏骨头。一般成人每天吃6克盐就够了,肾脏患者不要多吃咸食,应以低盐饮食为主。

脾脏喜欢黄色食物，耐甜味

脾胃在人体中的地位非常重要，《黄帝内经·素问·灵兰秘典论》里面讲道："脾胃者，仓廪之官，五味出焉。"将脾胃的受纳运化功能比做仓廪，也就是人体内的"粮食局长"，身体所需的一切物质都归其调拨，可以摄入食物，并输出精微营养物质以供全身之用。如果脾胃气机受阻，脾胃运化失常，那么五脏六腑无以充养，精气神就会日渐衰弱。

《黄帝内经》认为，在饮食中，脾主黄色。黄色食物最接地气，它们大多富含维生素、矿元素等优质微量元素，特别是黄色蔬果，比如：胡萝卜、香蕉、南瓜，其中丰富的胡萝卜素和维生素C可以促进代谢。黄色食物有很多，如黄豆、小米、玉米。对补宜脾脏来说，小米和玉米是最佳选择。

（1）玉米，其味甘，性平。能调中健胃、利尿，常用于治疗脾胃不健，食欲不振，饮食减少；水湿停滞，小便不利或水肿；高脂血症、冠心病等症。相对于小米而言，玉米的做法更多。比如，常见的就有鸡蛋玉米羹，其做法如下：

准备罐头玉米160克，鸡蛋2个，罐头蘑菇40克，淀粉5克，牛奶100克，净冬菇25克、料酒25毫升，鲜豌豆粒20克，食盐4克，葱、姜各1克。先将鲜豌豆放入热碱水中泡一下，捞起入凉水中泡凉；炒锅烧热，加油用葱、姜、料酒煸炒；再倒入豌豆、蘑菇、冬笋，稍烩后，加水，倒入玉

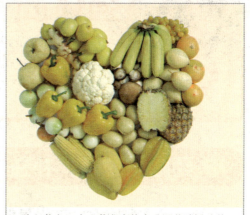

◎脾主黄色，多吃黄色食物有助调节脾胃功能，强健身体。

米、鸡蛋、牛奶和食盐，开锅后加入淀粉勾芡即可。

（2）小米，其味甘，性凉。入肾、脾、胃经。具有健脾和胃、补益虚损、和中益肾、除热、解毒之功效。主治脾胃虚热、反胃呕吐、消渴、泄泻。《本草纲目》说，小米"治反胃热痢，煮粥食，益丹田，补虚损，开肠胃。"

取小米30~50克，红糖适量。然后将小米如常法煮粥，加糖，可作为自己或者孩子的早餐食用。此粥具有补中益气、和脾益肾的功效，尤其是对那些消化不良、食欲不佳、小儿疳积及病后、产后体弱者更为适用。

脾耐甜味。脾虚者宜食甘味食物，如西红柿、茄子、蘑菇、胡萝卜、土豆、黄瓜、冬瓜、南瓜、藕、梨、桃、苹果、香蕉、西瓜、鸡肉、蜂蜜等，有补益、和胃、生津等作用。

饮食进补：滋补膳食，增强体质

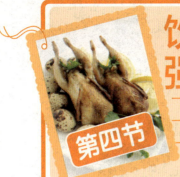

第四节

食补就是利用食物的营养功效，同时结合身体情况，通过膳食来达到增强抵抗力、延年益寿的作用。

药膳需对症，补益分时节

食疗、药膳作为中医学的瑰宝，因其膳中有药、兼具营养和治疗之功效，数千年来一直深受青睐。使用较安全且味道可口的大约有60味，如人参、鹿茸、山药、杜仲、茯苓、当归、陈皮、虫草、决明子、黄芪、白芍、党参、枸杞子、何首乌等。其药性有寒、凉、温、热之分，应根据不同人的体质或病情科学选用。

一般来讲，温性、热性的食疗中药，如生姜、大葱、红枣、核桃、羊肉、小茴香等，具有温里、散寒、助阳的作用，适合于偏阴质的人或寒证、阴证患者，主要表现为畏寒、乏力、易出汗、记忆力差、腰酸膝软、胃寒、便溏、性功能较差等。而凉性、寒性的食疗中药，如绿豆、藕、西瓜、梨、荸荠、马齿苋、菊花等，具有清热、泻火、凉血、解毒的作用，适用于偏阳质的人或热证、阳证的患者，表现为怕热、易兴奋、多汗易口渴、咽干舌燥、便秘、尿赤等。

中医自古讲究"天人合一""因时制宜"，食物的选择不仅因个人体质而异，也与自然界的季节气候有着很大的关联。"因时养生"，不仅是中医养生学的一条重要原则，也是提高人体免疫力的重要原则。《黄帝内经》说："故智者之养生也，必须顺四时而避寒暑。"

因此，人们的饮食进补要顺应四时自然变化，才能达到养护身体，保持身体健康的目的。天气干燥，容易伤肾脏；天气偏热容易伤心肺；多风和大风天气容易伤肝脏；寒湿或湿热天气则易伤脾胃。人的饮食起居在不同的天气、气候条件下，也须有所差异。《饮膳正要》曰："春气温，宜食麦以凉之；夏气热，宜食菽以寒之；秋气爽，宜食麻以润其燥；冬气寒，宜食黍以热性治其寒。"说的就是根据不同季节摄取不同食物来补益身体的道理。

❶ 春季：扶助正气健脾补气

春暖花开，万象更新，气候宜人，在

这种天气下，人体的新陈代谢较为活跃，很适宜食用葱、麦、枣、花生等食品。古人还认为：春发散，宜食酸以收敛，所以春季要注意用酸调味。

清淡温和、扶助正气、补益元气的食物是春季食补上上之选。如偏于气虚的，可多吃一些健脾益气的食物，如米粥、红薯、山药、土豆、鸡蛋、花生、芝麻、大

❷ 夏季：清淡饮食应对高温高湿

炎热的夏季，人体能量消耗较大。空气中相对湿度高于70%，气温高于32℃的湿热交蒸气候，使得人们食欲普遍下降，消化能力减弱。饮食应侧重健脾、消暑、化食，以清淡爽口又能刺激食欲的饮食为主，注意食物的色、香、味的协调搭配，

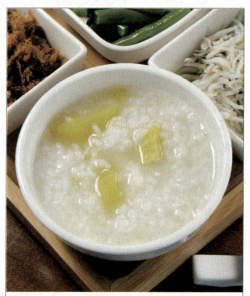

◎春季食补宜食清淡温和、扶助正气、补益元气的食物。

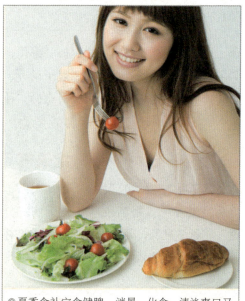

◎夏季食补宜食健脾、消暑、化食、清淡爽口又能刺激食欲的食物。

枣、栗子、蜂蜜、牛奶等。偏于气阴的，可多吃一些益气养阴的食物，如胡萝卜、豆芽、豆腐、莲藕、荸荠、百合、银耳、蘑菇、鸡蛋等。另外，春季还要吃些低脂肪、高维生素、高矿物质的食物，如新鲜荠菜、油菜、芹菜、菠菜、马兰头、枸杞子、香椿、蒲公英等，这对于冬季过食膏粱厚味、近火重裘所致内热偏亢者，还可起到清热解毒、凉血明目、通利二便、醒脾开胃等作用。

以增进食欲，还可多食各种凉拌蔬菜，多吃瓜类水果，喝凉茶、绿豆汤、酸梅汤等，不要过食生冷食品，以免损伤脾胃。

❸ 秋季：干燥偏寒，燥则润之

秋天天高气爽，气候宜人，但深秋季节，燥邪易犯肺伤津，引起咽干、鼻燥、声嘶、肤涩等燥症。"燥则润之"，宜少食辣椒、大葱、白酒等燥烈食品，多吃湿润温热性质的食品，如芝麻、糯米、百

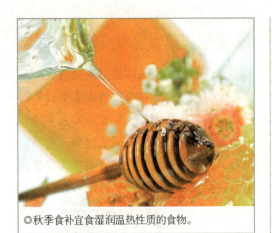
◎秋季食补宜食湿润温热性质的食物。

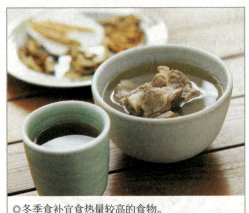
◎冬季食补宜食热量较高的食物。

合、豆腐、银耳、鸭肉、梨、柿、香蕉、苹果等，多饮些蜂蜜水菜汤、莲子汤等，以润肺生津，养阴清燥。进补时遵循"补而不峻，防燥不腻"的原则。

④ 冬季：对抗干燥寒冷天气

秋冬是"进补"的大好时节，人们称之为"补冬"。俗话说"一夏无病三分虚""秋冬进补，开春打虎"，冬季进补利于促进人体的新陈代谢，改善畏寒的现象，宜多吃一些热量较高的食物，注意养阳，"虚则补之，寒则温之"。冬天多食蛋禽类、肉类等热量高的食品，也必须注意饮食平衡，多食蔬菜，还要适当吃一些热性水果，如柑橘、荔枝、山楂，并且喝些药酒、黄酒等。

季节气候是补益的重要依据。要想获得健康，合理补益必不可少。只有随四季择物而食，择药而补，方能保持身体健康。

进补要适度，不能越多越好

中医学认为，"虚者补之"，适当进补对于人体或脏器在受到损伤或发生病变的情况下，具有某种程度的代偿和增益作用。但是，在生活中，很多人把"进补"当成日常生活中的一种保健方法，不分季节、不分体质、不分虚实……完全忽略了"补"是中医用来补养人体气血、平衡阴阳的。任何事物都有个"度"，人体所需营养物质当然也有个适度与否的问题。超过了"度"，则过犹不及。

民间谚语说："进补如用兵，乱补会伤身。"进补就跟用兵一样，要用得巧、用得准才能击溃敌人，否则反而给对方以可乘之机。下面我们就明确一下进补的几个误区，给大家提个醒。

（1）胡乱进补。并不是每个人都需要进补，所以在决定进补之前我们应该先了解一下自己属于何种体质，到底需不需要进补，若需要进补，究竟是哪个脏腑有虚证，这样才能真正起到进补的作用，否则不仅浪费钱财，还会扰乱机体的平衡状态而导致疾病。

（2）补药越贵越好。中医学认为，药物只要运用得当，大黄可以当补药；服药失准，人参也会成为毒草。每种补药都有一定的对象和适应证，实用才是最好的。

（3）进补多多益善。关于进补，"多吃补药，有病治病，无病强身"的观点很流行，其实不管多好的补药服用过量都会成为毒药，如过量服用参茸类补品，可引起腹胀、不思饮食等症状。

（4）过食滋腻厚味。食用过多肉类，就会在体内堆积过多的脂肪、胆固醇等，易诱发心脑血管疾病。因此，冬令进补不要过食滋腻厚味，应以易于消化为准则，在适当食用肉类进补的同时，不要忽视蔬菜和水果。

（5）带病进补。有人认为在患病的时候要加大进补力度，其实在患有感冒、发热、咳嗽等外感病症及急性病发作期时，要暂缓进补，否则，不光病情迟迟得不到改善，甚至有恶化的危险。

（6）以药代食。对于营养不足而致虚损的人来说，不能完全以补药代替食物，应追根溯源，增加营养，平衡膳食与进补适当相结合，才能恢复健康。

（7）盲目忌口。冬季吃滋补药时，一般会有一些食物禁忌。但是，有的人在服用补药期间，因为怕犯忌，只吃白饭青菜，其实这是完全没必要的。盲目忌口会使人体摄入的营养失衡，导致其他疾病的发生，反而起不到进补的作用。

当归：补血活血的"有情之药"

关于当归的名称由来也很"有情"，李时珍在《本草纲目》中写道："古人娶妻为嗣续也，当归调血，为女人要药，有思夫之意，故有'当归'之名。"

当归是被人们最为熟知的中药之一，中药妇科处方里有"十方九归"之说，民间有很多关于当归的小偏方。当归之所以能成为中医妇科良药主要是因为当归甘温质润，有调血养血活血之功效，最宜用于妇女月经不调。著名的当归补血汤，就由当归和黄芪组成。如果再加入党参、红枣，补养气血的功效更强。而中医里由当归与熟地黄、川芎、白芍配伍而成的著名的四物汤就是妇科调经的基本方。当归补血和血，熟地黄滋阴养血，川芎活血行气，白芍敛阴和血。四药合用，既可补血，又能行血中之滞，补而不滞，共成补血和血、活血调经之效。

当归也宜用于疼痛病症，因为当归有温通经脉、活血止痛的功效，无论虚寒腹痛，或风湿关节疼痛，或跌打损伤瘀血阻滞疼痛，都可使用当归。

当归粉最适合长期在电脑前工作的上班族和熬夜族。中医讲"久视伤肝"，看久了电脑屏幕会伤肝的，而当归补血效果特别快，无副作用，能直接改善肝的供血，每天吃一勺当归粉，最好能长期坚持吃，对身体会有很大的益处。

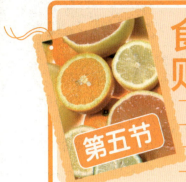

第五节 食之有道：遵守饮食法则，健康不请自来

民以食为天，人体的一切营养都来自于饮食的摄取，因此要想保持身体健康，就必须注意饮食中的一些细则，以养出健康强壮的身体。

饮食自倍，肠胃乃伤

《素问·痹论》中关于饮食有这样精辟的论述："饮食自倍，肠胃乃伤。"意思是说饮食过量，就会损伤肠胃。此语强调了饮食失节的致病因素，堪称经典之言。损伤脾胃非同小可，中医学认为"脾胃乃后天之本"，人体后天的生长、发育健康与否，皆受脾胃影响，因此在进食时切忌多食、过食、大食、嗜食、暴食，否则脾胃受伤，健康也必将受损。

中医学认为，"人有胃气则生，无胃气则亡。""得谷则生，绝谷则亡。"可见，饮食水谷在人体的生命代谢过程之中，具有非常重要的作用。但是人体对于水谷的容纳、消化、吸收、转运都是有限度的。

饮食水谷应以适量为宜。过饥，则摄食不够，气血不足，引起形体倦怠消瘦，正气虚弱，抵抗力降低，继发其他病症；过饱，会超过脾胃的消化、吸收和运化功能，导致饮食阻滞，出现腹胀、厌食、吐泻等食伤脾胃之病。正如《千金要方·养性序》所说："不欲极饥而食，食不可过饱；不欲极渴而饮，饮不可过多。饱食过多，则结积聚，渴饮过多，则成痰。"

"适中"是中医学十分重视的尺度，超过一定限度的东西，无论是外界的还是自身的都会产生不良影响。在生理的条件下，胃满则肠虚，肠满则胃虚。胃和肠道保持着流水作业、交替虚实的生理节奏。也就是在胃进食的时候，肠道应该是"虚位以待"，保持着接待能力。当胃中的食物进入肠道之后，胃则变成空虚状态，进行休整，等待接纳下一批食物。如果超过一定量限制的暴饮暴食，就会损伤肠胃的消化传导功能，出现胀满不适，不想进食，甚至恶心、呕吐等。

可惜现实是人们在自觉与不自觉之间，把吃饱作为人生的基本目标。随着科学技术的进步，食物空前丰富起来，但是人们仍然被"饱食文化"所影响，误以为吃得多就好，能吃就能干。甚至有不少人追求"享口福"，喜欢吃大餐，喜欢食山珍海味、生猛海鲜，且"食不厌精"，酒肉迭进，日甚一日。殊不知，日积月累的饱食终可造成营养过剩，最后导致疾病。营养过剩的疾病俗成"文明病"，诸如冠心病、高血压、脂肪肝、糖尿病、肥胖、中风、高血脂、高黏血症等，往往与营养过剩有关。老年人则往往担心食物剩下了口味不再好吃，或者扔了可惜而多吃一口。殊不知，今天多吃一口，明日多吃一口，天长日久积累起来就形成了吃出来的疾病。梁代医家陶弘景在《养性延命录》中指出："不渴强饮则胃胀，不饥强食则脾劳"，长期胃胀脾劳

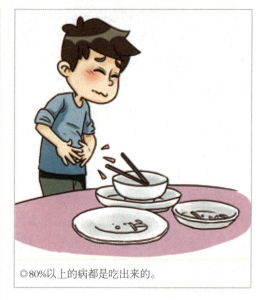

◎80%以上的病都是吃出来的。

对人的身心造成巨大负担，终有一天会拖垮整个身体。

食养冷热原则：热无灼灼，寒无沧沧

中医学认为，食物具有四气，即指食物具有寒、热、温、凉四种性质，也称四性。因为凉仅次于寒，温与热性质相近，所以实际上是寒、热两个方面的性质。《黄帝内经》阐述了饮食寒热对人体脏腑、气血的影响以及与疾病的关系。《素问·阴阳应象大论》中说："水谷之寒热，感则害于六腑。"饮食过寒过热，易于损伤脾胃。《灵枢·师传》又说："食饮者，热无灼灼，寒无沧沧。"都说明了饮食不能偏嗜寒或热。如果过食寒凉，贪食生冷瓜果，日久则损伤脾胃阳气，导致脾胃虚弱，寒湿内生，而发生腹痛、泄泻等病。若妇女偏食生冷，则可造成寒湿滞于胞宫，引起痛经、月经不调等病。若过食辛温燥热，则可使胃肠积热，出现口渴、腹满胀痛、便秘等症。同时，饮食温度也不宜过高，现代医学认为，进食温度过高，可能诱发食管癌。

人体的阴阳是相对动态平衡的，如果吃的食物温度过凉或过热，则会打乱阴阳和谐，影响人的身体健康，甚至会造成病态。我们日常生活中的食品在食用时，有的温度要适当高一些，有的温度要低一些。"热无灼灼、寒无沧沧"，指的是食物不要像沸腾的开水那样灼热伤人；"寒无沧沧"指的是食物也不要像寒冰那样刺骨。食品寒温适中则阴阳调和，有益于身体健康；反之则会对身体造成损伤。

《内经》对饮食物温度的要求既有一般规律，又有个体差异，一般而言，里热盛者宜适当进食寒凉食物，里有寒者宜适当进食温热食物。如《灵枢·师传》就提出了要根据病人的病情调节食物寒温的要求，要让病人感觉饮食适宜，尽可能满足病人的喜好。

综上所述，饮食养生对饮食物的温度一般是要寒温适宜，不能过寒过热，但在特殊情况下又需灵活掌握，阴盛阳虚喜进暖食者可适当进食温热，阳盛阴虚喜进冷食者则宜适当进食寒凉。食物的冷热作为调整体内阴阳平衡的一种手段对于养生有一定意义。

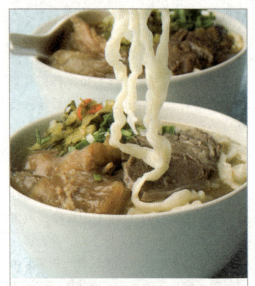

◎饮食寒温适中才有益身体健康，过食寒凉食物可导致脾胃虚弱，诱发疾病。

拒绝肥甘厚味，远离"膏粱之疾"

所谓肥甘厚味，就是中医所说的膏粱厚味，一般是指非常油腻、甜腻的精细食物。生活中厚味肥甘的食物包括油炸食物，滋腻碍胃的食物及鱼、肉等。这类食物脂肪和糖的含量都很高，容易造成肥胖。

而我们所说的"膏粱之疾"，即长期饮食肥甘厚味食物所引起的疾病。据《素问·通评虚实论》："凡治消瘅、仆击、偏枯、痿、厥、气满发逆，甘肥贵人则膏粱之疾也。"《素问·奇病论》中介绍了因过食甜味食物而引起的"消渴"（即糖尿病），"数食甘美而多肥，肥则令人内热，甘者令人中满，转为消渴。"

过食油腻食物，会减弱消化功能，还可造成消化不良及胃肠功能紊乱，从而影响对营养的正常吸收。明代养生专书《寿世保元》中也说："善养生者养内，不善养生者养外，养内者以活脏腑，调顺血脉，使一身流行冲和，百病不作。养外者

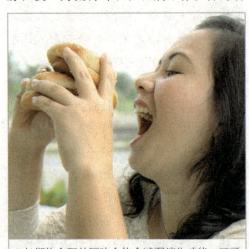

◎长期饮食肥甘厚味食物会减弱消化功能，还可造成消化不良及胃肠功能紊乱，伤害身体。

咨口腹之欲，极滋味之美，穷饮食之乐，虽机体充腴，容色悦泽，而酷烈之气，内浊脏腑，精神虚矣，安能保全太和"。说的就是当你享尽口腹之欲而身体丰腴时，其实内脏、精神已经开始坏朽了。

现代医学认为，肥甘食物影响最大的是因血脂过高引起的心血管疾病，肥者含脂肪多，甘者含糖多，高脂高糖，可以引起肥胖和血脂增高，继而血管硬化，冠心病接踵而来。

现代医学证明，肥胖易引起冠心病、高血压、糖尿病、脂肪肝等多种疾病；而且与常人相比，肥胖者的癌症发生率高1倍，冠心病发病率高5倍，高血压发病率高8倍，糖尿病发生率高7倍。至于致胖的原因，既有先天遗传的因素，也有后天"馋"和"懒"的因素。前者无可奈何，后者却是可以"大有作为"的。最重要的就是管住嘴，否则我们的腰带越来越长，寿命却越来越短。

若要身体壮，饭菜嚼成浆

《黄帝内经》强调进餐时要细嚼慢咽，这是很细节的问题。细嚼慢咽只是一种单纯的口腔动作，但并不只是关系到口腔的问题，它对于人的健康与疾病的防治都有很大的影响。如果人们能在吃饭时养成细嚼慢咽的习惯，也是养生之妙道。

我国历代医学家和养生家都非常看重吃饭时的细嚼慢咽。唐代名医孙思邈在《每日自咏歌》云："美食须熟嚼，生食不粗吞。"明朝郑瑄的《昨非庵日纂》云："吃饭须细嚼慢咽，以津液送之，然后精味散于脾，华色充于肌。粗快则只为糟粕填塞肠胃耳。"清代医学家沈子复在其书《养病庸言》中说："不论粥、繁、点心、肴品，皆嚼得极细咽下，饭汤勿作牛饮，亦徐呷徐咽"，这些说的都是进食时应细嚼慢咽，狼吞虎咽不可取。

现代社会患口腔疾病的人越来越多，这与所吃的食品太精细以及"狼吞虎咽"不无关系。而细嚼慢咽则对人体的健康有着许多好处。

反复咀嚼可让口腔有足够的时间分泌唾液，而唾液中含有多种消化酶及免疫球蛋白，不但有助于食物的消化，还有杀菌作用，可预防牙周病。充分咀嚼让食物变得细小，使之与消化酶完全混合，被分解成分子更小的物质，便于人体吸收。

那么，怎样才能达到慢食的要求呢？你可以饭前喝水或淡汤以增加饱感，或者多吃耐咀嚼的食品，如红薯条、鱼干、带骨鱼、带刺鱼、鱼头、鸭头、鸡头、螃蟹、牛肉干、甘蔗、五香豆、玉米等。

另外，吃饭的时候要专心，不要一边看电视、看书一边吃饭，或者边吃边说，这样就会忽略对食物的咀嚼，也会阻碍食物营养的摄入，甚至会营养不良。

要想活到老，不能吃太"好"

现代人似乎动不动就爱生病，高血压、高血脂、糖尿病……都成了很常见的病，而在古代这些病都是很少见的。古人还有"力拔山兮气盖世"的气魄，现代人却多是文文弱弱的，即使看上去很壮也都是虚的，根本没有那么大力气，这是怎么回事呢？是现代人的体质不如过去好了吗？可是现在的生活水平明明提高了很多，人们吃得也好了，为什么还动不动就生病呢？其实，关于这个问题，很大一部分原因恰恰就在于生活水平的提高。

生活水平的提高，首先体现在吃的方面，以前的人们大多吃的是粗粮，红薯、高粱、玉米，并没有经过什么精细的加工，能糊口就行了。而现在呢？我们的食物多半是经过深加工的精致食品，细米白面、鸡鸭鱼肉、松软的糕点……这些食物吃起来当然要比粗粮可口的多，但这也正是导致很多现代人虚胖无力、体质下降的重要因素。

媒体上曾有这样一篇报道：在我国南方一个相当富裕的村子里，一段时间内有不少婴儿发生了抽风、昏迷和心力衰竭，甚至死亡的现象，这引起了有关部门的重视，开始展开调查。结果发现：原来这个地方的人们吃大米要反复碾三遍，这样得到的大米色白纯净，口感很好，大家以为这样的大米才是真正的好米。殊不知，这样的加工却使存在于米皮中的维生素B_1大大减少。母亲经常吃这种米，引起维生素B_1的缺乏，并且殃及婴儿！这些婴儿的疾病甚至死亡就是由这精细的大米引起的。

在人体的生命活动过程中，需要的营养成分是多种多样的，其中许多营养成分就存在于没有经过精细加工的粗粮当中，如B族维生素、维生素C和各种微量元素等。而经过精细加工的食物，却破坏了这些营养成分，导致人们营养失衡，发生各种疾病。当前我国城市儿童缺铁性贫血和缺锌症发病率较高，就与儿童挑食、偏食和饮食精细有直接关系。

饮食精细会减少人体对纤维素的摄取，而人体内纤维素缺乏就易引起便秘，进而导致痔疮和肠憩室，甚至增加患胃癌、直肠癌和其他消化道肿瘤的机会。

过分精致的饮食还会使人肥胖，患高血压、动脉硬化、冠心病和糖尿病的概率增加，对于老年人还容易引起中风。

所以说，要想健康就不能吃得太"好"，饮食不挑不偏，不要过于精细，注意粗细搭配；谷类、肉类、果品、蔬菜，都适当进食，这样才能保持营养均衡，很多"富贵病"就在这样简单的吃吃喝喝中避免了。

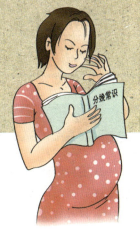
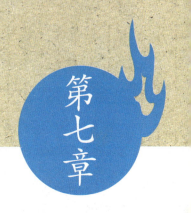

第七章

《黄帝内经》胎育智慧

● 胎教的发源地是中国，许多古籍中均有记载。例如：早在二千多年前的医书《黄帝内经》中，就有关于"胎病"的论述。通过适当的人为措施，使胎儿身心得到更好发展，使后代在生命伊始就受到良好的教育，以期日后成为既健康而又聪明的优秀人才，这就是胎教。

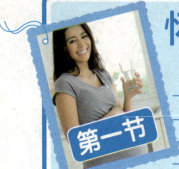

怀孕玄机——把握最佳"孕"势

第一节

怀孕是一件很神奇的事情，也是一件对于夫妻来说最幸福的事情，父母在准备孕育前应做好各项准备工作，使受精卵拥有健康的体魄。

父精母血——怀孕的基本条件

《妇科玉尺·求嗣》中曰："男子以精为主，女子以血为主，阳精溢泻而不竭，阴血时下而不愆，阴阳交畅，精血合凝，胚胎结而生育滋矣。"由此可见，男子的精和女子的血（卵子）是生育的物质基础。精子应该充足，源源不断，女人的经血则要按时而下，既不能提前也不能延后，唯有如此才能孕育健康宝宝。

精子质量与胎儿的健康有着密切的关系。临床统计，在自然流产的病例中，因父亲精子异常导致胚胎早期夭折的情况大约占到了半数比例，因而可以证明，精子的健康与胎儿健康密不可分。医学研究表明，男性的年龄越大，精子细胞产生显性突变的可能性就越多。所以，男子应该在最佳生育年龄时让妻子怀上宝宝，保证胎儿的健康。

除了精子质量外，女人的卵子质量同胎儿的健康也密切相关。女性在还是7个月大的胎儿时，卵泡就开始存于体内，并缓慢地进行着分裂，逐步走向成熟。在女婴诞生时，体内几乎已经拥有了她一生中要排出的所有卵子，随着年龄的增长、体格的发育开始按照一定周期逐渐排出，一直到将所有卵子排完，月经来潮停止，进入更年期。孕妇年龄越大，卵子的年龄也越大，质量也就越低，因而受精卵的健康情况也会随之越差，先天畸形儿概率也越高。因此，按照优生学来讲，女性在卵子成熟的最佳时期受孕，宝宝的健康程度最高。

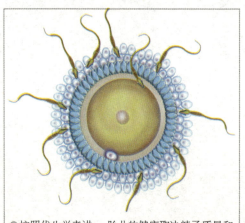

◎按照优生学来讲，胎儿的健康取决精子质量和卵子质量。

何时才是孕育宝宝的最佳年龄

把握最佳的怀孕时机，是中国胎育文化中最重要的一点。我国婚姻法规定的结婚年龄为男22周岁，女20周岁。然而，法定的结婚年龄并不是最佳生育年龄。因为20岁左右的女孩仍处于发育阶段，尤其是性腺和生殖器官尚未完全成熟，而妇女怀孕、分娩需要消耗大量的体力和营养，十月怀胎到一朝分娩，从一个针尖大的受精卵发育到3千克多重的胎儿，所需要的一切营养都是由母亲提供，如果妇女本身尚未发育成熟，就要与胎儿平分某些营养物质，这样不但影响孕妇的自身健康，还会影响下一代的生长发育。

那么，最佳生育年龄是多少呢？《黄帝内经》中有一个很重要的定律，叫作"女七男八"。根据这一规律，女子最佳的生育年龄在23～28岁（虚岁）。因为女子28岁时"筋骨坚，发长极，身体强壮"，过了28岁身体就开始走下坡路了。尤其是到了35岁时再要孩子，就会影响生育的质量。现代医学认为，女子的最佳生育年龄大概也在这一范围内。这是从女性的生理特点、母婴健康、优生优育等多方面因素来考虑的。这个时期女子的生殖器官、骨骼及高级神经系统已完全发育成熟，生殖功能处于最旺盛时期，卵子的质量较高，怀孕后胎儿的生长发育良好，流产、早产、畸形儿和痴呆儿的发生率都比较低，生下的孩子大多聪明健康。这个时期女性的软产道伸展性好，子宫收缩力强，难产机会少，故危险性也小。

男子什么年龄适宜生育呢？大量事实证明，男子越年轻，产生的精子质量越差，30～35岁时所产生的精子质量最高，有最强的生命力，可将最好的基因传给下一代，其中包括智力。但男子的生育年龄过大也不利，所生的孩子中先天性畸形和遗传病的发病率也较高。因此，遗传优生学家认为，男子的最佳生育年龄应比妇女的最佳生育年龄晚1～2年，即在25～30岁或26～31岁为宜。当然30～35岁是男子最佳生育年龄，这里有一个男女最佳生育年龄的协调问题，因为男性如果比女性大2～3岁，男性30岁，女性27或28岁，双方都处于生育最佳年龄。

另外，这一年龄段的男女青年思想上比较成熟，生活上有一定经验，经济上也有了一定的积蓄，这些都有利于对孩子的培养。

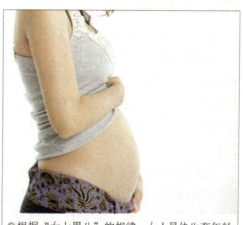
◎根据"女七男八"的规律，女人最佳生育年龄在23～28岁。

排卵日行房，生出的宝宝更健康

每个想当妈妈的人都想生一个健康的小宝宝，而宝宝的健康绝不是从宝宝出生时开始的，精子与卵子的健康、成熟是宝宝健康的先决条件。

男性精子在睾丸里生成，精子的形成过程是十分规则的，由精原细胞到成熟精子要经过7次分裂，为期64天。在射精完成进入女性生殖道后，生命期为1~3天。若这段时间未能遇到卵子，精子就失去了受孕能力。

女性的生殖特点是有周期性的，一般每个周期只排一个卵。而卵子成熟的周期只有14天左右。卵子排出须在24~48小时内受精才能受孕，因此在排卵后1日之内受精是怀孕最基本的条件，此时卵子新鲜、健康是保证胚胎健康的先决条件。测算排卵期可以通过很多方法，下面介绍3种常用的办法。

① 基础体温测量

女性基础体温有周期性的变化，排卵一般发生在基础体温上升前由低到高上升的过程中，在基础体温处于升高水平的三天内为"易孕阶段"，但这种方法只能提示排卵已经发生，不能预告排卵将何时发生。

正常情况下排卵后的体温上升0.3~0.5℃，称双相型体温。如无排卵，体温不上升，整个周期间体温平坦、无变化，称单相型体温。

② 经期推算法

对于月经周期正常者，推算方法为从下次月经来潮的第1天算起，倒数14天或减去14天就是排卵日，排卵日及其前5天和后4天加在一起称为排卵期。

对于月经不正常者，排卵期计算公式为：排卵期第一天＝最短一次月经周期天数减去18天；排卵期最后一天＝最长一次月经周期天数减去11天。

③ 白带观察法

在一个月经周期中，白带并不是一成不变的。大多数时候的白带比较干、比较稠、比较少，而在两次月经中间的某一天，白带又清、又亮、又多，像鸡蛋清，更像感冒时的清水样鼻涕，出现这种状态的白带时就意味着已进入排卵期。

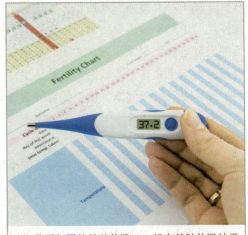

◎记录下每天的基础体温，一般在基础体温处于升高水平的三天内为"易孕阶段"。

房事养生——高质量传宗接代法门

为了我们能够高质量的传宗接代、孕育健康宝宝，男女在行房事时，有下面几个禁忌：

❶ 醉莫入房

生活中，不少人认为酒能助性，确实有人做过研究：酒对于性兴奋有一定的促进作用。但饮酒过量后不宜入房，更不应该将酒作为男人的壮阳之物。不少喜好喝酒的男人可能会发现，初期少喝点儿酒能感觉到自己在性生活中比以往厉害了，但时间一长，精力却越来越不行，直到某天发现不管怎么努力都萎靡不振。到医院检查，被医生告知为酒精中毒性阳痿。平时常见的早泄、消渴病，与酒后房事不当也有一定的关系。

❷ 切忌强和

所谓"强"，即勉强。勉强有三种，一是女方不愿意同房而男方却强行合房，这样就违背了阴阳顺乎自然的法则，给男女之间的关系带来不良影响；二是没有欲望还勉强同房的话，将会出现痒痛、体瘦、小便混浊、面黑、耳聋等症状；还有一种是阳痿时，通过服用壮阳类药物帮助行房。古代的医家是坚决反对这种行为的，因为人体有自保功能，阳痿其实是在提醒你肾精已经很虚了，不能再无故耗损。否则，肾精会耗散得更快，最后可能会导致暴脱，甚至是猝死。

❸ 生病时或大病初愈时不可行房

病期慎欲，也就是生病或者大病初愈时千万不可以行房。人患病的时候，身体里的正气正在全力以赴地同邪气做斗争，这个时候要是耗散了元气，就会加重病情。此时，最应好好养护阳气，千万不要损害它。

还有一个大忌讳，就是身体再健康也不可任意地宣泄自己，即"欲不可纵"。肾是人的先天之本，肾精充足了，五脏六腑才会旺，人的正气十足，身体强壮，自然就会健康长寿。反之，欲多就会损精，肾精匮乏，则五脏衰虚，多病早夭。肾精不足还会导致固摄无力。

总之，中国的房事禁忌理论，不仅帮助人们享受性爱，而且还要帮助你遵守一些禁忌，以增加精气，更好地生育健康宝宝。

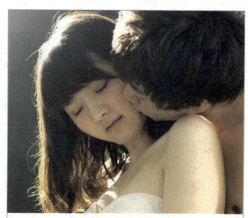

◎女方不愿意，或者双方没有欲望时，都不宜勉强行房，否则会耗损肾精，影响生育能力。

第二节 养胎保胎——精心孕育小生命

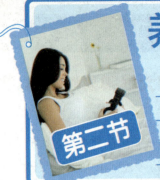

怀孕并不是那么容易的一件事，在那10个月，孕妈妈可能遇到出血、流产等问题，因此在孕育的十个月里，孕妇一定要多多学习养胎保胎的方法，以保障胎儿健康成长。

妊娠一月，肝经主养

西晋名医王叔和写过一本《脉经》，强调女人怀胎十月期间，每个月都有一条经脉在养胎过程中起关键性的作用。在妊娠第一个月时，足厥阴肝经的作用最为明显和突出。

平时大家常说"酸儿辣女"，认为孕妇喜食酸的就会生儿子，喜食辣的就会生女儿，这其实没什么道理。事实上，孕妇喜欢吃酸性食物，与肝经有着密切的关系。《黄帝内经》记载"酸入肝，苦入心，甘入脾，辛入肺，咸入肾"。肝主藏血，女子刚怀孕的时候，特别需要用血来滋养孩子，所以此时肝阴就会略有不足，肝在五味里对应的就是酸味，因此才会出现怀孕后女子喜酸的现象。

如果说喜食酸的女人是肝阴不足的表现，那喜食辣的女人则是为了宣开脾胃。妊娠一月，很多孕妇在饮食上都会出现问题，比如有的人会出现晨呕，或虽然饿却总又吃不下东西，还有的人口味会突然变得刁钻，想吃些稀奇古怪的东西。这都是因为胚胎对于刚怀孕的女人而言还算是个调元气的异物，并且胚胎的生长较快，如果孕妇身体偏弱无法很快适应，就会表现出一些不适的症状。不过，这些都不是病，只能算作怀孕的正常反应。

五脏与五味的对应关系表

五脏	肝	心	脾	肺	肾
五味	酸	苦	甘	辛	咸

妊娠二月，胆经主养

"妊娠二月，名始膏"，意思是怀孕第二个月时，妈妈肚子里的小生命就像膏脂一样精美。这个时期，足少阳胆经的作用最为明显。

《黄帝内经》中有"凡十一脏取决于胆"的论述，孕二月是血脉生发而生成胎儿重要苗窍的时候，如果想要胎儿的血脉能够很好地生发，最重要的原则就是为其创造一个安静的生长环境。另外，饮食上同妊娠一月一样，准妈妈要避免食用一些腥味和臊味的东西，像卤煮一类的食物就别再吃了。

这个月可以说是胎儿的"面子工程"，从第四周开始胚芽就开始了面部的塑造，眼睛、耳朵、嘴也大致出现了，已经像人的脸了。但是，眼睛还分别长在两个侧面。骨头还处于软骨状态，有弹性。五官是人体最"清灵"的器官，它们对食物的味道非常挑剔。所以在此阶段，孕妇最好少吃肉，多吃素。因为肉属于腥膻之物，吃得多了，不利于塑造一个眉清目秀的孩子。孕妇可以多吃一些蔬菜水果、五谷杂粮类的素食。

准妈妈在这个月的饮食要点是，尽最大的努力摄取自身和胎宝宝必需的营养元素。除此之外，应保持良好的饮食习惯，这不仅对准妈妈有好处，对胎宝宝也有极大的好处。

对于准妈妈来说，蛋白质的好处很多，是怀孕初期最重要的营养。准妈妈所摄取的蛋白质，有一大部分要供给胎宝宝脑部细胞发育所需；有少部分是供给胎盘等胎儿附属物的形成所需。同时准妈妈因子宫和乳房变大，血液量的增加，也需要大量的蛋白质。准妈妈在吃杂粮时，如米、面、豆等，不要只吃单一的一种食物，应将各种食物搭配着吃，效果会更好。比如大米和小豆放在一起煮着吃等。豆制品含有丰富的蛋白质，准妈妈也要常吃，多吃豆腐、豆浆、豆腐脑等。

含钙丰富的食物也必不可少，钙质是胎宝宝骨骼和牙齿形成的重要成分。因此，在准妈妈的饮食中，应多吃一些含

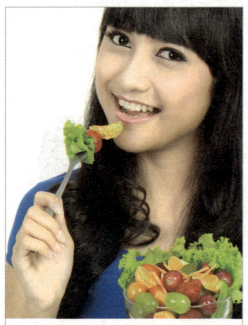

◎ 妊娠二月时，胆经主养，饮食上要少吃肉，多吃素，多食含蛋白质的食物。

钙的食品。刚出生的婴儿体内总钙量为30克，全部是从母体中获得，而且几乎均在怀孕最后3个月积存于胎宝宝体内，用于胎宝宝骨骼和牙齿的发育。

这个月除了饮食调养外，准妈妈还要防止流产。虽然，妊娠二月是五官的形成时期，其实五脏六腑的构造也基本建立起来了，只不过一切都还很脆弱而已。然而，这也使得这一时期成了流产和畸形的高发期，准父母一定要谨慎，别让孕妇沾烟酒，准爸爸最好将有辐射的电器搬离孕妇，以免其受影响，令胎儿出现意外。

💛 妊娠三月，心包经主养

"妊娠三月，名始胎"，也就是准妈妈肚中的小生命在经历了一月的"胚"、二月的"膏"之后，在三月终于成为"胎"。这一时期，手心主脉养，也就是心包经主养。孕期三月，准妈妈应该让血脉调畅，情绪上要愉悦，不要思虑过度，还要避免受到惊吓。准妈妈跟自己的丈夫相处时间最多，所以这段时间尤其要避免夫妻间争吵。

在幸福和谐的家庭中，受精卵能够愉快地生长发育，出生后孩子往往健康聪明。反之，如果夫妻不和睦的话，准妈妈长期紧张、忧愁、抑郁的情绪就会直接影响胎宝宝的健康，并作用到宝宝今后的成长和能力的发展。

准妈妈焦灼暴躁的情绪会对胎宝宝的健康造成很大的影响。据研究，在孕早期夫妻之间若经常争吵、准妈妈情绪极度不安时，可引起胎宝宝兔唇、腭裂等畸形；在孕晚期如果夫妻感情不和、准妈妈精神状态不好的话，则会增加胎动次数，影响胎宝宝的身心发育，而且孩子出生后往往烦躁不安，哭闹不止，睡眠差，消化功能不好，严重时甚至会危及宝宝的生命。

此外，准妈妈的坏情绪还会影响到宝宝将来的情绪和能力的发展。据统计，感情不和的夫妻生出的宝宝，身心缺陷的概率比美满夫妻所生的宝宝高出1.5倍，宝宝出生后因恐惧心理而出现神经质的机会也比后者高出4倍，而且这类宝宝往往发育缓慢，胆小怯弱，生活能力差。这是因为，夫妻之间的矛盾和争吵会给胎宝宝留下很深的伤痕，通过对胎宝宝脑部断层面进行扫描发现，很多经常吵架的夫妻，生出的宝宝脑部无法得到完全发育，从而影响以后的智力发展。

很多女性在刚刚怀孕的时候，由于体

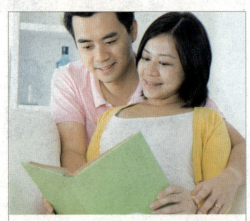

◎妊娠三月时，心包经主养，孕妇要保持心态平和，不要思虑过度。

内激素和内分泌的变化，有时会有情绪不稳、冲动易怒的现象。这个时候就要求准爸爸们要充分体谅您的妻子，给予足够的宽容和忍让，避免和妻子吵架甚至是动手打架。

另一方面，准妈妈们也应尽量把自己的心态放平和，在感觉紧张欲怒时，可以先做个深呼吸，或者做些其他事情将不良的情绪转移出去。做到夫妻双方相互关心、相互支持、相互包容，携手共同创造一个温馨和睦的家庭环境，在愉快的家庭氛围中静待宝宝的降临。

妊娠四月，三焦经主养

孕妇怀孕四个月的时候，胎儿的血脉贯通了。在中医看来，此时对于母体，是手少阳三焦经在滋养胎儿。这时胎儿已完全具备人的外形，由阴部的差异可辨认男女，皮肤开始长出胎毛，骨骼和肌肉日渐发达，手、足能做些微小活动。而且，胎儿的五脏六腑都开始初具规模，为了养胎，孕妇一定要静形体、和心志、节饮食。

三焦经是连缀五脏六腑的系统，所以妊娠四月时，一定要保证三焦经的畅通。准妈妈可以多吃一些通经络、强气血的粮食。

如果说前三个月准妈妈的营养补充重点在于改善营养质量，那么从这个月开始除了保证营养质量的同时，还应提高各种营养素的摄入量，以保证胎宝宝生长发育的所需供给。这一时期，胎宝宝组织中的钙、磷、锌、钾、镁和蛋白质都在不断储存，所以这些营养元素准妈妈必须要保证有充足的摄取。

在这个月，准妈妈需要特别重视增加锌的摄入量，以防止胎宝宝发育不良。准妈妈如果缺锌的话，就会影响胎宝宝在宫内的生长，会使胎宝宝的脑、心脏等重要器官发育不良。此外，缺锌还会造成准妈妈味觉、嗅觉异常，食欲减退，消化和吸收功能不良，免疫力降低，进而导致胎宝宝宫内发育迟缓。准妈妈平时要多吃些富含锌的食物，如生蚝、肝脏、口蘑、芝麻等，尤其在生蚝中锌含量十分丰富。但需要注意的是，补锌也要适量，每天膳食中锌的补充量不宜超过45毫克。

除了补锌之外，这时候准妈妈开始有妊娠贫血症的危险了，所以对铁质的吸收也尤其重要。准妈妈要多吃一些含铁丰富的蔬菜，如有需要可以吃一些铁剂营养素给予补充。

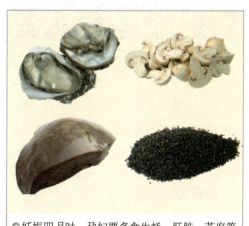

◎妊娠四月时，孕妇要多食生蚝、肝脏、芝麻等含锌量高的食物，促进宝宝生长发育。

妊娠五月，脾经主养

中医学认为，妊娠五月，脾经主养，脾的作用主要是传输营养和消化食物。脾养好了，孕妈妈的气血才能旺盛，才能够给宝宝提供足够的营养。其实此时，胎儿赖以生长的胎盘也已经形成，它的作用和脾一样，也是主运化，负责为肚中的宝宝提供最宝贵的营养，还负责将宝宝不需要的废物排出去。

本月以后，胎宝宝的骨骼和牙齿生长得特别快，是迅速钙化时期，对钙质的需求剧增。因此从本月起，准妈妈应重点补充钙质和维生素D，以促进胎宝宝骨骼和牙齿的健康发育。牛奶、孕妇奶粉或酸奶是准妈妈每天必不可少的补钙饮品，此外，还应该多吃一些容易摄取到钙的食物，如干乳酪、豆腐、鸡蛋或鸭蛋、虾、鱼类、海带等。另外，准妈妈还可以每天服用钙剂，以确保足够的钙质供给。需要注意的是，钙的补充要贯穿于整个孕期始终。

当然，单纯补钙还是不够的，维生素D可以促进钙的有效吸收，孕妈妈要多吃鱼类、鸡蛋，另外晒太阳也能帮助在体内制造维生素D，因此准妈妈在做好防晒的前提下，可以选择合适的时间和地点去晒晒太阳。

在妊娠五月时，孕妇的妊娠反应基本结束了，很多孕妇在此时食欲大振，不过这时既不要吃得太饱，也不要怕变胖而克制食欲，可以多吃些牛羊肉或者面食等，用来帮助五脏养气。在生活起居上，孕妇要早卧晚起，因为睡眠能够养气血和恢复体力，准妈妈气血足，宝宝才能更多地吸取营养。同时，还要规避寒凉，注意腹部的保温，并防止腹部松弛，最好使用束腹、腹带或腹部防护套。

妊娠六月，胃经主养

妊娠六月，胃经主养。此时，胎儿开始长筋了，很需要足阳明胃经的滋养。因为胃可以生气生血，气血足则能浸润筋骨。在这一阶段，胎儿的骨骼更结实，头发更长，眉毛和睫毛长出。脸形更加清晰，已完全是人的模样。胃肠会吸收羊水，肾脏排泄尿液。

中国有句俗语：筋长一寸，寿延十年。自古可见筋与人的寿命的关系，所以为了宝宝将来的健康，准妈妈在这一时期就要开始活动起来。

前五个月，准妈妈安安静静地在养胎，从第六个月开始，就要逐渐过渡到适量活动的阶段。准妈妈可以根据个人体质及过去的锻炼情况，坚持适量的运动或是适当加大运动量，进行力所能及的锻炼，如游泳、孕妇体操、瑜伽等。如果准妈妈以前一直没有运动的习惯，那么可以做一些轻微的活动，比如散步；如果孕前一直

第七章 《黄帝内经》胎育智慧

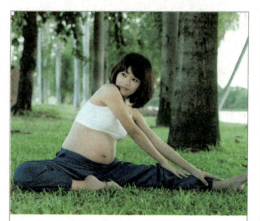
◎妊娠六月时，胃经主养，孕妇要坚持适量的运动或是适当加大运动量。

记不可进行跑、跳等容易失去平衡的剧烈运动，更不要做爬山、登高之类剧烈的运动，以免发生意外。

需要注意的是，上面所说的加大运动量，并不是增加运动强度，而是提高运动频率、延长运动时间。切不可为了控制体重或是其他原因不加控制的运动，这样对自己的身体和胎宝宝不但没有益处，反而很可能带来一些危害。

从饮食上来看，准妈妈不宜吃得太饱，不过可以吃一些肉类，因为肉类补精血，能够满足胎儿对血的需求。

游泳的话，那么在孕中期照样可以游泳，虽然孕中期运动量可以适量增加，但应切

妊娠七月，肺经主养

《脉经》认为"七月，手太阴脉养"，妊娠七月是肺经主养的阶段。此时，胎儿开始长骨骼，他的四肢已经相当灵活，可以自由地在羊水里游泳。胎儿之所以这么活跃，也是为了运化血气，经常伸拳蹬腿的。也就是说，胎动在此时相比之前出现的频率更高了。

对于母亲而言，胎动是件令人特别欣喜的事情，当真切地感受宝宝在肚中的活动时，才真正明白了生命的伟大和神奇。

为了配合胎宝宝的气血运转，准妈妈也要适当运动。《千金方·徐之才逐月养胎方》中说"劳身摇肢，无使定止，动作屈伸，以运血气，居处必燥，饮食避寒。"这就要求孕妇适当活动，通过屈伸的动作使血气运行流畅。同时，居住的场所也宜干燥一些，饮食上要尽量避免寒凉的食物。在饮食上宜"常食粳稻，以密腠理，是谓养骨而坚齿"，平时不要号啕大哭，少洗浴等，这些在古人看来都会伤到肺。

妊娠八月，大肠经主养

《脉经》认为"八月，手阳明脉养"，妊娠八月，主要靠手阳明大肠经来养。这个时候，胎儿皮肤的柔韧度都已经长成，而且非常光滑，皮下脂肪增厚，身体不

再像以前干瘦，而是肉乎乎的。神经系统变得发达，对体外声音有反应，动作更活泼，力量更大，有时会踢母亲腹部。

在这个月，准妈妈要特别注意胎位的

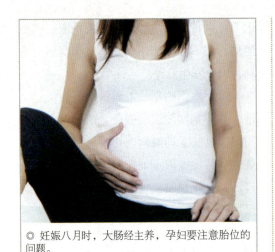

◎ 妊娠八月时，大肠经主养，孕妇要注意胎位的问题。

它关系到分娩能否顺利进行。28孕周前，胎宝宝尚小，羊水相对较多，即使胎位不正大多也能自行转正；但若在30孕周后仍胎位不正的话，就需要在医生指导下进行自我矫正。

在此期间，胎儿发育得很快，孕妇下腹部更显凸出，子宫将内脏向上推挤，心、肺、胃受到压迫，会感到呼吸困难、食欲不振。腰部更容易感到酸痛，下肢可出现水肿，静脉曲张。此时是第二次孕吐出现的痛苦时期。不过这些不适在孩子出生后都会痊愈的，所以准父母们不必过于担心，只要在怀孕期间适当调理，避免出现危险即可。

问题。在孕晚期，胎宝宝在子宫内的正常姿势应该是头部朝下臀部朝上，以使分娩时头部先娩出。胎位正常与否十分重要，

妊娠九月，肾经主养

《脉经》认为"九月，足手阴脉养"，妊娠九月是肾经主养的阶段。在这一时期，胎儿的内脏和身体各部位都齐备了。胎儿的脸、腹、手、足等处的胎毛逐渐稀疏，皮肤呈粉红色，皱纹消失，指甲也长至指尖处。肾为"作强之官"，男婴的睾丸下降至阴囊中，女婴的大阴唇开始发育，内脏功能完全，肺部功能调整完成，可适应子宫外的生活。

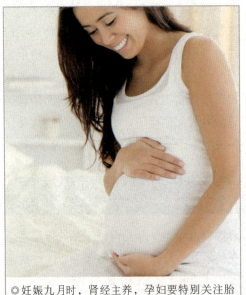

◎ 妊娠九月时，肾经主养，孕妇要特别关注胎位，要保持良好的心态，做好产前准备。

从这时开始，准妈妈到了怀孕过程中最为烦恼的时候，因为这时的子宫还在继续往上、往大长，子宫底的高度已经到了28～30厘米，大概升到了心口窝的位置；腹部还在继续向前挺进，身体变得更为沉重，所以行动越来越笨拙，很容易引起腰部外伤或腰椎间盘突出；准妈妈常常会感到气短、喘不过气来；尿频、水肿、便秘等问题也依旧在困扰着她们。

在这个月,如果是初产妇的话,胎宝宝的头部已经降入骨盆,紧紧地压在子宫颈上;而对于经产妇,胎宝宝入盆的时间会较晚些。在这个月,准妈妈要特别关注胎位,因为胎位正确与否关系到孕妇能否正常分娩。胎位如果是臀位,即胎儿的臀部朝下,就是胎位不正,要在医生的帮助下进行纠正,以便顺利生产。由于胎宝宝已经占据了整个子宫,活动空间减少,所以这时候的胎动会越来越少,准妈妈更要留意做好胎心和胎动的监护工作,以防出现不测。

另外,到了这个阶段,不少准妈妈难免会产生这样或那样的担心,因此有必要做好产前心理疏导,排除恐惧与紧张的情绪,保持良好的心态,有利于顺利分娩。

妊娠十月,膀胱经主养

《脉经》认为"十月,足太阳脉养",妊娠十月是足太阳膀胱经主养的阶段。这个月将是胎宝宝在妈妈体内的最后阶段,身体的各部分器官已经发育完成,手脚肌肉发达,骨骼也已变硬,头部也已经固定在了骨盆中,随时都能够出来与爸爸妈妈见面了。

准妈妈在怀孕最后的这个月里,常常会感觉很紧张、心情烦躁焦急等,同时身体也会越来越感到沉重,到这个时候,正常的准妈妈一共会比孕前增长11.5~15千克。

在这个阶段,准妈妈可能会有"现血"的现象,即子宫颈变软及变薄后,黏液栓塞会和血液混合流出阴道。这是一种正常的出血现象,是子宫颈为分娩作准备而扩大,表示接近分娩的开始,准妈妈不须太过担心。另外,这时的羊水体积有所减少,宫缩频率继续增加,准妈妈常常会感到肚子一阵阵的发硬发紧。

由于宝宝进入骨盆,膀胱受到挤压,准妈妈不得不增加去卫生间的次数,尿频、尿不净的问题又再次袭来。需要注意的是,如果此时出现额外的手、脸水肿或是突发的严重的脚部、脚踝水肿,准妈妈要特别警惕急性妊娠高血压综合征或妊娠血毒症的病症。

由于随时都有发动的可能,所以这个月的准妈妈要特别注意小心活动,避免长期站立,洗澡的时候避免滑倒等。好好休息,密切留意自己身体发生的细小变化,做好临产入院的充足准备。

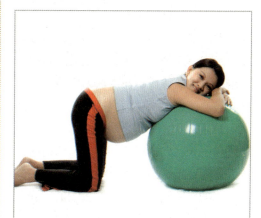

◎妊娠十月时,膀胱经主养,孕妇要小心活动,做好临产准备。

第三节 坐月子——产妇身心灵需要全面调护

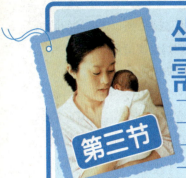

女性产后会较长时间内处于一种气血虚弱的状态，这时就需要好好养护以促进身体恢复，这就是"坐月子"的由来。

一方水土养一方人，中国产妇一定要坐月子

在中国，生完孩子是一定要坐月子的。千百年来，中国也已经形成了一套独特的月子文化。一般而言，产妇在恢复身体技能和生殖器官复原的这段时间，一般需要6～8周的时间。应该说，坐月子早就成为国内的一种传统，可是现在很多年轻人从小接受的是西式教育，他们认为西方的孕妇大部分都是生完孩子就去上班，也没有什么事情。将坐月子视为中国传统文化的糟粕，认为我们中国人也没有必要坐月子。事实真的是这样吗？

为何中国产妇一定要坐月子，而西方的产妇却不用呢？其实，最重要的原因在于中西方人的体质不同。西方文明来源于游牧民族，饮食上以鱼肉为主，直到现在他们常用的吃饭工具还是刀和叉。中医上讲"鱼生火，肉生痰"，所以，他们的身体火热湿性重，为了将这种浊气散出去，西方人的肌肤腠理跟我们有很大的不同。大家都知道，西方人的体毛重，很多男人都长有胸毛，他们的毛孔大、骨节粗，这些都是为了增加身体的宣发力度而在生理上发生的改变。

再来看我们中国人，几千年来我们的饮食一直以纤维性的食物为主，经常食用的是五谷杂粮以及蔬菜等清淡类食物。相应地，我们的身体收敛力度要大于宣发的力度，所以我们的体毛较轻，毛孔小，骨节也比较细密。

通常情况下，人的骨节是闭合的，但是女人在生产后，伴随着骨盆的打开，身体的筋骨腠理都会处于一种开放松弛的状态。女人身体的各个系统也会都会发生一系列的变化，尤其是子宫变化最为明显，到妊娠晚期子宫重量增为非孕期20倍，容量增为1000倍以上。同时心脏、肺脏负担明显增加，肾脏略有增大，输尿管增粗，蠕动减弱，其他如肠道内分泌、皮肤、骨关节、韧带等都会发生相应改变。产后胎儿娩出后，子宫、会阴、阴道创口愈合，子宫缩小、膈肌下降，心脏复原，被拉松弛的皮肤、关节、韧带逐渐恢复正常，这

些形态、位置和动能的复原，都要通过坐月子完成，能否复原，则取决于产妇在坐月子时的调养保健。

西方人的骨节粗疏，当在月子里感受到了风寒，他们会有充足的机会祛除寒气，这样的体质就造成了他们没有形成坐月子的传统。相比而言，中国的产妇如果在月子期间感受风寒，一旦月子结束筋骨腠理恢复到正常的闭合状态时，寒邪也就会随之闭锁在体内，从此留下严重的疾患。一旦患上了月子病，很难医治，因为月子结束后，身体再也达不到当初生产时那种全身骨节张开的状态了。中医常说"月子里的病月子治"，意思就是说月子里患上的病，只有在下次坐月子全身的骨节打开时，将寒邪赶出才能治好疾患。

总之，因为东西方人的体质差异很大，还有环境因素的差异，所以我们不能完全模仿西方人的做法，对东西方生活概念要采取辩证的态度，使坐月子更科学、更健康。

健康坐月子，不得月子病

女人在坐月子的过程中，实际上是新妈妈的整个生殖系统恢复的一个过程。恢复得不好，会影响产妇的身体健康，同时也会影响到孩子的健康发育和成长，所以这个时候女人为了自己和孩子一定要呵护好自己。那么在坐月子的过程中该注意哪些细节呢？

❶ 吃好、睡好

产妇的身心极度劳累，所以分娩后的第一件事就是让产妇美美地睡一觉，家属不要轻易去打扰她。睡足之后，应吃些营养高且易消化的食物，同时要多喝水。"月子"里和哺乳期都应吃高营养、高热量、易消化的食物，以促使身体迅速恢复及保证乳量充足。

❷ 尽早下床活动

一般情况下，顺产的产妇在第二天就应当下床走动。但应注意不要受凉并避免吹冷风。也可以在医护人员的指导下，每天做一些简单的锻炼或产后体操，有利于恢复，并保持良好的体形。

产后一个星期，自然生产的产妇可以开始做些轻微的家务劳动，如擦桌子、扫地等，但持续时间不宜过长，更不可干较重的体力活，否则易诱发子宫出血及子宫脱垂。

❸ 不要吹风、受凉

如果室内温度过高，产妇可以适当使用空调，室温一般以25～28℃为宜，但应注意空调的风不可以直接吹到产妇。产妇应穿长袖上衣和长裤，最好还穿上一双薄袜子。产妇坐月子期间不可碰冷水，以防受凉或产生酸痛的现象。

❹ 按时产后检查

产后42天左右，产褥期即将结束，产

妇应到医院做一次产后检查,以了解身体的恢复状况。万一有异常情况,可以及时得到医生的指导和治疗。

❺ 尽早喂宝宝母乳

分娩后乳房充血膨胀明显,尽早哺乳有利于刺激乳汁的分泌,使以后的母乳喂养有个良好的开端;还可促进子宫收缩、复原。哺乳前后,产妇应注意保持双手的清洁以及乳头、乳房的清洁卫生,防止发生乳腺感染和孩子的肠道感染。

❻ 合理安排产后性生活

恶露未净及产后42天以内,由于子宫内的创面尚未完全修复,所以绝对禁止性生活。如果为了一时之欢而忘了"戒严令",很容易造成产褥期感染,甚至造成慢性盆腔炎等不良后果。

恶露干净较早的产妇,在恢复性生活时一定要采取可靠的避孕措施,因为产褥期受孕也是常见的事,应引起重视。

❼ 注意个人卫生

"月子"里产妇分泌物较多,每天应用温开水洗外阴部。勤换卫生巾并保持会阴部清洁和干燥。

产妇每天应刷牙一两次,可选用软毛牙刷轻柔地刷动。每次吃东西后,应当用温开水漱口。居室内经常通风,室内温度不可太高,也不可忽高忽低。过去常有将门窗紧闭,不论何时产妇都要盖厚被的说法,这是十分危险的,尤其是在夏季,极易造成产妇中暑。

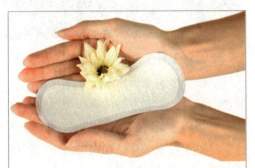

◎月子期间,产妇分泌物较多,每天宜清洗外阴部,并勤换卫生巾。

产后缺乳,刺激膻中和少泽两大穴

谁都希望产后新妈妈的奶水多且有营养,这样才能让孩子健康和快乐生长,可是有些产妇生下孩子后却迟迟没奶,这可急坏了家人,于是便寻求各种各样的催乳方法,结果不仅母乳没有催出来,反而带来了很多负面影响。

产后缺乳,是指产妇分娩3天后,乳汁稀少或全无分泌,这主要是源于产妇的体质虚弱、乳腺发育不良,或产妇厌食、挑食以及营养物质摄入不足,导致乳汁分泌减少,或产妇过度忧虑、恐惧,通过神经系统,从而影响垂体功能。气血虚弱的产妇,可伴乳房松软、胃气不调、神疲乏力、头晕心悸等;肝郁气滞的产妇,可伴乳房胀痛、胁胀胸闷、烦躁易怒等。

中医治疗产后缺乳,刺激穴位是一种很重要的方法,且多数只取膻中、少泽两大穴位。在中医经络学说里,膻中又被称

第七章 《黄帝内经》胎育智慧

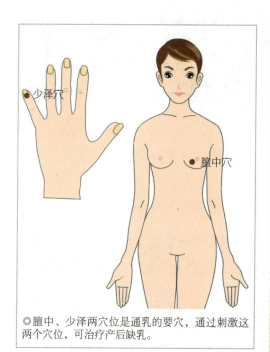

◎膻中、少泽两穴位是通乳的要穴，通过刺激这两个穴位，可治疗产后缺乳。

为"气会"，凡是和气有关的问题，像气虚、气机瘀滞等，都可以找它来调治，而缺乳的原因只有两种：一种为气血虚弱，另外一种是肝郁气滞，无论哪一种都离不开膻中穴。膻中穴的位置就在两个乳头连线的中点，用艾灸刺激这个穴位，每天1次，很快乳汁就会下来了。

少泽也是通乳的要穴。少泽穴在小指末节尺侧，距指甲角0.1寸，属于小肠经的井穴。刺激少泽，可以使经脉里的水流动起来，水一旦流动，乳汁也就顺势而出来。刺激方法很简单：找几根牙签棒，或者小圆钝头的东西，轻轻按揉小指甲的外侧，以感觉酸胀为宜。每天这样按揉几分钟，婴儿就可以轻松喝到甘甜的乳汁了。

除此之外，运用食疗方法也可以很好地治疗产后缺乳。如果产妇气血不足，就应多吃茭白、猪蹄、鲫鱼等既有营养，且又可以通乳、催乳的食物；如果产妇肝郁气滞，就应多吃佛手、麦芽、桂花、萝卜等具有疏肝理气、活血通络作用的食物。产妇产后缺乳所选用的食品，最好是能制成汤、粥之类的，这是因为一方面易于消化吸收，一方面又多汁，可以生津，从而增加乳汁生化之源。产后缺乳的产妇忌食刺激性的食物，比如辣椒、大蒜等，也禁饮浓茶、咖啡、酒等饮品。

还有一点是大家应该注意的，那就是无论产妇有没有乳汁分泌，都应该让新生儿吸吮乳头，因为这样可以刺激催乳素的分泌，从而进一步促进乳汁的分泌。

第四节 婴幼儿护理——全面打好孩子的根基

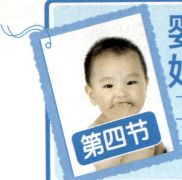

新生儿期是人类死亡率最高的时期，因此，父母要注意加强对婴幼儿的护理，以保证婴幼儿的健康成长。

天然母乳是孩子最理想的食品

母乳是天然的、最理想的哺育后代的食品。但是，有些做母亲的愿意用牛奶喂养婴儿，而不愿给婴儿喂自己的奶，除了因工作或其他原因外，不了解喂母乳的好处，也是一个原因。用母乳喂养婴儿有哪些好处呢？

（1）母乳的营养成分较完备，各种成分的配合比较适当，达到婴儿的需要，尤其对6个月以内的婴儿更为适合。以牛奶和母乳比较，牛奶中蛋白质的含量比母乳高2倍，但母乳中含的多半是容易消化的乳白蛋白，牛奶中含的多半是能在婴儿胃里凝成块的不易消化酪蛋白。牛奶中的乳糖含量比母乳少1/3，而且属于甲型乳糖，有促进大肠杆菌生长的作用，容易引起婴儿腹泻。牛奶中含脂肪量与母乳相似，但其脂肪球较大，容易引起消化不良。牛奶中矿物质的含量比母乳的含量多，但正常婴儿体内矿物质储存较多，母乳已能满足需要。维生素的含量牛奶多于母乳，但牛奶在煮沸消毒后，维生素C已有不少被破坏，而母乳内含的维生素不易被破坏。母乳还含有促进脑组织发育的多种脂、酸和各类专用酶，有利于营养物质的消化。

（2）母乳的成分能随着发育的需要相应地发生变化。产后1~2天内分泌的乳汁叫初乳，色黄质稀，含有较多的蛋白质和固体成分，还有轻泻作用，有利于新生儿排出胎粪。随着新生儿生长和发育，母乳逐渐变

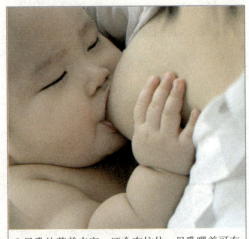

◎母乳的营养丰富，还含有抗体，母乳喂养可有效降低婴儿常见感染发病概率和频率。

浓，量也增多，到6个月左右达到最高峰，以满足婴儿需要，这是任何其他乳类所不及的，这也是它独具的特殊优点。

（3）母乳含有多种抗体。新生儿能从母乳中获得免疫体，婴儿在6个月内很少得麻疹、小儿麻痹、腮腺炎等传染病。国外有人专门做过统计，在因病死亡的婴儿中，母乳喂养的只占1/7，这与母乳中含有多种类型的抗体，能帮助婴儿抵抗多种疾病有关，这种抗体是其他乳品和代用品所没有的。

（4）母乳的温度宜于婴儿食用而且清洁、新鲜，随时可食用，被污染的机会较少。

（5）在产后哺乳，还可能帮助产妇的子宫收缩，使子宫早日恢复正常。母亲用自己的乳汁喂婴儿，可增进母子感情，使小儿获得更多的母爱，也有利于婴儿早期的智力发育，还可帮助产妇尽快减去怀孕期所增加的体重，恢复到正常的状态。自己哺育婴儿还能减少一些经济开支。凡是在分娩后有奶的健康母亲，最好尽量自己哺育婴儿，如果因病（如结核、肝脏疾患等）或某些特殊原因不能坚持长期哺育婴儿者，最好先用母乳哺养婴儿6个月或至少哺育3个月后，然后再用其他方法喂养。

管好嘴，告别小胖墩的生活

如今，许多父母都觉得孩子胖乎乎比较可爱，认为孩子在小的时候胖一点儿没关系，长大后自然就会恢复正常，所以很多家长并不重视孩子的肥胖。殊不知，肥胖是有记忆的，等孩子长大后，这种肥胖反倒会越来越明显，不仅外形不再可爱了，高血压、糖尿病、脂肪肝等疾病还会悄悄地在孩子身上埋下隐患。

肥胖不利于孩子的身心发展，那么孩子肥胖到底是如何发生的呢？其实，现代的小胖墩很大一部分是父母一手喂出来的。孩子在两三岁的时候，鱼、肉做成的菜卤油水大特别香，孩子们爱吃，家长就拿这些菜卤给孩子拌饭，孩子们吃菜少，而米饭和油水摄入过多，久而久之会因营养不良而发胖。还有些孩子不爱吃蔬菜，只喜欢吃肉，而父母也不及时加以诱导而形成肥胖。

如果是这种原因导致的肥胖，父母让孩子"吃好"就可以了，换句话说就是科学喂养。要搭配好营养摄入的比例，要掌握好6个字，即"多样、适量、均衡"。不能孩子爱吃什么就吃什么，一直吃到饱，而忽视其他营养素的摄入。父母在给孩子做饭的时候，选料一定要多样，而且一定要新鲜。肉菜比例最好是3比7。如果孩子出现偏食的现象，一定要进行干预，不要舍不得。为了预防孩子偏食，最好在孩子4个月的时候就添加辅食，而且种类要多样，全方位给孩子以味觉刺激。如果某种辅食添加得晚，孩子就会不接受，长大以后就可能偏食。

除了家长这一因素外，孩子的体质也是形成肥胖的主要原因。孩子脾虚、体内寒湿重时，就需要更多的热量来祛寒，这时孩子就会吃得很多，加上运动又少，所以形体多肥胖，动作迟缓，大便溏薄。对此父母应从健脾祛湿上着手，每天给孩子捏脊5次，推板门200次，平时让孩子少吃寒凉之物。

总之，肥胖不是福，作为家长要找到孩子肥胖的原因，并采用合适的方法，帮助孩子塑造健康的体型和体质。

摩腹和捏脊可以大大改善孩子的体质

生活中经常会遇到这样的情况：两个孩子吃了同样的东西，一个生病，另一个却安然无恙。之所以出现这种情况，是因为孩子的体质不同。而摩腹和捏脊能够调理脏腑阴阳的平衡，改善小儿消化功能，大大增强孩子的体质。

❶ 摩腹

摩腹起源于唐代孙思邈的养生之道，他在《千金要方》中说："摩腹数百遍，可以无百病。"摩腹，实际上就是对肚脐的一种按摩。肚脐附近的丹田是人体的发动机，一身元气之本。经常给孩子按摩肚脐，能刺激孩子的肝肾之经气，达到祛病的目的。具体方法如下：

在孩子进食30分钟后开始摩腹，顺时针进行，注意力量一定要轻柔，稍微带动皮肤就可以了，速度不要太快，每分钟30圈就可以。如果孩子腹泻，就要改变摩腹的方向，做逆时针方向的按摩。

❷ 捏脊

《黄帝内经》里说，督脉是诸阳之会，人体阳气借此宣发，是元气的通道。脊椎正是督脉所在的位置，捏脊能很好地调节脏腑的生理功能，特别是能够促进孩子生长发育、防治多种疾病。

孩子取俯卧位，父母用双手的拇指、中指和示指指腹，捏起孩子脊柱上面的皮肤，然后轻轻提起，从龟尾穴开始，边捻动边向上走，至大椎穴止。从下向上做，单方向进行，一般捏3~5遍，以孩子皮肤微微发红为度。

给孩子捏脊时一定要注意以下几点：（1）应沿直线捏，不要歪斜。（2）捏拿肌肤松紧要适宜。（3）应避免肌肤从手指间滑脱。坚持给孩子做摩腹和捏脊一段时间后，你就会发现孩子胃口好了，身体也变得壮实起来。

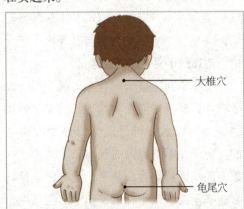

◎宝宝不吃饭、消化不良、易感冒，不妨在家里给宝宝捏脊，不仅可以促进宝宝生长发育，还可以强身健体，防治多种疾病。

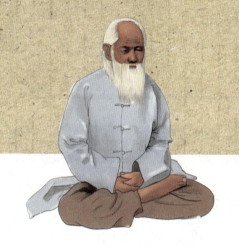
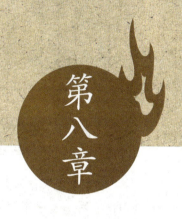

第八章

《黄帝内经》呼吸调气法

●调气养生，又名吐纳、服气、食气、迎气等，是益寿延年的重要方法。呼吸是我们体内每时每刻都在进行的事，对人体健康的影响甚大。正确的呼吸方法对于对人体健康是非常有益的，四肢五脏皆可受其润，下面就为大家介绍有关呼吸调气法的内容。

第一节 人活一口气，一呼一吸谓之道

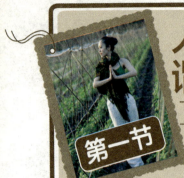

呼吸调气法，即指利用呼吸启动身体的气机，以形导气，调畅气血，保护身体健康。

气是我们身体的"主宰"

中医理论著作繁多，理论体系庞大，但没有哪一本书里没有谈到"气"的。"气"历来受到医家的重视，有所谓"人活一口气"之说。《内经》认为气是构成人体的最基本物质，如《素问·宝命全形论》中就提出："人以天地之气生，四时之法成"。张景岳也认为："人之有生，全赖此气"，由此可见"气"在医家眼里的地位。

气是我们身体的"主宰"，《仁斋直指方》中指出："人以气为主，……阴阳之所以升降者，气也；血脉之所以流行者，亦气也。营卫之所以转运者，气也；五脏六腑之所以升降者，亦此气也。盛则盈，衰则虚，顺则平，逆则病"，进一步说明了气是构成人体和维持人体生命活动的物质基础，并且提出：由于气活力很强，总是处在不断运动之中，所以对人体的生命活动具有重要的推动、温煦、防御、固摄、气化以及营养作用等。

❶ 推动作用

气具有激发和推动的作用。《灵枢·脉度》说："气不得无行也，如水之流，……其流溢之气，内溉脏腑，外濡腠理"，可见气是以"如水之流"的形式运行于机体之内的。人体的气，是不断运动着的具有很强活力的精微物质，它流行于全身各脏腑、经络等组织器官，无处不到，无处不有，能激发和促进人体的生长发育；改善脏腑经络等组织器官的生理功能，推动血液的生成、输布和排泄等。如果气的推动作用减弱了，就会影响人体的正常生长、发育，或出现早衰、脏腑的功能减退、血液和津液不足一系列病理变化。

❷ 温煦作用

指阳气所化生热、温煦人体的作用。气是人体热量的来源，特别是血和津液等液态物质，要靠气的温煦作用，以进行正常的循

环运行。所以《难经》说："气主煦之"，气的这一功能在人体内有着重要的生理意义：人的体温需要气的温煦作用来维持；各脏腑、经络等组织器官的生理功能需要在气的温煦作用下进行；血和津液等液态物质需要在气的温煦下才能正常循行。

我们知道"气有余便是火""气不足便是寒"，其中医上的原理就是温煦人体的气是人身的阳气，阳气气化就能生热，所以阳气越多，生热越多，阳气不足，生热就少。

③ 防御作用

气有卫护肌肤，防御邪气的作用。气一方面可以抵御外邪的入侵，另一方面还可把"邪"驱出体外。当气的防御功能正常时，邪气不易侵入，或虽有侵入，也不易发病，即使发病，也易于治愈。当气的防御功能减弱时，机体抵抗邪气的能力就会下降，一方面机体易染疾病，另一方面患病后则难愈。所以气的防御功能与疾病的发生、发展等都有着密切的关系。

④ 固摄作用

气对体内的液态物质具有固护统摄和控制作用，表现在以下几个方面：（1）固摄血液：保证血液在脉中正常循行，防止血溢出脉外。（2）固摄体液：控制尿液、胃液等的分泌量、排泄量，防止体液丢失；（3）固摄精液、防止妄泄：气不摄血，可导致各种出血；气不摄津，可导致自汗、多尿、小便失禁；气不固精，可出现遗精、早泄等。

⑤ 气化作用

气化，就是通过气的运动而产生的各种变化。即：精、气、血、津液的新陈代谢以及相互转化。简单说来气化过程就是人体新陈代谢的过程。如果气的气化功能失常，就会影响整个物质代谢过程，如食物的消化吸收，气、血、津液的生成、输布，汗液、尿液和粪便的排泄等，最终形成各种代谢异常的病变。

⑥ 营养作用

气的营养作用主要指由脾胃运化食物而化生的水谷精气的作用。此气与津液结合成为血液，可以凝聚成人体的脏腑经络和各种器官，也可以被消耗从而产生人体生命活动所必需的动力。

正如《难经》中所说："气者，人之根本也。"正是由于气的这些不可替代的作用，它才被称作身体的"主宰"。

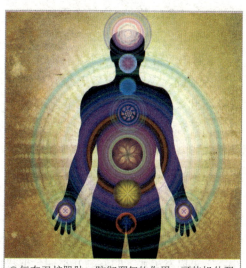

◎气有卫护肌肤、防御邪气的作用，可使机体强健，少发疾病。

万变不离其宗，详解气的家族成员

气在宇宙中有两种形态：一为"无形，二为有形"。"有形""无形"之气皆聚散不一、变化无常，我们怎么才能正确地把握它们，从而为我们的身体健康服务呢？

正所谓万变不离其宗，气的大家族里有几个稳固的"家族成员"，这里我们就来详细了解一下。由于其主要组成部分、分布部位和功能特点的不同，人体之气也就产生了不同的名称，主要有元气、宗气、营气、卫气等。

❶ 元气

元气又称"原气""真气"，是人体最基本、最重要的气，中医学认为元气是人体生命活动的原动力。它以肾所藏的精气为主，依赖于肾中精气而化生。《难经》说："命门者……原气之所系也"，明确地指出了元气根于肾之"命门"。

人肾中的精气以受之于父母的先天之精气为基础，又依赖于后天水谷精气的培育而壮大。即《灵枢·刺节真邪》所说："真气者，所受于天，与谷气并而充身者也"。其中后天精气的培育作用十分重要，却易被忽略。《景岳全书·论脾》说："故人之自生至老，凡先天之有不足者，但得后天培养之力，则补天之功，亦可居其强半，此脾胃之气所关于人生者不小。"可以看出元气的盛衰并不完全取决于先天禀赋，它与脾胃运化水谷精气的功能强弱也密切相关。

元气的作用是多方面的，它通过经络运行于人体全身，五脏六腑得到元气的推动激发，从而发挥各自的功能。其主要功能可以概括为：推动人体的生长和发育，激发和温煦各个脏腑、经络等组织器官的生理活动等。

❷ 宗气

宗有本始之意，所以在《灵枢》中宗气又被称为"大气"。《医门法律》中也说："大气，即宗气之别名。宗者，尊也，主也，十二经脉奉之为尊主也。"

宗气是积于胸中的后天宗始之气，宗气在胸中积聚之处，称为"气海"，即《灵枢》言："其大气之搏而不行者，积于胸中，命曰气海。"

肺从自然界吸入的清气和脾胃从饮食中运化而生成的水谷精气相互结合，生成宗气。因此宗气的盛衰与肺的呼吸功能、脾胃的运化功能正常与否关系密切。

那宗气又有什么功能呢？《灵枢》说："宗气积于胸中，出于喉咙，以贯心脉而行呼吸焉。"即说宗气的主要功能有两方面：一是"走息道以行呼吸"，凡语言、声音、呼吸的强弱，都与宗气的盛衰有关。二是"贯心脉以行气血"，凡气血的运行、肢体的寒温和活动能力、视听的感觉能力、心搏的强弱及其节律等，皆与宗气的盛衰有关。

❸ 营气

营气由于富于营养，所以又被称为"荣气"。它是与血共同运行于脉中的气，能循脉上下，营运于全身。所以与血液的关系极为密切，可分而不可离，故常常将"营血"并称。

营气主要由水谷精气中的精华部分所化生，主要有营养全身和化生血液两个方面的作用。（1）营气为脏腑、经络等组织器官的生理活动提供营养，所以可以"营养全身"。（2）由于营气与血液共行于脉上，可算血液的组成部分，所以它可以"生化血液"。

❹ 卫气

卫气是运行于脉外之气，属阳，是人体阳气的一部分，所以又被称为"卫阳"。它主要由水谷的精气化生而成，其特性是"慓疾滑利"，即活动能力特别强，流动很迅速。《素问》中说："卫者，……不能入于脉也，故循皮肤之中，分肉之间，熏于肓膜，散于胸腹。"即说卫气不受脉管的约束，运行于皮肤、分肉之间，熏于肓膜，散于胸腹。

卫气的生理功能主要有三个方面：（1）护卫肌表，防御外邪的入侵。（2）温养脏腑、肌肉、皮毛等。（3）调节、控制腠理的开合、汗液的排泄，以维持体温的相对恒定等。

需要注意的是营气和卫气虽然均以水谷精气为其主要生成来源，但是"营在脉中""卫在脉外"（《灵枢》），营主内守而属于阴，卫主外卫而属于阳，两者的运行只有协调顺畅才能维持正常的腠理开合以及体温，有效防御外邪入侵。

当然，除此之外人体还有"脏腑之气""经络之气"等，它们和全身的气一样，是精气、清气、水谷之气经肺、脾、肾共同作用而化生成的，可转化为推动和维持脏腑经络进行生理活动的能量，也都十分重要。

一呼一吸中蕴涵的张弛养生之道

呼吸是我们每时每刻都在进行的事，人离不开呼吸，就像鱼儿离不开水，但是很少有人了解呼吸中的张弛之道。

那么，什么是正确的呼吸方式，在呼吸中如何做到张弛有度呢？这就需要我们在平时有意识地注意并调整呼吸。

常见的呼吸方式主要有两种：胸式呼吸和腹式呼吸。我们常做的呼吸就是胸式呼吸，但是在胸式呼吸时只有肺的上半部肺泡在工作，占全肺4/5的中下肺叶的肺泡却在"休息"。这样长年累月下去，中下肺叶得不到锻炼，长期不用，易使肺叶老化，进而引发疾病，所以胸式呼吸并不利于肺部的健康。

腹式深呼吸可以弥补胸式呼吸的不足，是健肺的好方法。

在古人看来，一呼一吸6.4秒，这样才是人体经气与自然界阴阳气化相应的最佳

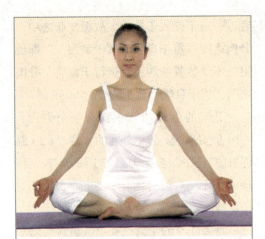

◎慢呼吸能让人体经气与自然界阴阳气化相应，保持身体的张弛有度。

节奏。而现在的人，呼吸速度比最佳节奏要快1倍，一呼一吸只需3.33秒，原因在于社会因素的重大影响。由于社会环境的影响，人与人之间关系的复杂化，生活节奏不断加快，紧迫感日甚，导致今人的呼吸节奏比古人快1倍。

所以现代人应该尽量减慢呼吸节奏与天地同步。

慢呼吸时还要讲究："吸入一大片，呼出一条线。"吸进去的是自然环境中的清气，要吸入一大片；呼出来的是体内的浊气，要慢慢呼出，呼出一条线。另外值得注意的是，慢呼吸也要用鼻子呼吸，不能用嘴呼吸；否则就不能保证吸入的是自然界的清气，反而会对人体造成污染和损害。

"气沉丹田"——平衡身体才能健康

我们经常从一些人嘴里听到"气沉丹田"的说法，比如唱歌的、练武术的、练气功的，他们讲到此处总是滔滔不绝，听者却往往一头雾水。我们知道，他们所说的丹田是指人身上的某个位置，但是具体在哪里呢？常听到的说法有"肚脐里面""前七后三""前三后七""脐下三分''"脐下三指"，甚至还有人说是在"膀胱的后面"或"小肠的下面"，这些说法都不准确。

可以肯定的是，丹田位于人体小腹中的某一块地方，但是我们很难"准确"地说出人体丹田所在的具体位置。因为每一个人腰围大小和胖瘦程度都不一样，当吸入空气向小腹中着力时，腹中反压力点的位置也就不一样，所以每个人丹田的精确位置就难免有所差异。此外，有些人的内脏可能会有下垂现象，如果按"前七后三"或"前三后七"的方法确定丹田位置，很难做到没有偏差。例如一些肥胖症患者，他们的肚子比较大，如果按"前三后七"来测量，那么他"前三"的位置就是肚皮里的脂肪。脂肪位置肯定不是丹田，因为脂肪里没有血液流通，空气就无法进入，那还练什么气呢？所以，我们所说的丹田只是一种大体感觉上的位置，而不是某个具体的部位。

世人公认的说法是："气沉丹田"只是人的一种感觉、一种意念。一些歌唱家、管乐演奏家可能会告诉你，当你将吸入的空气用力向下挤压，感觉到空气被集中于肚脐以下小腹处的一点，这就叫"气沉丹田"。他们还经常借助热力学理论作

第八章 《黄帝内经》呼吸调气法

为"气沉丹田"的科学理论根据:"气体压缩、体积缩小的过程中,要放出热量。"所以,当"气沉丹田"时,小腹处就会有发热的感觉。热力学理论认为,气体压缩到一定程度就会转化为液体,如液态氮、液态氧就是氮气和氧气压缩而成的。所以有人认为"气沉丹田"时就可能产生津液。当然,这一点还未得到人体科学研究的证明。人们在"气沉丹田"时,腰腹会感觉到气体向四面膨胀,觉得非常充实、饱满、有力。腰腹肌肉在膨胀时产生的反弹力的交汇点,就是丹田的位置。

人体是一个平衡体。如果从头顶中间的"百会"穴到下体的"会阴"穴画一条直线,就可以看到,左右耳、左右眼、左右鼻孔、嘴唇、左右手、左右脚及躯干,都是左右对称的。我们把这条直线称作"中脉"。中脉同时也是人体前后的平衡线。中医学认为,如果气血沿着中脉运行而不偏斜,人的身体就是健康的。同时,人体上下也是平衡的,中心点是与肚脐相齐的地方,也就是

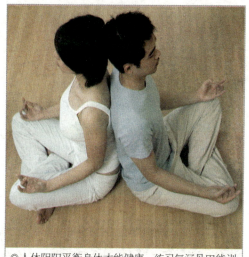

◎人体阴阳平衡身体才能健康,练习气沉丹田能训练对自身重心的感觉,从而达到机体平衡。

人们常系腰带的地方。我们可以从肚脐向体内画一条水平的直线,中医称这条为"带胀"。"带胀"与"中脉"的相交点,就是人体的重心所在。

所谓的"气沉丹田",就是把自己的注意力集中在人体重心位置,训练对自身重心的感觉,从而达到机体平衡。平衡则健康长寿。

呼吸也有"忌口"——不正确的呼吸方法危害健康

呼吸对于生命至关重要,是人生存的基础,每个人都时时刻刻在进行着有规律的呼吸。

但是,虽然每个人都在呼吸,是不是每个人都会呼吸呢?实际上,全世界大约有1/4以上的人没有意识到他们不会正确地进行呼吸。许多疾病都是不正确的呼吸方法引起的。只有在那时,人们才会意识到呼吸是多么重要。因此,每个人都应该认真审视一下自己的呼吸方式是不是正确的。

常见的不正确的呼吸方式有哪些呢?

❶ 呼吸频率过快

正常人完成一次呼吸的时间是6秒钟左右。如果除了剧烈运动的情况之外,在平静的状态下也出现过快的呼吸频率,高于正常值,就是不正常的呼吸。哮喘病人和感冒发热者的呼吸就属于不正常呼吸。

❷ 胸部浅式呼吸

无论空气是通过嘴还是鼻子进入人体肺部，都是依靠胸廓和膈肌的运动来自然完成呼吸的，这种呼吸叫作"浅式呼吸"。当人处于兴奋、紧张、气愤或激动时，就更多地使用胸部浅式呼吸。这时候，人的胸廓会剧烈地起伏，使自己处于一种不必要的紧张状态，时间一长就会造成胸肌疲劳，引起身体不适甚至疼痛。

❸ 呼气时间短

呼吸应是平缓而有节奏的机体运动，正常情况下呼与吸的时间是一致的，每呼出一口气和吸入一口气的时间大约相等。如果呼气时间短，吸气时间也就短，那么吸气量自然就少。就可能导致人体出现气短、上气不接下气、胸闷、乏力等症状。

从免费的空气里呼吸出无价的生命

每个人从呱呱坠地开始就必须呼吸，不呼吸人就会死亡。生命离不开呼吸，就像鱼离不开水一样。

呼吸用到的主要器官是肺。肺不停地做一张一缩的运动，缩的时候，把身体内的浊气从鼻孔里呼出来；张的时候，把空气从鼻孔里吸进去。这一呼一吸，叫作鼻息。生理学上称这种呼吸为外呼吸。我们通过吸气，从空气中摄取氧气给予血液，通过呼气，把血液中的二氧化碳释放到空气中。氧气和二氧化碳的交换是在肺里面完成的。

人在进行外呼吸的同时，也进行着内呼吸。血液从心脏发动，由动脉管输出，把从肺里吸收来的氧气运送到身体的每一个角落，分配给全身的各部分组织，供它们使用；同时又接受各部分组织释放出来的二氧化碳，通过肺部把二氧化碳释放出来，同时再吸收氧气，由肺静脉输回心脏，如此周而复始。这个过程称为血液循环。生理学上把人体各组织细胞之间的气体转换，称为内呼吸。

人体内这种微妙的、有条不紊的呼吸运动，需要很多器官的协调活动才能实现，其中至关重要的，就是高级神经中枢和呼吸中枢的调节作用。

很多人以为维持生命最重要的是饮食，其实，生命对呼吸的需要远远比饮食急迫。人若不吃不喝，还可以支撑几天，但若是不呼吸，几分钟就会丧命。所以，呼吸对于生命的重要性，是不言而喻的。

但由于空气是免费的，人可以从大自然中随时随地、无穷无尽地获取，它与饮食相比也就显得不那么重要了。但是，假如有一天，我们的空气被严重地污染，人类迫切地需要新鲜空气的时候，就会意识到呼吸的重要性了。所以，空气虽然是免费的，我们也不要随便糟蹋。只有保护好我们的大气层，我们才能自由地呼吸，健康地生活。

第八章 《黄帝内经》呼吸调气法

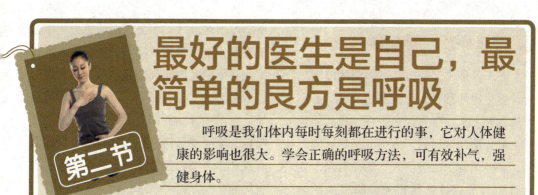

最好的医生是自己，最简单的良方是呼吸

第二节

呼吸是我们体内每时每刻都在进行的事，它对人体健康的影响也很大。学会正确的呼吸方法，可有效补气，强健身体。

一呼一吸谓之气——最有效的5种呼吸补气法

呼吸是我们体内每时每刻都在进行的事，即使是在睡觉的时候，我们体内的呼吸系统依然在不知疲倦地工作着。在我们看来，呼吸是再正常不过的事，人只要活着就离不开呼吸，殊不知，呼吸对人体健康的影响也很大。正确的呼吸方法对于人体健康是非常有益的，下面就为大家介绍5种最简单有效的呼吸保健法。

❶ 腹式呼吸法

所谓腹式呼吸法是指吸气时腹部凸起，吐气时压缩腹部使之凹入的呼吸法。常做腹式深呼吸运动，可使机体获得充足的氧，也能满足大脑对氧的需求，使人精力充沛。腹式呼吸运动还对胃肠道有极好的调节作用，许多中老年人大腹便便，极易引起心脑血管病、糖尿病等，使健康受损，缩短寿命。如坚持做腹式深呼吸，既可锻炼腹肌，消除堆积在腹部的脂肪，又能防范多种代谢性疾病的发生。

腹式深呼吸简单易学，站、立、坐、卧皆可，随时可行，但以躺在床上为好。仰卧于床上，松开腰带，放松肢体，思想集中，排除杂念，也可说是进入气功态。由鼻慢慢吸气，鼓起肚皮，每口气坚持10～15秒钟，再徐徐呼出，每分钟呼吸4次。做腹式深呼吸时间长短由个人掌握，也可与胸式呼吸相结合，这便是呼吸系统的交替运动。如能长年坚持每天做腹式深呼吸，就会收到"无心插柳柳成荫"的强身健康的奇效。

需要注意的是，在锻炼腹式呼吸的初期，切忌急于求成地去追求呼吸的深长细缓，不要过于注意自己的呼吸，以防止出现胸闷气短、呼吸不畅、憋气等不良反应。也不要机械地任意延长呼气时间而缩短吸气时间，防止因为肺换气过度而出现头昏、头痛、疲乏等症状，甚至发生呼吸性碱中毒或酸中毒。

❷ "五十营"呼吸养气法

五十营是《黄帝内经》强调的准则。营，就是周的意思，一营就是一周。五十营就是五十周，指人气在一昼一夜间运行五十周，即50个周期。人气就是指人的经气，具体指营卫之气。人气的循行与天体（日、月）运行息息相关，所以人的摄生一定要按五十营的阴阳气化消长规律进行。古人强调"五十营"的呼吸方式，要求把呼吸节奏掌握在一周270息（一呼一吸为一"息"），这是一种深长而缓慢的呼吸形式，经过换算相当于一呼一吸6.4秒，这样才是人体经气与自然界阴阳气化相应的最佳节奏。这就是"五十营"摄生的精髓所在。

这种呼吸保健法就是要人们尽量减慢呼吸节奏与天地同步。把呼吸放慢，并不是说要一大口气一大口气地呼吸，而是渐渐学习不在意呼吸本身，把注意力集中在下腹部，使腹部随着呼吸的进行隆起和收缩。吸气的时候腹部隆起到顶点，呼气时也收缩到极点，这样自然就会把呼吸放慢。起落一开始要用点儿力。这样的慢呼吸每天至少要做两遍，每遍60次，开始会有点儿不习惯，经常练习就会变成一种很自然的呼吸方式。

在练习过程中一定要做到4个字：深、长、匀、细。深，深呼吸，就是一呼一吸都要到头；长，时间要拉长，要放慢；匀，要匀称，出气呼气要均匀；细，就是要细微，不能粗猛。

另外需要注意的是，一定要用鼻子呼吸，不能用嘴呼吸。否则就不能保证吸入的是自然界的清气，反而会对人体造成污染和损害。

❸ 行动呼吸法

行动呼吸法是胸式呼吸之一，它可以使整个肺部都充满空气，大大增加肺活量，同时大大增强心脏功能，使人的心情变得开朗、愉悦。尤其是在感到孤独、悲伤、绝望的时候，做这个练习可以尽快摆脱烦恼，重塑自信。

行动呼吸法的练习方法：

第一步：挺身直立，双脚打开比肩略宽一点儿，双手自然下垂；

第二步：张大嘴，呼气，同时嘴里发出"啊——啊"的声音；

第三步：强呼气8秒钟时间，然后呼出体内所有空气；

第四步：吸气4秒钟，吸到充满胸部

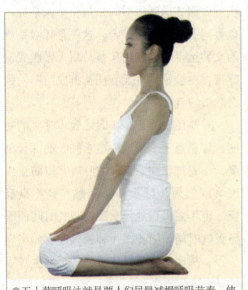

◎五十营呼吸法就是要人们尽量减慢呼吸节奏，使呼吸深长而缓慢，与天地同步。

并向左右扩展；

第五步：重复上述动作3次。

负面情绪是健康快乐的大敌，当你感觉心情不好又无人倾诉的时候，试试行动呼吸法吧，它是你心灵的归宿，可以让你重塑健康与自信。

④ 清凉呼吸法

这是一种针对现代人爱上火的现象而使用的一种呼吸保健法。

清凉呼吸法的练习方法：

第一步：采取坐姿，将舌头伸出嘴唇少许；

第二步：舌头卷起，形如一只管子；

第三步：通过卷起的舌头和嘴吸入空气，发出"嘶嘶"的声音；

第四步：尽可能长地悬息（保息、止息），以自己能够接受的程度为宜；

第五步：通过两个鼻孔缓缓地呼气。

每天清晨做清凉呼吸法15～30次就可以很好地缓解冬季的上火情况。

清凉呼吸法可以净化血液、生津止渴、缓解饥饿感，它能使身体的系统冷却下来，消除慢性的消化不良、脾大；也可以消除许多慢性疾病的炎症、高热、结核、肝胆疾病、多痰、毒素的不良影响，清除蛇毒，等等。

⑤ 镇静呼吸法

人在紧张的时候，交感神经异常活跃，使全身处于一个兴奋的状态，从而减弱了大脑的思考力，往往会做出不冷静的判断和错误的决定。用镇静呼吸法，加力在腰与拇指上，去除上半身的紧张，由此来控制呼吸，心自然就平静下来了。

镇静呼吸法的练习方法：

第一步：伸出左手，5个手指伸直，掌心向上；

第二步：用右手拇指按住左手掌心，其余4指握住左手手臂；

第三步：慢慢呼气，意念集中在拇指上，边呼气边加大拇指向下的按压力量，双眼注视右手拇指，此过程持续6秒钟；

第四步：慢慢地深吸气，缓缓地撤去右手拇指上的力量，此过程持续6秒钟；

第五步：左右手互换，重复3次。

三级呼吸法——用呼吸补养先天真气

呼吸是人先天的本能，每个人从出生那一刻起就会呼吸，也是承接父母所给的先天真气的自然功能。虽然每个活着的人都会呼吸，但是人在后天的生活、工作、思虑、繁衍中是要消耗先天真气的。那么，这些消耗掉的真气该如何补回来呢？这就需要用到形意拳经中所说的"以后天补先天"的功法，即以后天之气补养先天真气。

补养先天真气除了要靠饮食的营养以外，还要靠正确的呼吸方法。因此，后天如何呼吸，就成为关系到人体健康的最重要内容。三级呼吸法，是经过无数道家的研究和实践而总结出的一种有效的呼吸方法，至今仍广泛流传。

下面我们就来介绍一下三级呼吸法的锻炼方法。

首先要选好时间与练功地点。因为冬季天气寒冷，容易伤风感冒，所以不宜在室外练习，应选在室内。每天起床后，要把窗子打开让空气流通10~15分钟，然后再把窗子关上，接着就可以开始练习了。春季、夏季和初秋季节可以在室外练习，但要找一个清静而且空气新鲜的地方。当然，遇到刮风下雨天气，也得回到室内。

练习的具体方法是：自然站立，两脚与肩同宽，双手自然下垂，等到心平气静之后，就可以开始练习了。练习时一定要注意，呼和吸的次序很重要，因为先呼后吸为之补，先吸后呼为之泄，所以一定要先呼后吸。呼气时要把一口气分成三次呼出，第一口气呼出上焦中肺部的脏气，第二口气呼出中焦胃部的脏气，第三口气呼出下焦腹部的脏气。呼气时嘴要微微张开，把气呼到外面，但在这三次呼气的间隔中，不可以再吸气，要一口接着一口连续往外呼。通过三次呼气，把五脏六腑中的脏气全部呼出以后，才能开始吸气。吸气时必须用鼻子吸，不可以用嘴，同样要一口气分成三次吸进体内。第一口气要吸满上焦的肺部，第二口气要吸满中焦的胃部，第三口气要吸满下焦腹部，之后再紧跟着咽下一口唾沫，并用意念将气沉于丹田之中，即收功。

在练习过程中，一定要注意"重在意念"。有气喘病的老年朋友在练习时不可以呼出太多的气，要适可而止，掌握好度。健康人练习时呼吸的次数也不可以过多，每天练习一次，每次一至两遍就可以了。

胸式呼吸——培养良好的呼吸习惯

胸式呼吸是人们日常的自然呼吸方式，虽然我们每天都在进行胸式呼吸，但这并不是每个人都懂得如何正确地呼吸。因为它太平常了，所以我们也就很少去关注它，甚至忘记了它的存在。就像不良的坐姿一样，不良的日常呼吸方式也会影响身体健康，不过这同样也是可以通过练习改正的。练习胸式呼吸，就是为了让我们以科学的态度和方法重新把握日常呼吸，改善自然呼吸的质量，使我们的身体更加健康。人的一生要呼吸数亿次，所以这绝不是什么小事，而是关系到一生健康的大事。

所谓胸式呼吸，顾名思义就是用胸部呼吸，吸气和呼气都出自胸腔。所以，胸式呼吸的操作要点首先是将呼吸的支点放在胸部。具体的操作就是吸气时胸部膨出，呼气时胸部回缩。

确定呼吸支点对于呼吸锻炼很重要，不同的呼吸支点对身心的影响是不同的，有些特定的呼吸支点还可能有特殊的治疗功效。人的主要呼吸器官是肺，而肺位于

第八章 《黄帝内经》呼吸调气法

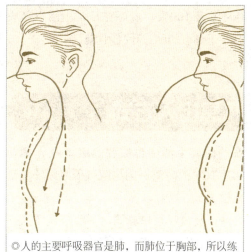
◎人的主要呼吸器官是肺，而肺位于胸部，所以练习胸式呼吸有益身体健康。

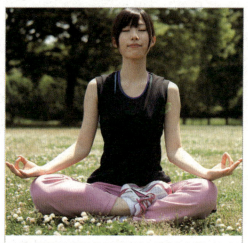
◎胸式呼吸理想的练习场地是室外空气新鲜、灰尘少、花草树木较多的地方。

胸部，所以，将胸式呼吸的呼吸支点放在胸部，是符合人的自然生理结构的。

不管是站式还是坐式，都要收腹，挺胸，抬头，使胸部自然舒展，头颈挺直。如果是站式，双手要自然下垂。如果是坐式，那么双手可自然放在大腿上。姿势既要端正又要自然。

呼吸时要用鼻子，不要用嘴。同时要注意保持吸气与呼气的均匀、流畅。

吸气时，胸部缓缓膨出，直至气体充满胸腔，但并不是要百分之百吸满，吸到自然终止即可，不要过度用力。如果百分之百吸满，会使体内氧气含量下降，肾上腺素猛然上升，诱发心悸、痉挛、焦虑、恐慌。

呼气时，胸部缓缓回缩，直到胸腔的气息完全呼出。但是也不要百分之百呼干净，胸腔里多少要留一点儿余气。如果呼气太过，就会影响呼气与吸气的转换，出现头晕、胸部不适等不良反应。

在练习过程中，要处理好吸气与呼气之间以及两次呼吸之间的停顿，让这两种停顿自然出现和结束，不要故意缩短和延长。自然呼吸状态下，通常呼和吸的转折非常明显，但时间较短，而两次呼吸之间的停顿则稍长些。另外，呼和吸转换的节奏，以及两次呼吸之间连接的节奏均应该大致保持平稳。

练习的时候可以用手表计时，看看自己日常呼吸的次数是多少。成年男性一般为每分钟12~16次，女性则要快一些。但每个人之间的差异会很明显，通常情况下，身体健康状态较好的人每分钟呼吸的次数较少。

理想的练习场地是室外空气新鲜、灰尘少、花草树木较多的地方。如果在城市里，应避开早晚上下班时间，因为那两段时间汽车尾气较多，空气不够清新。一般说来，市郊公园的空气质量较好，街心公园空气质量较差，因为街心公园经常被车辆环绕。如果不能到郊外，也可以选择居住小区内的绿地，这里的空气质量比街心公园要好一些。如果要在室内锻炼,那么应该打开窗子通风,让室内的空气保持清新。每日可练习15分钟左右,练习的周期应不少于100天。最好在日常生活中养成有益于健康的胸式呼吸习惯。

鼻吸鼻呼——最正确的气息出入方式

人的呼吸在口鼻的出入方式上通常有鼻吸鼻呼、鼻吸口呼、口吸口呼、口鼻同时呼吸四种。这四种口鼻呼吸出入方式针对不同情况下的呼吸需要,各有各的用途。但就日常呼吸而言,只有鼻吸鼻呼是正确的,最为可取。

鼻吸口呼是吹奏乐器的人最常用的气息出入方式。因为呼出的气要用作乐器发音的动力,这是鼻子无法办到的。吹奏时需要嘴唇来帮助控制气流的粗细和力度,所以只能用口。在跑步的时候,我们也常常需要鼻吸口呼,因为口的排气能力比鼻子强。跑步时机体的耗氧量大,需要多吸多呼,让鼻子专门负责吸气,口专门负责呼气,这样的分工可以大大提高呼吸的效率,以适应增加呼吸量的要求。

有的时候生活中也需要鼻吸口呼,例如唉声叹气的时候,因为叹气的时候呼气量比较大。

口吸口呼与口鼻同时呼吸区别不大,都是急促的或突发的气息出入方式。口吸口呼不够用时,口鼻就一同参与,性质相同,只是程度上有一些差别,口鼻同时呼吸比口吸口呼更为剧烈。人们跑步累得气喘吁吁、上气不接下气的时候就会采用这样的呼吸方式。当我们遇到什么出人意料的事情时,往往会倒吸一口凉气,这里所谓的"倒吸",就是口鼻同时吸气。口吸口呼、口鼻同时呼吸的气息出入量都很大,但呼吸的位置一般都很浅,呼吸的支点往往只到达喉头,而没有到达胸腔。这两种气息出入方式主要是为了应急,平时很少用到。另外,在鼻子不通时,例如感冒的时候,我们就不得不使用口吸口呼。

鼻吸鼻呼是日常生活中最常用到的气息出入方式。这种气息的出入方式平稳、柔和不易察觉,而且符合大自然对于人类身体结构的设计,因为鼻子的主要功能就是气息出入。口虽然也可以帮助气息出入,但那是辅助性的,只是为了在鼻子不够用或受到干扰时临时应急。大自然让鼻作为气息出入的门户,是经过了精心的设

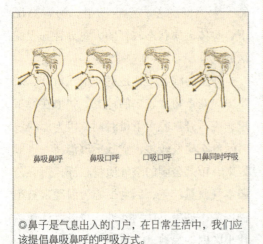

◎鼻子是气息出入的门户,在日常生活中,我们应该提倡鼻吸鼻呼的呼吸方式。

鼻吸鼻呼　　鼻吸口呼　　口吸口呼　　口鼻同时呼吸

计的，并非偶然。鼻孔中长有鼻毛，交织成网；鼻腔内部覆盖着潮湿的鼻黏膜，可以有效地阻止空气中的细小灰尘及细菌、病毒等致病因素进入体内。而且，鼻腔中的温度与人体内的温度十分接近，在比较寒冷的天气里，鼻腔可以将吸入的空气"预热"，减轻冷空气对人体的刺激。这一点对于居住在寒冷地区或去寒冷地区旅行的人来说尤其重要。鼻呼吸的这些优越性，是口呼吸所不具备的。所以，在日常生活中，我们应该提倡鼻吸鼻呼的呼吸方式。

胸腹联合式呼吸——大肺活量的秘密

人们在进行需要大肺活量的工作时，就会用到胸腹联合式呼吸的方式，平常人在做剧烈运动或需要呼喊发声时也会采用这种呼吸方式。胸腹联合式呼吸很像人们所说的深呼吸，不同的是，深呼吸有很大的随意性，没有统一的规范；而胸腹联合式呼吸是建立在科学训练的基础上的，需要通过学习才能把握。

与胸式呼吸相比，胸腹联合式呼吸最重要的操作特点是呼吸支点下移，它是胸式呼吸的扩展和延伸。由于胸腹联合式呼吸往往是刻意为之，意识控制性较高，所以不如胸式呼吸来得自然。

胸腹联合式呼吸的呼吸支点，即吸气和呼气的出发点与归宿点都在腹部，比胸式呼吸的支点偏下。呼吸支点在腹与在胸的感觉是不同的。胸部的呼吸支点感觉上比较散，可以是在胸腔的下部或者整个胸部；而腹部的呼吸支点比较集中，一般是在下腹中部，但确切的位置因人而异，可能略高或略低一些。

胸腹联合式呼吸要求的身体姿势与胸式呼吸表面上区别不大，但内在的感觉有所不同。由于呼吸支点下移了，为使气息上下通达，呼吸支点以上的躯体会本能地挺直，但是与胸式呼吸相比，这种变化并不明显。练习胸腹联合式呼吸时，最后采用站立姿势，但坐姿也可以。不管是立还是坐，都要把握好内在作用力的变化。

胸腹联合式呼吸不需要太急促，用鼻子吸气就可以了，吸气要缓慢、均匀、深入。

胸腹联合式呼吸有三种操作方式。第一种方式是先膨出胸腔，再膨出腹腔。先吸气进入胸腔，等气息充满胸腔再进一步吸气，使气息向下运行，随之缓缓膨出腹部，直至感到腹腔也充满气息。这种吸气的方法实际上是先做胸式呼吸，再延伸到腹，是将呼吸支点向下转移。第二种是先膨出腹腔，再膨出胸腔。呼吸的支点一开始就放在腹部，吸气时先充满腹腔，先让腹腔膨出，然后继续吸气，让胸腔也逐渐膨出。这个过程中，呼吸支点向上转移。第三种方式是胸腔与腹腔同步膨出。这种方式是胸腹联合式呼吸的成熟方式，是在熟练使用第一或第二种方式的基础上自然发展而来的。这种方式吸入的气息更为平稳、柔和，胸腹之气从一开始就融为一体。

练习胸腹联合式呼吸时，可以始终鼻吸鼻呼，但也可以根据情境的需要选择鼻吸口呼。在用口呼气的时候，要在自然呼气的基础上放慢速度。因为在同样的时间内，口呼出的气息通常要多于鼻吸入的气息，所以要放慢口呼的速度才能适应鼻吸的速度，使呼吸的节奏保持平稳。

由于胸腹联合式呼吸的吸气与呼气的时间相对较长，初学者容易出现呼吸节奏的失衡。一般有两种情况，一种是吸气与呼气的节奏失衡，另一种是两次呼吸之间的节奏失衡。前者一般是由于呼气过快，造成呼气的时间短于吸气；后者则是因为呼气与吸气都过于缓慢，导致过度换气，为了弥补过度换气而形成的轻度缺氧，呼吸的速度会反应性地加快，造成整个呼吸的节奏快慢不一。要避免呼吸节奏失衡，除了要注意气息出入的均衡之外，吸气和呼气都应留有余地，不要太过。

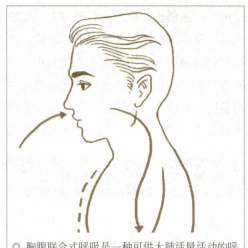

◎ 胸腹联合式呼吸是一种可供大肺活量活动的呼吸方式，需经过科学训练学习才能把握。

与练习胸式呼吸的要求相同，也要找空气新鲜的地方。因为胸腹联合式呼吸节奏较慢，所以需要的时间相对较长，每天练习应不少于20分钟，周期不少于100天。

停闭呼吸——掌控生命的节奏

停闭呼吸，是在呼吸过程中包含有屏息的呼吸方式。所谓屏息，就是呼气或吸气之后的短暂停顿。停闭呼吸的关键在于调整呼吸的节奏。

停闭呼吸有多种。因为呼吸节奏变化的操作余地很大，所以调整呼吸节奏的方法就有很多。下面我们就来介绍三种常用的停闭呼吸方式：吸—停—呼、吸—呼—停、吸—停—吸—呼。

停闭呼吸的关键操作就是屏息。"吸—停—呼"式的停闭呼吸，是将屏息放在了吸气之后。吸气之后不接着呼气，相当于延长了吸气的节拍，也就是延长了吸气的时相。吸气时兴奋交感神经，而呼气时兴奋副交感神经，延长了吸气的时相，也就相当于延长了交感神经兴奋的时间。而交感神经兴奋会引起心率加快、血压升高、情绪容易激动等生理和心理反应。根据中医理论的阴阳学说，这些反应属于阳的范畴，所以延长交感神经兴奋的时间就相当于补阳。

同理，"吸—呼—停"式停闭呼吸有

养阴作用。因为，在呼气之后屏息相当于延长了呼气的时相，从而延长了副交感神经兴奋的时间。副交感神经兴奋有降低血压和心率、稳定情绪等作用，这些身心反应属于阴阳学说中阴的范畴。

练习停闭呼吸，采用站、坐、卧等姿势皆可，但卧式较优，因为停闭呼吸主要是把握呼吸节奏的变化，相关的身体活动比其他呼吸方法少。所以卧式不但可以胜任，而且比较省力。除了仰卧之外，还可以采取侧卧姿势，左侧卧右侧卧都行，双腿弯曲并拢，两膝叠加，两小腿前后分开，两脚都放在床上。上侧的手轻放在大腿上，下侧的手放在耳边。仰卧式的双手可以自然放在身体两侧。

停闭呼吸一般采用自然呼吸方式，因为停闭呼吸的操作主要是控制屏息，调整节奏，并不把注意力放在吸气或呼气上。既然是自然呼吸，那么可以采用胸式呼吸，也可以采用胸腹联合式呼吸。做卧式练习时一般采用胸腹联合式呼吸，因为卧姿时胸部运动受到一定限制，更适合胸腹联合式呼吸。也可以采用顺腹式呼吸方式，尤其是用于治疗一些内脏疾病时。顺腹式呼吸可以加大横膈膜的运动幅度，在做停闭呼吸的同时能够对内脏起到一定的按摩作用。

停闭呼吸的气息出入量较小，鼻吸鼻呼足够用，所以不需要其他气息出入方式。当然，特殊情况下可以用鼻吸口呼。

屏息持续时间不能过长。"吸—停—

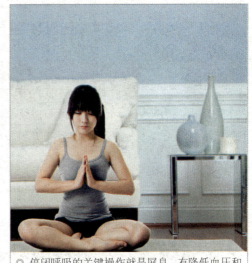

◎ 停闭呼吸的关键操作就是屏息，有降低血压和心率、稳定情绪等作用。

呼"或"吸—呼—停"式停闭呼吸的屏息时间在1~3秒，而"吸—停—吸—呼"式停闭呼吸的屏息时间一般还不到1秒。从相对时间长度，"吸—停—呼"或"吸—呼—停"式停闭呼吸时屏息的时间与吸气、呼气相等，而"吸—停—吸—呼"式停闭呼吸中的屏息时间比吸气或呼气的时间短。

练习时在室外或室内都可以。但由于主要姿势是卧式，可以多在室内练习，但要注意保持室内的空气新鲜。卧式时床不能太软，有点儿硬度比较好，太软的话身体姿势容易变形，影响停闭呼吸的正常操作。枕头的高矮要适宜，大致与肩同高，以使侧卧时头部呈水平状态。每日可练习20~40分钟。因为停闭呼吸锻炼气息出入量较小，运动量不大，而且特定呼吸节奏的形成需要较长时间，所以可适当多练。

第三节 气功调息法，长命绝学随身带——中国气功与呼吸养生

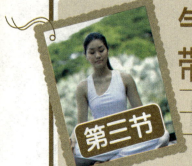

呼吸锻炼是练习气功的重要环节之一，练习好气功有助加强呼吸的养生功效。

"先天之气"和"后天之气"

气功家特别重视"先天之气"和"后天之气"的锻炼。

所谓"先天之气"，是指婴儿出生之前的"气"。这种"气"，按其来源又可分为两种：一种是有生之初的一点儿"精气"，也叫"元精"（"元精"指人生之初的一点儿"精气"，在这里可以理解为男女的生殖细胞，即男性的精子和女性的卵子），这是胎儿形成、生长和发育的基础；另一种是胎儿在母体孕育期间所获得的器官功能，亦即"元气"。这两者由于都是得自"先天"，所以称为"先天之气"。

所谓"后天之气"，是指婴儿出生之后的"气"。这种"气"按其来源也可分为两种：一种是天空之气，即空气，也就是由肺所呼吸的气，中医也叫"天气"；另一种是来自饮食水谷里的营养，中医称为"水谷之气"，由于这种"气"是来源于地上的，所以也叫"地气"。因为这两种"气"都是来自"后天"，所以叫"后天之气"。"天气"与"地气"在体内相互作用，起着充养身体的作用。

"先天之气"与"后天之气"的关系是非常密切的，两者相互依赖、相互影响、相互作用，构成人体的"真气"，成为人体生命活动的动力。"先天之气"是人体生命活动的基础和动力。"后天之气"是充养身体以进行生命活动的物质来源。所以，"先天之气"有赖于"后天之气"的充养，"后天之气"有赖于先天之气的推动。两者虽有本末之分，但又不可缺少。人之主气，务必充沛。气虚则病虚劳，气尽则生命终止。

因此，气功家对先天之气和后天之气的锻炼是并重的。气功家也有出于对先天之气或后天之气锻炼的侧重不同，而把气功分为"先天功"和"后天功"。所谓"先天功"，是着重于"元气"（"肾气"和"命门动气"）的锻炼；所谓"后天功"，则是着重于"肺气"和"胃气"（呼吸功能与消化功能）的锻炼。

气功中对气的锻炼有多种方法。有些着重先天之气的锻炼，如"意守丹田法""意守气海法""意守命门法""胎息法"等。这些都是属于体内意守的方法，主要是锻炼"内气"或"丹田气"的。另一类则是着重后天之气的锻炼，如"静呼吸法""深呼吸法"及各种特定的"腹式呼吸法"等。这些方法主要是通过呼吸功能的锻炼，用以改善和增强呼吸功能和消化功能的。

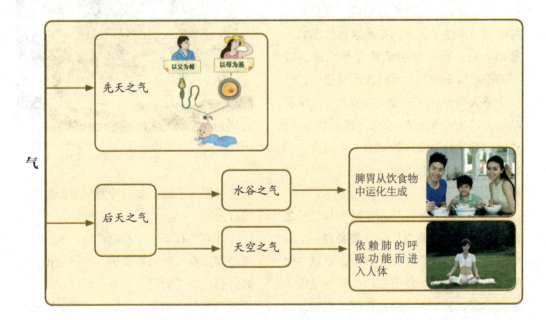

气功调息有四相：风相、喘相、气相、息相

古人认为，练功呼吸的气息有四种形态，例如：《大安般守意经》中说："吸有四事，一为风，二为喘，三为气，四为息。有声为风，无音为气，出入为息，气出不尽为喘也。"《童蒙止观》还对此作了进一步说明："云何为风相？坐时则鼻中息出入觉有声，是风相也。云何为喘相？坐时息虽无声，而出入结滞不通，是喘相也。云何为气相？坐时息虽无声，亦不结滞，而出入不细，是气相也。云何为息相？不声、不结、不粗，出入绵绵，若存若亡，资神安稳，情抱悦豫，此是息相也。"

练功所要求的呼吸气息形态大都是最后一种，即息相，前三种一般都要避免。因为"守风则散，守喘则结，守气则劳，守息则定"。只有"出入绵绵，若存若亡"的息相，才有益于进入高层次气功境界。但其他三种形态的气息在某些气功功法中也采用，例如新气功疗法中就选用风呼吸法，有些武术气功中也用气呼吸法。

出入气息的息相用现代语言来描述就是深、长、柔、细，微弱而绵绵不绝的呼吸。这里绵绵不绝的意思是吸气与呼气之间的转折没有痕迹，如同高手拉提琴换弓时琴音不间断一样。这个转折如果有痕迹，呼和吸之间就必然有间断，气息就不可能绵绵不绝了。古人检测这种形态的气息出入时，将一根羽毛放在鼻孔前，以"鸿毛可以不动"为准。按现代研究，已知平常人每分钟呼吸是16~20次，而练静功时可以减到每分钟1~2次，甚至数分钟1次，但此时的呼吸次数减少并不闭气，即每次呼吸之间没有停顿，仅是呼与吸的时间均已大大延长。

日常人们的呼吸气息在风相与气相之间，要想把呼吸调为息相，需要有一个锻炼过程。在此调息操作过程中，要以"勿忘勿助"为原则，既要主动去调整呼吸、使其向深、长、柔、细，绵绵不绝的方向变化，又不可故意憋气，勉强去做，须用意不用力。练功过程中出现的胸闷、头晕、劳累等不适，多与呼吸气息的操作不当有关。

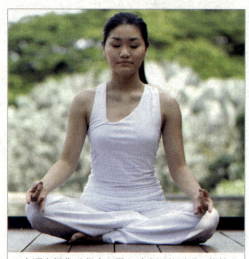
◎在调息操作过程中，需主动去调整呼吸、使其向深、长的方向变化，但不可故意憋气，勉强去做。

待调息有了一定基础之后，气息的调控过程就有可能由有意识变为下意识。此时，意识对呼吸已并不专门予以注意，只是跟随即可。也有人称有意识控制呼吸的过程为"调息"，而对无意识非主动控制的呼吸，则称为"息调"。

上下相随——呼吸与动作的配合

健身气功讲究以意引气，以气引行，上下相随，配合呼吸。可见呼吸在健身气功中的作用非常重要，练习者要将呼吸与动作联系起来，这样才能起到最好的效果。

在健身气功中练习者会经常运用到以下4种呼吸方法：

1.自然呼吸法。也就是完全不去控制自己的呼吸，让呼吸按照个体的生理功能自然完成，并不用自身的意念做过多的控制。自然呼吸会让练习者的呼吸自然顺畅，柔和均匀，但是这种呼吸一般很难达到健身气功中身体运动对于呼吸的要求。

2.顺呼吸法。在向内吸气的时候，练习者的膈肌下降，腹部向外突出；在向外呼气的时候，练习者的膈肌上升，腹部向内凹陷。在采用深呼吸法时，练习者要有意操控自己的膈肌。顺呼吸法可以增强练习者的呼吸深度，吸入更多的氧气，同时随着腹部运动起到按摩脏腑的作用。

3.逆呼吸法。在向内吸气时，练习者的膈肌上升，腹部向内凹陷；而向外呼气时，练习者的膈肌下降，腹部向外突出。练习者同样要像顺呼吸法一样操纵自己的呼吸，只不过操纵的方式与顺呼吸法相反。逆呼吸法同样会起到顺呼吸法的作用，但是比顺呼吸法的强度要大很多。

4.吐字发声法。练习者用鼻子吸气，用口呼气。这种呼吸方法主要运用于六字诀。吐字发声法主要通过不同的发音来调节气息的运动。

练习者在配合动作之前，要首先熟悉这4种呼吸方法，并且了解呼吸方法的特点及作用，之后再在练习健身气功的过程中加以运用。

在练习健身气功的过程中，练习者应该注意到呼吸与动作的协调配合。练习者要了解到健身气功的动作本身就有调节练习者呼吸的功能。练习者只要让自己的呼吸不断地去适应功法动作的变化，使动作姿势能够连贯流畅地运转，练习者的呼吸自然可以正常通畅。

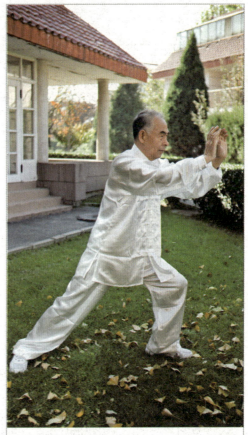
◎ 在练习健身气功的过程中，练习者应该注意到呼吸与动作的协调配合。

动作舒缓，呼吸深长——五禽戏的调息法

据说华佗年轻时去公宜山采药，爬到半山腰时发现了一个洞穴，他很好奇，正想进去，忽然听到里面有人在谈论医道，他就站在洞外听。他听得入了神，听着听着，听见那两个人谈起了华佗，这可把他吓坏了，他正要转身离开，忽然听见一个人叫道："华生既已来了，何不入内一叙？"华佗只好硬着头皮走进去，原来是两位白发长须的仙人。他们向华佗传授一套健身功法：模仿虎、鹿、熊、猿、鹤的姿态去运动，这就是著名的"五禽戏"。

五禽戏的内容主要包括虎戏、鹿戏、熊戏、猿戏、鸟戏。

五禽戏

虎戏	自然站式，俯身，两手按地，用力使身躯前耸并配合吸气。当前耸至极后稍停，然后身躯后缩并呼气，如此3次。继而两手先左后右向前挪动，同时两脚向后退移，以极力拉伸腰身，接着抬头面朝天，再低头向前平视。最后，如虎行般以四肢前爬7步，后退7步。	
鹿戏	接上四肢着地势，吸气，头颈向左转、双目向右侧后视，当左转至极后稍停，呼气、头颈回转，当转至朝地时再吸气，并继续向右转，一如前法。如此左转3次，右转两次，最后回复如起势。然后，抬左腿向后挺伸，稍停后放下左腿，抬右腿如法挺伸。如此左腿后伸3次，右腿2次。	
熊戏	仰卧式，两腿屈膝拱起，两脚离床面，两手抱膝下，头颈用力向上，使肩背离开床面，略停，先以左肩侧滚落床面，当左肩一触床面立即复头颈用力向上，肩离床面，略停后再以右肩侧滚落，复起。如此左右交替各7次，然后起身，两脚着床面成蹲式，两手分按同侧脚旁，接着如熊行走般，抬左脚和右手掌离床面。当左脚、右手掌回落后即抬起右脚和左手掌。如此左右交替，身躯亦随之左右摆动，片刻而止。	
猿戏	择一牢固横竿，略高于自身站立时手指可触及高度，如猿攀物般以双手抓握横竿，使两脚悬空，作引体向上7次。接着先以左脚背勾住横竿、放下两手，头身随之向下倒悬，略停后换右脚如法勾竿倒悬，如此左右交替各7次。	
鸟戏	自然站式。吸气时跷起左腿，两臂侧平举，扬起眉毛，鼓足气力，如鸟展翅欲飞状。呼气时，左腿回落地面，两臂回落腿侧。接着跷右腿如法操作。如此左右交替各7次，然后坐下。屈右腿，两手抱膝下，拉腿膝近胸，稍停后两手换抱左膝下如法操作，如此左右交替各7次。最后，两臂如鸟理翅般伸缩各7次。	

五禽戏是讲究形神合一的健身气功。它的呼吸方式非常有特点，就是要做到深长缓慢。因为动作要和呼吸方式配合起来，所以，五禽戏的动作是舒展缓慢的。同时，舒展缓慢的动作也可以帮助不太熟练的练习者慢慢地适应动作要与呼吸相配合的练功状况。这里，"调息"就是调整呼吸的意思。呼吸对于五禽戏功法动作的完成有着举足轻重的作用。在五禽戏当中主要有起势调息、引气归元和每两戏之间的侧举调息等。调息的目的是通过有意识地调整呼吸节奏，对练习者头脑中散乱的念头加以控制，使练习者的心神和气息紧紧地相依在一起，从而可以做到凝神定志。

1.起势调息。这是五禽戏的预备势。做这个动作是为了调整呼吸、使练习者放松身心，尽快进入练功状态。进入练功状态比较慢的练习者，可以采用将意念守住呼吸或者守住劳宫穴的办法，目不斜视，心中没有其他杂事，然后将手臂动作与呼吸相配合，从而可以达到调整呼吸节奏的目的。如果能使呼吸达到细、匀、深、长，绵绵若存的状态，就能很快取得效果。

2.引气归元。这是五禽戏的收势。此时，练习者已经做完了整套五禽戏，练功者会感到有一定的运动强度和运动量。然后练习者在练功意境中经过了五禽之间的一系列转换，所以在结束时要尽快回归到起始的自然放松状态。而通过引气归元的动作，就会把意念集中到丹田，然后再以动作配合呼吸，调匀气息，并且让肌肉、关节放松下来，这样就可以收功了。

3.侧举调息。与起势调息和引气归元不同，侧举调息是出现在每两戏之间的，目的是在动作之间起到过渡作用，并推动五禽意境之间的转换，以此来调整呼吸、放松身体、承接下一式动作。所以，侧举调息的时候要心神宁静、全身放松、呼吸绵长。

身心放松，呼吸自然——易筋经的呼吸法

相传天竺和尚达摩为传真经，只身东来，一路扬经颂法，后落迹于少林寺。达摩内功深厚，在少林寺面壁禅坐九年，以致石壁都留下了他的身影。达摩圆寂后，留下两卷秘经，一为《洗髓经》，二是《易筋经》。

易筋经是一种内外兼练的导引、强身法，以强身壮力为主要目的的锻炼方法。其中，"易"指变易、活动；"筋"，泛指筋脉、筋骨；"经"，指常道、规范，连起来就是"活动肌肉、锻炼筋骨，调理经络、通畅气血"。

易筋经分为动功和静功两种，静功的练法，由于经历代传授，逐渐失真。目前人们练习的易筋经基本都是动功功法，采用站式，共十二式，每一式的呼吸都有讲究。

下面为大家简单介绍一下。

预备式	身体正直站立，两脚并拢，手臂下垂于身体两侧。下颌微收，唇齿闭合，舌头自然平贴在上颚。百会虚领，双眼目视前方。	
第一式：韦驮献杵	两臂曲肘，慢慢平举到胸前，作抱球势，屈腕立掌，指头向上，掌心相对。肩、肘、腕应在同一平面上，结合呼吸，做8～20次。	
第二式：横担降魔杵	两足分开，脚掌踏实，膝盖微松；双手自胸前慢慢外展，至两侧平举；立掌，掌心向外；两目前视，吸气时胸部扩张，臂向后挺；呼气时，指尖内翘，掌向外撑。做8～20次。	
第三式：掌托天门	两脚分开，脚尖着地，脚跟提起；掌心向上，举过头顶；沉肩曲肘，仰头，眼观掌背。舌舐上腭，鼻息调匀。吸气时，两手上托，两腿下蹬；呼气时，全身放松，两掌向前下翻。收势，两掌变拳，拳背向前，缓缓收至腰部，拳心向上，脚跟着地。做8～20次。	
第四式：摘星换斗势	右脚稍向右前方移动，与左脚形成斜八字；屈膝，提右脚跟，身向下沉，右虚步。右手高举伸直，掌心向下，头微右斜，双目仰视右手心；左臂曲肘，置于背后。吸气时，头往上顶，双肩后挺；呼气时，全身放松，再左右两侧交换姿势锻炼。做5～10次。	
第五式：倒拽九牛尾势	右脚前跨一步，屈膝成右弓步。右手握拳，举到前上方，双目观拳；左手握拳；左臂屈肘，斜垂于背后。吸气时，两拳紧握内收，右拳收至右肩，左拳垂至背后；呼气时，两拳两臂放松还原为本势预备动作。再身体后转，成左弓步，左右手交替进行。随呼吸反复5～10次。	

第六式： 出爪亮翅势	两脚开立，两臂向前平举，立掌，掌心向前，十指用力分开，虎口相对，两眼平视前方，脚跟提起。两掌缓缓分开，上肢平举，立掌，掌心向外，脚跟着地。吸气时，两掌用暗劲伸探，手指向后翘；呼气时，臂掌放松。做8～12次。	
第七式： 九鬼拔马刀势	脚尖相接，脚跟成八字形；两臂向前成叉掌立于胸前。左手屈肘由下往后，成勾手置于身后，指尖向上；右手由肩上屈肘后伸，拉住左手指。足趾抓地，身体前倾，如拔刀一样。吸气时，双手拉紧，呼气时放松。左右交换。做5～10次。	
第八式： 三盘落地势	左脚左跨一步，屈膝成马步。上体挺直，双手叉腰，再屈肘翻掌向上，小臂平举；稍停，双手翻掌向下，小臂伸直放松。动作随呼吸进行，吸气时，如托物状：呼气时，如放物状，反复5～10次。	
第九式： 青龙探爪势	双脚分立，双手成仰拳护腰。右手向左前方伸探，五指捏成勾手，上体左转。腰部自左至右转动，右手随之自左至右水平划圈，手划至前上方时，上体前倾，同时呼气：划至身体左侧时，上体伸直，同时吸气。左右交换，动作相反。做5～10次。	
第十式： 卧虎扑食势	右脚右跨一大步，屈右膝下蹲，成右弓左仆腿势；上体前倾，双手撑地，头微抬起，眼观前下方。吸气时两臂伸直，上身抬高并尽量前探；呼气时，同时屈肘，胸部下落，上身后收，蓄势待发。如此反复，5～10次后换左弓右仆脚势进行，动作如前。	

接上页

第十一式： 打躬势	两脚开立，脚尖内扣。双手仰掌缓缓向左右而上，用力合抱头后部，手指弹敲小脑后片刻。配合呼吸做屈体动作；吸气时，身体挺直，目向前视；呼气时，直膝俯身弯腰，两手用力使头探于膝间作打躬状，勿使脚跟离地。做8~20次。	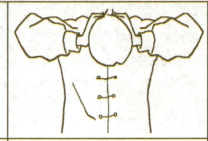
第十二式： 工尾势	两腿开立，双手仰掌由胸前徐徐上举至头顶，目视掌而移，身立正直；十指交叉，旋腕反掌上托，掌以向上，仰身，腰向后弯，目上视；然后上体前屈，双臂下垂，推掌至地，昂首瞪目。呼气时，屈体下弯，脚跟稍微离地；吸气时，上身立起，脚跟着地；如此反复21次。收功：直立，两臂左右侧举，屈伸7次。	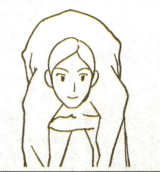

自然呼吸有助于帮助练习者进入"松""静"的放松状态。练习者身体紧绷，时常忘记动作等时有发生，如此往往会出现身心紧张的现象。因此，练习者要注意舒缓自己的紧张情绪，调整呼吸，慢慢地自然能做到身心放松，沉静合一的状态。

根据现代科学的观点来说，人体身心放松之后能够对大脑皮层和皮层下自主神经中枢及心血管系统起到有益的调节作用，并且能够按摩脏器，进而纠正机体的异常反应，调控自身生理功能。

同时，"身心放松"与"呼吸自然"还是不可孤立，是互相协调、相互促进的。以"气"来说，根据中医观点，人体正常生命活动的维持离不开气。只要真气充盈，就能保证经络畅通，五脏六腑得养，四肢百骸得润。而如果真气运行不畅，血液无法在经络里畅通而行，就不能够滋养身心。练功者要想达到气运畅通，必须做到心情清净安闲，排除杂念妄想，用这种"静"来促进"松"。练习易筋经时，身体放松又能促进心意宁静，更利于气机运行。

总之，在练习易筋经时，一定要注意身心放松、呼吸自然。

呼吸吐纳，自然为好——八段锦的呼吸法

八段锦，中国古代流传下来的一种气功功法，体势动作古朴高雅，共由八节组成，故名"八段锦"，是我国古代劳动人民在养身、防病治病的实践中经验的总结和结晶，也是中国武术文化的一大重要组成部分。呼吸是八段锦功法中必不可

第八章 《黄帝内经》呼吸调气法

少的一环。八段锦讲究形体、呼吸和意念的统一。

八段锦大体可分为坐式和站式两大类，坐式八段锦包括宁神静坐、手抱昆仑、指敲玉枕、微摆天柱、手摩精门、左右辘轳、托按攀足和任督运转八组动作。下面我们简单了解一下站式八段锦的基本动作与呼吸方法。

第一式： 双手托天理三焦	两足分立，与肩同宽，含胸收腹，腰脊放松。头正平视，口齿轻闭，宁神调息，气沉丹田。双手自体侧缓缓举至头顶，转掌心向上，用力向上托举，脚跟随双手的托举而起落。托举6次后，双手转掌心朝下，沿体前缓缓按至小腹，还原。	
第二式： 左右开弓似射雕	左脚左跨一步，蹲成马步，双手虚握于两髋外侧，自胸前向上划弧提于与乳平高处。右手向右拉至与右乳平高；左手捏剑诀，向左侧伸出，转头向左，视线通过左手示指凝视远方。稍停，随即将身体上起，顺势将两手向下划弧收回胸前，并同时收回左腿，还原成自然站立。左右调换练习6次。	
第三式： 调理脾胃须单举	自然站立，左手缓缓自体侧上举至头，翻转掌心向上，向左外方用力举托，同时右手下按附应。如此数次后，左手沿体前缓缓下落，还原至体侧。右手动作同左手，方向相反。连续数次。	
第四式： 五劳七伤往后瞧	两足分立，与肩同宽，双手自然下垂，宁神调息，气沉丹田。头部微微向左转动，两眼目视左后方，稍停顿后，缓缓转正，再缓缓转向右侧，目视右后方稍停顿，转正。如此6次。	
第五式： 摇头摆尾去心火	两足横开，双膝下蹲，成"骑马步"。上体正下，稍向前探，两目平视，双手反按在膝盖上，双肘外撑。以腰为轴，头脊要正，将躯干划弧摇转至左前方，左臂弯曲，右臂绷直，肘臂外撑，头与左膝呈一垂线，臀部向右下方撑劲，目视右足尖；稍停，随即向相反方向，划弧摇至右前方。反复6次。	

接上页

第六式：两手攀足固肾腰	两足平开，与肩同宽。两臂平举自体侧缓缓抬起至头顶上方，转掌心朝上，向上作托举劲。稍停，两腿绷直，以腰为轴，身体前俯，双手顺势攀足，稍停，将身体缓缓直起，双手右势起于头顶之上，两臂伸直，掌心向前，再自身体两侧缓缓下落于体侧。	
第七式：攒拳怒目增力气	两足横开，两膝下蹲，呈"骑马步"。双手握拳，拳眼向下。左拳向前击出，头稍向左转，两眼通过左拳凝视远方，右拳同时后拉。随后，收回左拳，击出右拳。反复6次。	
第八式：背后七颠把病消	两脚并拢，两腿直立、身体放松，两手臂自然下垂，手指并拢，掌指向前。随后双手平掌下按，顺势将两脚跟向上提起，稍停，将两脚跟下落着地。反复6次。	

在练习八段锦的过程中，自然的"呼吸吐纳"是十分重要的。所谓"呼吸吐纳"是呼吸的概念性术语，是指呼出体内废气，吸进清新的氧气。它是许多功法中必不可少的环节。呼吸吐纳解决的是气血平和、沟通经络的问题。只有呼吸平和了，练习者的动作才会熟练，才能使身体相关部位的肌肉和关节受到刺激，才能缓解气血阻滞的情况。同时，熟练的动作配合恰当的呼吸方式可以使经络畅通，全身血脉流动的循环加快。

对于八段锦功法的练习者而言，起步阶段，自然呼吸是最好的。因为练习者开始对于功法过程中的呼吸方法并不熟悉，如果强行练习，会使得自身出现呼吸气促、气血阻滞的情况，原来的健身目的就适得其反了。

当练习者初步熟悉后，可以根据功法中的呼吸方法进行练习，必须要注意的一点是呼吸必须和动作结合起来。

八段锦的呼吸方法是，采用逆腹式呼吸，同时配合提肛呼吸。具体操作是，吸气时提肛、收腹、负责呼吸的膈肌上升，呼气时膈肌下降、松腹、松肛。呼吸与动作结合时是动作一起一落，呼吸一吸一呼；动作一开一合，呼吸一吸一呼；动作一蓄一发，呼吸一吸一呼；在每一段主体动作中的松紧与动静变化的交替处，采用闭气。

因为每个人都存在个体差异，所以功法的动作幅度也有大小、长短之别。练习者要注意的是，用此方法进行呼吸时，不要生搬硬套，要"顺其自然"。如果遇到气息不通畅的时候要注意调节。这样，经过一段时间的训练之后，练习者就能将动作与呼吸结合起来，练起功来才能灵活自如。

常打太极拳，松活筋骨又延年

太极拳适合任何年龄、性别、体形的人练习，它对人体健康的促进作用是综合而全面的。长期坚持练习太极拳，对于防病抗衰、益寿延年有着不可估量的作用。著名中医吉良晨说："太极拳是个宝。养生保健，我向人们首推太极拳。"

练太极拳，必须懂得很多基本功，做到"放松""气道通畅"。肺主一身之气，肺气调则周身气行，故练功必须令肺气顺，不可使气道结滞，所以说练拳不可闭气、使力，要以放松、沉气为主，并配合呼吸、开合等。这些要求使得练太极拳的人在练拳过程中注意放松并调整呼吸，每次练习后心情舒畅、精神饱满，而且身体微微出汗，促进体内新陈代谢，具有祛病强身的健身功效。具体而言，太极拳有以下功效：

（1）腰为一身之主宰，两足有力，下盘稳固，虚实变化，皆由腰转动，故曰："命意源头在腰际。"练太极拳时，腰的转动幅度大，带动胃、肠、肝、胆、胰做大幅度转动。同时，深、长、细、匀的呼吸，横膈肌活动范围的扩大，对于肝、胆起到按摩作用，可以消除肝脏瘀血，可改善肝功能。同时，加强胃肠的蠕动，促进消化液的分泌，进而改善整个消化系统，对治疗胃肠方面的慢性疾病，效果非常明显。

（2）太极拳是哮喘患者治疗和康复的最好方法之一。用太极拳治疗哮喘时，锻炼者两臂、手腕、肩、背、腹等全身肌肉都放松，柔和的动作会使人感到轻松愉快、心情舒畅，从而使哮喘病人情绪稳定；神经系统的兴奋和抑制过程得到很好的调节，有助于减轻或避免哮喘发作。常打太极拳对保持肺组织的弹性、胸廓的活动度、肺的通气功能，以及氧与二氧化碳的代谢功能均有积极的影响。

（3）太极拳加大人体下部运动量，有利于避免上盛下衰的"现代病"。人一旦年过四十，肝肾易亏，犹如根枯而叶黄。浇水灌肥应从根部着手，滋肝补肾，

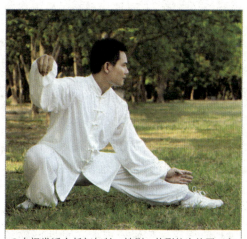

◎太极拳适合任何年龄、性别、体形的人练习，它对人体生理和心理健康都有积极的促进作用。

乃是养生保健的秘诀。除了服用一些食品和药品外，重要的是加强人体丹田部位和下肢的运动。因为人体丹田与命门之间（即小腹部位），正是人体吸收的各种营养转化为精血最关键、最根本的部位，所以增强小腹、腰、裆部位及下肢运动正是促进人体消化吸收和气血循环运行的最基本的环节。腰脊和腿部强健，自然血脉流畅，精神旺盛，长久不衰，从而消除或避免"上盛下衰"诸症。

所谓"上盛下衰"是中医术语，指的是老人肝肾两亏、阴虚阳浮而出现的血压升高、心虚失眠、畏寒怕冷、四肢发凉、食滞便秘等综合征。患者看上去红光满面，并无病容，但因下元虚亏，两脚发软，走路时间一长，足后跟痛，膝关节发硬，腰酸背疼，浑身乏力。

此外，练太极拳还有利于人的心理健康，能够消除烦闷、焦虑，对有心理障碍的人来说是一味难得的良药。

老年人练气功可减少疾病的发生

无论是预防还是治疗，或者只是日常的保健，比起有毒副作用的药物来讲，气功不失为老年人的首选。

❶ 练气功能延缓人体脏器的衰老

人到中年脏器开始衰老，人到老年脏器老化或发生病变，其中一个主要原因是血液循环受阻。例如胆固醇高、血脂高、血液黏稠度高、血管粥样硬化等均可造成动脉硬化、血循环不畅等，这些都属于祖国医学中气滞血瘀的范围。

练气功有利于人体的血液循环，人的血液循环的改善可以预防很多疾病，例如冠心病、脑血栓、脑供血不足等。同时练气功也可以降低人的血液黏稠度、降低胆固醇、血脂；可以增强人体内脏的功能，改善已经形成瘀血的脏器的生理状态，例如心肌梗死、脑血栓形成、早期肝硬化等，延缓人体脏器的衰老。

❷ 练气功能提高人的免疫能力

练气功到一定程度，口中津液增加，唾液中含多种免疫细胞，能增强人的免疫力。经过科学研究检测发现，练气功的人与不练气功的人相比，血液中各种免疫细胞增加，人体免疫能力增强。这些实验可以证明，人通过练气功能减少感冒、感染和老年疾病发生是有科学根据的。

❸ 练气功能通经络排病气

不少练气功者都有过气冲病灶的反应，例如有头痛的患者，练功中气通经络时会感到病处有胀、跳等感觉，经络通时有人会明显感到一股暖流沿经络通过，从此头痛症消失了。长期练功的没有疾病的人在用经络探测仪测试时比不练气功者的人经络要畅通得多，这说明练功可以使经络更畅通。经络不畅通的人通过练功也可逐步使经络慢慢畅通，这样人就会痊愈。

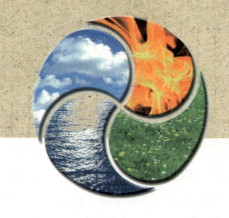
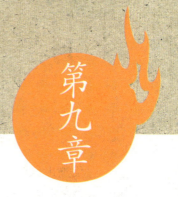

第九章

《黄帝内经》阴阳一调百病消

● 阴阳学说是我国古人长期探索天地规律而总结出的一套科学理论，它不但是中医基础理论的重要支柱，而且也是传统养生保健理论的重要组成部分，同我们的健康息息相关。懂得一些有关阴阳的理论，对于我们保健养生十分重要。

万病只有一个原因：阴阳不调

第一节

阴阳不调即阴阳失衡，阴阳本身就是相互滋生又相互制约的，一旦这种关系被打破，也就出现了不平衡，身体就会生病。

❤ 阴阳为万物生存法则

明代杰出医学家汪机说："阴阳之道，天地之常道。术数者，保生之大伦，故修养者必谨先之。"因此，我们想养生，要治病，达到良好的效果，就必须先从阴阳开始。那么，究竟什么是阴，什么是阳呢？

阴阳的观念，很早就出现了。

史书记载，在周幽王时，有一次发生地震，百姓恐慌不已。幽王向大臣询问地震的原因，大臣伯阳甫解释说，是因为天地之气失序，"阳伏而不能出，阴迫而不能蒸"。意思是说，地下的阳气伏在阴气的下面，被阴气所逼迫，想出出不来，两股力量争斗，所以发生地震。

可见，当时阴阳的概念已经被用来解释自然现象。其实，阴阳的原始意义很朴素，所谓山之南、水之北为阳，山之北、水之南为阴，其根据就是日光的向背一面向太阳的一面为阳，背对太阳的一面为阴。

后来，阴阳从早先描写具体状态的概念逐渐延伸成一种概括性的概念。例如，高的地方容易照到阳光，照到阳光的地方总是温暖、明亮、生命旺盛……这些就都属于阳。反之则属于阴。概括地说，凡是积极的，运动的，热烈的……就属于阳；凡是消沉的，静止的，冷凝的……就属于阴。

万事万物都有阴阳，那么人也不例

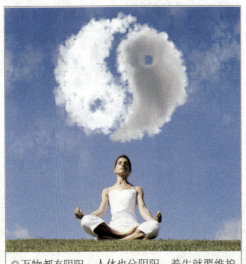

◎万物都有阴阳，人体也分阴阳，养生就要维护人体的阴阳平衡。

外。如：体表与内脏相对，体表在外为阳，内脏在里为阴；内脏之中，位置高（以膈肌为界线）的心、肺为阳，位置低的肝、脾、肾为阴；脏与腑相对，腑的功能通达、运动为阳，脏的功能收藏、沉静为阴……

阴阳还可以概括人的生理功能。人体的物质基础（血肉筋骨）属阴，而生理功能活动（如心要跳动、肺要呼吸）属阳，二者互相依存，协调运作。生理功能活动（阳）的发生，必然要消耗一定的营养物质（阴），而营养物质（阴）的吸收产生，又必须依赖于脏腑的功能活动（阳）。

正常情况下，人体中的各种阴与阳之间保持着相对的平衡协调状态，如《黄帝内经》所说的："阴平阳秘"。但是，一旦由于某种原因，导致阴阳的平衡被打乱，疾病就发生了。疾病的实质就是人体内阴阳的失衡。

既然疾病是由于阴阳失衡引起，那么治疗疾病也应围绕调整阴阳来进行，目标是恢复阴阳的平衡协调。《素问·阴阳应象大论》说："阴阳者天地之道也，万物之纲纪，变化之父母，生杀之本始，神明之府也，故治病必求于本"。意思是说，阴阳是一切事物的根本法则，事物的生成和毁灭都是来自于这个根本法则，所以要想治好病，就必须从这个根本问题——阴阳上求得解决。养生这也是这个道理，必须从阴阳上着手，通过各种方法维护人体的阴阳平衡。

阴阳属性列举表

阳	明亮	兴奋	强壮	温热	运动	上面	外面	外向	推动	功能	无形
阴	阴暗	抑制	衰弱	寒冷	静止	下面	里面	内敛	凝聚	物质	有形

要想寿命长，阴阳平衡是关键

阴阳是一切事物的根本，世界万物孤阳不生，独阴不长。这也是《黄帝内经·素问·阴阳应象大论》里说的"阴阳者天地之道也，万物之纲纪，变化之父母，生杀之本始，神明之府也，治病必求于本"。

任何事物的生成和毁灭都是来自于阴阳平衡这个根本，《黄帝内经》强调顺四时养生，强调日出而作、日落而息，强调合理饮食、适量运动、不过度劳累等，都是为了让身体处在阴阳平衡这个状态。

中医学认为，"阴"代表储存的能源，身体上的血、津液、骨、肉，性别中的雌性等都属于阴的范围。"阳"代表能源的消耗，它是可以通过人体表面看到的生命活力，无形的气、卫、火，性别中的雄性等都属于阳，而"阳"的这种生命活力靠的是内在因素的推动，也就是"阴"的存储。

在我们国家，西北的温度要较东南低得多，为什么会出现这样大的差别呢？《黄帝内经·素问》中说："西北方阴也，东南方阳也。"阳就是用，就是释放，阴就是体，就是收藏。从地域上讲，整个西北方向以收藏为主，整个东南方向以释放为主，所以就产生了温度上的差异。

"阴阳"的收藏也相当于人体内部的新陈代谢，是吸收和释放的过程。阴的收藏是合成代谢，而阳是分解代谢。总结起来就是"阴成形""阳化气"，比如我们吃的食物就是属"阴"，食物进入体内就会被消化吸收，供养生命活动的需求，这就是"阴成形"的过程，是一个同化外界物质的向内的过程；而人吃饱后会感觉精力充沛，整个人显得很有活力、很精神，做事的时候思维也比较敏捷，这就是"阳化气"的过程，即消耗体内有形物质而释放能量的过程。

阴阳就好比是收入和支出，我们不可能只存不花，也不能只花不存，要让二者找到利益的平衡点。养生也是这个道理，一个人必须注意养收、养藏，储存能量，还得要耗散适度、适量，这样才能让身体处在阴阳平衡的状态，才能不生病。

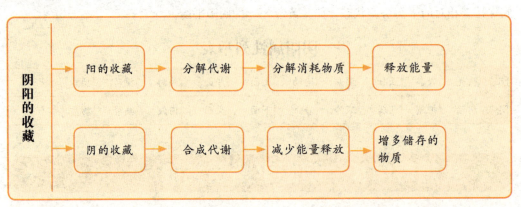

亚健康是轻度阴阳失衡

"亚健康"这个概念越来越多地出现在人们的生活中，那么，什么样的身体状态是亚健康呢？按照医学界的说法，亚健康是"介于健康与疾病之间的一种生理功能低下的状态"。实际上就是我们常说的"慢性疲劳综合征"。因为其表现复杂多样，现在国际上还没有一个具体的标准化诊断参数。

一般来说，如果你没有什么明显的病症，但又长时间处于以下一种或几种状态中，注意亚健康已向你发出警报了：失眠、乏力、无食欲、易疲劳、心悸、抵抗力差、易激怒、经常性感冒或口腔溃疡、便秘等。处在高度紧张工作、学习状态的人应当特别注意这些症状。

亚健康状态下，人体虽然没有发病，但身体或器官中已经有危害因子或危害因素的存在，这些危害因子或危害因素，就像是埋伏在人体中的定时炸弹，随时可能爆炸；或是潜伏在身体中的毒瘤，缓慢地侵害着机体，如不及时清除，就可导致发病。

其实，亚健康和疾病都属于人体内部的阴阳失衡状态，只不过亚健康是轻度阴阳失衡，而疾病是重度的阴阳失衡。但是，如果身体内的"阴阳"长期处于不平衡状态，就会从量变发展到质变，也就是说身体就会从亚健康状态转化成生病状态，这时候再加以调治，就有一定难度了。按中医的理论，"正气存内，邪不可干，邪之所凑，其气必虚"，就是说在正常的状态下，如果阴阳处在一个很平衡的状态，即使遇见了大风大雨等异常的气候变化，也不会得病。但如果外受风、寒、

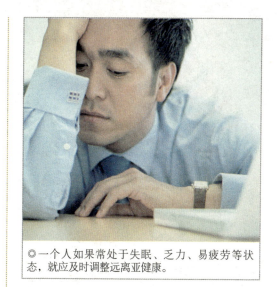
◎一个人如果常处于失眠、乏力、易疲劳等状态，就应及时调整远离亚健康。

暑、湿、燥、火，内受喜、怒、忧、思、悲、恐、惊，让人体自身的正常状态被打破，这些伺机而动的致病因子就可能从10个变成100个，100个变成1000个……当它达到一定数量时，就可能侵害人体健康了，而此时人体正处于亚健康状况，防御水平很低没办法抵抗，自然就生病了。

所以，当我们意识到自己亚健康了，就一定要及时调整自己的阴阳平衡，使身体恢复到健康状态，防止疾病的发生。

疾病分阴阳，防治各有方

天地有阴阳之分，人体有阴阳之分，疾病同样有阴阳之分，阴性疾病和阳性疾病的发病原因不同、症状不同，防治也应该有所不同。

❶ 阴性疾病的预防

阴性疾病一般发病慢，治疗也比较慢，需要经过长期的调理才能痊愈。这种病主要由寒气引起，而寒气主要是从腰腿以下侵入人体，人在受到寒气侵袭的时候，就会肢体蜷缩，禁锢以及手脚僵硬，伸屈不畅。

根据阴性疾病的起因，其预防应着眼于保暖人体的下半部，尤其是脚部，所以说"人老从脚而始"。从现在医学来看，天冷时，人的胃肠消化功能就会比较脆

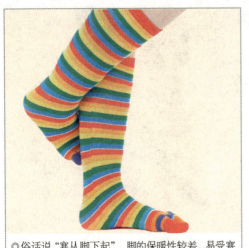
◎俗话说"寒从脚下起",脚的保暖性较差,易受寒邪侵袭。要预防阴性疾病,一定要注意脚部的保暖。

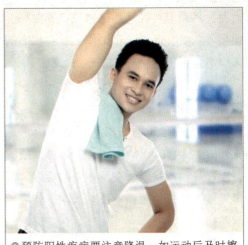
◎预防阳性疾病要注意降温,如运动后及时擦汗,以免热气入体。

弱,同样食物在低温环境下也会比较容易变凉,因此一些原来就患有肠胃疾病的人,症状会变得多发而更加严重。即使是以前没有肠胃疾病的人,这个时候也很容易免疫力低下,胃痛发作,或者腰部受凉,导致腰肌劳损、腰椎间盘突出症等。

所以,预防阴性疾病首先要注意保暖,坚持每天用热水泡脚,然后用手指搓揉脚跟、脚掌、脚趾和脚背,容易手脚冰凉的人或者关节炎患者,还可以在睡觉时将脚垫高,以改善血液循环。

❷ 阳性疾病的预防

阳性疾病与阴性疾病恰恰相反,阳性疾病往往属于急性病,发病快,治愈也比较快。这种病主要由热气引起,而热气多是通过人体上半部侵入人体的,表现为肢体舒张、肿胀、活动迟缓、筋骨不适等症状。所以,夏天的时候,应该注意给头部降温,保持头部的清醒。特别是高温天气运动劳作后,头部血管扩张,一定不要用冷水冲洗,否则可能会引发颅内血管功能异常,出现头晕、眼黑、呕吐等症状,严重的话,还可能导致颅内大出血。所以,应该"以热治热",及时用热毛巾擦汗促进皮肤透气。

中医学认为,人体就像自然界,无论体内阴气过盛还是阳气过盛,都会导致疾病,所以要想健康,阴阳调和就非常重要。所以应该把人体的阴阳调和作为一个重要的养生法则,坚持合理的生活习惯,调摄精神、饮食、起居、运动等各个方面,这样才能够强身健体、预防百病。

阴阳是个总纲，寒热左右健康

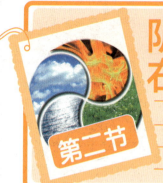

第二节

寒热是辨别疾病性质的两个要点，一般来说，寒证表示机体阳气不足或感受寒邪所致的证候，热证表示机体阳气偏盛或感受热邪所致的证候。要调和阴阳就要从寒热开始。

阳胜则热，阴胜则寒

中医学认为，疾病发生、发展的过程，就是正邪抗争，各有胜负的过程。这一过程可以用阴阳盛衰来解释。所谓阴阳偏衰，是指阴或阳低于正常水平的失衡，如果阴阳一方低于正常水平，而另一方保持正常水平，或双方都不同程度地低于正常水平，身体就会表现出虚证。《黄帝内经》说"阳胜则热，阴胜则寒"。阴阳两字虽然看起来很玄，但是最终会落实到寒热上。

如果一个人身上的内阴能量多了，自然就会感到寒冷，而如果内阳的能量多了，则会感到燥热。所以，要想不生病应该调和阴阳，而阴阳平衡则要从寒热开始。身体阴阳失衡后，会表现出各种症状来，主要有以下两种：

❶ 阳胜则热

阳胜，指阳邪致病，导致机体功能亢奋，体内阳气绝对亢盛的病理变化。阳主动，主升而为热，所以阳偏胜时，多见机体的功能活动亢奋、代谢亢进，机体反应性增强，热量过剩等病理状态。

阳胜表现为阳证，也就是阳多阴少，一般表现的症状是：口渴、发热、脉搏跳动快等，这类症状，又称为热证。

❷ 阴胜则寒

阴胜，是指阴邪致病，导致机体功能障碍，体内阴气绝对亢盛的病理变化。阴胜多由感受寒湿阴邪，或过食生冷，寒湿中阻，阳不制阴而致阴寒内盛。

阴胜表现为阴证，也就是阴多阳少，一般表现的症状是：口不渴、不发热，手足冷、脉搏跳动慢等，这类症状又称为寒证。

因此，要想保持身体健康不生病，就要保持体内阴阳的平衡。一个人身体的各个方面只有保持恰到好处的平衡，生命才会显得有活力，生理功能才会很好，心理承受力会很高。

祛除寒湿，不让湿热伤了阳气

《黄帝内经》认为，万物之生由乎阳，万物之死亦由乎阳。如果人体没有阳气，体内就失去了新陈代谢的活力，不能供给能量和热量，生命就要停止，所谓"阳强则寿，阳衰则夭"，养生必须先养阳。但是，寒湿会阻滞阳气的运行，使血流不畅、肌肉疼痛、关节痉挛等。因为湿困脾胃，损伤脾阳，或患者平时脾肾阳虚而致水饮内停，所以多表现为畏寒肢冷、腹胀、泄泻或水肿等。所以，寒湿是最损伤人体阳气的。

生活中，我们可能经常会注意到这样奇怪的现象，就是冬天很少见到着凉感冒的人，反而是夏天常有这样的病症发生。冬天气温低，受寒湿侵犯容易理解，而夏天这么热，怎么还会有寒湿呢？其实，这正是现代人不良的生活习惯造成的。

炎炎夏日，人们多待在空调房中，身体该出汗时却被空调冷气所阻，汗液发不出来就淤积在体内，导致体内湿邪堆积，造成阳气虚衰。尤其是到了七、八月份的长夏天气，湿气达到最盛。而人体五脏之脾最喜燥恶湿，长夏湿气过盛，就容易损伤脾脏。脾主运化，可以运化水液，运化水谷，把吃进去的粮食、水谷精微营养的物质以及水液输送给其他的脏器，起到一个传输官的作用。脾的这种传输的作用对生命来说至关重要，故而中医把它称为人的"后天之本"。而体内湿气过重会导致脾脏功能得不到正常发挥，人体各器官也会因得不到及时充足的营养而出现问题，导致人体生病。

由此可知，祛除寒湿是养生保健不可缺少的功课之一。那么，怎样判断身体内是否有湿呢？方法其实很简单，观察自己的大便情况，一看便知。如果长期便溏，大便不成形。那么很有可能就是你的身体蕴含了太多的湿气。而长期便秘，则代表着体内的湿气已经很重了。因为湿气有黏腻性，过多的湿气就容易把粪便困在肠道内。

事实上，祛除寒湿最好的办法就是让身体温暖起来，因此，健康与温度有着密切的关系。众所周知，掌握人体生杀大权的是气血，而气血只有在温暖的环境里，才能在全身顺畅地流通。如果温度降低、

◎经常泡泡热水澡，能使人体阳气生发，提高免疫力。

血流减慢，就会出现滞涩、淤堵，甚至血液会凝固，那么人就将面临死亡，而且人的体温上升，不仅会增强人体的免疫力，还能在正常细胞不受影响的情况下大量杀死癌细胞。此外，温度过低，会使体内的寒湿加重，外在表现就是上火。

所以，要涵养我们身体内的阳气，就要远离寒湿，温暖身体。在中医养生学中，让身体温暖起来的办法有很多，《本草纲目》中就记载了很多可以养阳的食物，羊肉、狗肉、党参等，都是补益阳气的。另外安步当车，让身体动起来，为自己选择几项适合的运动；放弃淋浴，经常泡热水澡；养成睡前用热水泡脚的好习惯。这些方法也能让身体暖和起来，使人体阳气升发，免疫力提高。

内热也有虚实之分，调治需辩证

《黄帝内经》中认为阳盛则热。打个比喻，人体内的阴气好比是水，阳气则好比是火，正常情况下，人的体内水与火的比例是相等的，这时候人就是健康的，而内热就是水比火少了。

内热也是有虚实之分的：实热就是体内的火多了，而水没有少，这时候要做的就是想办法把多出来的火清掉；虚热是因为体内的水少了，而火并没有多，所以就要想办法把水补充回来。

拿高血压病人举例，一个年轻人如果因为生气或者其他情绪上的波动，很容易导致血压在一瞬间或者一段时间内异常升高，这就是由实热引起的。从中医术语上说，这是肝火上炎；而老年人的血压高，则是因为水少了，相对来讲火就增加了，我们一般管这叫阴虚阳亢，也就是虚热。

虽然说年轻人多实热，老人多虚热，但这不是绝对的：区分虚热和实热，可以遵循"劳损为虚、积郁为实"的原则。

"劳损为虚"，这里的劳损不只是体力上的，还包括长时间工作、思虑过多、疲劳过度，或者长期处于精神压力下，这样造成的问题都叫作劳损。劳损伤人的精血，这种情况所造成的内热我们称之为虚热。

"积郁为实"，积郁是指一种情绪（悲伤、愤怒甚至是喜悦）被压抑在心中发泄不出来，久而久之就会上火，这种内热一般都属于实热。

所以说年轻人也不一定就是实热，如果是长期劳损造成的，也可能是虚热；而老年人如果平时身体十分健康，忽然上火

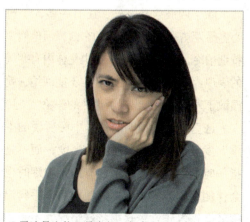

◎无论是实热还是虚热，都会出现牙疼、痤疮等上火症状，这时要学会辩证施治。

了，也可能是实火。无论是实热还是虚热，热极都会化火，都会出现上火的情况，有的人一出现牙疼、痤疮、便秘这些上火症状就去买三黄片这类的降火药吃，如果是实火，那这些药还比较对症；但如果是虚火，吃这些药不但效果不好，还会适得其反：因为这些降火药一般都是苦寒的，能燥湿伤阴，虚火的人本来阴精不足，吃降火药只能使虚者更虚，阴越虚则火越大，形成恶性循环。尤其是老年人，一旦上火，一定要分清虚实，有些老年人用苦寒药久了，甚至会导致阴阳两虚。

寒气重不重，从手脚上判断

"百病寒为先"，寒气是导致许多疾病发生的关键。中医上有"一朝寒气一身病，一日不散十年痛"的说法。身体处于寒的状态，轻则感冒，胃寒胃痛，严重的还会手脚冰凉，脾肾阳虚。所以，那些经常手脚冰凉的人要注意了，体内寒气可能过重，一定要学会温煦自己的身体。

中医学认为，头为诸阳之会，四肢为阳气之末。也就是说人的四肢是阳气灌溉的终点。如果手脚温热，就说明体内阳气比较充足。如果手脚温度不够，甚至有些人常年四肢冰凉，这就说明体内阳气不足，内有寒气。

医生用手感知出来的手脚的温热程度，一般分为手足不温、手足冰凉和手足厥冷三种程度。手足不温是指手脚的温度比正常温度低，感觉不暖和，这往往是阳气亏虚的先兆，可能有轻微的寒气；手足冰凉则是指手足温度明显降低，摸起来凉凉的，有时还伴有出汗症状，这就说明体内阳气已经明显亏虚，体内寒气很重了；而第三种程度手足厥冷则是指手脚温度极低，甚至有的人会连肘关节、膝关节之下都是冰凉的，这就是提示体内的阳气已经极度亏虚，寒气过重，往往会直接伴随着疾病的发生。

除了四肢寒冷之外，还有一些人手脚心容易发热，总想挨着凉的东西，但他们又特别怕冷，容易出虚汗，这也是体内有寒气的表现。因为体内阳气太虚，不能回纳，就浮散于外，使手脚出现了虚热的假象。

这里要特别说明的是，中医所说的手脚温度是指持续一段时间的温度，而不是指一时的温度状况。例如有的人腹疼时也会伴随手脚冰凉，但疼痛缓解后，手脚温度就会恢复正常，这类特殊情况，不是寒气所导致的。

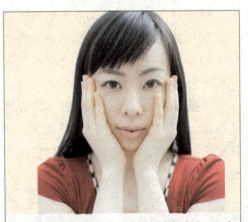

◎身体寒气轻重突出表现为手脚常年冰凉，这表示体内阳气不足。

第九章 《黄帝内经》阴阳一调百病消

第三节 只有阴阳平衡，气血才会畅通

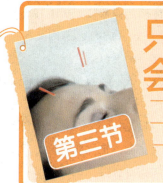

血为阴，气为阳，只有阴阳平衡，才能够维持气血的正常运行，营养全身各组织器官，守护身体健康。

气血像夫妻，和睦是关键

寒与热是阴阳的一种表现方式，另外一种表现方式则是气与血。气是人体的生命之本，人体内气包括三方面内容：一是来自于父母之精的先天之气，它是一身之气的根本；二是来源于食物的水谷之气，它可以通过脾胃的运化作用，长生源源不断的谷气；三是自然的清气，靠肺的呼吸功能和肾的纳气功能吸入人的体内。中医学认为"气为血之帅，血为气之母"，血是气这个根本的依靠。

有人将气血的关系比作夫妻，气为阳，主动，扮演着丈夫的角色；血为阴，主静，扮演着妻子的角色。一个美满的家庭，夫妻和睦是关键，同样，对于身体而言，如果想要保持健康，气血平衡是关键。一旦气虚或者血虚，疾病就会随之而来，正如《黄帝内经》中所说："气血失和，百病乃变化而生。"

那么，气虚是什么呢？首先，这人的气不足，脏腑功能会低下，以至于整个人出现精神萎靡、少言懒语、倦怠乏力、动不动就会出虚汗等现象；其次，身体的抗病能力减弱，即便是很微小的外邪都可以欺负自己，刮来一阵寒风，别人可能都会安然无恙，但气虚之人却可能大病一场。

当然，气的问题不止气虚，还有气陷、气滞、气逆等情况，但气虚是其中最主要的问题。气虚的人比较好辨认，他们通常容易感冒，也比较容易生病。体型消瘦或偏胖，身体容易疲倦，全身乏力。另外，还伴有面色苍白，说话声音低微，稍

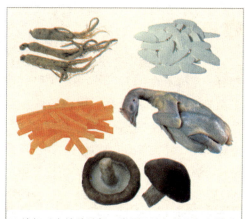

◎补气重在补脾益肾，常用的补气药物及食物有上述几种。

微活动则出汗、心悸，舌淡苔白，脉虚弱等身体特征。气虚的人养生的关键在于补气。肾为气之根，脾为气之源，所以补气重在补脾益肾。平时常用的药物及食物包括人参、山药、胡萝卜、香菇、鸡肉等。

那么，当人血虚时，又会出现哪些问题呢？身体的所有器官，都需要血液带来的营养，如果血液不足了，全身的各个脏腑都会出现问题。

血虚的人在饮食上，要多吃具有补血、养血功效的食物，如桑葚、黑木耳、菠菜、红枣、胡萝卜、猪肉、羊肉、牛肝、羊肝等。

此外，还可以尝试下阿胶山楂汁，配方是阿胶9克、生黄芪3克、当归3克、山楂6克，先将后三味熬水，大约熬15分钟即可，然后把药渣除去，把阿胶捣碎，放入这个药汁中，烊化。在食用的时候，可以适当放入一点儿白糖来调整味道，这是每日的服用量，一般以半个月为一个阶段。不再贫血后，就无须服用了。

简单方法判断气血情况

气血充足了，人看上去才会精神，身体也才会健康，相反，一个人如果总是气虚、血虚、气血不足，那么就很容易生病，癌症也可能会找上门。

如何判断自己的气血是否充足，又该如何补足气血呢？以下6种方法可以让你迅速判断自己气血是否充足，从而做出相应的调节。

❶ 看眼睛

主要看眼睛的色泽和清澈度。小孩子都有一双清澈的眼睛。眼睛清澈明亮、神采奕奕，说明气血充足；眼白的颜色混浊、发黄，就表明气血不足。俗话说"人老珠黄"，其实指的就是眼白的颜色变得混浊、发黄、有血丝，这就表明你气血不足了。眼睛随时都能睁得大大的，说明气血充足；反之，眼袋很大、眼睛干涩、眼皮沉重，则代表气血不足。

❷ 看睡眠

成人如果像孩子一样入睡快、睡眠沉，呼吸均匀，一觉睡到自然醒，表示气血足；而入睡困难、易惊易醒、夜尿多、呼吸深重或打呼噜的人都是血亏。而要滋养气血也在于良好睡眠。

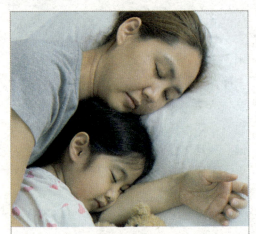

◎睡眠对所有人来说其作用不亚于任何养生佳品，一般来说，睡眠充足能使气血充盈，而气血不足也会引起睡眠不足。

❸ 看皮肤

皮肤白里透着粉红,有光泽、弹性、无皱纹、无斑等,代表气血充足。反之,皮肤粗糙,无光泽,发暗、发黄、发白、发青、发红、长斑等,则代表身体状况不佳、气血不足。

❹ 看指甲上的半月形

正常情况下,半月形应该是除了小指都有。大拇指上,半月形应占指甲面积的1/4~1/5,示指、中指、无名指应不超过1/5。如果手指上没有半月形或只有大拇指上有半月形,说明人体内寒气重、循环功能差、气血不足,以致血液到不了手指的末梢;如果半月形过多、过大,则易患甲亢、高血压等病。

❺ 看牙龈

牙龈萎缩代表气血不足,只要发现牙齿的缝隙变大了,食物越来越容易塞在牙缝里,就要注意了,说明身体已在走下坡路,衰老正在加快。

❻ 摸手的温度

如果手一年四季都是温暖的,代表人气血充足,如果手心偏热或者出汗或者手冰冷,表示气血不足。

遵循四季的阴阳规律,调养气血

我们都知道,自然界的季节年复一年,周而复始地更替变化,这已经成为规律,而正是因为有了这个规律,自然界中的万物才能春生、夏长、秋收、冬藏。我们人类是自然界中的普通一员,自然也要顺应这个规律,只有这样,我们的身体才会健康。

那么,气血是什么样的呢?讲这个问题之前先举一个例子。我们都知道,自然界里的树木在春天的时候开始长叶子,夏天时枝繁叶茂,秋天时树叶开始凋落,冬天的时候就只剩下了光秃秃的树干。我们的气血和自然界中的树木一样,在春天的时候,气血从里往外走;夏天的时候气血全在外面,就像树的叶子;一到秋天,气血就开始从外面向里走了;到了冬天,气血都到了里面,外面就相对不足。

夏天的时候,树上所有的营养都在枝叶上,树根上几乎没有什么营养。而冬天要给树灌溉,是为了在春天让它更好地生发。"夏天不热、冬天不冷,迟作病",这句话的意思就是,在夏天时,我们的气血都到外面去了,它能够通过汗液把体内多余的东西排出去。如果不热,那么人体就很可能成了堆放废物的垃圾场。而冬天的时候讲究进补,最好吃些有营养的东西,因为这个时候气血都在里面,吃了好东西能充分运化,为明年的春发做好准备。如果冬天不进补,那么第二年春天就没有气血供生发。这和树的冬灌是一个道理。

在冬天储存营养的同时,也会有许多

多余的产物,到了夏天发汗的时候,正好把这些多余的产物排出体外。

可是现在的一些人却过着违背自然规律的生活,夏天唯恐空调不冷,冬天唯恐暖气不热。如果把自然界的树"请"到屋子里来生存,它也会吃不消的。这样违背四时的生活方式,会造成人体内气血运行混乱,我们就会因此而生病。

所以,人应该要像自然界中的树木那样,顺应四时的规律,只有这样,才能身康体健。

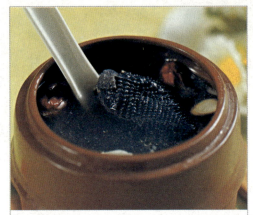

◎冬天应进补,这样才能补充气血,以供来年春天有充足的气血供生发。

储存气血,奠定健康基础

在小的时候,我们很多人都玩过电动汽车,当它没有电的时候,我们会给它充两三个小时的电,然后就又可以玩两三天,使用的时间是充电时间的数十倍。同样的道理,我们体内的气血也可以这样储存,只要我们明白人体造血功能的各项条件,很快就能使气血能量迅速上升。

所以,如果我们在儿童时期就储存了足够的气血能量,长大后再注意保养,就可以使自己的气血用之不尽。

下面提供一些简单、有效的气血储存方法,让我们从小就养好自己的气血。

如果我们从小就能做到以上几点,那就可以储存足够的气血能量,当我们长大以后,就会拥有一个健康的身体。

下面提供一些简单、有效的气血储存方法,让我们从小就养好自己的气血。

❶ 好好吃饭

在传统的中医理论里,脾胃是后天之本,气血生化之源,所以要想气血充沛,必须要先把脾胃调养好才行,而好好吃饭就是调养脾胃的基础。

❷ 好好睡觉

肝脏的特点是"卧则回血,坐立向外供血"。因此,一定要好好睡觉,只有保证充足的睡眠,才能养护好肝脏,肝脏养护好了,造血功能自然也就增强了。

❸ 积极锻炼

因为适量运动能使气血通畅,神清气爽。所以,我们在空闲的时候要适当参加体育锻炼和文娱活动,放松自己的身心。

第九章 《黄帝内经》阴阳一调百病消

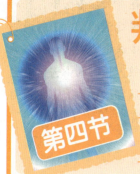

第四节 判断身体阴阳的简单方法

中医理论的基础就是阴阳，只有在识别阴阳的前提下，才能保证我们采取的养生手段的正确性，因此在进行养生保健前，必需先学会有关阴阳识别的方法。

阴不足，身体会及时提醒

朱丹溪所论调的"阳常有余，阴常不足"，其实说得通俗点儿，我们也可以理解为阴要常常使其不足，这样才能有摄取食物并将食物转化为气血津液的能力，进而变成像冬天贮存的粮食一样的能量。而阳常有余呢，浅显地说就是你的体质和抵抗力很强，也正是体内储存的真阳元气充足，能量充足。不过，阴如果很不足，打破了阴阳的这种平衡，疾病就会入侵我们的身体。

当我们的身体阴不足时，身体是如何提醒我们的呢？

❶ 喜欢吃味道浓的东西

现在社会上有越来越多的"吃辣一族"，很多人没有辣椒就吃不下饭。中医解释这一现象一般有两个原因：一是我们的脾胃功能越来越弱了，对味道的感觉也越来越弱，所以要用浓的东西来调自己的肾精出来，用厚重味道的食物帮助自己调元气上来，来帮助运化，说明元气已经大伤，肾精已经不足；另外，现在人压力太大，而味厚的东西有通窜力，吃辣椒和大蒜能让人心胸里的瘀滞散开一些。总而言之，我们只要爱吃味道浓的东西，就表示身体虚了。

❷ 年纪轻轻头发就白了好多

走在大街上我们会发现，好多年轻人

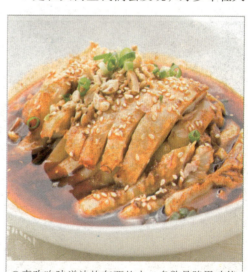

◎喜欢吃味道浓的东西的人，多数是脾胃功能弱，身体虚弱的人。

就已经有了白头发，这又是怎么回事呢？《黄帝内经》认为，发为肾之华。华，就像花朵一样，头发是肾的外现，是肾的花朵。而头发的根在肾，如果你的头发花白了，就说明你的肾精不足，也就是肾虚了。这时候就要补肾气了。

❸ 老年人小便时头部打激灵

小孩和老人小便时有一个现象，就是有时头部会打一下激灵。但是老人的打激灵和小孩的打激灵是不一样的。小孩子是肾气不足以用，肾气、肾精还没有完全调出来，所以小便时气一往下走，下边一用力上边就有点儿空，就会激灵一下；而老人是肾气不足了，气血虚，下边一使劲上边也就空了。所以，小便时一定要咬住后槽牙，以收敛住自己的肾气，不让它外泄。

❹ 迎风流泪

很多人都有迎风流泪的毛病，但因不影响生活，也就不在意。在中医里，肝对应泪，如果总是迎风流泪的话，那就说明肝有问题了。肝在中医里属厥阴，迎风流泪就说明厥阴不收敛，长时间下去，就会造成肝阴虚，所以遇到这种情况，要及时调理，以免延误病情。

❺ 成年人了还总流口水

我们知道，小孩子特别爱流口水，中医学认为，涎从脾来，脾液为"涎"，也就是口水。脾属于后天，小孩脾胃发育尚弱，因此爱流口水。但是如果成年人还总是流口水，那就是脾虚的象了，需要对身体进行调养了。

❻ 17点~19点发低热

有些人认为发高热不好，实际上发高热反而是气血充足的表现。气血特别足的话，才有可能发高热。小孩子动不动可以达到很高的热度，因为小孩子的气血特别

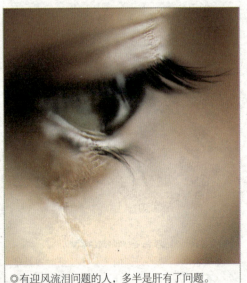

◎有迎风流泪问题的人，多半是肝有了问题。

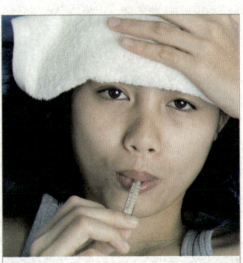

◎经常在17点~19点发低热的人要注意了，这是你肾气不足的表现，要注意补强肾气了。

足。人到成年之后发高热的可能性就不大了，所以，发低热实际上是气血水平很低的表现，特别在下午17点到19点的时候发低热，这实际上是肾气大伤了。

❼ 成年人胸无大志，容易满足现状

在日常生活中，有些人刚刚三四十岁就已经没有什么远大的志向了，只想多赚钱维持生计，再比别人过得好一点儿就可以了，这实际上是肾精不足的表现。中医学认为，肾不仅可以主"仁、义、礼、智、信"中的"智"，还可以主志气的"志"，肾的神就是"志"。一个人的志气大不大，智力高不高，实际上都跟肾精足不足有关。小孩子肾精充足，所以他们的志气就特别高远。而人到老年，很多人会说，我活着就行了，什么也不求了，这其实就表明他的精气快绝了。

❽ 春天了手脚还是冰凉的

有很多人到了春季了手脚还是冰凉的，这主要是由于人体在冬天精气养得不足造成的。我们知道，春季是万物生发的季节，连树枝都长出来了，人的身体也处于生发的阶段，但是人体肾经循行的路线是很长的，人的手脚又处于身体的末端，如果冬天肾精藏得不够的话，那么供给身体生发的力量就少了，精气到不了四肢，所以也就出现四肢冰冷的症状了。这时候，就需要我们补肾了。

❾ 坐着时总是不自觉地抖腿

有些人坐着的时候总是不自觉地抖腿，你也许会认为这是个很不好的毛病，是没有修养的表现，但其实说明这个人的肾精不足了。中国古代相书上说"男抖穷"，意思是男人如果坐在那儿没事就抖腿，就说明他肾精不足。肾精不足就会影响到他的思维；思维有问题，做事肯定就有问题；做事有问题，就不会成功；做事总是不成功，就会导致他的穷困。所以，中国文化强调考查一个人不仅要听其言，还要观其行。

❿ 睡觉时总出汗

睡觉爱出汗在医学上称为"盗汗"。《黄帝内经》说"心在液为汗"的论述，汗为心液，盗汗多由于气阴两虚，不能收敛固摄汗液而引起，若盗汗日久不愈，则更加耗伤气阴而危害身体健康。尤其是中青年人群，面临工作、家庭压力较大，体力、精力透支明显，极有可能导致人体自主神经紊乱，若在日常生活中不注意补"阴"，则必然受到盗汗症的"垂青"。

以上所说的这些现象，都是阴不足的表现，都是在警告我们要对身体状态做出改变了，否则情况就会进一步恶化，疾病也就会趁"虚"而入了。

上火了,说明你阴阳失调了

你爱上火吗?嘴里长了小疱、溃疡,牙疼、牙龈出血,咽喉干痛,身体感到燥热,大便干燥……所有的这些都是上火的表现。虽然都是小病,却让你寝食不安。我们不禁要问:现代人的火怎么就那么大呢?

其实,人体本身是有火的,如果没有火那么生命也就停止了,也就是所谓的生命之火。当然火也应该保持在一定的范围内,比如体温应该在37℃左右,如果火过亢人就会不舒服,会出现很多红、肿、热、痛、烦等具体表现。从某种意义上说有火则生、无火则死,正常意义上说来火在一定的范围内是必需的,超过正常范围就是邪火。不正常的火又分为虚火和实火,正常人体阴阳是平衡的,对于实火来说阴是正常的,但是阳过亢,这样就显示为实火。另一种情况是正常的阴偏少,显得阳过亢,这样就显示为虚火。

滋阴派大师朱丹溪认为,凡动皆属火,火内阴而外阳,且有君、相之分,君火寄位于心,相火寄位于命门、肝、胆、三焦诸脏,人体阴精在发病过程中极易亏损,各类因素均易致相火妄动,耗伤阴精,情志、色欲、饮食过度,都易激起脏腑之火,煎熬真阴,阴损则易伤元气而致病。

其实,邪火大部分还是由内而生的,外界原因可以是一种诱因。外感火热最常见的就是中暑,通常都是在温度过高、缺水、闷热的环境下待的时间过长,然后体温也会升高。这就是一种典型的外感火热证。但一般来说内生的火热情况比外感火热多。比如现代人压力变大、经常熬夜、吃辛辣食物等,内生火的因素要大得多。可见邪火还是由身体的阴阳失调引起的。中医学认为,人体生长在大自然中,需要阴阳平衡、虚实平衡。而人体的"阴阳"互为根本,"虚实"互为表里。当人体阴虚阳盛时,往往表现为潮热、盗汗、脸色苍白,疲倦心烦或热盛伤津而见舌红、口燥等"上火"的症状。此时就需要重新调理好人体的阴阳平衡,滋阴降火,让身体恢复正常。

很多人认为上火是小毛病,吃点儿药或者自我调节一下就可以了。实际上上火有的情况下不太严重,通过自我调节可以

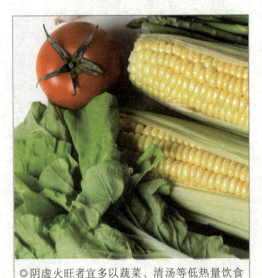

◎阴虚火旺者宜多以蔬菜、清汤等低热量饮食为主。

让身体状况恢复正常，但是对于一些特殊人群比如老年人或者有基础疾病如心血管疾病的人来说还是应该引起注意的。

那么我们又该如何防治上火呢？方法很简单：

（1）阴虚火旺类应滋阴降火，滋阴为本，降火为标。提高睡眠品质、切忌日夜颠倒。饮食清淡也是非常必要的。高热量食物会提供火气，上火时不宜多吃水分低的食物，如饼干、花生等，要以蔬菜、清汤等低热量饮食为主。多做一些中低强度的运动，如散步、八段锦、太极拳等相对静养的运动方式。

（2）如果是实火，就要用清热、降火的泻法。当把火驱逐出身体后，人体阴阳也就平衡了。饮食上，可以多吃苦味食

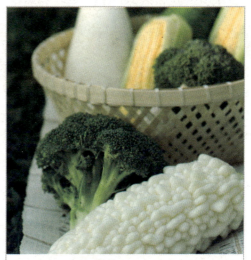

◎ 实火引起的上火则宜多使用苦味食物和利湿、凉血的食物，如苦瓜等。

物，多吃利湿、凉血的食物，多吃甘甜爽口的新鲜水果和鲜嫩蔬菜。千万不要吃辛辣食物，酒也尽量不要喝。

鼻红脾胃有热，额红肺上有火

人的面部对应着五脏六腑，比如两个眉毛之间，这里是肺的对应区。如果这里色白，说明人的肺气不足，正常的人此处应该微微红于其他的部分。如果此处有一块暗淡的颜色，如同拇指肚般大小，那么人就该出问题了。古代相面的人管这里叫印堂，说人的印堂发暗，就会大难临头，其实，是要患大病了。

另外，鼻头代表脾，两个鼻翼代表胃，如果这里红，说明脾胃有热，一般服点儿防风通圣散（现在有中成药）就可以了。服药以后，通常会泻肚子，然后红鼻头就会消失。这是因为防风通圣散中有大黄、生石膏等泻脾胃之火的药，所以治疗此病的效果比较好。

在鼻头上面，也就是鼻梁那里，是肝的部位。有的人脾气很大，动不动就发火，如果仔细观察就会发现这些人的鼻梁颜色发青，肝气不舒，所以脾气很大。

印堂就是两眉之间的位置，如果印堂发红或者紫红，这说明肺部积热，有肺火。通常人在外感时，也会反映在印堂位置。清代的名医王孟英就说："六淫外感，必从肺入。"所以，人感冒的时候，印堂位置也会呈现赤色。大家可以观察一下自己或者身边人，印堂一旦发红，人很快就会表现出外感的症状，所以平时出现这种情况，一定要提前做好预防和处理措施。

第五节 身体阴阳有不均，调理各有绝招

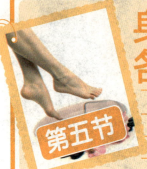

当身体出现阴阳失衡的情况时，就需要调和阴阳，从而纠正疾病过程中机体阴阳的偏盛偏衰，恢复和重建人体阴阳的相对平衡。

养阳要跟着太阳走

世间万物都离不开太阳，失去了太阳一切生物就失去了生命力，人也一样。明代著名医学家张景岳有云："生杀之道，阴阳而已。阳来则物生，阳去则物死。"也就是说，人的生命系于"阳气"，只有固护阳气，才能百病不生，人们才能拥有鲜活的生命力。而我们养生的重点就在于养护身体内的阳气。

那么阳气要如何养呢？其实，天地之间最大的阳气就是太阳，太阳的变化直接影响着人体阳气的变化。长期待在写字楼里的人总是感觉厌厌的，没有生气，如果能每天抽时间晒晒太阳，就会觉得整个人都精神很多，这是太阳给我们的力量。所以我们说：人只有跟着太阳走，才能找到内在的力量。

但是，现在跟着太阳走的人非常少了。古人"日出而作，日落而息"是跟着太阳走的，但是现代人很难做到，每天要起很早去上班，春夏秋冬都是一个点，晚上太阳早下山了，还得加班加点的工作，一天都见不到太阳的脸；古人"锄禾日当午"，夏天在太阳底下干活，虽然汗流浃背但是身体阳气充足，不会得这样那样的怪病，但是现代人却坐在空调屋里吃着冰西瓜，偶尔出门也要涂防晒霜、撑遮阳伞，害怕被太阳晒到，身体里的阳气根本生发不起来。太阳是最好的养阳药，我们却利用不起来，这真是一种极大的损失与浪费。

为了养好阳气，建议大家经常抽出时

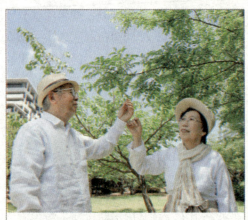

◎每天晒半个小时太阳，可帮助老人养好阳气，促进骨骼中钙质的吸收。

间晒晒太阳,特别是在寒冷的冬季,晒太阳就是一种最好的养阳方式。阳光不仅养形,而且养神;养形,就是养骨头。用西医的说法就是:多晒太阳,可以促进骨骼中钙质的吸收。所以,多晒太阳就是老年人养骨的最好方式。对于养神来说,常处于黑暗中的人看事情容易倾向于负面消极、处于光亮中的人看事情正面积极,晒太阳有助于锻炼宽广的心胸。

另外,晒太阳的时间不要太长,半小时左右就行,什么时候的太阳感觉最舒服就什么时候去晒。晒太阳时一定不要戴帽子,让阳光可以直射头顶的百会穴,阳气才能更好地进入体内。

阴阳要平衡,阻断寒气入侵的通道

寒气是个欺软怕硬的家伙,专拣软的捏,找到最容易入侵的部位便大举进攻,并且安营扎寨、为非作歹。我们与其等着寒气入侵身体,再费尽心思地祛除它,不如事先做好准备,从源头上切断寒气进入体内的通道。

一般来讲,背部、头部、颈前部、脐腹部及足部是身体的薄弱地带,是寒气入侵的主要部位。当人体收到寒气的侵袭时,抵抗力就会有一定程度的下降。

❶ 背部

中医学认为,"背为阳",背部又被称为"阳脉之海",这里是督脉经络循行时的主干,总督人体的一身阳气。如果冬季里背部没有好好保暖,风寒之邪就很容易从背部经络上的诸多穴位侵入人体,伤及阳气,阴阳平衡就会被打坏,人体免疫功能下降,自然抗病的能力也会减弱,诱发许多病患或使原有病情加重及旧病复发。因此,加穿一件贴身的棉背心或毛背心以增强背部保暖,在冬季里是必不可少的。

❷ 头部

中医学认为,"头是诸阳之会",是人体阳气最为旺盛的部位。而寒邪容易侵袭人体的阳气,因此,感受风寒邪气,头部首当其冲,如同热水瓶不盖塞子一样。所以,冬季时大家如不重视头部保暖,使阳气散失,寒气入侵,就很容易引发感冒、头痛、鼻炎等病患。因此,冬天为自己选戴一顶合适的帽子是很必要的,特别是在外出时。

❸ 颈前部

颈前部俗称喉咙口,是指头颈的前下部分,上面相当于喉结下至胸骨的上缘,时髦女性所穿的低领衫所暴露的就是这个部位。这个部位受寒风一吹,不只是颈肩部,包括全身皮肤的小血管都会收缩,如果受寒持续较长一段时间,神经内分泌系统就会迅速做出相应的反应,全身的应变调节系统也会进行一些调整,

④ 脐腹部

脐腹部主要是指上腹部，它是上到胸骨剑突、下至脐下三指的一片广大区域，这也是年轻女性露脐装所暴露的部位。

这个部位一旦受寒，极容易发生胃痛、消化不良、腹泻等疾病。这个部位面积较大，皮肤血管分布较密，体表散热迅速。冷天暴露这个部位，腹腔内血管会立即收缩，甚至会引起胃的强烈收缩而发生剧痛，持续时间稍久，就像颈部受寒一样，全身的交感—肾上腺等神经内分泌系统同样会做出强烈的反应，这时可能就会引发不同的疾病，因此，对脐腹部的保暖也是十分必要的。

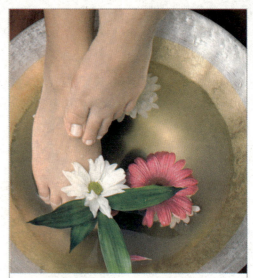

◎临睡前用热水洗脚，有助保持脚部温暖，预防疾病。

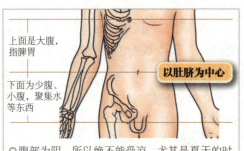

上面是大腹，指脾胃
下面为少腹、小腹、聚集水等东西
以肚脐为中心

◎腹部为阴，所以绝不能受凉，尤其是夏天的时候，即使再热，睡觉时也要把腹部保护好，盖上薄被。

⑤ 脚部

俗话说"寒从脚下起"。脚对头而言属阴，阳气偏少。我们知道双脚离心脏很远，血液的供应不足，再加上长时间下垂，血液回流循环不畅；另外，脚部的皮下脂肪层薄，保温性能很差，所以容易发冷。一旦脚部受凉，便会通过神经的反射作用，诱发上呼吸道黏膜的血管收缩，血液的流量减少，人的抗病能力也会下降。这样一来，隐藏在鼻咽部的病毒、病菌也会乘机大量繁殖，使人发生感冒，或使气管炎、哮喘、肠病、关节炎、痛经、腰腿痛等旧病复发。

因此，冬季大家要注意保持鞋袜温暖干燥，并经常洗晒鞋袜。平时要多走动，以促进脚部血液循环。临睡前用热水洗脚，然后以手掌按摩脚心的涌泉穴5分钟。

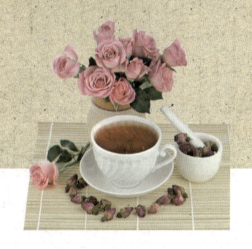
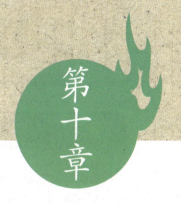

第十章

《黄帝内经》女七男八节律养生

● 科学家们认为男女的生长具有一定的规律性，《黄帝内经》中记载了这样一个节律——"女七男八"，意思就是女性的生命以7为节律，男性则以8为节律，周期性地发生变化。如果人们可以根据不同年龄的身体变化，调节营养、养生、保健，就能让身体按照自然规律，更好地生长变化，更健康长寿。

第一节 女一七时：肾气盛，开始换牙，速长头发

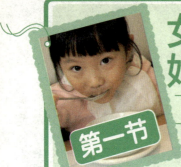

女孩7岁以后，肾气开始活动，是长身体的关键时期，父母要保证对孩子营养上的供给。

"一七"女孩肾气不足，就会发育不良

旧时民间把发式纳入礼法的范畴，儿童的发型为自然下垂的短发，称为"垂髫"。陶渊明在《桃花源记》中就曾提到过："黄发垂髫，并怡然自乐。"不过，虽然都是垂发，女孩和男孩还是有分别的，女孩七岁称"髫年"，男孩八岁则称"龆年"。有人可能感到疑惑，为何女孩和男孩一个为七岁的发型，另一个则为八岁呢？

这一问题，我们可以从《黄帝内经》中找到答案。在《黄帝内经》的观点里，男女的生命周期是不一样的，男人从八岁开始，每八年一个生命周期，女人则从七岁开始，每七年为一个生命周期。之所以这样划分，依据的是"肾气"的盛衰和"天癸"的到来，不管男女都要按照这个规律长大、成熟、衰老。倘若违背这一规律行事，就成了"乱七八糟"，身心健康也会受到很大影响。所以，古时人们对男孩、女孩年龄上的划分是不一样的。

女孩在第一个七岁的时候有什么特征呢？《黄帝内经·素问·上古天真论》记载："女子七岁，肾气盛，齿更发长。"在一七阶段，女性会出现一个生理变化，体内的肾精变成了肾气，并开始推动她的生长发育，表现出来就是女孩子在七岁开始"齿更发长"。幼儿时期，小孩子会长乳牙，到了七岁时，乳牙掉落换成恒牙，这就是所谓的"齿更"；"发长"的意思是指小女孩儿从黄毛丫头变成了美少女，一头乌发开始长了出来。之所以七岁之前是黄毛丫头，这与肾精密切相关。肾中精气是促进孩子生长发育的根本动力，七岁时，肾精一旦开始"活动"，小女孩儿的头发就会逐渐变成乌黑色。

如果过了七岁，女孩的乳牙长得慢、说话慢、头发仍旧发黄，这都属于肾气不足的表现。家长在给孩子调理的时候，就要注意补益肝肾。从饮食上来看，可多食用黑芝麻。《黄帝内经·素问·金匮真言论》中说："黑色入通于肾"，黑

色食品都有补肾功效。家长可以将黑芝麻当作小女孩儿的早餐，或者在煮粥时撒上黑芝麻，能够很好地补益肾气。为了帮助小女孩提升肾中阳气，父母还要让孩子改掉挑食的坏习惯。很多小女孩儿都有挑食的毛病，要么什么都不想吃，要么只吃几样食物，父母若是因为娇宠孩子不加勉强，很容易造成孩子肾阳不足，体质虚弱。尤其是当小女孩过多食用甜食时，更是如此。《黄帝内经·素问·生气通天论》中称："味过于甘，心气喘满，色黑，肾气不衡。"可见，为了不伤肾气，小女孩应避免过多的甜食摄入。总之，家长一定要注意七岁女孩的营养均衡，只有这样，黄毛丫头才可能真正变成美少女。

吃得好，小丫头才会茁壮成长

饮食对于成长中的女孩儿具有至关重要的作用，只有吃得好、吃得科学、吃得合理，才能保证她们的茁壮成长。作为孩子的家长，在孩子的饮食上应该注意以下几点：

（1）少吃寒凉食物。孩子是纯阳之体，体内火力比较大，所以爱吃凉的东西。但是生冷之物会直接伤害脾胃，让孩子气血两亏，最后导致体内寒湿过重，影响健康。所以，正处在生长发育阶段的孩子不要贪凉，应该多吃一些性温平的食物。

（2）完整的、小小的食物最有能量。一个完整的食物其能量和效用是完整的，分割开来就不一样了。比如一个鸡蛋，蛋白是凉性的，蛋黄是温热的，整个鸡蛋就是性平的，这对身体最好了。橘子吃多了会上火，橘皮却可以清热化痰。所以，一定要让孩子多吃完整的食物。

（3）吃应地应季的食物就能少生病。现在一年四季都能吃到反季节、跨区域的食物。要让孩子保持健康，在饮食上就要使所吃的食物始终与所处的环境、季节相适应，因时、因地去选择不同属性的食物，这样才能不生病或少生病。

俗话说，三岁看大，七岁看老。孩子在10岁之前的饮食关乎其一生的健康，所以身为父母，一定要知道孩子成长过程中的一些饮食禁忌。具体来说主要有：

（1）3个月内不要咸。3个月内的婴儿从母乳或牛奶中吸收的盐分已经足够了。3个月后随着生长发育，孩子肾功能逐渐健全，盐的需要量逐渐增加了，此时

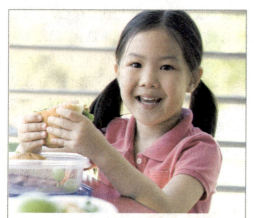

◎成长中的小女孩，饮食要科学，营养要均衡，才能保证健康成长。

可适当吃一点儿盐，原则是6个月后每日可将食盐控制在1克以下。

（2）1岁以内不要蜜。1周岁内小儿的肠道内正常菌群尚未完全建立，吃蜂蜜后易引起感染，出现恶心、呕吐、腹泻等症状。孩子周岁后，肠道内正常菌群建立，肉毒杆菌孢子可被肠道内的有益菌双歧杆菌等抑制，故食蜂蜜无妨。

（3）3岁以内不要茶。3岁以内的幼儿不宜饮茶。茶叶中含有大量鞣酸，会干扰人体对食物中蛋白质、矿物质及钙、锌、铁的吸收，导致婴幼儿缺乏蛋白质和矿物质而影响其正常生长发育。茶叶中的咖啡因是一种很强的兴奋剂，可能诱发少儿多动症。

（4）5岁以内不要补。5岁以内是孩子发育的关键期，补品中含有许多激素或类激素样物质，可引起骨骺提前闭合，缩短骨骺生长期，造成个子矮小；激素会干扰孩子生长，导致性早熟。此外，年幼进补，还会引起牙龈出血、口渴、便秘、血压升高、腹胀等症状。

（5）10岁以内不要腌。10岁以内的儿童不要吃腌制食品。一是腌制品（咸鱼、咸肉、咸菜等）含盐量太高，高盐饮食易诱发高血压病；二是腌制品中含有大量的致癌物亚硝酸盐。研究资料表明：10岁以前开始吃腌制品的孩子，成年后患癌症的可能性比一般人高3倍，特别是咽喉癌的发病危险性高。

小女孩得了厌食症，分阶段来调理

厌食，古代称为"恶食"，是指小儿在较长时期内见食不贪，食欲不振，甚至拒绝饮食的病症。小女孩儿患上厌食症的原因主要有两点：内在原因为胃气薄弱，外在原因为乳食失调，比如暴食不节，偏食挑食；食物品种单调，影响食欲；喜吃零食，厌进粥饭；大病之后调护不当，导致脾胃不和，纳运失健等。如今小女孩儿的厌食现象猛增，多与独生子女娇生惯养，偏爱任性有关。

对于本病的治疗，国医大师王绵之教授分为初期、中期、后期三个阶段，在不同的阶段会出现不同的症状，因而采用不同的方法。下面，我们就具体来介绍一下王老分阶段治疗小儿厌食的方法。

❶ 厌食初期

在这一阶段由于病程短，厌食患儿的正气尚未受伤，厌食症状较轻，一般只见食欲不振。王老多采用饮食疗法，即嘱咐家长暂时停止患儿的正常进食，只给米汤或开水兑入葡萄粉（或白糖）喂养，经过短暂的调理，大多数患儿都能恢复正常饮食。如果没有获效，则用鸡内金10克、白蔻仁6克、槟榔3克、炒山药15克，研末，加入细米粉100克，熬成米羹喂养患儿，多可获效。

❷ 厌食中期

厌食进入这一阶段，可能是由于乳食

停积，或脾胃受损而痰湿滋生，或感染了各类虫病，从而影响了脾胃功能。王老认为，虽然此时既有食积虫扰、痰湿内阻，又有脾胃功能损伤，但正气还很强，故当急急攻邪，按因论治。

❸ 厌食后期

到了厌食症后期，脾胃已伤，正气虚馁，气血生化不足，身体虚弱，见并发症。

其实孩子厌食是很常见的现象，儿童的肠胃比较敏感，口味也比较挑，很容易对一些食物产生抵制情绪，而孩子又不太善于表达，久而久之，就形成了厌食。因此，父母在小儿厌食的预防上一定要倍加重视，要善于

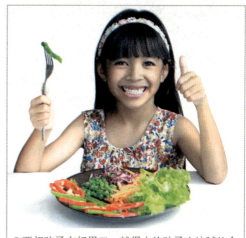

◎要想孩子有好胃口，就得少给孩子吃油腻的食物，多让孩子吃清淡的蔬菜之类的食物。

观察孩子的饮食习惯，及时进行调整。

换牙护理不到位小心影响女孩容貌

很多父母可能都会不太重视孩子的换牙，其实换牙护理不到位，不仅有害孩子的身体健康，更有害他的心理健康，父母可不要轻视了。

想要让孩子拥有一口健康的牙齿，父母在孩子换牙期间要注意这些护理问题：

❶ 乳牙是否滞留或早失

乳牙的脱落有一定的时间和顺序。乳牙在应脱落的时候不脱落，这种现象就是乳牙滞留。乳牙滞留占据了恒牙萌出的正常位置，恒牙可能会异位萌出，影响牙列正常咬合关系的发育。尤其滞留的乳牙或残根还可以导致菌斑滞留，食物嵌塞，会影响口腔卫生，使邻牙增加患龋齿机会。父母如果遇到孩子乳牙滞留的

情况，应马上带孩子就诊，让恒牙能正确长出。

乳恒牙的替换遵循一定的时间和规律。有些乳牙由于各种原因，未到正常替换时间而过早脱落，这就是乳牙早失。主要原因有疾病和外伤等。乳牙早失往往会造成两侧邻牙向乳牙脱落的位置倾斜，从而影响恒牙萌出，使得恒牙因位置不够而长歪。此时，家长应带孩子到儿童口腔专科门诊就诊。

❷ 牙齿错位咬合会影响容貌

孩子在换牙的时候，牙齿在替换，乳牙脱落，而恒牙萌出，此时颌骨在发育，随之逐渐建立咬合关系。但有时候换牙并不会那么顺利，会出现暂时的错位咬合，这会在牙

齿发育的过程中渐渐调整并自行恢复。这样父母可不必过于担心。

不是所有的错位咬合都可自行调整并恢复的。如因上唇唇系带位置过低而造成上前牙间隙过大，这样换牙时所造成的错位咬合就不能自行恢复了，这时父母可不要掉以轻心了，这种错位咬合会影响孩子的容貌，应立即去医院诊治。

❸ 恒牙萌出是否有困难

如果孩子到了换牙的年龄而恒牙迟迟未长出来，这时父母可要注意了，应带孩子去看医生，必要时可切开部分牙龈来帮助恒牙萌出冒尖。恒牙萌出有困难有可能是因为多生牙、牙瘤、含牙囊肿等，这时都需要尽早看医生。

要是孩子的乳牙过早脱落，孩子吃东西的时候会习惯用牙床咀嚼、舔吮，这样会使得牙床变得肥厚，妨碍恒牙萌出。另外，缺钙也是恒牙萌出困难的重要原因。此时，父母需给孩子补钙，可给孩子吃钙片或者鱼肝油，也可带孩子多到户外晒晒太阳。

❹ 纠正孩子不良习惯

在换牙期，乳牙与恒牙并存，恒牙刚刚萌出，特别是作为"咬合关键"的"六龄牙"，体积大、咬合面窝沟多，这样容易残留一些食物残渣在里面，而且孩子刷牙一般都不太规范，容易马虎了事，于是常容易发生龋坏。父母需教孩子如何正确的刷牙。刷牙是保护牙齿的有效方法，孩子可要重视了。

另外，在换牙期，乳牙松动即将要脱落，这时孩子常常会用舌头去舔松动的牙，这有可能会打乱牙齿的咬合关系，影响恒牙的正常萌出，使得换牙后的牙齿排列不整齐。父母要及时纠正孩子这样的不良习惯，教育他们不要用舌头去舔松动的牙。

❺ 换牙时宜多吃耐嚼食品

孩子换牙的时候，大多父母都以为给孩子吃"细软"的食物有利于孩子顺利换牙，其实并不然。乳牙滞留会影响恒牙的顺利萌出，乳牙不肯"让位"，就迫使恒牙不得不从乳牙的内侧长出，从而形成"双层牙"，这样会造成牙齿排列不整齐。

导致乳牙滞留的其中一个原因便是孩子吃的食物过于精细了。"细软"的食物不利于充分发挥牙齿的生理性刺激。牙齿的主要功能是咀嚼食物，要是总是给孩子吃"细软"的食物，会造成牙齿的咀嚼功能衰退，不利于换牙。咀嚼食物能促进乳牙牙根的生长发育及自然吸收、脱落。因此，孩子换牙时宜多吃耐嚼食品，如多啃啃水果等"硬物"，以保持对乳牙良好的刺激作用，促使乳牙按时脱落。

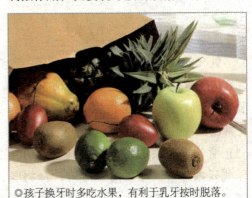

◎孩子换牙时多吃水果，有利于乳牙按时脱落。

第十章 《黄帝内经》女七男八节律养生

第二节 女二七时：任脉通，太冲脉盛，迎接月经的到来

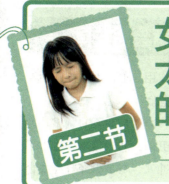

女孩14岁时，肾气充盈，最明显的特征就是会来月经。

❤ "二七"天癸至，女孩就迎来了月经

成为一个丰盈漂亮的美女，几乎是每个青春期女孩所向往的事情。但要实现这一理想，我们就不得不从女人一生的第二个阶段——二七，说起了。《黄帝内经》说"二七天癸至，任脉通，太冲脉盛。月事以时下，故有子。"说的是女孩发育到14岁，促进与维持男女性功能的物质开始出现了。此时任脉畅通，太冲脉盛大，女孩子有了月经初潮，具备了生育的能力。

天癸一般是女孩14岁的时候出现的，但是天癸并不是女性的月经，月经只是天癸的一种表现形式，它本身并不是天癸。对于女人而言，天癸是人体发育到青春期所具有化生月经功能的肾气，即维持女人月经和胎育的物质。而月经是身体排泄掉的废血。"二七"的女孩儿"月事以时下"，也就是说，月经是按时而下，每个月都要来。在这里需要注意的是，女性来例假的标准周期是28天，而不是一个月。

经期的持续时间因个人的体质而有所不同，但大都在3~7天之内，且有一到两天是普遍量大的日子。在西医看来，月经的形成与卵子有紧密联系。在月经第一天，即新周期的开始，雌激素和黄体酮处于最低水平；当要排卵时，雌激素开始增加，由此开始了排卵的程序。在这个周期的后半时期，黄体酮还会增加，导致子宫内层发生变化，以便产生一个卵子。如果女孩儿没有怀孕的话，体内的雌激素和黄体酮又会下降，部分子宫内膜脱落，在此形成月经。如此循环往复成就了女人的成长。

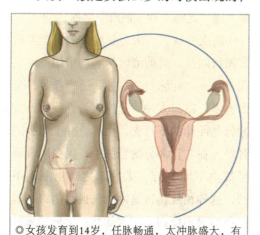

◎女孩发育到14岁，任脉畅通，太冲脉盛大，有了月经初潮。

14~21岁，畅通任脉和冲脉，有助于青春期发育

对于14~21岁的女孩儿来说，有两条重要的脉络不容忽视，那就是任脉和冲脉。可以说，保养这两条经脉是每个女人都应该重视的功课。冲、任二脉气血充盈是女性生理活动的基本物质基础，只有这二脉的功能正常，女孩子在青春期才具备生育的能力，才会身体健康，皮肤细腻、白嫩。如果任冲二脉的气血难以充盈，女人就会出现面部晦暗，无光泽，月经不调，等等。

从名字来看，任脉的"任"字，有担任、任养之意。作为奇经八脉之一，任脉与督、冲二脉皆起于胞中（生殖系统器官的集中之地），同出"会阴"，称为"一源三岐"。就其循行分布部位，任脉起于小腹，下出会阴，向上经过阴毛部，沿着腹内，向上经过关元穴到达咽喉部，再由面部到达眼睛下方。它主要是"任维诸脉"，特别是承任诸阴经，故称为"阴脉之海"，具有调节全身诸阴经经气、促进女子生殖功能的作用。也正因如此，中医里才会有"任主胞胎"一说。

冲脉，其中"冲"是冲要的意思。冲脉的循行路线有五条：从少腹内部浅出于耻骨外二寸的气冲穴，与足少经肾经并合上行（任脉外一寸），抵胸中后弥漫散布；冲脉自胸中分散后，又向上行到鼻；脉气由腹部输注于肾下，浅出气冲，沿大腿内侧进入胭窝中，经胫骨内缘，到内踝后面，达足底；从胫骨内缘斜下行，到足跗上，分布于足大趾；由少腹的胞中；向内贯脊，循行于背部。这是一个很了不起的经脉，能调节人体十二经的气血，当经络脏腑气血有余时，冲脉能加以涵蓄和贮存；当经络脏腑气血不足时，冲脉能给予灌注和补充，以维持人体各组织器官正常生理活动的需要。换句话说，五脏六腑能得以正常工作，都需要禀受它的气血的濡养。因此，冲脉又有十二经脉"之海"五脏六腑"之海"和"血海"之称。

而太冲脉，"太"是盛大的意思。就其循行路线，目前诸多学者均采用王冰的观点——"肾脉与冲脉并，下行循足，合而大盛，故曰太冲。"这就告诉我们，太冲脉是冲脉的下行支，大部分并于足少阴肾经。在并行部分的经脉中，足少阴肾经经气由下而上行，太冲脉之气由上而下行，这种相反循行是冲脉气血渗诸络、温肌肉的根本原因。正因如此，天癸到来的时候，女人不仅月经来潮，且肌肉强壮、

◎ 任脉和冲脉是促进女孩成长和发育的两条重要经脉，保养好两条经脉，有助于女孩的健康成长。

关节滑利。而月经失调的女性，很多都会脚部冰凉，膝盖后的凹陷处热，甚至有些人还会脚踝肿胀。当七七天癸衰竭的时候，女人不仅断经不能受孕，肌肉也会出现萎软，关节僵硬，甚至关节肿痛。

任冲二脉的"通"与"盛"，对青春期女孩的成长和发育起着至关重要的作用。想要安度一个阳光、美丽的青春，女孩子就要好好调理、善待这两条重要的经脉。

太冲脉盛，"二七"女孩儿乳房发育

"二七"女孩儿"太冲脉盛"，太冲脉经过肚脐两旁，会继续向上走，当气经上行到胸部的时候，女子的第二性征就凸显出来——乳房隆起。乳房的发育标志着少女开始成熟，隆起的乳房也体现了女性成熟体形所特有的曲线美和健康美，并为日后哺乳婴儿准备了条件。因此，乳房的保护与保健是女孩儿青春期卫生的重要方面。

乳房发育过程中出现的一些现象可能引起少女的困惑和不安，例如，是否佩戴胸罩、乳房发育不良、乳房过小或过大、两侧乳房不匀称、乳房畸形以及乳房肿块等问题。下面是保健医生的建议。

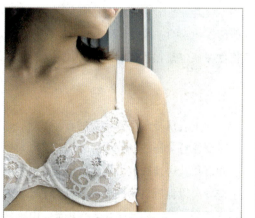
◎少女在15岁左右乳房发育基本定型，应及时选戴合适的胸罩。

❶ 少女不应束胸

处于青春期发育阶段的少女不要穿紧身内衣，更不能束胸，束胸对少女的发育和健康有很多害处：第一，束胸时心脏、肺脏和大血管受到压迫，从而影响身体内脏器官的正常发育。第二，束胸会影响呼吸功能。正常情况下，胸式呼吸和腹式呼吸两种呼吸动作协调配合进行，才能保证人体正常的气体交换；而束胸影响胸式呼吸，使胸部不能充分扩张，肺组织不能充分舒展，吸入空气量减少，以致影响了全身氧气的供应。第三，束胸压迫乳房，使血液循环不畅，从而产生乳房下部血液瘀滞而引起疼痛、乳房胀而不适，甚至造成乳头内陷，乳房发育不良，影响健美，也会给将来哺乳带来困难。

❷ 佩戴合适的胸罩

乳房发育基本定型后，要指导少女及时选戴合适的胸罩。少女在15岁左右乳房发育基本定型，但个体差异性较大。一般情况下，可用软尺从乳房上缘经乳头量至下缘，上下距离大于16厘米时即可佩戴胸罩。戴胸罩有以下好处：第一，显示出女性的体形美；第二，支托乳房，防止下垂；第三，可预防乳房下部血液瘀滞而引起乳房疾患；第四，减轻心脏的局部压力，促进血流循环畅通，有利乳房发育；第五，减轻由于体育运动或体力劳动造成乳房振动，还可避免乳房受伤；第六，保护乳头不受擦伤或碰痛；在秋冬季，胸罩还有保暖作用。

总之，胸罩不仅是一种装饰品，还是女性必备的一种保健用品。由于少女体型不同，乳房大小也各不相同，必须选择尺寸合适的胸罩，佩戴后要感到舒适而又无紧束感；还要根据身体发育成长中的胖瘦变化，随时更换胸罩。千万不要片面追求体形美而勉强戴不适合的胸罩。胸罩的质地要柔软吸水；要勤洗勤换，保持清洁；晚上睡觉时把胸罩取下。戴胸罩要养成习惯，无论春夏秋冬，持之以恒，坚持到老年。

❸ 乳房的卫生

青春期的少女，由于内分泌的原因，每当月经周期前后，可能有乳房胀痛、乳头痒痛现象，这时少女们千万不要随便挤弄乳房、抠剔乳头，以免造成破口而发生感染。要经常清洗乳头、乳晕、乳房，因为乳晕有许多腺体，会分泌油脂样物质，它可以保护皮肤，但也会沾染污垢、产生红肿等，因而要保持乳房的清洁卫生。

❹ 乳房发育不良

若发现乳房过小或过大、双侧乳房发育不均、乳房不发育、乳房畸形以及乳房包块等现象，不必惊慌失措。若发现这些情况，一是可通过健美运动促进胸肌发达，使乳房显得丰满；二是在医生的指导下进行适当的调治。少女要到身体发育定型、性发育完全成熟才能确定乳房是否发育不良，不要过早下结论。

❺ 加强营养

适当增加动物蛋白和动物脂肪的摄入量。有些青年女性为了防止发胖，只吃素食，并养成偏食习惯，这对乳房发育极为不利。欧美一些国家的女性乳腺发育丰满，除遗传、种族的关系外，高蛋白及动物脂肪的膳食习惯也是很重要的因素。

❻ 坚持乳房按摩

对于乳房外形不够丰满的青年女性，除平时要注意全身的健美锻炼外，坚持每天早晚做自我乳房按摩也可使乳房健美。这是由于按摩可以促进乳房的血液循环，促进乳头的平滑肌发育，还能防止乳头内陷。由于乳腺组织呈放射状排列，所以按摩需顺着乳腺

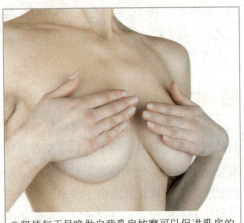

◎坚持每天早晚做自我乳房按摩可以促进乳房的血液循环，使乳房健美。

组织方向进行。具体方法如下：

直推乳房：先用右手拿在左侧乳房的锁骨下用柔和而均匀的力量向下直推乳房根部，再反过来向上沿原路线推回，重复20~30次，然后再换左手以同样的方法做右侧乳房按摩。侧推乳房：用右手掌从胸部中央着力，搓推左侧乳房至腋前，返回时用五个手指握住乳房向内侧回带，反复推动20~30次，改换左手以同样的方法按摩右侧乳房。

托推乳房：用左手掌托住左侧乳房底部，然后用右手掌与左手掌相对用力向乳头方向合力托推20~30次。这种方法适用于乳房稍大的女性。

以上几种方法，可在每晚睡前或早晨起床前做，每天1~2次。在按摩前，可在乳房皮肤上涂些按摩乳（加丰乳霜等），以防皮肤被磨损。

善用玫瑰花，让女孩儿顺利度过经期

月经的到来是女孩子长大成人的标志，不过月经也给很多女孩子带来了很多麻烦，比如痛经、月经不规律、经期心情烦躁等。"二七"女孩儿本来就处于学业繁重的阶段，加上情绪波动大，更是加重了一些经期问题，也难怪很多女孩儿将月经的到来称为"倒霉了"。

怎么调理经期的这些问题呢？我们可以吸取玫瑰花的力量，它可以让女孩儿的经期风调雨顺。玫瑰花名字的由来，

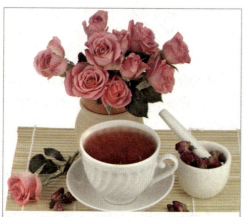
◎玫瑰能调理女孩子的经期，用好玫瑰花，让女孩儿的经期风调雨顺。

《说文》中有"玫，石之美者，瑰，珠圆好者"；司马相如的《子虚赋》也有"其石则赤玉玫瑰"的说法。因其香味芬芳，袅袅不绝，玫瑰还得名"徘徊花"；又因每插新枝而老木易枯，若将新枝它移，则两者皆茂，故又称"离娘草"。《本草纲目拾遗》记载：玫瑰花味甘微苦、性温，能"和血行血，理气。治风痹、噤口痢、乳痈、肿毒初起、肝胃气痛"。因此，玫瑰不仅展现出一种隐藏于坚韧中的绝代风华，更是一味女孩儿养血调经的良药。

用玫瑰花来调经的简单方子有下面几种，"二七"女孩儿可以根据自己的情况进行选取。

1.玫瑰花酒

【组成】玫瑰花100克，冰糖50克，白酒1000克。

【做法】将玫瑰花与冰糖一同浸于白酒中，封瓶密贮10天即成。

【用法】每次可饮用20克，一日可饮2次。

【功效】酒香味甘，疏肝通经，缓解疼痛。

2.玫瑰月季茶

【组成】干玫瑰花、干月季花各9克，红茶3克。

【做法】干玫瑰花、干月季花、红茶一起研粗末，沸水冲泡，闷10分钟即成。

【用法】不拘时温服，连服数日，妇女以在行经前几日服用为宜。

【功效】治血调经，理气止痛。适用于治疗气滞血瘀所致的痛经、量少、腹胀痛、经色暗或夹块或闭经等症。

3.玫瑰膏

【组成】鲜玫瑰花300克，红糖500克。

【做法】玫瑰花扯瓣，放入沙锅，加清水适量，用小火煎取浓汁，去渣。待玫瑰花浓缩后，加入红糖，用小火熬成稠膏即成。

【用法】随时食用。

【功效】胸胁内伤、月经不调、经前腹痛者常食有效。

4.玫瑰豆腐

【组成】玫瑰花2朵，嫩豆腐300克，蘑菇100克，辣酱油、啤酒、油、精盐、味精、高汤各适量。

【做法】玫瑰花扯瓣，切丝；蘑菇切片。炒锅放油50毫升，烧热后放入豆腐块煎至两面金黄；然后放入啤酒、酱油、盐、高汤，烧沸；最后放入蘑菇片、玫瑰丝，焖烧至汤汁浓稠，加味精即成。

【用法】佐餐。

【功效】调经活血。

5.玫瑰花粥

【组成】玫瑰花50克（或干品30克），粳米60克。

【做法】玫瑰花扯瓣入锅，加适量清水煮沸3~5分钟后，将花瓣取出；然后粳米与花汁同煮成粥。

【用法】可适量加糖，宜热服。

【功效】治血，舒郁。适用于脾虚肝郁型的胃、十二指肠溃疡及抑郁易怒、口苦多梦等症，有和血调经作用。在月经期服食，对有经行腹痛、经血色紫有块者更为适宜。

6.玫瑰樱花粥

【组成】玫瑰花5克，樱花50克，西米50克，白砂糖100克。

【做法】西米用水浸泡30分钟，玫瑰花、樱花淘洗干净；锅中倒入适量水煮沸，加入玫瑰花、西米、白砂糖一起煮粥；最后加入玫瑰花即成。

【用法】每日1碗，温热服用。

【功效】调中益气，祛风除湿。适用于体质虚弱、风湿痹痛等症。

7.玫瑰樱桃粥

【组成】初开白玫瑰花5克，糯米100克，樱桃10克，白糖适量。

【做法】玫瑰花扯瓣；糯米加水煮粥，粥成时加入玫瑰花瓣、樱桃核白糖，烧煮即成。

【用法】每日1碗，温热服用。

【功效】女性月经过多、赤白带下、肝胃气痛、肠炎下痢、痔疮出血、风湿痛者常食有疗效。

8.玫瑰奶茶

【组成】干玫瑰花5朵，红茶包1个，牛奶半杯，蜂蜜少许。

【做法】小锅中加半杯水，烧开后加玫瑰花用小火煮3分钟。花变软有香味了放入红茶包泡2分钟。加少许蜂蜜搅匀。加牛奶用小火煮沸关火。

【用法】每日1碗，温热服用。

【功效】调经理气，养颜美容。适用于女性便秘、肝气胃痛、月经不调等症。

玫瑰花是女人一辈子的贵人，即使月经正常，平时用它来泡水当茶喝，也有百利而无一害。它可以为你理气解郁，缓解疲劳，改善体质，总之能赋予你很多积极的能量。

食用生姜可以调经止痛

女人一生中有2000多天处于经期，而对于有痛经现象的女性而言，如果痛经不治愈的话，就意味着一生中要有将近600天在疼痛中度过。这是一个多么可怕的数字！可见，如何愉快而健康地度过经期，对女性而言是一件非常重要的事。

对于有痛经现象的人而言，多数是因体内寒湿较重而引起的。对此种情况，可用姜来调治。生姜味辛、性质温和，有驱寒发热的功效，体内寒湿较重的女性可以多喝姜红茶。

姜红茶的具体做法：取生姜适量，红茶一茶匙，红糖或蜂蜜适量。将生姜磨成泥，放入预热好的茶杯里，然后把红茶注入茶杯中，再加入红糖或蜂蜜即可。生姜、红糖、蜂蜜的量可根据个人口味的不同进行适当调节。红茶具有高效加温、强力杀菌的作用，生姜和红茶相结合，就成了驱寒祛湿的姜红茶。但患有痔疮或其他忌辛辣的病症，可不放或少放姜，只喝放了红糖和蜂蜜的红茶，效果也不错。需要注意的是，喝姜红茶最好不要选择晚上，民间有"晚上吃姜赛砒霜"的说法，生姜能调动人体内的阳气，让人处于亢奋状态以致影响睡眠，危害健康。

其实，生姜应对痛经的方法有很多，除了上述的姜红茶之外，还可以用生姜水洗脚。用生姜的辛辣发散来宣通郁塞的经络，从源头疏通，病因消除，痛经自然也就消除了。

此外，经期正是女性身体免疫力最低下的时候，各种生理值也同时减弱。女性一定要注意保持清洁，每日要清洗外阴，不过不适宜盆浴，应采用淋浴的方式。有人认为女性经期要静养，其实完全不活动并不利于行经。女性在经期最好能进行一些柔和的运动，比如散步等，适当的运动可以加快血液循环，以利于经血的排出。

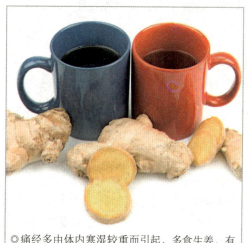

◎痛经多由体内寒湿较重而引起，多食生姜，有驱寒发热的功效，能缓解痛经。

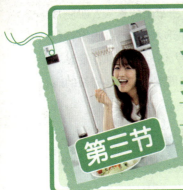

女三七时：肾气平均，身体发育基本完成

第三节

女子三七二十一岁的时候，肾气平均，身体开始达到一个高峰状态，可一直持续到四七二十八岁那年。

💛 21～28岁，是女人一生中最美好的时光

21～28岁是一个女人一生中最美好的时光，即《黄帝内经》中的"三七"，这个阶段的女人不再是青涩的少女，又对未来有着美好的憧憬。《黄帝内经·素问·上古天真论》中说"三七肾气平均，故真牙生而长极"，此时女性的身体发育已经基本成熟，长出了智齿，骨盆变宽了，乳房发育完成，身高基本上也停止了增长。

不过，在这个本该最美好的阶段，女人能不能真正享受到这种美好，就由自己

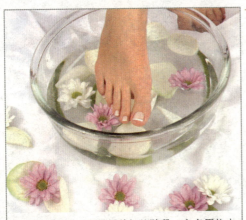

◎女人三七时，正是最美好的阶段，应多用热水泡脚，以保证肾气充足。

的肾说了算了。肾动力充足，"三七"女人才能够秀发亮泽、身材挺拔、气质出众。反之，这时的女人就会受到发育不良的困扰——身材瘦小，乳房也会发育不全。如果肾动力严重不足，女人不仅会失去本该拥有的美丽和优雅，还会出现耳鸣、腰膝酸软、脱发、记忆力减退、早衰等严重问题。所以，这个时期的女人养肾，不但要补损，还要增益，具体应做到以下几点：

（1）避免情绪过分压抑。《黄帝内经·灵枢·本神》认为，人应该"和喜怒而安居处，节阴阳而调刚柔"，也就是说人要情绪平和、心态安稳，才能保持体内阴阳平衡，达到一个和谐的状态。所以，女孩子要想肾气充盈，发育良好，就要保持乐观平和的心境。

（2）常用热水泡脚可以补养肾气。很多"三七"阶段的女性在秋冬两季容易出现手脚冰凉、怕冷的情况，这往往也是肾气不足造成的，经常泡脚能够显著改善

这种情况。两脚心的涌泉穴是肾经的起点，泡脚能够促进肾经气血流通，增强肾气。尤其是在晚上9点，肾经气血衰弱，这时泡脚能够很好地滋养肝肾。泡脚时间以15~30分钟为宜，用水不要太烫。

（3）揉耳朵也可以补养肾气。《黄帝内经·素问·阴阳应象大论》中提到肾"在窍为耳"，《黄帝内经·灵枢·脉度》中有"肾气通于耳，肾和则耳能闻五音矣"的说法，也就是说，耳为肾之官，肾气充足，人就能听觉灵敏。经常按揉耳朵，能够补肾益精，从而使女性肾气充盈。

带脉是女人的幸福脉，可以防治带下病

说到女性保健，自然离不开带脉。带脉是人体奇经八脉之一，也是人体唯一一条横向走的经脉，它跟腰带一样，围腰一周，约束其余纵行的经脉。古人之所以取"带脉"为名，除了像带子一样缠在腰间，还因为它和妇科经带的关系密切，用现代的话说，就是专管调理月经及妇科各器官功能的重要经络。

带脉最重要的一个功劳就是防治带下病，保护女性生殖系统健康。女性青春期后，由于激素的原因，会分泌白带滋润阴道。通常生理性白带是比较透明的，没有什么异味，稍微有一点儿白颜色，而且不至于沾湿内裤，也没有痒或者不适的感觉。当女性出现一些妇科炎症的时候，如盆腔炎、宫颈炎、附件炎、子宫内膜炎等，就会出现病理性白带，也就是中医上讲的"带下病"。从某种程度来说，大部分妇科炎症实际上都可以归入带下病，只不过不同的病因会出现不同的白带异常。临床上常见的白带异常有：白带增多；无色透明黏性白带；白色或灰黄色泡沫状白带；凝乳状白带；水样白带等。

患有白带异常的女性，生活质量严重受损，不仅性生活无法进行，而且还要饱受阴道痒、痛的折磨。这时候敲一敲带脉，调动带脉的能量，增强其约束力，就能有效缓解这些症状，甚至彻底解除。从这个角度来说，带脉无愧于"苍天赐给女人的幸福脉"这一称号。敲带脉实际上很简单，每天晚上临睡前，握空心拳，沿着带脉的走行方向敲打，用力适中，肥胖者可力度大一些，敲100~300次即可，没有什么严格的要求，关键要能坚持下去，做到持之以恒。

在现实生活中，有些人白带异常，除了带脉失约之外，还有可能是任脉受

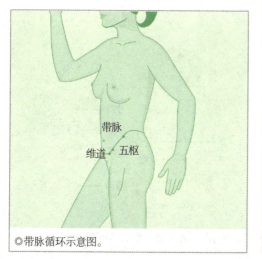
◎带脉循环示意图。

损。因此,建议大家在敲带脉之后,不妨按摩关元穴3~5分钟。这是一个很好的辅助方法,配合上敲带脉,除了可以防治白带异常之外,还可以帮助减肥、控制食欲、治疗便秘。

实际上,上面所说只是防治带下病一个基本的调养方法,如果对于不同的病症加以灵活运用,效果可能会更好。下面,简单给大家介绍几种:

❶ 白带过多

带下量多,绵绵不绝,颜色偏白或淡黄,质地比较稀,没有臭味。另外,伴有双脚水肿,食欲不佳,大便偏稀。这属于中医当中的"脾阳虚"。对于这种状况,除了刺激带脉穴(带脉上有三个穴位,带脉穴是其中之一,另外两个是五枢穴和维道穴)和关元穴之外,还要补脾俞和足三里,其方法为:每天下午5~7点用艾条灸带脉,同时隔姜灸关元穴3分钟。另外,每天早上7~9点艾灸或按揉两侧脾俞穴和足三里穴3分钟。

❷ 水样带

白带量多,清稀如水,淋漓不断,小腹发凉,有下坠的感觉,腰酸疼,头晕,耳鸣,夜尿多,大便稀,平时手脚发凉。这属于肾阳不足,寒湿内盛。每晚艾灸关元、带脉、命门和肾俞穴各3分钟,可以给身体生真火,把这些不适统统消灭。

❸ 黄带

带下量多,颜色发黄,黏稠,有臭味,胸闷心烦,食欲不好,口发苦,嗓子冒火,排尿困难。这是湿热损伤任带二脉引起的。坚持按压任脉,每天从中极按揉到关元5分钟,再按压带脉1分钟,按揉次髎3分钟。

❹ 带下黄稠异味

阴部瘙痒,灼热,红肿胀痛,带下多,黄稠有臭味,嘴里发苦,咽干,晕头晕脑的,心烦不宁,大便干,小便黄。这是肝经湿热下注引起的。除了敲带脉之外,每天用2~3根牙签并在一起点刺蠡沟和中极穴3~5分钟。

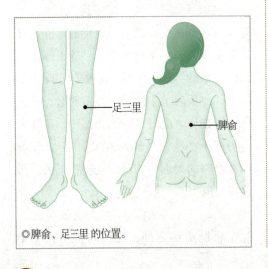

◎脾俞、足三里的位置。

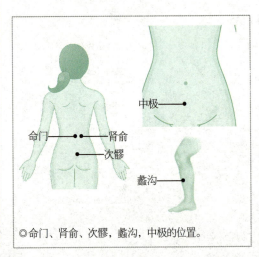

◎命门、肾俞、次髎、蠡沟、中极的位置。

补血是女人一生的必修课

血液是生命之海。《黄帝内经》里说：肝得到血液营养，眼睛才能看到东西（肝开窍于目）；足得到血液营养，才能正常行走；手掌得到血液营养，才能握物；手指得到血液营养，才能抓物……人体从脏腑到肢体，各个层次的组织都离不开血液的营养，血液是维持人体生命活动的基本物质。

血液对于女人来说，犹如蜡烛与烛光，当一根蜡烛的蜡油减少并耗尽时，烛光将随之变得微弱以至熄灭。女人从来月经那一天起，就面临着失血的问题，在生育时更是如此。俗话说"一个孩子三桶血"，孩子在母亲的腹中是完全依靠母亲的血液喂养大的，整个孕期就是一个耗血失阴的过程。女人如果不注意补血，就会像枯萎的花儿一样，黯然失色，失去向上的生机。

有人看到这里会问，女人来月经之后才开始失血，那之前就不必特意补血了吧？错！

中医学认为，气为血之帅，是气带着血往上走。在女子的青春发育期，如果气血充足就会开始发育乳房，并有月经来潮。而且也只有气血充足，乳房才能发育正常，所以青春期之前的女孩也要注意气血的保养。

如何补血呢？很多人想到阿胶，但其实阿胶并不能直接补血，而是利用阿胶的固摄作用来聚拢血。阿胶是用驴皮煮制的，好奇的人可能还会问，可不可以用马皮？不能。驴的特性跟马的特性不同，马性为火性，主散；而驴性是水土之性，主收敛。

那么怎样才算补血了呢？血有一种向外散布的动能，如果人体内血散得太厉害了，就会显出一种缺血或者贫血的现象。出现这种情况可以用阿胶来收敛一下，让血散的动能不要太过。中医中的补首先是要稳住，保持现状，保存实力，而不是我们所认为的吃这吃那。

其实关于补血最关键的一点还是通过饮食来补，因为胃经主血所生病，只要能吃，食物的精华就能变现为血。中国古代有句俗语，"能吃是福"，只要能好好地吃饭，正常地消化，就是最好的补血方法。所以，真正的补血原则应该是先补脾胃，脾胃气足了，消化吸收能力才能增强，这样整个身体就能强壮起来。

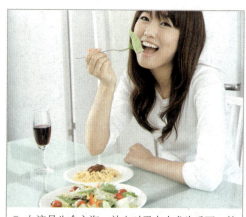

◎ 血液是生命之海，补血对于女人尤为重要，其中补血最关键的一点还是通过饮食来补。

温暖当女人，血液才能流得顺畅

冷是对女人健康和美丽的最大摧残。女人如果受了冷，手脚冰凉，血行则不畅，体内的能量不能润泽皮肤，皮肤就没有生机，面部也会长斑。不仅如此，女人如果是在经期"惹"了寒气，后果会更加严重。经期血液受了寒，就会发生阻、瘀的现象，随之而来的就是月经经常推迟，经期腹部疼痛剧烈，经血颜色深或带有瘀块，等等。

所以，血液温了流得才顺，经期里，女人一定要"暖"。有些"三七"女性朋友为了减肥，只吃青菜和水果，殊不知，青菜、水果性寒凉的居多，很容易使女人受凉。可能最后身材是不胖了，但皮肤却出现了暗沉，而且月经也会出现问题。因为寒气可以打破身体原本平衡的能量系统，侵入血液，会导致血流缓慢、受阻，甚至瘀滞。全身血流都不顺畅了，女人的经血又怎么自然舒缓地流淌呢？

事实上，做个暖女人并不难，从日常生活中入手就可以。首先，"三七"女性要多吃"暖性"食物。狗肉、羊肉、牛肉、鸡肉、虾、鸽、鹌鹑等食物中富含蛋白质及脂肪，能产生较多的热量，有益肾壮阳、温中暖下、补气生血的功能，能够祛除体内的寒气，效果很好。补充富含钙和铁的食物可以提高机体防寒能力。含钙的食物主要包括牛奶、豆制品、海带、紫菜、贝壳、牡蛎、沙丁鱼、虾等；含铁的食物则主要有动物血、蛋黄、猪肝、黄豆、芝麻、黑木耳、红枣等。海带、紫菜、发菜、海蜇、菠菜、大白菜、玉米等含碘丰富的食物，可促进甲状腺素分泌，甲状腺素能加速体内组织细胞的氧化，提高身体的产热能力。非经期适当吃些辛辣的食物也可以帮助我们防寒。辣椒中含有辣椒素，生姜含有芳香性挥发油，胡椒中含胡椒碱，冬天适当吃一些，不仅可以增进食欲，还能促进血液循环，提高御寒能力。另外，有一点要提醒女士们注意，除了多吃上面的这些食物外，还要忌食或少食黏腻、生冷的食物，中医学认为此类食物属阴，易使我们脾胃中的阳气受损。

其次，非经期女性可以常泡澡暖暖全身。即使再冷的天，只要泡个热水澡，整个身体都会暖起来。这是因为泡澡可以促进我们全身的血液循环，自然也就驱走了寒意。如果想增强泡澡的功效，还可以将生姜洗净拍碎后，用纱布包好放进浴缸（也可以煎成姜汁），或者加进甘菊、肉桂、迷迭香等精油，这些都可以促进血液循环，让身体温暖。

最后还有一种方法就是按压阳池穴。阳池穴在手背部的腕关节上，位置正好在手背间骨的集合部位。寻找的方法很简单，先将手背往上翘，在手腕上会出现几道皱褶，在靠近手背那一侧的皱褶上按压，在中心处会找到一个痛点，这个点就是阳池穴了。阳池穴是支配全身血液循环及激素分泌的重要穴位，只要按压这个穴位，促使血液循环畅通，身体就会暖和起来。

按压阳池穴的动作要慢，时间要长，力度要缓。按摩时，先以一只手的示指按压另一手的阳池穴一段时间，再换另一只手。要自然地使力量由手指传到阳池穴内，如果指力不够，可以借助小工具，比如圆滑的笔帽、筷子等。

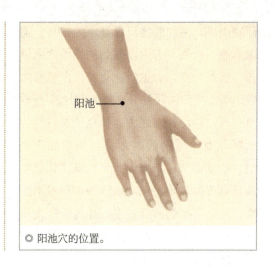
◎ 阳池穴的位置。

四物汤——女人补血养血经典方

"三七"的女人发育已经完成，生理上已经进入了成熟阶段，人人都渴望娇美的容颜和苗条的身材。只有健康的女人才能散发由内至外的美丽，我国传统医药经过几千年的探索和实践，开发出不少针对女性健康的经典方剂，其中四物汤被专家称为女性补血第一方。

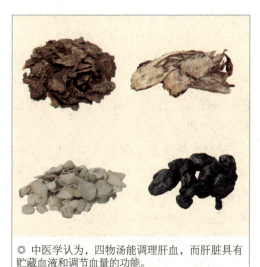
◎ 中医学认为，四物汤能调理肝血，而肝脏具有贮藏血液和调节血量的功能。

四物汤是由当归、川芎、白芍和熟地黄四味中药组成，其中又以当归、熟地黄为主药，熟地黄和当归的搭配可以称作是"黄金组合"，两者相互作用增强疗效，能对女性脸色苍白、头晕目眩、月经不调、量少或闭经等症有很好的疗效。

中医学认为，四物汤主要调理肝血，而女性血虚，应该注重调肝，因为肝和血密切相关。肝脏具有贮藏血液和调节血量的功能，就像一个人体"血库"一样，当人体因为疾病或者生理活动需增加血量时，肝脏就把贮藏的血液排出来，以供机体活动的需要。

在四物汤的基础上，还有一款桃红四物汤，对于年轻女性而言也是一种重要的补血良方。

"妇人以血为本，血属阴，易于亏欠，非善调摄者不能保全也。"而桃红四物汤是在四物汤的基础上加上桃仁和红花研制而成。桃红四物汤以祛瘀为核心,辅以养血、行气。方中以强劲的破血之品桃仁、红花为主,力主活血化瘀;以甘温之熟地黄、当归滋阴补肝、养血调经;芍药养血和营,以增补血之力;川芎活血行气、调畅气血,以助活血之功。全方配伍得当,使瘀血祛、新血生、气机畅,化瘀生新是该方的显著特点。桃红四物汤专治血虚、血瘀导致的月经过多,还能治疗先兆性流产、习惯性流产,尤其对养颜健体有特别的功效。

不过,关于桃红四物汤中各成分的具体剂量,要先咨询一下专业中医,因为每个人的体质和情况不一样,所需的剂量亦有所区别。

女性从来月经那天开始,就面临着血液亏损、阴精耗减的问题。在生育时更是如此,所以贫血的女性很多。女性一生中几个特殊的生理期都会大量的耗损气血,如果说生命是烛光,那么血液就像蜡烛。随着一根蜡烛的蜡油减少并耗尽,烛光将随之变得微弱以致熄灭。人的生命也是一样,随着人体血液的消耗,生命也将枯萎。血液对人体很重要,对女性而言血就是气、就是命。所以,"三七"女性朋友们平日里在生活饮食上要多吃补血食物,要把滋阴补血提上日程,变成自己的一种习惯。

善补女人血,家常食物大比拼

女人要从根本上保持好气色,延缓衰老,使青春常驻,还要从内部调理开始,通过补血理气、调整营养平衡来塑造靓丽形象。于是,很多女性朋友为了寻找补血方法会去买一些保健品,或者不惜重金买昂贵的大补之品,殊不知,真正善于补血的东西就在我们身边。我们身边常见的很多食物都能从根本上解决气血不足的问题,同时能改善血红细胞的新陈代谢,加强真皮细胞的保水功能,从而实现女人的红润美丽。从日常生活细节入手,也是《黄帝内经》中所倡导的养生方法。

以下就是几种常见的补血食物:

(1)金针菜。金针菜含铁量大,比大家熟悉的菠菜高20倍。金针菜除含有丰富的铁外,还含有维生素A、B族维生素、维生素C、蛋白质、脂肪及秋水仙醉碱等营养素,有利尿及健胃作用。

(2)龙眼肉。龙眼肉就是桂圆肉,每年夏季都有新鲜龙眼上市,这是民间常用的补血食物。产后妇女吃龙眼汤、龙眼胶、龙眼酒等,对身体补血效果佳。

(3)黑豆。我国古时向来认为吃豆有益,尤其是黑豆可以生血、乌发。黑豆的吃法随每人之便,例如产后妇女可用黑豆煮乌骨鸡。

(4)胡萝卜。胡萝卜含有B族维生素、维生素C,且含有一种特别的营养素胡萝卜素。胡萝卜素对补血极有益,将胡萝卜煮汤,是很好的补血汤饮。

(5)面筋。面筋在民间食品庄、素食馆、卤味摊上都有供应。面筋的铁质含量相当丰富，是一种值得提倡的美味食品。

（6）菠菜。菠菜是有名的补血食物，含铁质的胡萝卜素相当丰富，所以菠菜可以算是补血蔬菜中的重要食物。

（7）花生。花生是全世界公认的健康食品，在我国，花生被认为是"十大长寿食品"之一。中医学认为，花生的功效是调和脾胃，补血止血，降压降脂。其中"补血"的作用主要就是花生外那层红衣的功劳。因为花生外那层红衣能够补脾胃之气，所以能达到养血止血的作用。同时，花生还有生发、乌发的效果。

（8）红枣。枣是中国的传统滋补品，民间相传有"天天吃三枣，一辈子不见老""五谷加小枣，胜似灵芝草"之说。中医学认为，枣可以养血、益气。从营养价值上来说，不同种类的枣之间，营养差别并不大。

（9）白芍。白芍具有补气益血、美白润肤的功效，适用于气血虚寒导致的皮肤粗糙、萎黄、黄褐斑和色素沉着等。中医学认为，人的皮肤色泽与脏腑功能有着密切的关系，如果脏腑病变，气血小，则皮肤粗糙，面部生斑。因此，白芍和白术等配合，可以调和气血、调理五脏、美白祛斑。

（10）核桃。核桃仁性味甘平、温润，具有补肾养血、润肺定喘、润肠通便的作用。同时，核桃仁还是一味乌发养颜、润肤防衰的美容佳品。"发为血之余""肾主发"，核桃仁具有强肾养血的作用，所以久服核桃可以令头发乌黑亮泽，对头发早白、发枯不荣有良好的疗效。

（11）枸杞。中医很早就有"枸杞养生"的说法，认为常吃枸杞能"坚筋骨、轻身不老、耐寒暑"。所以，枸杞常常被当作滋补调养和抗衰老的良药。枸杞的性味甘平。中医学认为，枸杞能够滋补肝肾、益精明目和养血，增强人们的免疫力。对于现代人来说，枸杞最实用的功效就是抗疲劳和降低血压。常吃枸杞可以美容，这是因为，枸杞可以提高皮肤吸收养分的能力，还能起到美白作用。

（12）当归。当归是血家的圣药，当归可活血。当归味甘辛、性温、无毒，为妇科良药。传统中医学认为，当归甘温质润，为补血要药，适用于心肝血虚，面色萎黄，眩晕心悸等。

女性一定要多吃补血食物，这样才能做到皮肤红润有光泽，才能延缓衰老，使自己永葆青春。

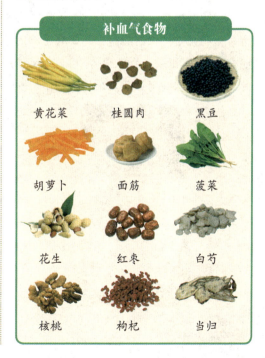

补血气食物

黄花菜　桂圆肉　黑豆
胡萝卜　面筋　　菠菜
花生　　红枣　　白芍
核桃　　枸杞　　当归

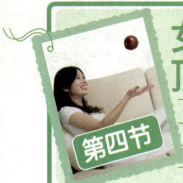

第四节 女四七时：身体达到顶峰，最宜结婚生子

28岁是女性的生理高峰期，是一个女人最成熟丰韵、最美的年龄。过了28岁这个高峰，女性的身体就慢慢地就消耗大于积累，开始走下坡路了。

28岁养肾保肝，把握优生优育好时期

怀孕是大多数女性最期待、最渴盼的幸福时光。一个可爱的小宝贝，是男女双方爱情的结晶，不仅可以为家庭增添许多快乐，而且会在很大程度上增强夫妻之间的感情。可是，怎样才能生一个既聪明又健康的宝宝呢？

就像植物开花结果的时候，不仅需要维系自身正常生长的能量，还要有足够的能量供给花和果。女人怀孕生子亦是如此，也应该选在身体状态最佳、能量最充足的时候。只有这样，才能保证自己生产顺利，保证宝宝健康茁壮。

《黄帝内经·素问·上古天真论》指出，女人"四七，筋骨坚，发长极，身体盛壮"。也就是说，女人在28岁的时候身体基本发育完成了，肾气充盈，所以筋骨变得强壮，头发也亮泽浓密。确切地讲，女人在这个时候身体能量状态达到最高峰。如今，在大城市生活的女性多半30岁以后才要孩子，她们生完孩子便发现，自己的身体很难恢复，即便恢复了也需要很长的时间，而且照顾孩子明显感到精力不够用。其实，这都是因为女人过了28岁，身体能量就开始走下坡路了。

所以"四七"孕育生子，既是对女人自己生命的最大护佑，也是对孩子优生优育的能量保障。不过，虽然这是女人能量最旺盛的时期，但如果想要成功怀孕，并生出一个健康的宝宝，女人还要懂得保持这种最佳的能量状态。一般来说，这个时期的调养应从充盈肾气和疏肝理气两方面着手。

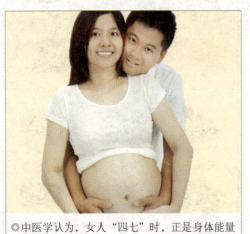

◎中医学认为，女人"四七"时，正是身体能量巅峰时，最适合孕育。

中医学认为，源于肾气又受肾气滋养的天癸是女人能否生子的先决条件。肾气不足，天癸就会失调，进而导致女人无法怀孕。这里为大家推荐两招腰部按摩，可以让你的肾气轻松旺起来。第一招：两手掌对搓至手心热后，分别放至腰部，手掌向皮肤，上下按摩腰部，至有热感为止。可早晚各进行一遍，每遍约200次，具有补肾纳气之功效。第二招：两手握拳，手臂往后用两拇指的掌关节突出部位，自然按摩腰眼，向内做环形旋转按摩，逐渐用力，以有酸胀感为好，持续按摩10分钟左右。早、中、晚各一次，能有效防治即将步入中年的女性因肾亏所致的肌肉劳损、腰酸背痛等症。

除了肾气不充盈外，肝气郁结同样会影响女人孕育生子。因为肝"主疏泄"，一方面能维系肝脏自身的生机，另一方面调节人体气机的顺畅。如果肝气出现郁结，女人的输卵管就会出现阻塞不通。现实生活中，有不少28妙龄的女人，脾气很大，气量狭窄，或者经常心情抑郁，均造成肝气郁结，结果想要孩子的时候，不知不觉地陷入不孕的困境。所以，疏肝解郁对女人孕育同样至关重要。这里为大家介绍一款柴胡粥。中医学认为，柴胡性凉、味苦，具有和解退热、疏肝解郁、升举阳气的作用。此粥的做法是：取柴胡10克，大米100克；将柴胡择净，放入锅中，加清水适量，水煎取汁，加大米煮粥，待快熟的时候可以根据自己的口味调入适量白糖，再煮一二沸即成，每日1~2剂，连续3~5天即可。这粥不仅味道不错，还适用于肝郁气滞所致的胸胁乳房胀痛、月经不调、痛经、脏器下垂等。平时在家闲暇之余，不妨一试。

养好骨盆，"四七"女人好生育

经络是人体能量的运行通道，那么筋骨与能量运行又有什么关系呢？很多人都知道，人体是由脏腑、经络、皮肉、筋骨、气血与津液等共同组成的统一整体，正常生命活动有赖于各部分的功能正常及相互之间的协调统一。脏腑不和，由里达表引起经络、气血、津液病变，导致皮肉筋骨病损；反过来，外伤疾患也会由皮肉筋骨损伤引起气血瘀滞、经络阻塞，或津血亏损，或者令瘀血邪毒由表入里，进而导致脏腑不和。

筋骨是人体的支架，经络附于其上，骨正筋柔，经络畅通，能量才能循环畅行，人才会健康。反之，筋骨出现病损，经络必然受阻，能量无法输布，自然会导致脏腑受损。因此，筋骨的问题是大问题，不容忽视。一个人全身的筋骨都很重要，都要注意保养，但对女人来说，却尤其要注意保养骨盆，因为骨盆有着女性最重要的两个器官——子宫和卵巢，如果骨盆养不好，"四七"女人的生育就会出现问题。

其实很多患有妇科病的人，臀部外侧这个区域的经络都是不通的，特别是那些

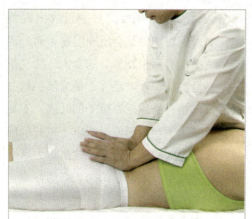
◎常患痛经等妇科疾病的女性，很可能是骨盆出了问题，需要对其进行正骨。

患有痛经、卵巢囊肿、子宫肌瘤的人，这种状况非常普遍，而当医生通过一些方法将这个部位疏通之后，再配合一些食疗来补足气血，病症很快就会消失。

有一位张女士痛经非常厉害，几乎每次都要痛得在床上打滚，她到处寻医问药，就是治不好。一个偶然的机会，她认识了某中医药大学的王教授，王教授给她检查后发现她的骨盆有很严重的偏位。由于张女士的情况比较严重，在连续做了一个多月的正骨，再加上自我按摩经络之后，张女士的痛经才算彻底好。

由此可见，骨盆的保养非常重要。如果你有长期痛经的毛病，各种方法都治不好，一定要查查是不是骨盆出了问题，如果骨盆存在问题，建议你去找正骨专家治疗，如果条件确实不允许，请家人来帮忙也可以，方法很简单：选择一个安静舒适的环境，打开平时最爱听的音乐，当然旋律最好是舒缓的，这样有助于身心放松。患者俯卧在毯子上，按摩者站在患者头顶处，面朝脚部，摸到患者的骨盆上缘——沿着腰部往下，会摸到横向的骨骼，那里就是。用掌根处将骨盆上缘轻轻向脚部方向推（注意：不是画圈动作，是向下推），每秒1~2次，力度要根据患者的承受能力进行，这个过程中患者身体可能会随之摇动，这是正常的，如果想避免的话，患者的脚部可以抵到墙上。

除此之外，还可以配合一些饮食通经的方法，如姜红茶：放几片姜在杯子里，尽量多放几片，越辣越好，加上几勺红糖，可以再加上一点儿红枣和桂圆，用沸水泡茶喝。同时，还要注意在经期不应吃含有咖啡因的食物，因为它会让你情绪紧张，也不应吃生冷或辛辣等强刺激的食物，如冰激凌、烧烤、麻辣香锅等。

艾灸补肾亏，病痛得缓解

小张今年28岁，半年多来一直月经不调，有时两个月不来月经，而一旦来月经就会持续10多天，月经的第三天小肚子绵绵作痛，腰酸胀得很厉害，经色黯淡，量少，没有血块，而且耳鸣、脱发、脚跟痛，一天到晚没力气。小张生过两个孩子，生第二个孩子的时候大出血，输了800毫升的血。其实在这前后，小张曾经做过6次人流加药流，多次流产严重损害了小张的身体，使其伴有肾亏和月经不调的症状。

人流可能造成感染或是引发各种各样

第十章 《黄帝内经》女七男八节律养生

的妇科炎症，甚至会导致不孕。古人说足月分娩则瓜熟蒂落，人流是将尚未成熟的瓜强行摘下，人流带来的流血对女性的伤害是可想而知的。在此为有这种情况的女性朋友介绍隔姜灸，帮助女性朋友们解决上述痛苦。

艾灸选择神阙穴，神阙穴就是肚脐处，此穴为先天之蒂，元神之阙庭，躯甜之气舍，为人体之要处。选取新鲜老姜一块，沿生姜纤维纵向切取，切成厚0.2~0.5厘米的姜片，中间用大一点的针穿刺几个小孔。将做好的姜片放在穴位上，再将艾炷放在姜片上点燃。等到艾灸的局部有灼痛感时，略略提起姜片，或更换艾炷再灸。一般每次灸5~10壮，以艾灸的局部潮红、不起疱为好。灸完后用红花油涂于施灸部位，既可以防止皮肤被灼伤，又能增强艾灸活血化瘀、散寒止痛的功效。

值得注意的是，隔姜灸用的姜应选用新鲜的老姜，最好现切现用，不用干姜或嫩姜。姜片的厚薄，宜根据部位和病症而定。一般而言，面部等较为敏感的部位，姜片可厚些；而急性或疼痛性病症，姜片可切得薄一些。

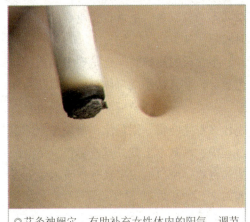
◎艾灸神阙穴，有助补充女性体内的阳气，调节肾亏和月经不调等病症。

小张采用了上述的隔姜针灸方法后，再加上饮食方面的调整，身体已经逐渐恢复正常。

在此提醒女性朋友，在行房事时如果暂时不想孕育宝宝，那么即便在安全期也必须注意采取避孕措施，以防万一，这是对自己负责。

💛 母亲身体不好，孩子也会先天不足

俗话说："一个孩子三桶血。"整个孕期就是一个耗血的过程，加上生孩子又会流不少血，所以女性产后通常气血虚弱。气血虚弱就是元气虚弱的表现。母亲元气虚弱对胎儿的健康会有一定影响，从某种程度上来说算是动摇了孩子的先天之本。

有一个3岁的小女孩，从生下来就黄疸重、湿疹重，夜间从未安静睡觉超过2小时，半夜总要醒来哭闹几次，其父母为此感到身心俱疲。两岁多时，这个孩子还是头发稀稀拉拉地竖着，耳朵很小而且外形僵硬，骨多肉少，面色发黄、发青，个子长得也比同龄孩子矮，一看就是个身体不太好的孩子。而且，此时父母还发现，孩子在语言能力方面似乎有障碍，不仅很少说话，而且只会发一两个字的音，更谈不上说上一句完整的话。除此之外，这个小女孩的脾气也不是很好，老

是动不动就发火，平常也很难有静下来的时候。

小女孩的妈妈同样也是瘦瘦弱弱，面色萎黄，并且从小就身体虚弱，胃肠功能差，一直贫血，怀孕期间妊娠反应也重，吃什么都是吐得一塌糊涂，所以整个怀孕过程中，她基本上就只是吃稀饭、蔬菜的清淡食物。所以造成了孩子严重的先天营养不足，气血两亏。

上面的例子为我们说明了一个问题，那就是母亲身体太弱，孩子生长的土壤——母血的质量太差，就会造成孩子先天亏虚，怎么也健康不了。

中医学认为，一个孩子的先天之本，不但来自于母亲的身体素质，也与母亲在怀孕期间的身体状况有直接关系。所以想做母亲的女性，一定要将自己的身体调理好，并在整个怀孕期间根据自己的身体素质，有针对性地多吃利于孩子生长的食物，用合理的食疗来补足血液。只有营养丰富的母血才能孕育出健康、聪明的宝宝。

此外，值得注意的是，孕妇吃生冷之物不好，易损伤脾胃。因为孩子靠母血来养，母亲肝阴不足则喜酸味，但过食酸味也会收涩太过，伤脾胃；婴儿在母腹为阳物，偏热性，所以母亲过食热食对胎儿也不好，易形成胎毒。

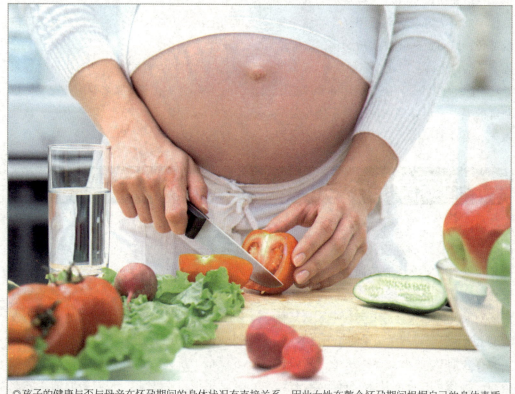

◎孩子的健康与否与母亲在怀孕期间的身体状况有直接关系，因此女性在整个怀孕期间根据自己的身体素质，有针对性地多吃利于孩子生长的食物。

女五七时：阳明脉衰，面容开始憔悴

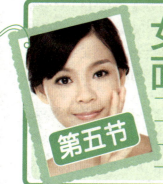

第五节

35岁以后的女子，脸上开始有憔悴之色，身体开始走下坡路了。因此，五七后的女性一定要多关注自己的身体，按时作息，生活规律，饮食有节，以养护身体。

💛 35~49岁，增强阳明脉，远离憔悴面容

女人很怕男人问及自己的年龄，尤其是步入中年以后。《黄帝内经》里说，女人"五七，阳明脉衰，面始枯，发始堕"。也就是说，女人步入35岁后，手阳明大肠经和足阳明胃经便开始衰弱，脸色开始发黄，也会产生脱发的情况。中国有句俗话叫"人老胃先老"，中医讲"六经为川，肠胃为海。"人体的三阴经合三阳经如涓涓细流，而胃肠经脉，即我们常说的手阳明大肠经和足阳明胃经，是汇集这些细流的大海。

手阳明大肠经起于示指末端的商阳穴，沿示指桡侧，通过合谷、曲池等穴，向上会于督脉的大椎穴，然后进入缺盆，联络肺脏，通过横膈，入属于大肠。大肠经当令的时间是早上5~7点，这时候大肠经运行最旺盛，在这个时候按摩大肠经效果最好。大肠经很好找，你只要把左手自然下垂，右手过来敲左臂，一敲就是大肠经，敲时有酸胀的感觉。

足阳明胃经是人体前面很重要的一条经脉，也是人体经络中分支最多的一条经络，有两条主线和四条分支，主要分布在

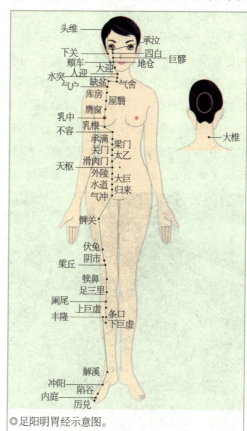

◎足阳明胃经示意图。

头面、胸部、腹部和腿外侧靠前的部分。每天早上7~9点胃经当令,这个时辰其经气最旺,是按摩的最佳时机。敲打胃经时,要从锁骨下,顺两乳,过腹部,到两腿正面,一直敲到脚踝,可稍用力。面部的供血主要靠胃经,所以颜面的光泽、皮肤的弹性都由胃经供血是否充足所决定。只要坚持敲打胃经,很快就会有改观。

刮痧排毒,助你逃脱"黄脸婆"的厄运

"五七"女人如果不注意好好保养肠胃,很容易变成"黄脸婆"。中年以后,生活中众多琐碎的事情变得多了起来,女人若因此而无暇顾及自身肠胃,就会影响到容颜的衰老。对于任何一个女人而言,"黄脸婆"这个词都是致命的,黄脸婆不仅意味着"五七"女人的皮肤已濒临"崩溃",而且也给青春打下重重的休止符号。

有什么办法可以帮助摆脱"黄脸婆"的厄运呢?我们可以求助于传统医术,用祛黄和祛皱的面部刮拭方法,它们可以轻松解决女人面部暗黄、皱纹丛生的问题。

在民间通常遇感冒或者中暑时,人们喜欢用钱币沾上麻油或用汤勺沾酒、水往皮肤上来回刮,这种效果挺好。借鉴了这一原理,人们研制出用水牛角制成的"刮痧宝玉"(刮板)代替了铜钱瓷勺,外加活血剂替代油、酒之类,并遵循经穴的中医原理,形成刮痧排毒疗法。

刮痧排毒的原理是:利用具有"凉血"作用的"刮痧宝玉"刺激经络穴位,促进气血运行,增加细胞的营养和氧的供给,使细胞活化,排出毒素,从而达到延缓衰老、美化皮肤的目的,它完全可以取代一般意义上的面部按摩。对于女性来说,这种排毒方法可以将肌肤积存的毒素舒畅地、轻松地排出体外,防治细胞毒质的存在和蔓延,促进生理健康,从而使肌肤光滑白嫩,青春常驻。

具体方法是:准备好脸部专用的刮痧板,在脸上涂抹适当的美容刮痧乳,然后依次刮拭承浆→大迎→颊车→下关→太阳穴;地仓→颧髎→听会→太阳;人中→巨髎→听宫→太阳;迎香→四白→下关→太阳;印堂→攒竹→阳白→丝竹空→太阳穴。这五大刮痧线路图,可以活血通络,消瘀血,益气升阳,有利于消除面部黄气,令面色红润光泽。

除了这一方法外,还可以用美容刮痧板刮拭任脉和督脉。因为任脉可调理气血,濡养五脏和肌肤,督脉可以提升

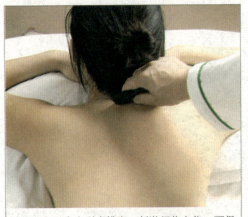

◎"五七"女人刮痧排毒,刺激经络穴位,可促进气血运行,延缓衰老,美化皮肤。

第十章 《黄帝内经》女七男八节律养生

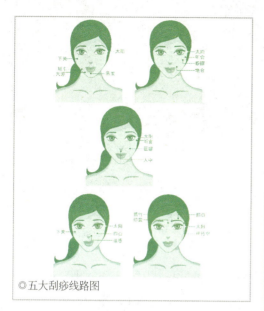
◎五大刮痧线路图

按神庭、百会、阳白、太阳、颧髎、地仓穴；每穴点按3~5下。此操作可以调补阴血，增加阳气，加强对肌肤的濡养和滋润。

刮痧过程会使汗孔开放，邪气排出，会消耗部分体内津液，刮痧后喝1杯热水，可补充水分，还可促进新陈代谢。

最后需注意的是，面部保健刮痧一定要涂美容刮痧乳以保护皮肤，不要用液体的润滑剂以防润滑液流入眼睛、耳朵或口腔里；刮拭的时候要避开面部痤疮、炎症、血丝处；而且室内要保持空气流通，并注意防寒；要掌握手法轻重，由上而下顺刮，并时时蘸植物油或水保持润滑，以免刮伤皮肤；刮痧的条数多少，应视具体情况而定，一般每处刮2~4条，每条长2~3寸即可；刮痧后不宜发怒、烦躁或忧思焦虑，应保持情绪平静；每星期做一次刮痧即可。当然，如果你觉得自己操作比较麻烦，也可以请专业的刮痧师来帮助你，具体视自己的情况而定。

人体阳气，消除湿气，同时刮拭二脉，可以祛除面部黄气。当然如果两种祛面黄的方法配合操作，效果当然也会倍增了。祛除面部黄气还要经常锻炼身体；多吃一些以红枣、花生、淮山药等中药煲的汤或煮的粥，多吃新鲜蔬菜、水果，忌食辛辣食物。

祛皱的刮痧方法先用的是按揉法，点

快乐甩手功，轻松甩走亚健康

说到做运动，很多"五七"女人会觉得每天工作都要累死了，哪来的时间和精力去运动？可是缺少运动的后果是：身上的赘肉越来越多、皮肤苍白缺少活力、亚健康也开始找上门来……其实，有些运动非常简单，随时随地都可以做，就看你愿不愿意坚持。这里我们就推荐一种甩手功，简单的运动就能帮你轻松赶走亚健康，瘦身养颜的效果更是不用说。

甩手动作相当简单，身体站直，双腿分开，与肩同宽，双脚稳稳站立，然后，两臂以相同的方向前后摇甩，向后甩的时候要用点儿力气，诀窍就是用三分力量向前甩，用七分力量向后甩。练功时，要轻松自然，速度不要过快，刚开始可以练得少一些，然后慢慢增加次数，否则一下子就产生厌倦感了。

这种"甩手功"会牵动整个身体运动

起来，从而促进血液循环，虽然做起来有些枯燥，但是，健康的身体恰恰来源于每天的坚持。

"甩手功"是由古代的"达摩易筋经"演变而来。"易筋"的意思就是使微病之筋变为强壮之筋，使有病的人慢慢痊愈，无病的人体质健壮。甩手功能活动手指、手掌、手腕、足趾、足跟、膝部的12条筋脉，使气血能更好地循环，很多问题也就迎刃而解了。需要说明的是，练甩手功一段时间后会出现流汗、打嗝及放屁等现象，"五七"女人不要觉得难为情，放屁就是通气嘛，气通了，身体自然就轻松了。如果实在觉得不好意思，就在自己家里做，简单、方便、自然。

"甩手功"动作并不难，难的是坚持。姐妹们如果工作比较繁忙，可以在每天晚饭

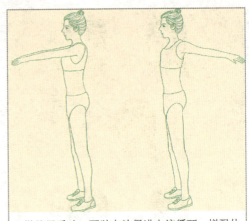

◎勤练甩手功，可以有效促进血液循环，增强体质，改善亚健康。

前的几分钟甩一甩手，工作的间隙也可以做一会儿，如果每天能坚持做10分钟，效果会更好。常练甩手功定能甩掉亚健康，甩出好身体，让你神清气爽、身心通透、容光焕发。

保持肠道健康，给美丽增加筹码

提到肠道，女人们总会联想到某些不洁之物，但是，不要因此而忽略了肠道，女人的美丽健康与它是分不开的。如果你的肠道不健康，身体的很多外部症状就能体现出来：

一个很漂亮的女孩，一张嘴却是令人避之唯恐不及的口臭；

经常莫名其妙地腹痛、腹胀；

习惯性失眠；

早已过了青春的年纪，脸上的痘痘仍然层出不穷；

皮肤暗淡、无光，小肚子总鼓鼓的，还在不断发胖；

……

这些困扰都与肠道不健康，导致宿便在体内产生毒素有关。《黄帝内经》中讲道："肠常清，人长寿；肠无渣，人无病。"意思是说：只要肠胃里没有毒素，常常保持清洁，人就能长寿。现代医学专家更指出，人体90%的疾病与肠道不洁有关。所以，"五七"女人要想长保健康美丽，一定要保持肠道里面干干净净。

❶ 给肠道一点儿关爱

肠道每天不停地消化、吸收食物，以保证身体养分充足，是身体最劳累的器官。此外，它还是人体内最大的微生态系统，共有400多种菌群，掌管着人体70%以上的免

疫功能，成为维护人体健康的天然屏障。但是，长期以来，人们对胃肠营养健康问题的认识非常有限，很多人对肠胃方面的不适都不太在意，认为只是一些小毛病而已。其实，肠道的作用非常重要，我们应该给自己的肠道多一点儿关爱。

微生态学家指出，保持肠道健康的一个关键因素就在于保持肠道清洁，大便畅通。而膳食纤维就能促进肠道蠕动，加快粪便排出，从而抑制肠道内有害细菌的活动，维护肠内微生态环境平衡。因此，日常饮食中要多吃粗粮，有意识地增加膳食纤维的摄入量。膳食纤维含量丰富的食物包括米、玉米、燕麦、小麦、荞麦、裸麦（青稞）、薏米等。但粗粮并非吃得越多越好。研究发现，饮食中以六分粗粮、四分细粮最为适宜；正常人吃粗粮的频率以每两天一次为宜。

另外，黄豆、黑豆、红豆、绿豆等豆类及豆制品，对维护肠道微生态环境平衡起着至关重要的作用。但油炸豆腐、熏豆腐、卤制豆腐等加工食品，营养物质遭到破坏较多，应少吃。

❷ 指压按摩，每天10分钟成就"肠美人"

每天10分钟，简单的指压按摩，就能让你从内到外的美丽，成为真正的健康美人。

（1）腹部按摩

双手叠加，以肚脐为中心，顺时针按摩15秒；从上往下推压5~10次；在大便容易滞留的地方——乙状结肠附近用拇指

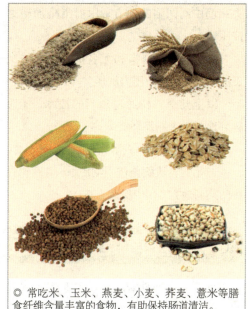

◎ 常吃米、玉米、燕麦、小麦、荞麦、薏米等膳食纤维含量丰富的食物，有助保持肠道清洁。

按压。

（2）敲打腹部

握拳，按照从右到左的方向轻轻敲打腹部；换另外一只手再做一次，敲打3次。此按摩对消化不良、便秘、胃肠障碍有很大帮助，在早晨去厕所前做一次，效果显著。

（3）腰部、背部指压法

找到便秘点，在背部肋骨最下方两拇指往下的地方，用拇指轻轻按压，同时扭转腰部。大肠俞这个穴位在腰部，脊椎往外2指远的地方，用大拇指按住这个点，左右同时按压，或者借用按摩工具敲打。此法对便秘、消除疲劳、腰痛有特效，而且简单易学。

（4）手和胳膊的指压法

合谷：拇指和示指之间凹陷的地方，是缓解便秘的代表性穴位，用拇指和示指用力按压此处。

神门：小拇指往上，手腕关节部位，骨

头和筋中间凹陷的地方，用拇指略加施力按压。

支沟：在小拇指和无名指的延长线交叉的地方，用拇指用力旋压。

以上几个穴位通过适当的按摩，能够很好地促进大肠循环。

（5）小腿和脚踝指压法

三足穴：从膝盖往下4指、小腿外侧骨头凹陷的地方，用中指适力按压。

三阴交：从里侧的踝骨往上4指、小腿骨后面凹陷的地方，用拇指按压。

按摩三足穴、三阴交，可以"整顿"胃肠，使大肠更健康。

指压按摩中，需要注意的是，中指和无名指主要起支撑作用，靠拇指施力。用力也有讲究，太弱起不到效果，太用力又会造成不必要的疼痛。所以要把握住最合适的强度。

关注胃健康，"五七"女人更美丽

现代女性的社会角色已经发生了很大的变化，女性朋友们大多不再是居家的主妇，她们也有自己的工作或者事业，也承担着较大的压力，常常为了工作而不能好好享受一日三餐，饮食非常不规律，"饥一顿饱一顿"的情况时有发生。殊不知，这种饮食习惯正在慢慢吞噬女性的胃健康。有的"五七"女性朋友平时不注意，等到胃发病时才四处求医问药，可惜为时已晚。所以，在日常生活中，一定要善待自己的胃。

在众多的造成胃部疾病的原因中，极为重要的因素之一便是饮食不节。因为食物进入体内后首先便是进入胃部进行消化，如果饮食不节，胃的工作量就会加重，胃黏膜就可能受到损伤，从而造成胃病加剧。这里所说的饮食不节包括进食时间无规律、特别偏嗜某种饮食、进食不洁食物等。因此，保持有节制的饮食是治疗胃病的关键。

在中医学里，受寒也是引起胃病的原因之一。人感受寒邪以后，气血凝滞、流行不畅，胃中阳气不能舒展，使肌肉收缩痉挛，产生胃病。

女人的精神状况也是引起胃病的另一大原因。临床上常见气郁恼怒、忧思悲伤、精神紧张及焦虑不安等精神因素都可以引起胃病。

尽管胃病的种类较多，其致病因素也较复杂，但胃病往往与饮食关系最为密切。因此胃病的日常调养应以饮食调养为主。俗话说胃病"三分治，七分养"，胃病是一种慢性病，不可能在短期内治好，治病良方就是靠"养"，不能急于求成。平时应注意食用有营养的食物。多吃高蛋白食物及高维生素食物，保证机体的各种营养素充足，防止贫血和营养不良。对贫血和营养不良者，应在饮食中增加富含蛋白质和血红素铁的食物，如鸡、鱼、瘦肉、动物的肝脏、腰等。高维生素的食物有深色的新鲜蔬菜和水果，如西红柿、黄瓜、茄子、红枣等。

第十章 《黄帝内经》女七男八节律养生

第六节 女六七时：三阳脉衰，发白、面黑显衰老

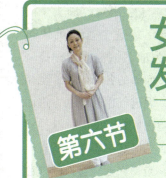

女性六七42岁以后，三阳脉衰弱，头发开始变白，面目开始衰老，这个阶段最重要的是要养好脾胃。

💛 42~49岁，调养三阳脉，拯救衰老面容

女人最怕被说"老"，但其实一过42岁，也真就不再那么年轻了。《黄帝内经·素问·上古天真论》说："六七，三阳脉衰于上，面皆焦，发始白。"旨在告诉我们，女人到了四十二岁，手三阳经脉（手阳明大肠经、手太阳小肠经和手少阳三焦经）和足三阳经脉（足阳明胃经、足太阳膀胱经和足少阳胆经）开始衰弱，体现在头部就是面容黯淡发黄，头发开始变白。这也是为何女人一到四十多岁就看上去皮肤粗糙、发质也不好，而且还有银丝。说到这里，你可能会有些恐惧——"六七"这个坎儿太可怕了！其实根本没必要那么担心的。

如果你在生活中稍微留意一下便会发现，现在也有很多女人，虽然年届40但依旧显得年轻的，这其中的奥秘，就在于调养三阳脉。

关于手阳明大肠经和足阳明胃经我们前面已经介绍过了，这里再向大家介绍一下另外四条大经脉。手太阳小肠经的循行路线从小指的外侧向上走，沿着胳膊外侧的后缘，到肩关节以后向脊柱方向走一段，然后向前沿着脖子向上走，到颧骨，最后到耳朵。手少阳三焦经的循行路线从无名指末端开始，沿上肢外侧中线上行至肩，在第七颈椎处交会，向前进入缺盆，络于心包，通过膈肌。其支脉从胸上行，

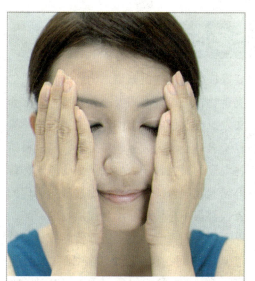

◎女人"六七"时，三阳脉开始衰弱，通过搓脸可有效调养好三阳脉，让女人依旧年轻美丽。

353

出于缺盆，上走颈外侧，从耳下绕到耳后，经耳上角，然后屈耳向下到面颊，直达眼眶下部。另一支脉，从耳后入耳中，出走耳前，与前脉交叉于面部，到达眼外角。足太阳膀胱经是人体经脉中最长的一条，起于内眼角的睛明穴，止于足小趾尖的至阴穴，交于足少阳肾经，循行经过头、颈、背、腿、足，左右对称。足少阳胆经从人的外眼角开始，沿着头部两侧，顺着人体的侧面向下，到达脚的第四、五趾，几乎贯穿全身。如果你细心，一定会发现，这六条大经脉的循行路线都经过人体的头部。

不知道你是否发现，三阳脉在人体的头部交会，而且都有一部分经络过面部。所以调养三阳脉最简单，行之有效的方法就是每天搓一搓脸。搓脸前你要先把双手搓热，然后用搓热的双手去搓脸，或者从上向下，或者从下向上，每次都把下颌、嘴巴、鼻子、眼睛、额头、两鬓、面颊全部搓到，这个过程可快可慢，以自己舒服为准。抽空就这样搓一搓，可以有效刺激面部的各个穴位，也相当于按摩三阳脉，促进气血的流通，进而使人容光焕发，脸色好看。同时，这样做还有一点好处想必是诸多中年女士所青睐的，即防皱抗皱。当"六七"女人的气色和面容有了很好的改善后，也就不会显得衰老了。

当然，在搓脸的同时还可以配合搓耳。中医学认为，耳朵是全身经络汇集之处，人体各个部位都与耳郭通过经络形成密切的联系。按摩耳郭就能打通全身经络，活跃机体脏腑，特别是肾脏。肾开窍于耳，经常搓耳朵就是对肾脏的调理和养护，而肾在体主骨，肾功能强，必然骨骼结实，骨质疏松的症状就不会发生。

"六七"女子爱脱发，多吃黑豆来养发

对于"六七"女人来说，曾经让她们引以为傲的一头秀发逐渐会变成一件沉甸甸的心事。因为随着三阳脉的衰弱，乌黑亮泽的头发也会变得干枯脆弱，有的甚至还会变白、脱落，完全失去往日的风采。《黄帝内经》认为"发为血之余"，人在年轻时，脏腑强健，气血充盈，故而头发也能乌黑茂密。但是等到了中年后，脏腑衰弱，气血不足，头发也就会变得稀疏脱落。

为了保养头发，"六七"女人首先要保证脏腑的气血充足，比如多吃些果仁类食物，可以补血润燥、养肝益肾、滋养头发。在这里向大家推荐"黑豆"法。黑豆又名乌豆、黑大豆、冬豆等，是豆科植物大豆的黑色种子。生吃黑豆的风气，曾经席卷我国台湾和日本，吃过日本料理的人，都很难忘怀那一小盘甜黑豆的滋味，忍不住再叫一盘。黑豆所含营养成分与黄豆基本相同，但其蛋白质含量比黄豆更高，每100克黑豆的蛋白质含量高达49.8克，居所有豆类之首。

古代很多重要药典都记载黑豆可驻颜、明目、乌发，使皮肤变白嫩，早在《神龙本草经》中就记载了黑豆润肤、乌发的功效。宋朝文学家苏东坡，曾记述当时京城汴梁宫廷内外，少男少女为了美容而服食黑豆的情景。古代著名的美容药品七宝美髯丹，主要的成分就是黑豆。为什么黑豆有助美容养颜呢？因为黑豆含有丰富的维生素，尤其是维生素E和B族维生素含量甚高，其中维生素E的含量较肉类高五至七倍，维生素E是人类发现的最好的保持青春健美，延长生命的物质。

下面我们就来看看如何运用黑豆的神奇作用治疗脱发。首先用水把黑豆煮熟，每次服50克，每日2次。一般说来，非病理性脱发的患者，在连用此方一个月左右就可有明显的好转。如果连用一个月仍无明显好转，可改用盐水煮黑豆。可以依照每500克黑豆加盐5克的比例进行调和，服用方法相同。需要注意的是，总体煮熟的黑豆可以有很多，但是每次服用的量不宜过多，最好不要超过50克，否则容易胀气，引起肠胃不适。

另外，因为黑豆源自天然，所以几乎是人人可食，尤其适宜脾虚水肿、脚水

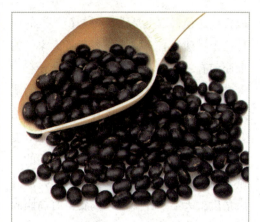

◎"六七"女人易脱发，而黑豆有润肤、乌发的作用，常食黑豆，能减少脱发。

肿、体虚多汗、肾虚耳聋、夜尿频多、白发早生等患者食用。值得注意的是，黑豆不宜与中西药混服。这是因为黑豆有解药毒的作用，同时亦可降低中药功效，所以，如果你正在服用中西药物，不要同时服用黑豆，以免效力相抵，无法发挥应有的治疗作用，延误治疗。

当然除了黑豆之外，"六七"女人还可以多吃些新鲜的蔬菜水果，这些蔬果能够养胃生津，对于女性不养气血有力，而且丰富的营养能够滋养头发。总之，只要注意调理脏腑，保持气血充盈，"六七"女人就能减轻脱发的程度，继续拥有靓丽润泽的秀发。

学会"补"，中年女人更美丽

"六七"时，女人都已步入中年，一部分人开始买一些营养保健品。看看当今各类营养保健品，你会发现有一个字最受宠，那就是——"补"，补气、补血、补蛋白质、补维生素等。可事实上，这单单一个"补"字，蕴藏了巨大的能量学问。

很多朋友会说，"补"还不简单，就是吃啊。中国不是有句老话吗，"民以食为天。"人不吃东西，就好像没了油的汽车，是跑不动的。确实，吃是补充能量的

最直接途径，"人是铁，饭是钢"说的也是这个道理。有个问题需要考考大家：如果面前有一盘二两左右的炸鸡腿，还有一盘二两左右由西红柿、紫甘蓝等拼成的蔬菜沙拉，你觉得哪一个更补能量呢？恐怕大多数朋友都会选炸鸡腿。从热量角度看，在这个同等的重量级上，炸鸡腿的热量是蔬菜沙拉的20倍还要多。但是，从健康角度就大不一样了。炸鸡腿具有高胆固醇、高盐分等特性，进入人体后会减缓人体物质代谢和能量代谢的速度，造成细胞缺氧，进而导致身体各部分工作的"动力"不足。因此它是影响身体健康的负能量。相反，蔬菜富含多种抗氧化成分，能帮助人体清除引发衰老的自由基，使细胞保持新鲜活力，而且还可以缓解肉类等负能量带给身体的冲击。看看那些只爱吃肉不爱吃菜的女性，多半会面部油分过多，一天几张吸油纸都不够用，而且还容易出很多包啊、痘啊的。所以，补能量，吃好不如吃对。

虽然说吃是人体吸收能量至关重要的来源，但是这还不能作为女人所有能量的唯一来源。有些"六七"女人的身体还不如六十多岁的人好呢，之所以如此是因为她们动得太少，天天闷在家里，很少运动。

一个人整天把自己关在屋子里，虽然在屋子里有吃有喝，什么都不愁，但人体根本无法吸收大自然的能量。这种存在于天地、山水之间的无形能量，同样是身体所需要的。而且总闷在屋子里，很难呼吸到外界的新鲜空气，很难直接沐浴太阳的和煦与温暖，很难感受到美妙的鸟语花香，自然也很难给自己补上这些身心都需要的美好的能量。为什么中医里总倡导春天宜去踏青，冬天再冷也该常散散步，等等，说的都是这个道理。

现在很流行在阳台上住蔬菜，"六七"女人不妨也跟着流行一把。每天收拾一下自己栽的小黄瓜、西红柿等简单蔬菜作物，然后再浇浇花……这种半田间式贴近大自然的生活，不仅给女人带来充沛能量，整个人也吸纳了不少"天地之精华"。总之，一个真正幸福的女人，一定是一个懂得如何给自己"补"能量的女人。

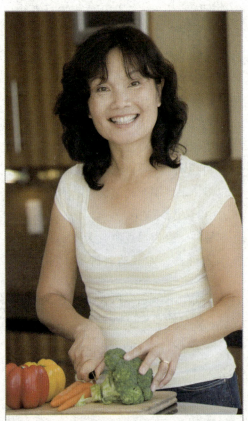

◎吃是补充能量的最直接途径，但是吃的同时也要注意吃得健康。

第十章 《黄帝内经》女七男八节律养生

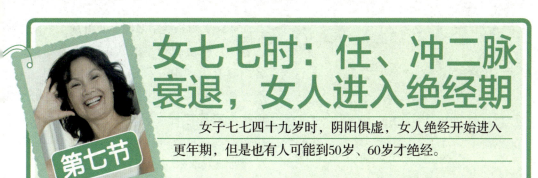

第七节 女七七时：任、冲二脉衰退，女人进入绝经期

女子七七四十九岁时，阴阳俱虚，女人绝经开始进入更年期，但是也有人可能到50岁、60岁才绝经。

49岁时，调理任冲二脉，做朵永不凋零的"女人花"

49岁是女人的多事之秋，生理上进入了"病找人"阶段，年轻时能扛住的毛病现在扛不住了；心理上进入矛盾复杂阶段，往后看青春不在，向前看暮年将至。其实，中医对此有很好的解释。

《黄帝内经》里讲："七七，任脉虚，太冲脉衰少，天癸竭，地道不通，故形坏而无子也。"意思是说，女人到了49岁，任脉虚弱，太冲脉衰退，具有化生月经功能的肾气枯竭，月经停止，因此失去了生育的能力。女人在这个时候，不仅皮肤会变得黯淡无光、皱纹丛生，还会出现热潮红（即经常感觉突然之间体温急剧上升，热的感觉从胸部开始，像潮水一样迅速涌向颈部和面部。通常会持续一到两分钟，过后又会觉得身体开始发冷，甚至会打冷战）、心悸多汗及头晕目眩等状况。也就是我们常说的进入更年期了。

足见，在49岁这一坎儿，任冲二脉的衰弱导致女人身体的能量出现严重衰减。这时，我们就要想办法冲盛这两条大脉，调动气血循环与精气运行，以保证自身能量系统的充盈。

中医指出，脾胃为后天之本，为土，是培育万物的能量源。而肝木为公；木生火，心火为子；火生土，所以脾土为孙。我们的脚上就有这么一个公孙穴，是八脉交会穴之一，通于冲脉，虽然弱小，却能滋养肺和肾，供应人体最重要的物质能源。经常按摩这个穴位，可以宁心安

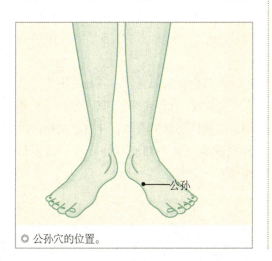

◎ 公孙穴的位置。

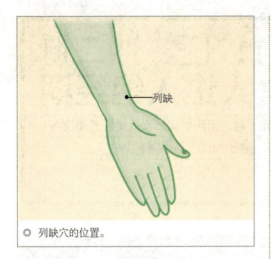

◎ 列缺穴的位置。

神、补中益气，防治诸多冲脉疾病，对消化系统及女性生殖系统都有很好的保健作用。

取穴的时候，公孙穴在足内侧缘，第一跖骨基底前下缘，赤白肉际处取穴，距太白1寸。你可以在晚上泡完脚后，在足弓处抹一点儿橄榄油，然后用刮痧板，顺着足弓刮拭，如果感觉酸痛一定要多按摩几次。不过，按摩这个穴位要适当用力，用力按压效果会更显著。一般来说，每次按摩时间控制在3~5分钟为宜，一天2~3次即可。

与公孙穴类似，任脉上也有一个八脉交会的了不起的大穴——列缺穴。列缺在古代指闪电。闪电的形状就是一分为二的，中间有一条裂缝，所以称之为列缺。而在我们手上的列缺穴，在解剖上的位置就正好位于两条肌腱之间。它是肺的络穴，从这里又开始走入大肠经，一分为二，贯穿于两条经络之间，正好应了列缺之名。这个看似很小的穴位，功效如其名，具有像闪电一样涤荡乾坤的作用，不仅能治疗头面部疾病，还能够治疗心烦、失眠等神智疾病及冲脉失调的各类病症。

列缺穴取穴，在前臂桡侧远端，桡骨茎突的上方，腕横纹上1.5寸。你可以将双臂自然抬起，双手于虎口处自然交叉，用其中一只手的示指自然地搭在手腕部突起的骨头上，指尖所指的位置就是这个穴位了。对本穴按揉的时候，宜轻握拳，拳心向上，轻放桌上，然后如法或按或掐或揉。按掐时，列缺穴处会有酸胀或疼痛感，以酸胀感者为好。每次按摩3~4分钟即可，每天3~5次。

不过，现实生活中也有不少女性还不到40岁就步入了"七七"这个坎儿。现代女性易患更年期提前的因素有很多。例如，长期口服或外用雌激素类避孕药物；长期营养不良，患有贫血和出现过于消瘦等症状；长期处于精神抑郁状态；长期压力大，劳累过度；长期没有性生活，等等。这些都是需要注意的问题。

人都说女人如花。一点儿也不假，女人一生就是缤纷多彩的，只不过到了更年期，应该懂得保养自己，让自己从艳丽的玫瑰演变到清香和淡雅的百合，而不是凋零。

身体好好调养，更年期也会变春天

"七七"女人因为任冲二脉的衰退，会进入到更年期。很多人往往将更年期与"歇斯底里""黄脸婆"等词联系起来，其实这完全是对更年期的误解。台湾著名的女医师庄淑旂博士，长期致力于女性健康的研究。她有个著名的理论叫"女人的三春"，她说："女人的一生有三个健康关键期，一是月经生理期，二是怀孕生产期，三是停经更年期。只要掌握这三个生理的重大变动期，通过妥善的饮食调养与作息规范，就可以获得永久的健康和美丽。"

因此，更年期对女人来说不仅不是磨难，反而是一个审查自己身体的好时机，只要悉心调养，就可使体内的新陈代谢在一个新的基础上达到平衡的状态。

进入更年期的女性除了在心理上积极调适以外，要重点从以下两个方面调节自己：

❶ 拒绝骨质疏松

骨质疏松症是女性进入中年后常见的一种病症，其防治的关键是保持足够的钙的摄入。补钙最好是通过食补来进行，平常可以多喝些骨头汤、牛奶、豆浆，多吃些豆腐、虾皮等含钙丰富的食物。绿色蔬菜的含钙量也很高，而且吸收与利用率也高。另外，蛋、虾、鱼、蟹、海带、紫菜、木耳、雪里蕻、芝麻、山楂等也都是含钙丰富的食物。

这里尤其要说到豆制品，《本草纲目》中关于豆类的记载有很多，其中大豆能够减轻女性更年期综合征的症状。更年期女性在日常生活中不妨多吃些豆类和豆制品，每天更应保证一杯浓豆浆或是一块豆腐的量，这对于补充雌激素很有帮助，能使女性更顺利地度过更年期。 如果选择服用钙片，正确时间是在餐后1~2小时。服用钙片前后不要喝浓茶、咖啡、酒，不要生食蔬菜。

❷ 应对头晕目眩

这是更年期较为常见的一种症状，这种头晕往往是非旋转性的，表现为头沉、头昏等症状，眩晕程度因人而异。易发生眩晕症状的更年期女性，日常生活最好避免太强烈

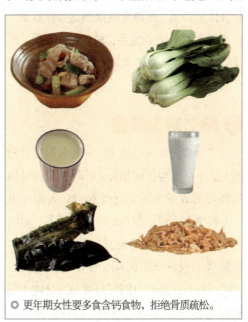

◎ 更年期女性要多食含钙食物，拒绝骨质疏松。

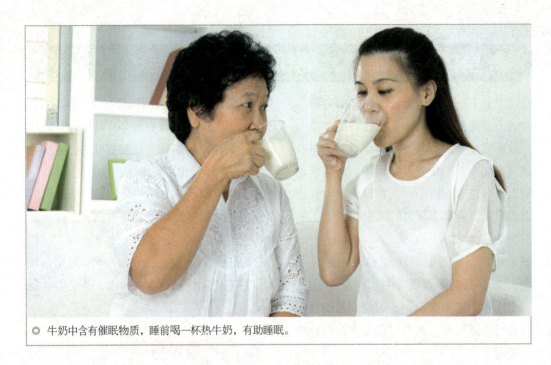

◎ 牛奶中含有催眠物质，睡前喝一杯热牛奶，有助睡眠。

的光线，避免太嘈杂的环境，保持生活环境的平和安静。当眩晕发作时，要尽快平躺休息，避免头部活动，以免摔倒造成其他身体伤害。眩晕症状好转后，要慢慢做一些头部和肢体的活动，逐渐摆脱虚弱的身体状态。在饮食上宜以清淡为主，忌食高盐食品，以及酒、咖啡、浓茶、辛辣食品等对神经系统有刺激作用的食物。

❸ 跟失眠说晚安

"会睡的女人美到老。"著名影星奥黛丽·赫本一生与美丽相伴，睡眠美容就是她最推崇的养颜方法。会保养的女人都知道"美容觉"一说。所谓的"美容觉"，时间是晚上的10点至次日凌晨2点，这段时间是新陈代谢较旺盛的时间，也是内调的最好时间。只有在这段时间好好休息，身体才能补偿给你一份美丽。但是，很多女性进入更年期就开始受到失眠的困扰，这也是加速她们衰老的重要因素。怎样才能告别失眠，睡饱美容觉呢？

（1）睡前温水沐浴。时间最好在睡前2小时。因为沐浴后体温会升高，2小时后，随着体温下降睡眠才会来临。记住不要洗热水浴，那样会使体温升高，推迟大脑释放出"睡眠激素"。

（2）喝一小杯温热牛奶。睡前喝一杯热牛奶，可以放松肌肉。牛奶中还含有催眠物质，使全身产生舒适感，有利于入睡和解除疲劳。对体虚而导致神经衰弱者的催眠作用尤为明显。

（3）在良好的环境中睡眠。控制室温在20℃左右，而且室内空气要能够流通。

（4）舒服的睡眠姿势。一般主张向右侧卧，微屈双腿，全身自然放松，一手屈肘放枕前，一手自然放在大腿上。

女人也要防肾虚，守护好自己的健康

日常生活中，人们常认为男性比较容易出现肾虚的症状。殊不知，女性也面临肾虚的威胁，尤其是"七七"女性在慢慢走向人生的暮年，更要善待自己的肾，及早地发现相关症状，保持肾脏的健康。

据调查统计，现在的中年女性肾虚比例相当高。肾虚会表现出一些症状，以下列举了一些肾虚的症状，有下述症状的读者可要注意了，很可能就是肾虚的表现，这就需要你补肾了。

症状一：更年期提前

我们知道，一般女性进入更年期的年龄是50岁左右，而"肾虚"的女性一般会表现出过早出现闭经、性欲低下、烦躁、焦虑、多疑等现象，这些都是更年期的表现。如果您在50岁之前就出现以上的状况，那么就要引起注意了。中医学认为，虚证的本质就是衰老，久劳伤肾的"肾虚"之人衰老速度会加快。

症状二：眼睑水肿，黑眼圈加重，面色苍白

如果你在清晨起床照镜子时，发现镜子中的自己变得眼睑水肿、出现可怕的黑眼圈，脸色苍白无光，这原因很大可能就是肾虚。中医学认为，肾主水，肾虚则水液代谢不利，导致水肿，而眼睑是最容易被发现的部位。至于黑眼圈、面色苍白无光则是由于肾虚导致血液供应不足造成的。

症状三：怕冷

如果你穿的衣服总是比别人多，而且一受凉就会腹痛腹泻，那么你要注意了，这也可能是肾虚的征兆。更年期女性更易肾虚。肾虚是指人体肾的气血阴阳失衡而产生的一系列症状，如有气无力、手脚冰冷、精神疲累、口干咽燥、烘热出汗、乳肿等。肾虚者皮肤较差，容易出现皱纹，看上去会比实际年龄大很多。

由于肾脏主要的生理功能是藏精和主宰身体的阴阳之气，所以肾虚会使机体老化。因此，爱美的女性更要注意补肾，治疗肾虚，这样才能有助于防止机体老化，使青春长驻。

肾虚给女性朋友的身心都带来了很大的影响，但是无论是处在何种年龄段，也无论是由于什么原因造成的肾虚，这些都并不可怕。只要我们注意上述肾虚的症状，及早地发现问题，注意合理的膳食、休息，采用多种方式和途径进行调理，就会克服病症。因此，女性朋友也要有补肾的思想观念，肾脏健康才能有好气色、好肤色、好心情、好生活！

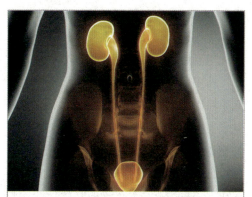

◎ 肾虚会使机体老化，因此女性也要有补肾的思想观念，以保持身体健康。

第八节 男一八时：肾气实，头发茂盛，牙齿更换

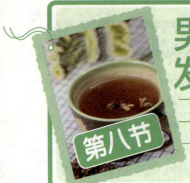

男孩的生理发育一般要比女孩晚，到8岁的时候才开始逐渐换牙齿，头发也更加浓密。

💛 生命初始肾气旺，男孩的一生都旺

相对女孩儿而言，男孩的发育要晚。女人以七年为一个生命周期，随着肾气的充盈与衰弱而出现身体上的变化，而男人则以八年为一个生命周期。8岁是一个男孩子成熟的第一阶段，在此阶段肾气逐渐充实。《黄帝内经·素问·上古天真论》中提及"丈夫八岁，肾气实，发长齿更。"也就是说男子到了八岁时，随着肾气的充实，头发开始茂盛，牙齿也开始更换。前面提到女孩儿七岁时为"齿更发长"，男孩儿却正好相反，为"发长齿更"，为何男女的顺序是不一样的呢？头发是主生发的，牙齿是主收敛的，所以男子先生发后收敛，女子则先收敛后生发。

八岁以后，男孩子的头生长速度很快，几乎每周都会有一个新的变化，如果不理发就会变得毛毛糙糙很难看，这其实正是精血充盈的表现。相应地，如果男人出现了脱发、谢顶、头鬓斑白则是精血衰弱的表现。除了头发的变化，男孩子的乳牙也开始脱落，换成新牙。这时肾气弱的孩子，乳牙可能换不全，或者有些该掉的牙齿没有掉。这时父母就要给孩子补充肾气了。

为了让男孩子将来能成为一个身体健康的男子汉，父母在孩子小的时候就要为其补充肾气。"苦健肾"，父母平时可以炒一些焦黄的硬果，不管是对小孩儿还是对老人都是有好处的。核桃也是补肾气的好东西，食用的时候可以先烤熟核桃，然后剥去外层的小薄皮吃，也可以用盐水煮核桃，对于肾气不足、不实的小男孩滋补

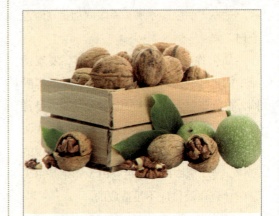

◎8岁是男孩子成熟的第一阶段，此时要给男孩子补充肾气，可多给孩子吃核桃、黑豆等补肾的食物。

效果不错。有些人会觉得，八岁就开始补肾是不是有点儿为时过早。如果从养生的角度来看，越早进行补肾就越有利于帮助孩子打下一个好的身体基础。在生命的初始肾气就旺，男孩子的一生也会更加顺利。否则，小时候就肾气不足，等长大了再补，可能就来不及了。

另外，这时候的男孩儿正是爱吃零食的时候，家长要注意别让孩子吃太多甜的食物，因为甜味的东西对肾气的伤害很大。肾功能不好的孩子要少吃糖或者干脆不吃糖。

若要小儿安，常带三分饥和寒

如今每到冬季，一些年轻的父母就忙着给孩子加衣，里三层外三层的，生怕孩子冻着。一些孩子就因为生长在这种"温室"的环境里，体温不断上升，等父母发现时，孩子往往已经处于高热之中，这样便形成了常见的冬季"中暑"。

其实，"常带三分饥和寒"的保健方法对孩子更有好处。人若在空气中受到寒凉，人体自然会调集卫气分布于体表以御寒，防止感冒。家长如果给孩子穿得过暖，就会形成过于温暖的环境，人体在这样的环境中毛孔会张开。没有寒冷环境的刺激，人体也不会在体表形成防寒的卫气。严寒的冬日，穿得再多，也有脱衣服的时候，谁敢保证孩子每一秒都待在暖和的地方？很可能就在脱衣服的瞬间，寒气从孩子开放着的、没有防寒系统的毛孔长驱直入，这样孩子会很容易感冒生病。所以，在秋天凉意初起的时候，父母不要忙着给孩子加衣，要让其保持"三分寒"，以增强抗寒能力。

再者是要孩子"三分饥"，即吃七分饱就可以了。现在生活条件好了，独生子女又比较多，爱吃什么就吃什么，尤其是爱吃些不易消化的肉食。孩子吃多了，一是损伤脾胃，影响消化吸收，有些家长，孩子不吃饭总是追着喂，久之导致营养不良；二是造成胃肠食积。中医学认为，"久积化热"有内热容易导致外感，易生感冒等疾病。

殊不知这会让孩子养成挑食和厌食的坏习惯。孩子不吃饭是因为不饿，饿了自然吵着要吃的，所以家长要吸取"三分饥"的喂养经验。

孩子穿衣讲究"三分寒"，是从宏观上讲的，而不是说让孩子全身都要"寒"，正确的做法是"三暖三凉"。

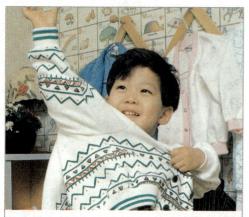
◎在秋天凉意初起的时候，父母不要忙着给孩子加衣，要让其保持"三分寒"，以增强抗寒能力。

① 三暖是：背暖、肚暖、足暖

保持背部的适当温暖，可以减少感冒机会。适当温暖，就是不可过暖，过暖则背部出汗多，反而因背湿而患病。

肚子是脾胃之所，保持肚暖即是保护脾胃。孩子常脾胃不足，冷空气直接刺激腹部时，孩子就会肚子痛，从而损伤脾胃功能，影响到营养物质的消化吸收。另外，中医还认为，脾胃与免疫功能有关，所以，肚暖是孩子保健的重要一环，睡觉时围上兜肚，是保持肚暖的好方法。

脚部是阴阳经穴交会之处，皮肤神经末梢丰富，是对外界最为敏感的地方。孩子的手脚保持温暖，才能保证身体适应外界气候的变化。

② 三凉是：头凉、心胸凉、下身凉

从生理学的角度讲，孩子经由体表散发的热量，有1/3是由头部发散，头热容易导致心烦头晕而神昏。头部最容易"上火"，孩子患病更是头先热。如果孩子保持头凉、足暖，则必定神清气爽，气血顺畅。

穿着过于厚重臃肿，会压迫到胸部，影响正常的呼吸与心脏功能。穿着过厚，还容易造成心烦与内热。所以，应该保证孩子的心胸凉，胸部不能穿得过多。

孩子在十岁之前，血气都很旺盛，但是阴气不足，此时他们下身的衣服宜薄不宜厚，如果下身过于温暖，则有碍于阴气的生长。

八岁了还尿床，多是肾气不足

一两岁的小男孩身体尚未发育完全，在肾气不富裕的环境下都会遗尿，这属于正常的情况。两岁半以上的男孩大概60%在夜间不再尿床了。如果男孩都八岁了，还每月尿床一次以上，这就属于病症了。有的男孩也会偶然因为疲劳、睡前喝水过多等原因而遗尿，这种情况不在我们讨论的范围。

很多家长在孩子出现遗尿现象后，希望能通过限制孩子晚上的饮水、夜间叫孩子起床小便、训练孩子憋尿等方法来杜绝这种情况，但收效往往不大。在中医看来，只要孩子的泌尿系统没有器质性的问题，那么，遗尿症的发生多与肺、脾、肾功能失调有关，尤其是肾气不足最多见。所以，患有肾炎的孩子也多伴有遗尿的现象。如果仔细观察，大家就会发现患有遗

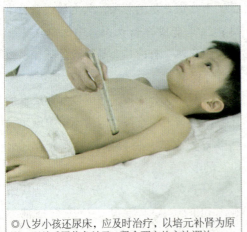

◎八岁小孩还尿床，应及时治疗，以培元补肾为原则，可以采用艾灸关元、肾俞两穴的方法调治。

尿症的男孩子多数先天发育不良,身体消瘦,这一方面可能是先天禀赋不足,另一方面是后天调养不足,使得肺脾气虚,膀胱的约束无力而遗尿。

有一个姓吴的小朋友,从小就爱尿床,7岁的时候每隔一两天就会在晚上尿床一次,白天时小便次数也很多。日常饮食只要稍有不慎,就会出现大便溏薄。从外表来看,他的发育还算可以,不过面色不像其他小孩儿那么红润,四肢较凉,舌淡苔白。

对于小儿遗尿,在治疗的时候应以培元补肾为原则。我们可以采用艾灸关元、肾俞两穴的方法调治。先灸关元15分钟,再灸肾俞15分钟,至局部皮肤灼热潮红为度。

食疗配方,不让孩子再当"小胖墩"

如今,很多父母都觉得孩子胖乎乎的比较可爱,认为孩子胖一点儿没关系,长大以后就会恢复正常,所以对孩子肥胖不但不予以重视,还希望自己的孩子吃得胖胖的。殊不知,等孩子长大成人后,这种肥胖会越来越明显,而且很难控制,不但外形不再可爱了,更要命的是高血压、糖尿病、脂肪肝等病魔会悄悄地在儿童身上埋下隐患。

孩子长得太胖,不仅对身体是一种伤害,对心灵的伤害更大。有的孩子因为年纪太小,不太懂得尊重他人,经常歧视和嘲笑比较胖的孩子。这样一来,比较胖的孩子就会变得自卑和孤僻,时间长了,心理发育肯定会受到严重影响。

小儿肥胖症除环境、遗传、生长发育、疾病等原因外,绝大多数与进食热量过多或营养不平衡有关。很多小孩喜欢进食甜食和油腻的肉类食物及碳酸类饮料等,这样就容易造成能量过剩,使脂肪堆积,从而导致肥胖。

针对孩子肥胖这一问题,家长可以采用食疗方法来改变孩子的肥胖体质,下面为大家介绍几种既调节体质、减肥功效又不错的食疗配方,家长可以给孩子搭配进行,这对孩子会有很大帮助。

1.山楂麦芽茶

材料:山楂、槐花各2克,麦芽3克,枸杞子6克,白萝卜适量。

做法:将白萝卜削皮,洗净,切小块;山楂、槐花、麦芽、枸杞子均洗净,备用。锅内注入1500毫升水煮沸后,放入白萝卜煮熟。最后加入山楂、麦芽、槐

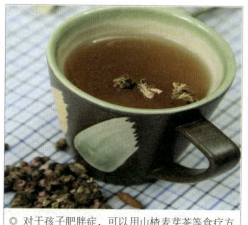

◎ 对于孩子肥胖症,可以用山楂麦芽茶等食疗方来进行辅助治疗。

花、枸杞子再煮15分钟即可。

功效：本品具有健脾消食、降脂减肥的功效，适合食积腹胀、肥胖、消化不良的肥胖儿患者食用。

2.山楂冬瓜饼

材料：面粉500克，冬瓜250克，生山楂150克，鸡蛋5枚，蜂蜜适量。

做法：将山楂、冬瓜剁泥；盆内放适量温水，放入酵母搅开，放入鸡蛋、蜂蜜、面粉搅成浓稠状饧发待用。见面糊鼓起时，加入山楂、冬瓜泥和匀，制成圆饼。起油锅，放入圆饼，煎成金黄色鼓起熟透即可食用。

功效：此方中山楂可降血脂、降胆固醇、美容、抗衰老。久食防早衰，还能保持皮肤光滑细腻等；冬瓜能清热解毒，利水消肿，适用于小儿肥胖症，高脂血症。

3.荷叶饮

材料：荷叶、桑白皮各20克。

做法：将所有材料洗净后，放入锅中，加水煎煮，滤去药汁服用。

功效：此方中荷叶可消食积，醒胃化浊，降胆固醇、血脂等；桑白皮可补虚益气。适用于痰浊内盛之肥胖儿童，久服可转瘦，身材苗条。

4.干贝烧冬瓜

材料：冬瓜500克，水发干贝50克，葱段、姜片、食盐、料酒各适量。

做法：冬瓜去皮洗净，切条，用沸水氽后捞出，沥干。起油锅，下葱段、姜片炝锅，拣出，放入干贝煸炒，放汤烧沸，改用小火烧5分钟，放入冬瓜块烧熟，改旺火，放食盐、料酒调味，翻炒均匀，出锅装盘。

功效：冬瓜富含维生素C、维生素B_1及多种微量元素，能和五脏、涤肠胃、利尿消肿；干贝含多种微量元素、蛋白质。本膳能利湿降脂。

5.玉米烧香菇

材料：玉米200克，水发蘑菇100克，食盐、味精、植物油各适量。

做法：将玉米洗净，香菇浸泡后切块。锅中加油烧热，倒入玉米、香菇及泡香菇水煸炒，加食盐、味精等调味，至熟即可。

功效：玉米富含纤维素，可促进排便；香菇补气，可强健脾胃。此方具有润肠通便、消积轻体的功效。

总之，对于肥胖儿童的饮食，应在保证足够的蛋白质、维生素和无机盐的前提下，适当增加含纤维素的食品，适当控制高热量的食品，尽量做到少吃甜食及油脂食品；晚餐少吃，睡前不吃点心，适当增加活动，睡眠时间不宜过长等。如能这样做，对小儿的肥胖症将会有所改善。

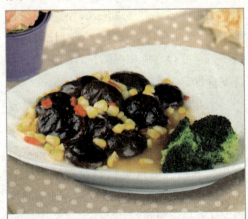

◎ 玉米有良好的通便效果，香菇可以补气，孩子吃这道菜，有通便消脂、健体轻身的功效。

第十章 《黄帝内经》女七男八节律养生

第九节 男二八时：肾气盛，有了生殖力

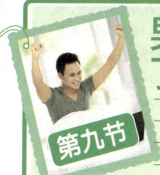

16岁时，正是男子身心发育的高峰，男孩即将成长为男人。此时，最突出的表现就是第二性征开始发育，长个、长喉结、长胡须、变声，这些体征变化都会逐渐出现。

男子"二八始有精"，要教育孩子慎行事

《黄帝内经·素问·上古天真论》中有："二八，肾气盛，天癸至，精气溢泻，阴阳和，故能有子。"也就是说当男子到了16岁的时候，肾气就开始旺盛起来了。这一点与女子是不一样的，女人在第一个七年时就已经"肾气盛"了，这就是男女之间的差异性。

16岁的男孩儿因为肾气的充实，维持生殖的天癸的到来，出现了"精气溢泻"的现象。从中医养生来看，这是男人健康和成熟的表现。此时，若能阴阳交合，就能够生孩子，"二八"男孩已经具备了生育的能力。16岁的男孩儿身体日益成熟，心态上也不再是个懵懂的小孩儿，有了性冲动，此时家长要做好男孩的心理教育。

中医有句话叫"欲不可早"，就是说欲望是不可以提前的。欲多就会损精，人如果精血受到损害，就会出现两眼昏花、眼睛无神、肌肉消瘦、牙齿脱落等症状。男耗精，女耗血，过早地开始性生活，对女子来说就会伤血，对男子来说就会伤精，这样将来对身体的伤害是很大的。因此古代的养生家一直强调人一定要有理性，能控制自己的身体，同时也要控制住自己的性欲，否则的话，就会因为欲念而耗散精气，丧失掉真阳元气。

16岁的男孩儿还处于求学阶段，从生理上来看，他们已经像一个成人了，可其

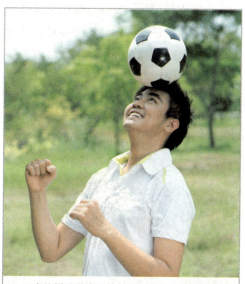

◎ 16岁的男孩儿有了性冲动，此时家长要给予孩子健康的信息指导，并鼓励男孩多参加活动。

实并未发育成熟。对于异性的憧憬或因受不良信息的影响，很容易让他们出现性的冲动。所以，父母要给予一定的引导，避免他们因为一时的冲动和不慎，造成少女的早孕，铸成大错。青春期随着第二性征的发育，男孩往往会对性怀着既好奇又害怕的心情，他们会做春梦，会有手淫的现象，对此，父母要有开明的态度，给予孩子健康的信息指导，切不可谈性色变。

平时，可以鼓励男孩儿多参加自己喜欢的活动，转移注意力，这样有助于缓解他们的心理压力，增强自信心。总之，通过父母和男孩儿共同的努力，让孩子平安度过这个美好的青春期，避免留下懊悔和遗憾。

青春期，男孩子的喉结突出来

喉结突出，是男性的性征之一。为什么过了青春期，男性的喉结就会变得突出？在解释这个问题之前，先让我们看下喉结的作用。人的喉咙由11块软骨作支架组成，其中甲状软骨是最主要、体积最大的一块。婴儿在两个月时，喉软骨就开始发育直到出生后5~6年才基本停止生长。因此，幼年时期男孩子、女孩子的喉结并无区别。

进入青春期后，女性的喉结并无明显增大，但是男性的喉结则因为雄性激素分泌的增多迅速增大，甲状软骨向前方突出，使得喉部前后变宽，声音也随着这种改变成为较为低沉的男性音。这也就是为什么青春期前，男女发音的区别不大，但是在青春期后很多男性的声音出现了明显的变声，男性因喉部前后径变大而发出低沉的声音，女性因喉部前后径小而发出尖细的声音。这就好比乐器一样，如果管径粗，发出的声音就比较浑厚，管径小发出的声音就比较尖细，其道理是相通的。

虽然说喉结是男性较为突出的特征之一，但有些男性的喉结并不明显，而有些女孩的喉结反而更为突出，这又是为什么呢？

专家在调研后，发现一部分喉结不明显的成年男性，其中有些是非常健壮的田径、体操运动员等，他们绝大多数已结婚、正常生育，且无其他异常表现，内分泌检查也未见异常。原来，他们青春期就开始从事大量的体育锻炼。有学者认为，这些导致男人在青春期间性激素的大量消耗，而使甲状软骨未能向前突出，以至于外观喉结并不明显。不过，喉部前后径还是比青春期前增加很多，因此声音同样会

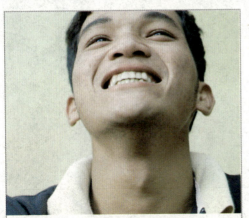

◎ 男孩子进入青春期后，突出变现为喉结突出。

是男性音。另外一部分喉结不突出的男性，则是因为颈部较粗、肥胖或甲状软骨不是典型向前突而是向四周等量扩张，所以看起来喉结也不那么明显。

至于少女喉结突出的原因，大致有三种情况：一是女子卵巢功能不足，或者脑垂体、肾上腺等内分泌腺出了问题，体内雄激素的含量便会增多，于是便出现了喉结突出、多毛和声音变粗等男性化的表现。二是遗传因素，如果父亲喉结特别大而显眼者，他的女儿的喉结有时候也会明显突出。三是过分消瘦的女子，由于颈前部的脂肪和肌肉组织不多，喉结也照样会显得向前突出。

"精气溢泻"是男子成熟的表现

根据《黄帝内经》中的"男八"养生理论，男人在虚岁16岁的时候，开始产生精子，睾丸的生精作用一旦开始，可以维持到老年。现代医学也认为，男孩子随着青春发育的启动，下丘脑会分泌出一系列多肽释放激素作用于脑垂体，促进促性腺激素的分泌，从而促进男子睾丸成熟，生成精子和分泌雄性激素。

睾丸所生成的精子，首先会进入附睾和输精管等处暂时贮存起来。不过睾丸的生精作用是持续不断的，所以贮存精子的地方很快就会充满起来，于是就会出现精子过剩的情况，这时的外在表现就是呈周期性的遗精了。

有的家长在发现男孩夜间遗精时，认为孩子胡思乱想，因此批评责备孩子。遗精其实是男孩子进入青春期的正常生理现象，不一定男孩子胡思乱想就会遗精。青春期一到，即便他不想，也会发生。没到青春期，不管他怎么想，也是不会发生遗精现象。换句话说就是，遗精是自发的不随意的反射活动，并不受人意识的控制。

人的一生要经历生长、发育、成熟、衰老的各个身体变化时期，而第一次遗精，就是青春期性成熟的信号。青春期的男孩子虽然性生理已成熟，但性心理并不成熟。他们常会因为首次遗精而感到惊恐和疑虑。因此家长在尊重男孩生理发育的事实之时，也要注意向他们宣讲科学的性知识，使他们能懂得身体的这一重要变化。同时，也要注意培养他们健康的性心理和性道德，不要沉溺于色情梦幻和刺激，防止走上邪路。

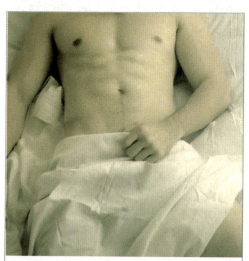
◎ 男子在虚岁16岁时，睾丸发育成熟，开始产生精子，出现遗精现象。

枇杷饮，让男孩儿只要青春不要"痘"

青春痘一向被视为年轻的象征，却也是年轻人最不想从镜子中看到的"青春的烦恼"。青春痘也叫痤疮、粉刺、暗疮，是一种常见的皮肤附属器性皮肤病，古代医书中多有记载。这种病症多发于面部、前胸与后背，形状多样，多带尖，损害人体表皮皮肤，严重时可见丘疹、脓疱、囊肿、结节等现象，不仅影响美观也会对人的心理产生不良影响。

对于男孩子来说，青春痘更是常见，因为男孩子的肾气盛，容易上火生热。想要彻底解决痘痘带来的烦恼就要先弄明白它从哪里来，又为什么会来。青春痘的产生多由于饮食上过于随意，忽视了饮食健康，伤及了脾胃。脾胃失调之后，体内的阴阳平衡被打破，逐渐呈现湿寒性质。时间一长，湿热上蒸于肺，肺部受到了毒邪的侵害，毒邪之气发于体表就形成了痘疮。虽然青春痘发起时来势汹汹，但只要对症施治，彻底治愈它并没有想象中那么困难。

在治疗青春痘的诸多方法中，枇杷饮是性质温和的一种偏方疗法。说到偏方，首先要澄清一个误区。不少人都认为偏方就是旁门左道。其实不然，偏方来自民间，之所以能够流传至今，大多有其存在的依据。只不过，有些患者生病了就乱了阵脚，胡乱试用，结果延误病情，得不偿失。偏方的使用也讲求对症而治，那种一方解决好几种病症的"偏方"确不可信。治愈自己的病应该选择何种方子，要在明白自身病理的基础上进行选择和尝试，这样才是对自己的身体健康负责的态度。

就青春痘而言，枇杷饮就是一种治痘的良方，制作的方法也比较简单。具体来说，制作枇杷饮需要枇杷叶9克（注意是叶子而不是果实），桑白皮9克，黄连6克，黄芩9克，甘草6克。将以上药材用水浸泡半小时后大火煮开，再小火煎煮20分钟即为头煎药，再如法煎煮为二煎药，将头煎、二煎混合，将上药分2~3次，饭后半小时温热服用。每日1剂。这个方子具有清肃肺胃、泻火解毒的作用。

此方中枇杷叶、桑白皮是主药，有清解肺热、和胃降逆、利水消肿的作用，枇杷叶还有抑制皮脂溢出、控制血管舒缩神经和抗炎的作用；黄连、黄芩有清热解毒的作用；甘草有益气补中、泻火解毒、调和药性的作用。由此可见，枇杷饮是年轻朋友不可多得的治痘良方，确实值得一试。

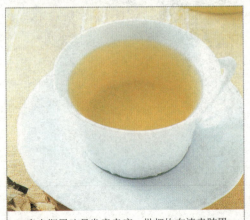

◎ 青春期男孩易发青春痘，枇杷饮有清肃肺胃、泻火解毒的作用，可以缓解青春期男孩的烦恼。

男三八时：肾气平均，身高达到极限

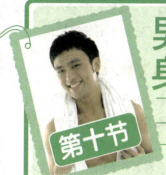

第十节

24岁，男子的肾气比较充足，但此时男性的肾气并未到达最适合繁衍后代的时刻，生育会显得有些早。

24~32岁，男子年轻气盛，生活要适度

24岁的男人身材挺拔，筋骨强健，正是好年华。《黄帝内经·素问·上古天真论》中说："三八，肾气平均，筋骨劲，故真牙生而长极。"24岁时，男人的肾气除了支撑他的生育功能之外，生育的部分就分布到了全身的各个部位。所以，这个时候男人的饭量很大，人长得也很快。

"筋骨劲"是指男子在此阶段非常有劲，不管是皮肤还是筋骨、肌肉都有很大的弹性。而且这时的男子也会长出智齿，这就是所谓的"真牙生"。所以判断一个男人肾气是否充足，还可以看看他在24岁的时候是否长出了智齿。"长极"的意思是说，男人到了24岁，身高已经到了极点，就不要再指望继续长高了。我们常发现，身边有些男孩子在上小学时个子还很矮，可等到了中学或大学时，身高就会再长一些。所以，矮个子的男子要趁在24岁（虚岁）之前，利用一些中药调理肾气，让身高再继续长高一些。

"三八"男人本身是身强体壮、肾气充盈的，但如果不懂得劳逸结合，就会耗散精气，使身体的抵御能力下降。对于年轻人来说，劳逸适度要做到以下几点：

❶ 学会休息

休息是生命存在的重要环节，是健康的重要保证。因为人的生理调节是有极限的，工作和休息在自然状态中交替重复，周而复始，就好似日月星空，昼夜交替，一年四季你来我往一样。违反了这一规律

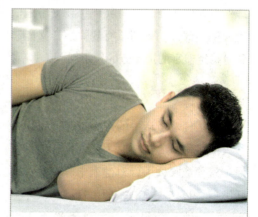

◎ 男子"三八"时，要学会健康的休息，保持身体的健康。

就违反了自然规律，破坏了这一规律，就打破了平衡。休息是一种对健康的保养，就像汽车一样，若是风里来雨里去，不注意维护、保养，新车便会变为旧车，行程中随时会出现"抛锚"。因为工作和休息常有人为的调节控制因素，因此，必须学会主动休息。

❷ 科学安排作息时间

人体的精神状态变化一天之内有三高二低时期的动态化现象：三高期常常分别在上午8：00～11：00，下午14：00～17：00，晚间19：30～21：30，二低时期常常在中午12：30～13：30（尤其有午休习惯者），夜间23：30～凌晨4：45。

因此，如能利用这种起落变化，科学安排作息时间将是建立有规律生活的最好办法，既能保持大脑良好的活动状态，最大限度地发挥智慧和潜能，又能增进健康，预防亚健康状态发生。当然，对特殊职业或工作性质的人，则应根据自己的生物钟状态和最佳起落变化来科学合理地安排作息时间。要学会自我训练和交替地使用人体各部位，做到既有规律性，又能起到对特定器官的抗疲劳的作用。

❸ 养成良好卫生习惯

要从日常生活中的点滴做起，重视每一天的过程。养成定时大便的良好卫生习惯（晨便或晚便），对健康十分有益；刷牙漱口，最好三三制，即每日刷三次牙，每次3分钟；冷温水浴，夏天最好天天洗，冬秋春三季可2天一次；就餐时，应细嚼慢咽；不吸烟，少喝酒，学会午睡，晚间热水泡足，过好适度和谐的性生活。

❹ 不可等到累了再休息

认为累了才休息的想法是错误的。因为当你感到已经累了，实际上你已进入疲劳期，因为你失去了主动自我调节的能力。根据生物学原理，生物钟是一个主动自我调节的过程，而被动（甚至被迫）休息，对及时消除疲劳，恢复自我主动调节功能是不利的。主动休息，主动建立或遵循生物钟的自然法则，就能充分发挥和及时协调全身器官功能，增强人体神经、体液、内分泌免疫功能和抗病能力，保持旺盛充沛的精力，提高办事效率，同时提高生活质量和健康水平。

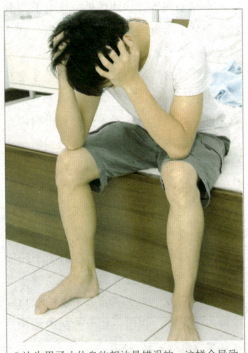

◎认为累了才休息的想法是错误的，这样会导致身体失去主动自我调节的能力，有害身体健康。

精神性阳痿，试试指压肩外俞

对于男人而言，阳痿是一件难以启齿的事情，一说到阳痿，多数男人都会想当然地将其归为肾虚。其实，对于24岁的男人而言，正是一生中肾气充足的时候，此时发生的阳痿大多属于精神性阳痿。因为生活在现代社会中的人们，每天要面对各种压力问题，在不安、焦虑中生活，是现代人的特征，这种压力也会影响到性功能上。

精神性阳痿有以下一些特点：夫妇感情冷淡、焦虑、恐惧、紧张，对性生活信心不足，精神萎靡、性交干扰及过度疲劳等。

患精神性阳痿者，城市人数远比农村中要多，三四十岁的人更易患此病，但是现在连二十几岁的青年人也有很多患精神性阳痿的。这是为什么？

这是因为，人类各种各样的精神因素和心理因素问题都会干扰大脑活动中枢的正常反射过程。大脑皮质的高级神经中枢大部分时间处于抑制状态，以保证人的其他正常活动，如果大脑皮质抑制作用增强，可以累及性功能的全部环节，也可以只影响性功能的某一个特定的阶段和部位。若累及勃起中枢，就表现为阳痿。

因此，治疗精神性阳痿必须去除焦躁，使身体血液畅通无阻，使身体和精神都舒畅，指压小肠经上的要穴肩外俞就可奏效。

肩外俞位于背部第一胸椎和第二胸椎突起中间向左右各4指处。指压此处对体内血液流畅、肩膀僵硬、耳鸣非常有效。指压要领是保持深吸气状态，用手刀劈。在劈的同时，由口、鼻吐气，如此重复20次。

另外，在指压肩外俞的同时，还可以配合大肠经的手三里。手三里位于手肘弯曲处向前3指，指压此处除对精神镇定有效之外，对牙痛、喉肿也很有效。要领同前，重复10次。值得注意的是，在指压上述两穴时，最好先将手搓热，以便收到治疗精神性阳痿的效果。

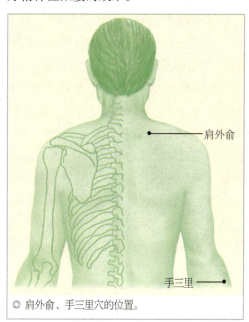

◎ 肩外俞、手三里穴的位置。

"三八"男人要自强，从心理上剔除自卑

24岁的男人本处于意气风发的年龄，可是也有一些男人却因为自卑，做事畏畏缩缩，像这样的男人，很少有事业有成者。造成男人自卑的原因，从中医角度分析是缺少阳气。自卑的男人都比较敏感，容易接受外界的消极暗示，从而愈发陷入自卑中不能自拔。而如果能正确对待自身缺点，把压力变成动力，奋发向上，就会取得一定的成绩从而成功。

无论做什么事，"三八"男人都要相信自己的能力，相信自己可以解决各种难题，并能够时时把握自己的人生方向，掌握自己的命运。如果过于在乎别人对你的看法，就说明你比较好强。正由于此，有时你可能会为一句无关紧要的话大为恼火。总之，如果你过分地看重别人对你说的话，你就应该调整自己的心态了。

在我们的记忆里，有令人讨厌的事情，也有令人无奈的事情，让我们在意的总是不堪回首的往事。如果不想回味的话，我们最好学着忘记。我们不要在意那些陈芝麻烂谷子的事情，不管它们曾经多么糟糕，现在都已经成为昨日往事，没有什么可丢人的。因为我们实在没有必要为了人生的一段插曲，而破坏了整个人生价值的实现。

当我们遇到问题时，只要找出症结就可以了，没有必要给自己增添精神压力，应该多从正面出发，给自己的健康上一道安全锁，让各种健康隐患都消失在萌芽之中。

除此之外，对自己的性能力缺乏自信，也是很多"三八"男人爱自卑的众多因素中较为常见的。如果一个男人从内心深处对自己的性能力缺乏信心，心理上就会产生障碍，而这种障碍又直接阻碍了他的性能力的发挥。性能力的发挥是与主动者的心理和接受者的性感程度有直接关系的。在经历过几次不成功的性生活之后，这种怯生生的怀疑就会变成沉重的精神负担和自卑心理。男人一旦在性能力、创造力等主要能力方面缺乏自信，就会将自己的性别优越感忘得一干二净，坠入自卑的泥潭难以自拔。

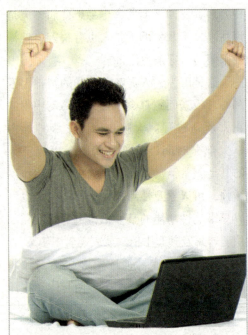

◎ "三八"男人要拥有充足的自信，相信自己的能力，培养天天向上的心态。

男四八时：精气充实，生命力达到全盛状态

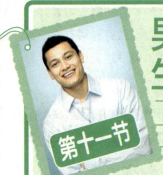

第十一节

32岁，男人已经达到旺盛生命力的最高点，身体健壮，精力充沛，适合生育后代。

"四八"是男人肾精最充足的时候，宜生育

32岁的男人风华正茂，事业有成，身体状态也达到了顶峰时期。《黄帝内经·素问·上古天真论》说："四八，筋骨隆盛，肌肉满壮。""筋骨隆盛"如何理解呢？当我们用力将筋绷起来的时候，鼓起来的那个状态就叫作"隆"。"盛"的意思是骨髓充盈，骨髓是我们的精髓，是人的生命之本。"肌肉满壮"的意思是说在这阶段，男性的身体越发厚实，不再单薄。需要注意，肌和肉是两个完全不一样的概念。当肉处于放松的状态时，我们管它叫肉，可当它发力绷起来的时候，就称为"肌"。

男人在32岁的时候，虽然身高上不会出现变化，但是剩下的那些精气会充实到身体各个部位，因此男人会变得肩宽臂厚，十分迷人。在很多女人眼中，这时的男人更能给人一种安全感，而且因为身体正是全盛状态，也是生育的最佳时期。如果过了这个年龄或者是肾精不足，虽然也能够生育，但是孩子的先天之精不足，就容易体弱多病。

中医学认为，"肾藏精"，在肾阳的作用下，肾精转化为肾气，维持着男人的正常生殖功能。所以，"四八"男人想要养好肾，首先要固摄元气，每天吃好、睡好，心情愉快，也是一种保护。具体说来，养肾可以从以下四个方面着手。

（1）节制性生活。在中医的抗衰老、保健康理论中，常把保护肾精作为一项基本措施。要求男性在房事上要有节制，既要节而少，又要宜而和。只要做到节欲保精，就会阴精盈满，肾气不伤，精力充沛，从而有利健康，达到延年益寿的效果。

（2）调畅情志。"恐则伤肾"。只要精神愉快，心情舒畅，则肾气不伤。肾气健旺，五脏六腑得以温煦，功能活动正常，身体才能健康。

（3）爱护脾胃。养肾一定要重视对脾胃的调养，平时应当对食物合理调配，烹调有方，饮食有节，食宜清淡，荤素搭

配，忌食秽物，食后调养。只要脾胃不衰，化源有继，肾精得充，精化肾气，自然健康长寿。

（4）起居有常。古人曾提出"春夏养阳，秋冬养阴"的护肾法则。阳者肾气也，阴者肾精也。若能做到起居有常，自然精气盛，肾气旺，能够达到抗衰老、保健康的目的。

精子太少无法生育，蒸碗蛋羹更助孕

一个健康的成熟男性，每次的精液排出量大约有8毫升，如果数日未排精或精液量少于1.5毫升，就是精液过少症。

32岁的岳先生是IT行业的职员，结婚一年多了，老婆的肚子一直都没动静。这可急坏了这对夫妻，他们二人本来结婚就晚，想趁着现在还不算太晚，赶紧生一个宝宝，可偏偏怀不上。岳先生焦急万分，认为是妻子的问题，双方就一起去了医院。后来，经过医生的检查，岳先生才知道原来问题并不在妻子那里，而是在自己身上。医生认为，岳先生的精子属于少精症造成的不育。这个结论让他很意外，自己的精液并不少，怎么会有少精症呢？医生解释说，精液中的主要组成物质是精浆，60%来自精囊腺，30%来自前列腺，还有一部分来自尿道球腺和其他腺体，精子只占极小一部分，大约只有0.1%。所以，只要这些腺体的分泌功能正常，即便睾丸生精功能很差或没有，精液量也可能是正常的。

后来在采用了医生推荐的蛋羹食疗法之后，精子的数量终于有所提高。大家平常吃鸡蛋羹的机会较多，这次岳先生食用的是鹌鹑蛋羹，它能养血滋阴壮阳，适用于男人的少精症。

蛋羹的做法也比较简单。

材料：阿胶粉8克，蛤蚧粉3克，黄酒5克，味精1克，食盐1克，鹌鹑蛋10个。

做法：将鹌鹑蛋去壳，蛋汁入碗，用竹筷搅散，加入阿胶粉、蛤蚧粉、黄酒、味精、食盐等，再用竹筷搅匀，将蛋碗入蒸笼，放在中火沸水蒸5～20分钟，取出即成。

用法：可单独食用，也可佐餐食用。

即便用这个方法解决了精子过少的问题，男人也一定要注意在平时养成良好的个人卫生习惯。因为一些传染性疾病也有可能让少精症死灰复燃，如流行性腮腺炎、性传播疾病等；此外，还要戒烟戒酒，不要吃过于油腻的食物，内裤不宜过

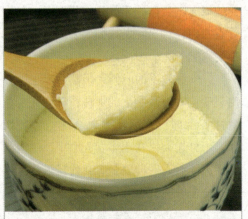

◎ 蛋羹食疗法能养血滋阴壮阳，适用于男人的少精症。

紧,从干洗店拿回来的衣服最好放几天再穿,因为干洗剂会影响男性的性功能。总之,生活中多留心一些,对于少精症的预防很有好处。

十全大补汤,让男人全身气血畅行无阻

现在生活好了,不健康的人却越来越多了,很多30出头年轻力壮的年轻人,却总是喊"累"。这些人大多都是单位、家庭两点一线的生活,不锻炼身体,工作又不费体力,但是伤脑筋,心理压力大。慢慢地气血流动就慢了,加上年龄的增加,新陈代谢缓慢,就形成了一种不健康的状态,也就是我们常说的亚健康。这种状况跟气血也有很大的关系。因为日常久坐,气血流通缓慢,瘀滞,造成了血对身体需求的供不应求,疾病也就不请自来了。

对于气血不畅引起的健康问题,要想调理,就得先找出病源,抓住要害,治疗的时候才能取得好的效果。朱丹溪是滋阴养血派的鼻祖,对养气血有很深的研究。他的"十全大补汤"具有气血双补的作用,适用于血气俱虚或久病体虚、面色萎黄、精神倦怠、腰膝乏力的人。

下面就教你如何在家熬制十全大补汤。

材料:党参、炙黄芪、炒白术、酒白芍、茯苓各10克,肉桂3克,熟地黄、当归各15克,炒川芎、炙甘草各6克,墨鱼、猪肚各50克,猪肉500克,生姜30克,猪杂骨、葱、料酒、花椒、食盐、味精各适量。

制法:将以上中药装入洁净纱布袋内,扎紧备用。将猪肉、墨鱼、猪肚洗净;猪杂骨洗净,捶破;生姜拍破备用。将猪肉、墨鱼、猪肚、猪杂骨、药袋放入铝锅内,加水适量,放入葱、生姜、花椒、料酒、食盐,置武火上烧沸;后用文火煨炖,待猪肉、猪肚熟烂时,捞起切条,再放入汤中。捞出药袋不用。服用时将汤和肉装入碗内后,加少许味精,食肉喝汤。早晚各吃1碗,每天2次,全部服完后,隔5天再服。

十全大补汤虽好,但风寒感冒者不宜食用。另外,一定要注意时间间隔,不能频繁地食用十全大补汤,曾经有因为过度食用此汤而严重上火的病例。有人太心急,连着喝了好久的汤,结果发热、流鼻血。所以,汤水再好,也不能过量。

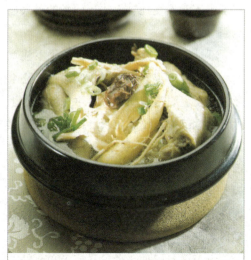

◎ "十全大补汤"具有气血双补的作用,适用于血气俱虚或久病体虚、面色萎黄等人群。

男五八时：肾气开始衰落，头发脱落

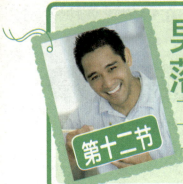

第十二节

40岁，男性的身体开始走下坡路，开始出现掉头发、容易累、发胖等问题。

40～48岁，男人肾气衰，头发开始脱落

32岁是男人生理发育的一个分水岭。过了32岁，男人的生理功能就开始走下坡路了。等"五八"四十岁的时候，男人一般就会开始掉头发，咬不了多少硬东西了。《黄帝内经·素问·上古天真论》中有男人"五八，肾气衰，发堕落，齿槁"的说法。女人在35岁时会出现脱发的现象，而男人到了40岁才会出现，所以，到了中年女人往往看上去比同龄的男人显老。

不过，尽管男人更耐老，如果不注意调理身体，也很容易出现脱发谢顶，甚至牙齿松动、脱落的现象。养生保健，除了可增强抵抗力，还能让自己比同龄人看起来更加年轻，不易衰老。很多人将"肾虚"和"中年男人"画上等号，再加上广告宣传中的"十男九虚""疲劳就是肾虚"等，使得不少疲于生计的40岁男人总觉得自己肾虚。

由于男人们对"肾虚"缺乏必要的了解，往往片面地将"肾虚"理解为"性能力降低"，与西医所说的ED（即勃起功能障碍）等同，给自己增加了不必要的心理负担。这种心理表现出来，就是男人们最忌讳别人说他"不行了"。因此，一提到肾虚就让男人感到"心虚"。其实，男人们大可不必言肾就虚，有很多的"肾虚"是心理压力大造成的。据统计，有相当一部分"肾虚"的男人，实际上他

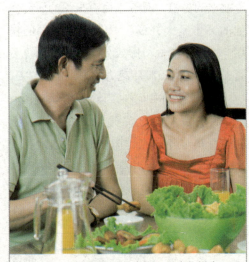

◎ "五八"时，肾气开始衰弱，日常生活中，要注意肾气的滋补。

们根本没有肾虚的症状。即使出现肾虚，也不一定就是性功能降低，而可能是其他的一些症状，如肾虚耳鸣、眩晕、心悸等。因此，"90%的中国男人有肾虚"是一种比较夸张的说法，而肾虚作为生理功能的衰退，男人们也没必要感到"没面子""心虚"。

虽然衰老是不可抗拒的，但其进程却是可调节的。有的人刚进入不惑之年，早衰征象已现端倪；有的人虽年近花甲，却壮气未减，其关键就在于肾气的盛衰。要使肾气旺盛，就应该在日常生活中注意劳逸结合、节制房事、积极锻炼、及时治疗慢性病，并有针对性地进行滋补。

肾虚让男子"更年期"过早现身

一说到"更年期"，大家就会不自觉地与女人相联系，其实更年期并不是女人的专利，很多男人在上了岁数后也会性情大变，容易动肝火，这就是更年期到来的标志。如果男人不注意调理身体，很可能在"五八"时因为肾虚而过早进入更年期。

男人的更年期同体质、生活、精神等因素有关，所以出现的时间也并不一致，外在表现也复杂多样，归纳起来主要有以下四个方面：

精神症状：主要是性情改变，如情绪低落、忧愁伤感、沉闷欲哭，或精神紧张、神经过敏、喜怒无常，或胡思乱想、捕风捉影、缺乏信任感等。

自主神经功能紊乱：主要是心血管系统症状，如心悸怔忡、心前区不适，或血压波动、头晕耳鸣、烘热汗出；胃肠道症状，如食欲不振、脘腹胀闷、大便时秘时泄；神经衰弱表现，如失眠、少寐多梦、易惊醒、记忆力减退、健忘、反应迟钝等。

性功能障碍：常见性欲减退、阳痿、早泄、精液量少等。

体态变化：全身肌肉开始松弛，皮下脂肪较以前丰富，身体变胖，显出"福态"。

下面有12个问题，"五八"男人可以据此来判定自己是否进入了更年期。

（1）牙齿松动，咬不动较硬的食物。有假牙者要经常换假牙。

（2）对食物口味改变，爱吃甜、酸、辣、咸等重口味饮食，说明味觉有减退。

（3）嗜吃零食，特别是蜜饯类，这与味觉减退有关。

（4）性欲减退。

（5）记忆力减退。

（6）使用原来的近视眼镜已无法阅读书报，摘下眼镜放近看反而清楚，说明已有"老化"。

（7）眼睛容易疲劳，看书久后感觉头痛、头昏。

（8）睡眠比以前减少，早睡早醒。

（9）饮酒者酒量大不如前。

（10）听力明显减弱。

（11）开始怀念童年往事。

（12）学习与工作精力不如以前，甚至有力不从心的感觉。

如果以上12点中有4点以上为肯定的话，那表明你已进入更年期。

从生理学角度讲，更年期是一正常的生理过程，症状或障碍都是暂时的。如果你已经进入这个阶段或可能进入这个阶段，那么，应做好以下方面的工作：

❶ 正确认识和保持愉快情绪

树立信心，稳定情绪应放在综合防治措施的首位。要正确认识更年期，采取"既来之，则安之"的态度，不急躁，不自扰。家庭成员尤其是爱人和子女以及邻居、同事要给予他充分的关怀与同情。少数患者焦虑、抑郁症状严重，可到医院检查，在医生指导下服用一些抗精神性疾病的药物。

❷ 养成良好的生活习惯

不论起居饮食，娱乐爱好均有节制。饮食宜清淡，八分饱，有利于保护胃肠功能，也可防止肥胖、高血压病、冠心病。应尽量按时用餐，准时休息和起居，多参加一些有意义的活动，让生活充实而有意义。

❸ 合理锻炼

多参加一些运动量不大的体育活动，如散步、慢跑、打门球、下象棋、打太极拳等。做到动静结合、张弛适度、劳逸结合。

❹ 调节饮食

在日常生活中，首先要吃一些能改善、增强性腺功能的食物，因为性腺功能改善后，可以从根本上减轻男性更年期的各种症状。能改善增强性腺功能的食物有虾、羊肉、鸽子、韭菜、核桃等。其次应多吃一些有助于改善神经功能和心血管功能的食物，以减轻神经系统和心血管疾患症状。如参枣饭、核桃仁粥，这些食品对治疗头痛、头晕、乏力、手脚发凉都有较

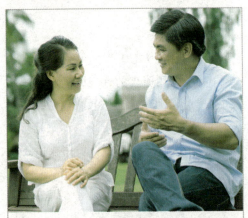

◎正确认识更年期，保持愉快的情绪，有助于减轻更年期焦虑、抑郁等症状。

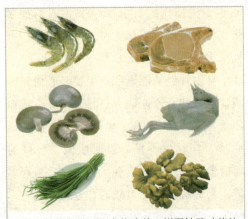

◎男人更年期时，可食能改善、增强性腺功能的食物，减轻更年期的症状。

好的效果。

对处于更年期的男人,药物也能起辅助的治疗作用。例如,心悸、烦躁影响睡眠,可在医生指导下,适当用些安定片等镇静安神的药剂。此外,有些中成药药效不错,如养血安神丸、杞菊地黄丸、天王补心丹等均可选用。

"五八"男人巧用药,远离前列腺炎症

前列腺是男性特有的器官,也是男性最大的附属性腺,参与生殖代谢。然而,前列腺是个"多事"的地方。很多男人都曾经患过前列腺炎,在肾气衰落的中年群体中更是常见。

前列腺疾病的产生,往往要从肾和膀胱上寻找原因。中医学认为,本病多是因为湿热下注,影响到肾和膀胱的功能造成的。肾主水,而膀胱司气化,如果它们的功能失调,身体的水液代谢就会出现阻滞。当水液停留在人体的下部,比如尿道、阴茎部位,前列腺就会出现肥大;大家都知道,如果一个池子里的水没有流动性,时间一长就会出现各种细菌,变成腐水,人体也如此,所以前列腺"发炎"了;另外,水液的代谢出现了问题,泌尿系统的功能也会失调,所以男人才会出现多尿、尿不尽等症状。

前列腺炎给男人带来了痛苦和烦恼,因此在治愈后更应注意防治。从饮食上来看,有四点注意事项,第一,禁饮烈酒,少食辛辣肥甘之品,少饮咖啡,少食柑橘、橘汁等酸性强的食品,并少食白糖及精制面粉。第二,可以多吃种子类食物,比如南瓜子、葵花子等,每日食用,数量不拘。第三,平时可以用绿豆做成烂粥或者熬水喝,对于膀胱有热,排尿涩痛的人有辅助作用。最后,在喝水的时候,男人不能因为尿频而限制自己的饮水量,多饮水可以稀释尿液,防止引起泌尿系感染及形成膀胱结石。

从起居生活来看,应该排尿有节。养成及时排尿的习惯,因为憋尿可使尿液反流进入前列腺。不宜长时间的坐着或骑自行车,以免前列腺血流不畅。另外,还要注意自己的情绪调节,多谈心,广交友,使心胸豁达,乐观向上。

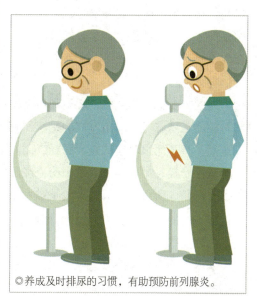

◎养成及时排尿的习惯,有助预防前列腺炎。

男六八时："三阳"经气衰微，面焦、发斑白

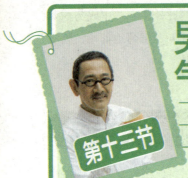

第十三节

48岁，男性衰老的迹象日益明显，脸上开始出现皱纹，头发开始变白，此时可采取按摩等方式进行保健。

调理好三阳经，"六八"男人不惧衰老

男人到了"六八"阶段会出现什么样的特点呢？《黄帝内经·素问·上古天真论》中说"六八，阳气衰竭于上，面焦，发鬓斑白。"男人和女人是有区别的，男人属阳，女人属阴。女人到了37岁，阳气不足就会出现"面始焦，发始堕"的现象。而男人的发育相对于女人来说要晚一点儿，又属阳，所以到48岁时，阳气衰落的表现才会体现到脸上，这时候男性的脸会变得暗淡枯槁、长皱纹，头发的鬓角也会出现花白的头发。

人的脸上有六条经脉，额头和眉毛中间对应的是膀胱经，眼角对应的是胆经和三焦经，鼻子两边对应的是大肠经，而颧骨对应小肠经，另外，还有足阳明胃经覆盖了整张脸，所以，人的整个脸是被六条阳经覆盖的。"六八"男人三阳经衰弱，这就造成了六腑功能的衰退。

如果人的消化功能好，阳气足，总是满面红光、鹤发童颜。可是当人的消化功能差的时候，首先表现出来的就是脸色焦黑、灰暗。若能通过中医调理来慢慢恢复六腑的消化功能，使人体的阳气充足，那么脸上的气色就会慢慢变好，变得有光泽。具体来说，就是要做到以下几点：

❶ 要预防外邪侵袭

外来的邪气如风、寒、暑、湿、燥、火等都能损伤脾胃，导致疾病。因此在日常生活中"六八"男人一定要慎起居、适寒温，防止外邪侵袭。其具体方法如下：

（1）遇到天气突然变化，转冷或起风下雨雪等，应当避其邪气，居于暖温之地。如在外突然遇到寒流气温下降，而衣服单薄而不能御寒，在这种情况下要努力振作起来，鼓起全身的劲，就能有效地抵御寒邪。

（2）如穿衣单薄，因而感到气短不连续的，应当赶快增加衣服，并转移到无风温暖的处所。如还气短，就须用沸水一碗，以其热蒸气熏口鼻防治。这个方法对

于因为住处较高或天寒阴湿所引起的气短都很有效。如因穿着较厚或居处不通风而引起气短，就应当减少衣服，并到通风的地方去，当然要记住用手摩擦周身汗孔令其闭合，以免受风邪入侵。如大热天居处寒凉而引起气短的，应多到户外活动，见见阳光。

（3）风寒之邪总是从汗孔而入。因此预防风寒感冒的方法之一是不要汗出当风，特别是淋浴后汗孔开启，津津汗出，此时当风最易感冒风寒，要先摩擦汗孔使其闭合才可当风，这样就不致感冒了。

❷ 要节劳

即注意劳逸结合，"不妄作劳以养形"。过度的劳作会伤耗元气，损害健康，因此要避免过劳。身体弱的人不耐劳，过劳就会出现气短疲乏现象，这就是过劳伤气的一个例证。我们应当辩证地看待这个问题，正确的方法是既不过劳，也不过逸。

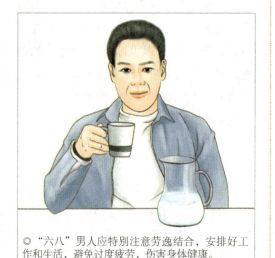

◎ "六八"男人应特别注意劳逸结合，安排好工作和生活，避免过度疲劳，伤害身体健康。

❸ 要保证良好的睡眠

睡眠也是"六八"男人养生的重要方面。一般睡眠不安稳有四种常见的原因：一是铺盖被面太厚太热，以致周身出汗，这时应当适当减少被褥，并将汗擦干，才能安睡；二是被褥太薄，冷而不安，此时加盖被褥以保暖，必能安然入睡；三是肚中饥肠辘辘无法入睡，当少吃些东西再睡；四是吃得太饱以致寝卧不安，则应稍事活动，或散步，或坐会儿，待食消胀除，再行入寝。

❹ 省言

"六八"男人的养生方法中，还有一种比较特殊但简而易行的方法，叫作"省言"，就是少说废话。因为多语能伤气，少言能养气。名医李东垣一生诊务繁忙，愈到老年，病人愈多，接诊既多，言语更繁，以致感到中气不足，究其原因之一，便是语多伤气。于是李东垣就有意识地避免多说话，以省言作为养气养生的重要手段。为了身体力行，李东垣撰写《省言箴》一篇作为座右铭，既以励己，又以示人。《箴》曰：

"气乃神之祖，精乃气之子，气者，精神之根蒂也，大矣哉！积气以成精，积精以全神，必清必静，御之以道，可以为天人矣。有道者能之。予何人哉，切宜省言而已矣。"大意是气是人的根本，也是精和神的基础。养生之道在于养气，积气可以成精，积精可以全神，有道行之人清静虚无，才能做到这一点。一个普通的人，不能脱离凡尘，只要能做到少说废话，对于保气养生也就足够了。

总之，"六八"男人通过这几点慢慢调理好自己的三阳经，阳气就不会迅速衰弱，也就能延缓衰老。

"慢"生活是"六八"男人的大补药

生活中总是有很多事情，在困惑着、折磨着、劳累着男人。人们常说"男人四十一枝花"，但是如果整天处于劳碌之中，每天急匆匆地吃饭，急匆匆地工作，快节奏的生活让男人吃不好、睡不香、精力不够，身体怎么能健康呢？为何不把自己的脚步放慢一点儿呢？

"慢生活"与其说是一场运动，不如说是人们对现代生活的反思。快节奏的生活就像鞭子一样抽打着人们不断向前，没办法慢下来。因此，"慢生活"有点儿"物极必反"的道理，其本质是对健康、生活的珍视。

台湾著名作家林清玄曾在参加某电视台节目时谈到慢生活对健康的影响，他还举了一个有意思的例子来说明他的观点。就是关于乌龟的生活方式，乌龟的生活节奏非常缓慢，于是就长寿。林清玄还说他用的就是"龟吸法"，一丝丝地吸气，一丝丝地吐气，做深呼吸，这样有助于每次都能呼吸到完全新鲜的空气，对肺的保养也非常有利。

"慢"下来对男人的健康确实是有好处，它主要表现在生理和心理两个方面。

❶ 生理方面

我们知道，流行已久的"快"生活使很多人牺牲了自己的身体健康，尤其是心脏。心脏病专家就曾指出，心情郁闷与快节奏生活之间存在着必然联系，这增加了人们患心脏病的风险。心理学家也认为，压力会导致人体产生大量的肾上腺素和肾上腺皮质激素。它们通过动脉传遍全身，使感官、神经系统、免疫系统、肌肉等都出现紧张反应。时间一长，人就会出现失眠、健忘、噩梦频繁、焦虑、工作中失误增多等现象。让生活的节奏慢下来，可以帮你减少压力，使你的神经和内分泌系统得到很好的恢复，同时还能避免体能的过分消耗。

❷ 心理方面

长期生活在快节奏中的男人，每天所承担的压力非常大，而压力大的最直接后果是心情郁闷。根据欧洲健康协会的调查，忧郁症已经成为继癌症和心血管病之后的第三大疾病。其最主要原因，就是人长期生活在紧张的状态中、没有朋友可以倾诉烦恼、生活不规律且节奏太快。所以，男人一旦慢下来，就能有更多的时间用来品味生活，丰富人生阅历，从而达到减压的目的。心理决定生理，心理健康了，身体自然就健康了。

很多平常忙碌的人在度假的时候病

倒；有些人工作时没事，退休之后反而突发心肌梗死。原因在于如果一个人长期处于紧张中，身体会习惯于这种状态。一旦紧张因素消失，对身体来说便成了反常现象，肾上腺素大量减少，使器官失控，导致各种疾病。所以，坚持慢，才能让身体的运转更正常。

慢生活是一种循序渐进地改善生活、促进健康的好方法。也许你会说"我现在的生活条件不允许我慢下来，想慢下来太难了"。其实，要慢下来一点儿也不难，只要你认清人生最重要的东西是健康的身体、情感的交流，而不是高薪水、高职位；只要你真正懂得努力工作是为了更好地享受生活，你会很容易安静下来，过自己想要的慢生活。

48~56岁，男人养肾补肝，调理耳聋眼花

很多男人在上了年纪后，会觉得眼睛看不清楚，听力也下降，这样就直接影响到生活的质量，人也容易心情急躁。

针对耳聋和眼花有些人认为是两个事情，所以一边去治疗耳朵听力下降，另一边又治疗眼睛视物不清，但是方法却南辕北辙，没有找到问题的根本。从中医的角度看，人体的肾脏随着年龄会逐渐出现亏虚的情况，如果不加以改善的话，就会出现衰老的迹象，包括听力、视力、行动方面的退化。平时的时候可以从食补上进行一下调养，让肾脏不过早出现亏虚，这样便能够让身体衰老得慢一些，听力也会清晰，视力也会清楚。所以说解决耳聋眼花的最根本问题就是解决肾虚的问题。

"肾开窍于耳"，而眼睛也与肾脏密切相关。大家在进行足部按摩时，可以重点对肾、输尿管和膀胱的反射区进行刺激，这样耳朵和眼睛功能也会强化。当然想要治疗听力和视力的下降，光按摩肾、输尿管和膀胱的反射区是不够的，要适当加一些大脑、耳、眼部反射区的按摩，每天这样按摩就能调节身体的功能，帮助预防出现老年人的耳聋和眼花。

人体的头部也有很多穴位和视力、听力有关，按摩这些穴位就可以直接让耳朵和眼睛都变得异常清晰。在眼睛的周围分别有攒竹、鱼腰、丝竹空、瞳子髎、承泣、睛明穴。这六个穴位形成了眼周按摩的一个循环。每天从攒竹向睛明穴循环按压，并且在听宫、听会、瞳子髎三个穴位按压。眼睛和耳朵就都按摩到了，预防眼花耳聋就在这简简单单的按压中完成了。而且可以在耳朵上采用耳穴压豆的方法来刺激肾的反射点，这样全身都调动起来，视力和听力就不会过早地出现问题。

有一些小方法也可以很好地帮助防止视力和听力的下降。首先每天对眼睛要做适当的放松，在长时间的用眼之后做短暂的休息，并用手轻轻地按摩眼球。同时用手指揉搓耳朵前后，让整个耳朵都感到发热。这样做的原因是可以让局部的血液循

环起来，神经和血管都得到放松，也就不会出现过度疲劳，产生不好的后果了。

甘麦大枣汤，让更年期的男人心情变好

前面我们提到，男人如果肾虚就会在40岁左右提早进入更年期。不过一般情况下，男人在步入50岁之后才会进入更年期。在这段时间内男人的睾丸开始萎缩，睾丸所分泌的睾酮，这就是我们常说的雄性中活力最强的一部分，它的含量也会下降。这是男性更年期的根本原因，也意味着从前具有充沛体力、健康体魄的男人，开始向另外一个年龄段过渡了。

这就好比，本来男人们都坐着一辆快速的游艇，可使慢慢地游艇的油不多了，他们只好换到一副竹筏上去。但是换船不是一蹴而就的，在这个过程中，必然会出现颠簸，反映到身体上，也就是气血运行会出现失衡。这也是为什么从前的好男人，后来性格却时好时坏，让人难以接受的原因。

如果你也面临这样的困惑，可以试试"甘麦大枣汤"。《金匮要略》说："妇人脏躁，喜悲伤，欲哭，象如神灵所作，数欠伸，甘麦大枣汤主之。"甘麦大枣汤不仅能治疗女人的脏燥，还很适合更年期的男人。

甘麦大枣汤的组成非常简单，由甘草、小麦、大枣组成。大家可不要小看这几味药，虽然都是常见之物，不值几个钱，但是效用真的很好。当然，单吃某一味药，效果可能不理想，但是组合起来，既能收敛心气，安心养神，还能补足脾气，对于安抚男人躁动的情绪很有帮助。

甘麦大枣汤可以这样制作：准备小麦15~30克，甘草9克，大枣5枚。先洗净小麦，漂去浮沫，然后用适量的清水煮这三味药。用小火慢慢熬，煮沸后去渣就可以喝了。最后还可以把大枣吃掉。

喝汤的时候要注意，不要一天三次，跟服药似的一鼓作气地喝下去，而是没事的时候，就喝几口，慢慢喝。另外，也可以用面粉代替小麦，一份用1汤匙即可。把面粉先用凉开水调成稀糊状，等甘草和大枣煎好后，再冲熟和匀面糊就行了。

大家在做甘麦大枣汤的时候，也可结合实际情况，放入合适的甘草。当烦热感明显，手心发热时，可多用生甘草，既能帮助补虚，又有清热的作用；如果精神疲惫，可用炙甘草，帮助温补脾胃，益气和中。

第十四节 男七八时：肝气衰，身形衰弱，行动不便

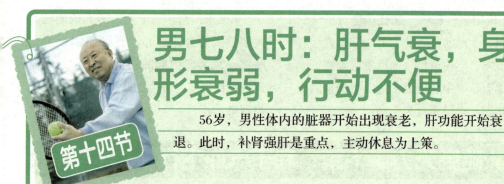

56岁，男性体内的脏器开始出现衰老，肝功能开始衰退。此时，补肾强肝是重点，主动休息为上策。

男人"七八"天癸竭，身体进入了多事之秋

《黄帝内经》说，到了"七八"这个阶段，男性就会出现"肝气衰，筋不能动，天癸竭，精少，肾藏衰，形体皆极"等症状。处于此阶段的男性随着肝气的衰弱，身体也进入了多事之秋。首先56岁的男人，筋失去了弹性，骨骼变得脆弱，容易出现骨折的情况。因为"肝主筋""肾主骨"，所以肝肾的功能衰弱了，人的筋脉的柔韧性也就减少了，会变得比较僵硬，骨骼也会越来越脆弱，更容易受到伤害。所以，56岁的男人如果想要改善骨骼和筋脉的现状，就应该注意补肾强肝。

肝经与男女的性功能有着密切的联系。肝经有一段行走路线正好围绕着男人的生殖器，所以如果男人的肝气不足，也会体现到性功能上，出现阳痿现象。肾脏衰弱，肾精减少，也会导致男人在房事上的力不从心。

另外需要注意的是，这一时期的男人由于肝细胞数量减少，所含药物代谢酶的活性降低，致使解毒能力减弱，药物不良反应增大；另外，肾动脉的硬化，血流量减少，肾小球滤过率降低，使药物随尿液排出量减少，而产生蓄积毒性反应。因此，男人在用药之时，除药量适当减少外，对某些攻伐之药必须慎用或禁用。具体来说，有以下几类：

"七八"男人应慎用的药物

1.慎用清热解毒药。清热解毒类药物偏凉，脾胃功能较差、体质虚弱的男人如果随意服用，可能会导致胃痛、呕吐或腹泻等。近年来，临床上已经有多起老年人因服用板蓝根等清热解毒药引起消化道黏膜出血、造血系统出现轻度障碍，甚至过敏致死等不良反应的报道，需要引起大家的注意。

2.慎用壮阳药。"七八"男人的性功能衰退是一种正常现象，如果滥用壮阳药物，只能起到饮鸩止渴的作用，对身体极为不利。要想延缓性功能下降，可从调理饮食、适当锻炼等方面入手。

3.慎用寒性药物。寒性药物对正气的损害很大，虚寒体质的"七八"男人常有肢体畏寒、小便清长、面色发白等特征，一旦因服偏凉中药造成不适，将加重阴阳失衡状态，对健康极为不利。

4.慎用泻药。"七八"男人的便秘，大多是因为身体过胖，腹部肌肉无力，肠蠕动减弱所引起的功能便秘，如果靠泻药导泻，容易发生结肠痉挛，使排便更加困难。

腿脚无力练下蹲，利于气血下行

腰腿疼痛，筋骨无力对于"七八"男人而言比较常见。当衰老一日日来临时，他们的腿脚也不再像年轻时那么利落，稍微走点儿远路就会觉得腰酸腿疼。人在少壮的时候，元气处于充实的状态，但进入中老年以后，气逐步上冲，就会形成"上盛下虚"的情况，这也是"人老腿先老"的原因。而下蹲能使人体的经络相互挤压，有利于气血的下行。

练习下蹲时，先自然站立，在身体自然放松的前提下慢慢往下蹲，次数不限。熟练后，再根据自己的情况循序渐进地增加次数。需要特别提醒的是，"七八"男人在锻炼的时候，一定要扶着栏杆、树木或者墙壁等，不能操之过急。

生活中练习下蹲的方法有以下三种，大家可根据自身的情况适当选择：

① 太极蹲

双脚尖并拢，脚跟紧靠在一起，双膝弯曲，直到大腿腿腹与小腿腿腹紧贴在一起为止。

② 八卦蹲

八卦蹲是从太极蹲演化而来的。只要将太极蹲的"肢并拢"变成两脚平行分开与肩同宽即可。同时，双膝弯曲要小于90度，臀部也不要左右扭曲，以距离地面不超过10厘米为佳。

③ 弓箭蹲

练习时，左脚着地，右脚以前脚掌着地，然后缓缓下蹲。下蹲的时候，要将身体的重量落到右脚上。每练习30秒调换一次左右脚。

这三个动作，每天早晚各做15~30次，可以根据自己的身体条件量力而行。刚开始下蹲时，以15次为宜，等时间长了，再逐渐增加次数。下蹲的动作也不要做得太急，以免引起眩晕。

另外，还有一些防治老寒腿的小动作，效果也都不错。

（1）干洗腿：用双手先紧抱一侧大腿根，稍用力从大腿向下按摩，一直到足踝，后再从足踝往回摩擦至大腿根。用同样的方法再摩擦另一条腿，重复10~20次。

（2）甩腿：手扶树或扶墙，先向前甩动小腿，脚尖向前向上抬起，向后甩动，将脚尖用力向后，脚面绷直，腿亦伸直。两腿轮换甩动，一次80~100下为宜。

（3）揉腿肚：以两手掌紧挟小腿肚旋转揉动，每侧揉动20~30下，两腿交换6次。此法能疏通血脉，加强腿部的力量。

平时多练习上面的这些小动作，能够收到意想不到的效果。

练练逍遥步——最智慧的壮阳法

俗话说，生命在于运动，那么当"七八"男人在已经逐渐步入到老年行列时，适合什么样的运动呢？

百练不如一走，对于老年人而言，散步可谓是最好的锻炼方式了。例如，闲暇"散步所以养神"、睡前"绕室行千步，始就枕"，"是以动求静"，有助于睡眠。男人要是坐的时间长了，就会加重前列腺的气血瘀滞。这时可以在室内走走，走的时候不要着急，把筋骨好好舒展一下，让气血流通顺畅起来。

晚饭吃完了，也可以出门溜达一圈。《千金翼方》将其归纳为："食后，还以热手摩腹，行一二百步，缓缓行，勿令气急，行讫，还床偃卧，四展手足，勿睡，顷之气定"。饭后的食物还停留在胃中消化，所以此时的散步一定要"缓缓行"，千万别把散步当成一种任务来做。有的人心太急，总想着赶紧散完步，回来还能看会儿电视，做点儿其他事情，这样的散步一点儿用也没有。散步，重在"散"，一切纠缠于心的事物统统不要去想，我们要的就是身心放松，好似闲庭信步般逍遥自在。

老年人一般都有高血压、高血脂的慢性病，所以晚饭可以提前到下午五点左右，免得吃得太晚影响睡觉时的血压。这样吃完饭再去散步正是酉时（17点~19点），肾经当令，散步正当时。为什么这么说呢？因为在老年人的五脏六腑之中，作为先天之本、精气血之源的肾脏是虚衰最明显的一个，如果在肾精气血最旺、功能最好的酉时散散步，符合"天人合一"的养生原则。

老年人去散步的时候，可以脚后跟先着地，将自己的体重通过脚侧面移至小脚趾，再过渡到大脚趾。这种方式可以分解行走带给脊柱的伤害。

总之，散步是一种很逍遥的运动方式。若能抛开世俗凡事，每天漫步一程，也是件幸福的事。

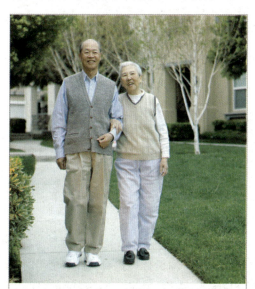

◎中医学认为，晚饭后，散步"缓缓行"，正是肾经当令，可补充肾气。

男八八时：齿发去，五脏皆衰，没有了生殖能力

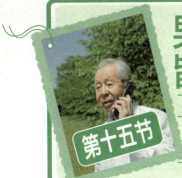

第十五节

64岁，男性开始出现牙齿落、头发稀疏等衰老表现，许多人也没有了生殖能力。此时，要多进行心理调适，适应老年生活。

男人"八八"进入老年期，养肾活血防衰老

"八八"男人已过花甲之年，肾气逐渐衰竭，成为一个齿落发脱的老人。《黄帝内经·素问·上古天真论》提及时说道："八八，则齿发去……今五藏皆衰，筋骨解堕，天癸尽矣。故发鬓白，身体重，行步不争，而无子耳"。意思是说，64岁的男人，牙齿和头发都逐渐脱落，此时随着肾气的衰竭，五藏也都已经衰弱，筋骨变得无力，维护男人生育功能的天癸也出现了衰竭，所以男人此时会出现发鬓变白，也没有了生殖能力。

人们有时会将64岁后的男人称为"小老头"，很多人发现人在年老之后，个子也会变矮。其实，这也与肾气的衰竭有关。《黄帝内经》讲"肾主骨"，肾气如果都衰竭了，骨骼必然也会因为失去滋养而变得脆弱易断。骨骼失去了支撑力，容易弯曲，所以人老之后就会容易驼背、直不起腰。

老年人的身体素质比较差，很容易生病。有的人病程很长，需要经常吃药，或者同时患有几种病症。中医学认为"久病及肾"，长时间的生病会消耗肾精，加速衰老。因此，久病的人更要注意养肾。

现在为大家介绍国医大师张镜人的一套健身操，能使经脉气血流通畅顺，对养生很有帮助。这套操虽然只有简单的八节运动，但从上至下，举手投足，能运动全身各部关节，尤其适合老年人锻炼。具体方法如下：

第一节，按摩洗脸。即所谓的"干浴面"，用手指及手掌摩洗脸部，特别是鼻翼两旁的迎香穴、眉梁，以及双脸颊。

第二节，叩齿吞津。有规律地上下叩击牙齿，将蓄积的唾液咽下，叩齿能坚固牙齿，吞津能滋养内脏。

第三节，运动眼球。远近上下左右多方位都要到位。

第四节，握拳振臂。双手握拳，左右臂轮换向上向后伸展扩胸，挥拳抡出时要有爆发力。

第五节，双臂弧圈圆抡。起势为双手

第十章 《黄帝内经》女七男八节律养生

撮指虚握,在脐前相对,然后将双臂悬肘沿着胸线缓缓上提,直达眉心,然后左右分开,展臂再回到起点,重点在于运臂提肩上移都要屏气运动。此动作有利于改善肩臂关节粘连,即伤科所谓的"五十肩"。

第六节,插手扭腰。要点是双手叉腰双脚合并,腰部摆浪抡圆,连同膝关节,幅度要大。

第七节,弯腰俯仰。要点是双脚并拢,前俯时弯腰,双臂下垂,指尖触地,后仰时双臂上举,上身尽量朝后仰,腰部尽量往前挺。

第八节,左右弹踢腿。要点是要有爆发力。

"八八"男人变成了小老头,防治骨质疏松

男人在步入老年后,常常会变成"小老头"。生活中,我们不时会看到一个现象,久不见面的老人重逢时,却发现这熟悉的长辈不但人老了,个子也矮了一截。据统计,步入老年后,人的身高大概会比以前矮3~4厘米,越老个子就越矮。对于这个变化,其实与骨质疏松有很大的关系。

为什么人老之后,骨质会疏松?《黄帝内经》中说,五脏之中,肾主藏精,主骨生髓。肾精可以生化成骨髓,而骨髓是濡养我们骨骼重要的物质基础,人过了五六十岁,阳气开始减弱,肾精不足,骨头中的骨髓就相对减弱,进入一种空虚的状态;骨髓空虚了,周围的骨质就得不到足够的养分,就退化了,疏松了。

尽管骨质疏松是人体一种正常的生理过程,但并不是说它是不可避免的。如果我们从少年开始,特别是在进入骨骼发育并逐渐定型的成人阶段,每天保证足够的身体锻炼,并至少坚持饮用1200毫升的牛奶或食用富含钙质的乳制品,那么当我们步入老年后,骨质疏松大多是能够预防的。

对于那些已经出现骨质疏松的老年人,也有一些挽救方法。下面就介绍几点调理建议,以供参考:

❶ 多参加体育活动,以走路为主

随着年龄的增长,运动减少也是老年人易患骨质疏松症的重要原因。适当的锻炼肌肉对骨组织是一种机械应力的影响,肌肉发达则骨骼粗壮。因此,在青壮年期,应尽量参加多种体育活动,到了老

◎到了老年,最好的锻炼是每天走路,有助增强肌肉力量,预防骨质疏松症。

年，最好的锻炼是每天走路，走到什么时候呢？走到身上微微有汗，气血开始运动起来就行了，这时内在的废弃物已经排出了，这就达到了目的，不要大汗淋漓。

❷ 多喝骨头汤，注重养肾

平时多喝点儿骨头汤，最好是牛骨汤，因牛骨中含大量的类黏朊。熬汤时，要把骨头砸碎，以一份骨头五份水的比例用文火煮，煮1~2小时，使骨中的类黏朊和骨胶原的髓液溶解在汤中。另外，还可以多吃一些坚果，像核桃仁、花生仁、腰果，这些果子都是果实，是植物为了延续后代所集中的精华，有很强的补肾作用。"肾主骨生髓"，肾精充盈了，骨髓就得到补充了。

❸ 按摩

骨质疏松症患者可选择内关、太渊、合谷三大穴位进行按摩，每个穴位按摩50~100次，每天1次，不要间断。

❹ 补钙要科学

骨量的维持在很大程度上与营养及合理摄入的矿物质密不可分。养成合理饮食的良好习惯，多吃含钙食物，对骨的发育和骨峰值十分重要。对于饮食钙低者，应给予补钙。

一般来说，口服补钙是大家主要的补钙方式，但每次服用的量不要过多，可分多次服用。依据我国营养学会的推荐标准，成年人每日补钙要达到800毫克，50岁以上的人最好能达到1000毫克。最佳服用时间是饭后半小时，晚上服用效果更佳。

最后需指出的是，骨质疏松的调治并不是任何一种药物或方法单独使用就能达到明显疗效的，它需要根据男人本身的具体情况综合用药并结合体育运动，更重要的是积极地预防其发生，才能达到防治骨质疏松的效果。

疾病有先兆，就医须及时

男人在步入老年后，身体各部位都会出现不同程度的衰老，而一旦人体内发生异常，就会鸣响警报，这一警报就是我们所说的"症状"。身体开始摆开迎击"敌人"的阵势，从各个方面对异常状况进行抵御，尽量维持正常的功能。身体在积极抵御时，"八八"男人也不能袖手旁观，而要根据症状及时地去就医。

（1）吞咽困难。体态肥胖，伴有吞咽困难等，多是反流性食管炎的前兆。此外，吞咽困难也是食道癌的临床表现，应先就诊消化内科。

（2）身体疲乏。如果突然感觉十分疲乏，困得不得了，这种情形可能很多人都经历过。但是，如果困倦的程度十分严重，那么就可能不是单纯的睡眠不足，而是患有阻塞性睡眠呼吸暂停综合征。肥胖、睡眠时鼾声如雷的老年人更要注意，该病患者有可能在睡眠中就去了天堂，因此出现上述症状时不能掉以轻心。

（3）视力下降、视野中心云雾感。黄斑的功能是帮助准确辨别事物，如果这一部位发生异常，患者感觉视野中央有云雾感，或眼前有一片黑影阻挡，视物变形。如果这种症状反复出现，就有可能导致视力大幅度下降。这有可能是老年性黄斑变性，要及时就医检查。

（4）头痛伴有眼痛。突然发生头痛和眼痛，伴有视力下降、恶心、呕吐，有时还伴有鼻塞流涕等类似感冒的症状，要警惕急性青光眼的可能，应及时到眼科检查。

（5）咳嗽、咳痰。慢性支气管炎的主要症状是咳嗽和咳痰。引起长期咳痰的疾病除了慢性支气管炎以外，还有肺结核和支气管扩张。老年人慢性支气管炎的常见症状是在早晨刚刚从温暖的室内外出时，或吸入被污染的空气时，或吸烟时，出现咳嗽症状。在初期，痰量少且透明，这些症状在初期仅出现在冬季，随着病情恶化，可能一整年都会出现咳痰，很少出现发热症状。

（6）上腹部不适、消化不良。慢性胃炎的患者常感上腹部不适、消化不良、饭后腹痛、恶心、呕吐等。另外，还可能出现食欲不振、全身疲倦或体重减轻等。慢性胃炎也可能引起呕血，这多见于萎缩性胃炎患者，由于胃黏膜变薄，胃壁的血管就容易破裂，出现呕血甚至大出血的危急情况。

（7）关节疼痛。痛风是血中尿酸异常增多，沉积在关节和肾引起的疼痛，导致器官功能障碍疾病的总称。所谓的尿酸，是细胞新陈代谢所产生的一种物质，换言之，就是身体把种种物质转化为热量消耗之后产生的残渣。尿酸的结晶沉淀在关节的滑膜上，对滑膜产生刺激，从而引起急性炎症，患者出现难以忍受的关节疼痛。这种状态就叫作痛风发作。

（8）手震颤、僵硬。帕金森病症状的特征是从四肢的局部开始，而不会双手双脚同时出现症状。最典型的症状为震颤、肌肉痉挛、不能运动等。这些症状缓慢加重，在两三年后逐渐发展到身体的另一侧。初期的主要症状是运动障碍，在发病5年、10年之后，患者会出现特殊姿态，甚至无法直立，虽然脚并没有麻痹，但是无法正常行走，行走时呈急速小步走的"慌张步态"，医生往往单凭观察患者进入诊室的步态，就可断定其为帕金森病患者。

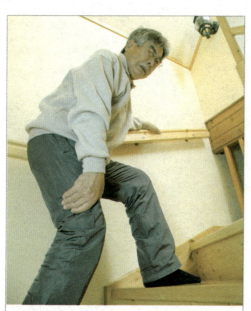

◎身体发生异常很可能是疾病引起的，应及时就医。如关节疼痛，很可能是由痛风引起的。